全国医药类高职高专规划教材·药品类专业

供中药学、药物制剂技术等中药类专业用

中药化学

主　编　罗永明　江西中医药大学

王彦志　河南中医学院

副主编　赵京芬　山东食品药品职业学院

付雪艳　宁夏医科大学

侯敏娜　陕西国际商贸学院

编　者　（以姓氏笔画为序）

韦建华　广西中医药大学

付雪艳　宁夏医科大学

白　冰　黑龙江护理高等专科学校

刘　宏　安徽中医药高等专科学校

罗永明　江西中医药大学

赵京芬　山东食品药品职业学院

骆　航　永州职业技术学院

侯敏娜　陕西国际商贸学院

徐丽萍　山西职工医学院

脱梅娟　宝鸡职业技术学院

U0298784

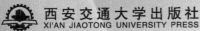

西安交通大学出版社
XI'AN JIAOTONG UNIVERSITY PRESS

图书在版编目(CIP)数据

中药化学/罗永明等主编. —西安:西安交通大学
出版社,2013.9(2021.1重印)
　ISBN 978 - 7 - 5605 - 5310 - 8

　Ⅰ.①中…　Ⅱ.①罗…　Ⅲ.①中药化学-教材
Ⅳ.①R284

　中国版本图书馆 CIP 数据核字(2013)第 113235 号

书　　名	中药化学
主　　编	罗永明　王彦志
责任编辑	问媛媛　王丽娜

出版发行	西安交通大学出版社
	(西安市兴庆南路 1 号　邮政编码 710048)
网　　址	http://www.xjtupress.com
电　　话	(029)82668357　82667874(发行中心)
	(029)82668315(总编办)
传　　真	(029)82668280
印　　刷	西安日报社印务中心

开　　本	787mm×1092mm　1/16　印张　22　字数　502 千字
版次印次	2013 年 9 月第 1 版　　2021 年 1 月第 7 次印刷
书　　号	ISBN 978 - 7 - 5605 - 5310 - 8
定　　价	42.00 元

读者购书、书店添货,如发现印装质量问题,请与本社发行中心联系、调换。
订购热线:(029)82665248　(029)82665249
投稿热线:(029)82668803
读者信箱:xjtumpress@163.com

前　言

随着我国高等教育事业的不断发展，加强高等教育教材的建设与改革刻不容缓。本书属高职高专院校中药类专业使用教材，是根据高职高专中药学类专业的培养目标及新时期对高等中药学应用型人才的要求等特点编写而成。本书的编写思路是以科学发展观为指导，以培养技能型、应用型，符合市场需求的专业技术人才为目标，正确把握《中药化学》的教学内容与培养模式的改革方向，充分总结和吸收以往教学经验和科研成果，博采和借鉴不同版本教材之优长，体现高职高专院校的培养特色。在编写过程中，始终坚持以就业为导向、能力为本位、学生为主体。强调"基础够用，突出技能"的原则，力争做到深入浅出，深浅适度，重点突出，简明实用，将基础知识、能力培养、素质提高融为一体。

全书按中药学类专业所需知识和技能组成教材结构，重点突出中药化学成分提取、分离与鉴定的方法与技术，使基础知识、基本理论和基本操作的培养贯穿于教材始终，把基础知识融合到应用实例中，做到了理论与实际的有机结合。结合中药化学研究新进展，反映新的学科研究成果，拓展学生知识面，启发创新思维。在保证知识的系统性、完整性的基础上，以就业为导向，尽可能使介绍的内容能符合实际工作应用的需要，满足教育部制定的教学大纲和职业资格考试的需求。突出"三基"内容，知识点明确，学生好学，教师好教，使学生在尽可能短的时间内掌握所学课程的知识点。本教材以中药专业高职高专为基本点，同时兼顾其他专业需求，方便教师教学和学生学习。

本书教材第一版，缺乏相关经验，为了使本书体现高职高专院校中药学类专业教育的特色，我们做了种种努力，但鉴于学术水平和编写能力有限，难免有不当和谬误之处，敬请读者予以指正。

编　者
2013 年 7 月

目　录

上篇　理论知识

第一章　绪论···（003）

　第一节　概述···（003）

　第二节　中药化学成分的主要类型和生物合成途径·····················（004）

　　一、中药化学成分的主要类型·····································（004）

　　二、中药化学成分的生物合成·····································（006）

　第三节　中药化学研究的作用和意义·································（011）

　　一、新药研制的重要途径···（011）

　　二、阐明中医药防病治病的基本原理·······························（012）

　　三、揭示中药药性的现代科学内涵·································（012）

　　四、阐明中药复方配伍的机理·····································（012）

　　五、阐明中药炮制的原理···（013）

　　六、促进中药制剂的现代化·······································（013）

　　七、提升中药质量控制水平·······································（014）

　第四节　中药化学的研究进展与发展趋势·····························（014）

第二章　中药化学成分提取分离和鉴定的方法与技术·····················（018）

　第一节　中药化学成分的提取方法·································（018）

　　一、溶剂提取法···（018）

　　二、其他提取方法···（023）

　第二节　中药化学成分的分离方法·································（025）

　　一、系统溶剂分离法···（025）

　　二、两相溶剂萃取法···（025）

　　三、沉淀法···（027）

　　四、结晶与重结晶法···（028）

　　五、膜分离法···（028）

　　六、分馏法···（029）

七、分子蒸馏法 …………………………………………………………………… (029)

八、色谱法 …………………………………………………………………………… (031)

第三节　中药化学成分的鉴定方法 ……………………………………………… (043)

一、化合物的纯度确定 …………………………………………………………… (043)

二、分子式的测定 ………………………………………………………………… (043)

三、化合物功能团和分子骨架的推定 …………………………………………… (044)

四、化合物结构式的确定 ………………………………………………………… (044)

第三章　生物碱 ……………………………………………………………………… (046)

第一节　生物碱类化合物的结构与分类 ………………………………………… (047)

第二节　生物碱类化合物的理化性质 …………………………………………… (050)

一、性状 …………………………………………………………………………… (050)

二、溶解性 ………………………………………………………………………… (050)

三、碱性 …………………………………………………………………………… (051)

四、沉淀反应 ……………………………………………………………………… (053)

五、显色反应 ……………………………………………………………………… (053)

第三节　生物碱类化合物的提取与分离 ………………………………………… (054)

一、生物碱的提取 ………………………………………………………………… (054)

二、生物碱的分离 ………………………………………………………………… (056)

第四节　生物碱的鉴定 …………………………………………………………… (059)

一、理化方法 ……………………………………………………………………… (059)

二、色谱法 ………………………………………………………………………… (059)

第五节　生物碱类化合物的研究实例 …………………………………………… (060)

［实例1］麻黄（麻黄碱） ………………………………………………………… (060)

［实例2］三颗针（小檗碱） ……………………………………………………… (062)

［实例3］洋金花（莨菪碱） ……………………………………………………… (063)

第四章　糖和苷类 …………………………………………………………………… (067)

第一节　糖和苷的结构与分类 …………………………………………………… (067)

一、糖的分类 ……………………………………………………………………… (067)

二、苷的分类 ……………………………………………………………………… (072)

第二节　糖和苷的理化性质 ……………………………………………………… (077)

一、物理性质 ……………………………………………………………………… (077)

二、化学性质及显色反应 ………………………………………………………… (078)

第三节　苷键的裂解 ……………………………………………………………… (079)

一、酸催化水解 ·· (080)

二、酶催化水解 ·· (080)

三、碱催化水解 ·· (080)

四、乙酰解反应 ·· (080)

五、氧化开裂反应 ·· (081)

第四节 糖及苷的提取与分离 ·· (083)

一、糖和苷的提取 ·· (083)

二、糖和苷的纯化和分离 ·· (085)

第五节 糖和苷类化合物的鉴定 ·· (089)

一、理化方法 ·· (089)

二、色谱法 ·· (090)

第六节 糖类化合物的研究实例 ·· (090)

[实例1]冬青叶(冬青叶多糖) ·· (090)

[实例2]菟丝子(菟丝子多糖) ·· (091)

第五章 苯丙素类化合物 ·· (095)

第一节 香豆素类 ·· (095)

一、香豆素类化合物的结构与分类 ······································ (095)

二、香豆素类化合物的理化性质 ·· (097)

三、香豆素类化合物的提取与分离 ······································ (099)

四、香豆素类化合物的鉴定 ·· (100)

五、香豆素类化合物的研究实例 ·· (101)

[实例1]秦皮(七叶内酯和七叶苷) ······································ (101)

[实例2]蛇床子(蛇床子素和欧前胡素) ·································· (102)

第二节 木脂素类 ·· (102)

一、木脂素类化合物的结构与分类 ······································ (103)

二、木脂素类化合物的理化性质 ·· (107)

三、木脂类化合物的提取与分离 ·· (107)

四、木脂素类化合物的鉴定 ·· (108)

五、木脂素类化合物的研究实例 ·· (108)

[实例]五味子(五味子酯甲) ·· (108)

第六章 醌类 ·· (112)

第一节 醌类化合物的结构与分类 ·· (112)

一、醌类化合物的结构类型 ·· (112)

　　二、蒽醌类 ……………………………………………………………………… （113）

　第二节　醌类化合物的理化性质 ……………………………………………… （116）

　　一、物理性质 …………………………………………………………………… （116）

　　二、化学性质 …………………………………………………………………… （117）

　第三节　醌类化合物的提取与分离 …………………………………………… （120）

　　一、提取 ………………………………………………………………………… （120）

　　二、分离 ………………………………………………………………………… （121）

　第四节　醌类化合物的鉴定 …………………………………………………… （122）

　　一、理化方法 …………………………………………………………………… （122）

　　二、色谱法 ……………………………………………………………………… （122）

　　三、波谱法 ……………………………………………………………………… （123）

　第五节　醌类化合物的研究实例 ……………………………………………… （126）

　　［实例］大黄（5 种游离蒽醌） ………………………………………………… （126）

第七章　黄酮类 …………………………………………………………………… （129）

　第一节　黄酮类化合物的结构与分类 ………………………………………… （130）

　　一、黄酮类 ……………………………………………………………………… （132）

　　二、黄酮醇类 …………………………………………………………………… （132）

　　三、二氢黄酮类 ………………………………………………………………… （132）

　　四、二氢黄酮醇类 ……………………………………………………………… （133）

　　五、异黄酮类 …………………………………………………………………… （133）

　　六、二氢异黄酮类 ……………………………………………………………… （134）

　　七、查耳酮类 …………………………………………………………………… （134）

　　八、二氢查耳酮类 ……………………………………………………………… （135）

　　九、橙酮类 ……………………………………………………………………… （135）

　　十、花色素类 …………………………………………………………………… （135）

　　十一、黄烷醇类 ………………………………………………………………… （136）

　　十二、双黄酮类 ………………………………………………………………… （136）

　第二节　黄酮类化合物的理化性质 …………………………………………… （137）

　　一、性状 ………………………………………………………………………… （137）

　　二、旋光性 ……………………………………………………………………… （138）

　　三、溶解性 ……………………………………………………………………… （138）

　　四、酸碱性 ……………………………………………………………………… （139）

　　五、显色反应 …………………………………………………………………… （140）

　第三节　黄酮类化合物的提取与分离 ………………………………………… （142）

　　一、黄酮类化合物的提取 ……………………………………………………（142）

　　二、黄酮类化合物的分离 ……………………………………………………（143）

第四节　黄酮类化合物的鉴定 ……………………………………………………（147）

　　一、理化方法 …………………………………………………………………（147）

　　二、色谱法 ……………………………………………………………………（147）

第五节　黄酮类化合物的结构研究 ………………………………………………（148）

　　一、紫外光谱在黄酮类化合物结构研究中的应用 …………………………（148）

　　二、核磁共振氢谱在黄酮类化合物结构研究中的应用 ……………………（154）

　　三、核磁共振碳谱在黄酮类化合物结构研究中的应用 ……………………（161）

　　四、质谱法在黄酮类化合物结构研究中的应用 ……………………………（164）

　　五、结构测定实例 ……………………………………………………………（167）

第六节　黄酮类化合物的研究实例 ………………………………………………（169）

　　〔实例1〕槐米（芦丁）……………………………………………………（169）

　　〔实例2〕黄芩（黄芩苷）…………………………………………………（170）

　　〔实例3〕葛根（大豆素、大豆苷和葛根素）……………………………（171）

　　〔实例4〕银杏叶（银杏黄酮类）…………………………………………（172）

第八章　萜类和挥发油 ……………………………………………………………（176）

第一节　萜类化合物的结构和分类 ………………………………………………（177）

　　一、单萜 ………………………………………………………………………（177）

　　二、倍半萜 ……………………………………………………………………（179）

　　三、二萜 ………………………………………………………………………（181）

　　四、其他萜类 …………………………………………………………………（182）

第二节　萜类化合物的理化性质 …………………………………………………（183）

　　一、性状 ………………………………………………………………………（183）

　　二、旋光性和折光性 …………………………………………………………（183）

　　三、溶解度 ……………………………………………………………………（183）

　　四、加成反应 …………………………………………………………………（184）

第三节　萜类化合物的提取与分离 ………………………………………………（186）

　　一、提取 ………………………………………………………………………（186）

　　二、分离 ………………………………………………………………………（188）

第四节　挥发油 ……………………………………………………………………（189）

　　一、挥发油的组成 ……………………………………………………………（189）

　　二、挥发油的理化性质 ………………………………………………………（191）

　　三、挥发油的提取分离 ………………………………………………………（191）

四、挥发油成分的鉴定 ……………………………………………………… (198)

第五节 萜类和挥发油的研究实例……………………………………… (200)

[实例1]青蒿（青蒿素）………………………………………………… (200)

[实例2]薄荷（挥发油）………………………………………………… (202)

第九章 皂苷类…………………………………………………………………… (207)

第一节 皂苷类化合物的结构与分类 ………………………………… (207)

一、甾体皂苷 ……………………………………………………………… (207)

二、三萜皂苷 ……………………………………………………………… (209)

第二节 皂苷类化合物的理化性质…………………………………… (211)

一、性状 …………………………………………………………………… (211)

二、溶解性 ………………………………………………………………… (212)

三、表面活性 ……………………………………………………………… (212)

四、溶血作用 ……………………………………………………………… (212)

五、显色反应 ……………………………………………………………… (213)

第三节 皂苷类化合物的提取与分离………………………………… (213)

一、提取 …………………………………………………………………… (213)

二、分离 …………………………………………………………………… (215)

第四节 皂苷类化合物的鉴定………………………………………… (217)

一、理化方法 ……………………………………………………………… (217)

二、色谱法 ………………………………………………………………… (218)

第五节 皂苷类化合物的研究实例…………………………………… (219)

[实例1]人参（人参皂苷元）…………………………………………… (219)

[实例2]桔梗（桔梗总皂苷）…………………………………………… (220)

第十章 强心苷类……………………………………………………………… (223)

第一节 强心苷类化合物的结构与分类……………………………… (223)

一、苷元部分 ……………………………………………………………… (223)

二、糖部分 ………………………………………………………………… (225)

三、糖和苷元的连接方式 ………………………………………………… (225)

第二节 强心苷类化合物的理化性质………………………………… (226)

一、性状 …………………………………………………………………… (226)

二、溶解性 ………………………………………………………………… (226)

三、水解性 ………………………………………………………………… (227)

第三节 强心苷类化合物的提取分离………………………………… (229)

一、提取 ………………………………………………………………… (230)

二、分离 ………………………………………………………………… (230)

第四节　强心苷类化合物的鉴定 ……………………………………… (231)

一、理化方法 …………………………………………………………… (231)

二、色谱法 ……………………………………………………………… (233)

第五节　强心苷类化合物的研究实例 ………………………………… (233)

〔实例〕毛花洋地黄(毛花洋地黄苷丙与毛花苷 C) ………………… (233)

第十一章　其他成分 …………………………………………………… (239)

第一节　鞣质 …………………………………………………………… (239)

一、概述 ………………………………………………………………… (239)

二、结构与分类 ………………………………………………………… (239)

三、理化性质 …………………………………………………………… (241)

四、提取与分离 ………………………………………………………… (241)

第二节　有机酸 ………………………………………………………… (242)

一、结构类型 …………………………………………………………… (242)

二、理化性质 …………………………………………………………… (243)

三、提取与分离 ………………………………………………………… (244)

四、鉴定 ………………………………………………………………… (245)

五、有机酸类研究实例 ………………………………………………… (245)

〔实例〕金银花(绿原酸及异绿原酸) ………………………………… (245)

第三节　氨基酸、蛋白质、酶 ………………………………………… (246)

一、氨基酸 ……………………………………………………………… (246)

二、蛋白质和酶 ………………………………………………………… (248)

第四节　动物药活性成分 ……………………………………………… (249)

一、牛黄和熊胆 ………………………………………………………… (249)

二、麝香 ………………………………………………………………… (250)

三、斑蝥 ………………………………………………………………… (251)

第十二章　中药化学的研究与应用 …………………………………… (253)

第一节　中药化学在中药新药研发中的应用 ………………………… (253)

一、中药的入药方式 …………………………………………………… (253)

二、中药新药研发的一般程序 ………………………………………… (254)

三、中药化学研发新药的主要研究方法 ……………………………… (254)

第二节　中药化学在药物生产中的应用 ……………………………… (259)

一、制备工艺路线的选择 ……………………………………………………………………… (259)

二、工艺优化和技术改造 ……………………………………………………………………… (259)

第三节　中药化学在质量控制中的应用 ………………………………………………………… (260)

一、药材的质量控制 …………………………………………………………………………… (260)

二、饮片的质量控制 …………………………………………………………………………… (261)

三、制剂的质量控制 …………………………………………………………………………… (261)

四、中药质量控制的关键环节与新技术 ……………………………………………………… (262)

第四节　中药化学的研究与应用实例 …………………………………………………………… (263)

[实例1]青蒿素及其衍生物蒿甲醚的研究 …………………………………………………… (263)

[实例2]中药乌药的专属性成分研究 ………………………………………………………… (264)

[实例3]中药草珊瑚及其制剂的指纹图谱研究 ……………………………………………… (265)

下篇　实验指导

实验一　预实验 …………………………………………………………………………………… (269)

实验二　防己中生物碱的提取、分离与鉴定 …………………………………………………… (281)

实验三　三颗针中小檗碱的提取、分离与鉴定 ………………………………………………… (285)

实验四　秦皮中七叶内酯的提取、分离与鉴定 ………………………………………………… (288)

实验五　虎杖中蒽醌类成分的提取、分离与鉴定 ……………………………………………… (291)

实验六　槐花米中芸香苷和槲皮素的提取、分离与鉴定 ……………………………………… (294)

实验七　葛根中黄酮类化合物的提取、分离 …………………………………………………… (298)

实验八　穿心莲中二萜内酯类化合物的提取、分离与鉴定 …………………………………… (301)

实验九　八角茴香中挥发油的提取、分离与鉴定 ……………………………………………… (305)

实验十　柴胡总皂苷的提取、纯化与鉴定 ……………………………………………………… (308)

模拟测试题 ………………………………………………………………………………………… (312)

参考文献 …………………………………………………………………………………………… (338)

上 篇

理论知识

第一章 绪 论

⟳ 学习目标

【掌握】中药化学的定义和研究内容。

【熟悉】中药化学的研究意义和主要应用。

【了解】中药化学成分常见类型和生物合成途径。

第一节 概 述

中药是中华民族几千年文明的结晶,为中华民族的繁衍和健康做出了不可磨灭的巨大贡献。中药是来自植物、动物、矿物的天然药物,是我国药物的重要组成部分。自古以来,人们为了求得生存,在与自然界的抗衡中伴随出现了一系列寻医求药的活动,不断地总结和积累了大量运用天然药物治疗疾病的丰富经验,经过了几千年临床实践的筛选,形成了我国独特的中医药学理论和药物体系。中药种类繁多,以植物来源为主。《神农本草经》收载药物 365 种,明代的《本草纲目》收载药物 1892 种,迄今记载中草药最全的《中华本草》收载药物达 8980 种。人类进入 21 世纪以来,回归自然成为新的世界潮流,研究和发展包括中药在内的天然药物已成为全世界医药界关注的热点之一。中药独到的防病治病效果和较低的毒、副作用,已经得到世界医学界的普遍认同,正成为现代药物的一个重要组成部分,也是创新药物的重要来源。

中药化学是一门结合中医药基本理论,主要运用化学的理论和方法研究中药化学成分的学科。中药之所以能够防病治病,其物质基础就是其中所含的化学成分。中药中具有生物活性、能起防病治病作用的单一化学成分称为有效成分。如青蒿素(qinghaosu)、麻黄碱(ephedrine)、利舍平(reserpine)等。不具有生物活性、不能起防病治病作用的化学成分称为无效成分。如普通的蛋白质、碳水化合物、油脂等。并非单一化合物但具有生物活性的中药提取分离部分称为有效部位。有效部位通常含有一组结构相近的有效成分,如人参总皂甙、银杏总黄酮、苦参总碱等,这些有效部位中含有少量的其他杂质。

中药的化学成分十分复杂,一种中药含有多种结构类型的化学成分,而且每一种结构类型的化学成分的数目也是很多的。另外,一种中药具有多方面的药效,通常含有多种有效成分,且发挥某一方面的药效通常与一种以上的有效成分有关。中药中复杂的化学成分构成了其多方面临床功效或多种药理作用的物质基础。如中药麻黄中含有麻黄碱(L-ephedrine)、伪麻黄碱(D-pseudoephedrine)等多种有机胺类生物碱。其中麻黄碱具有平喘、解痉作用,而伪麻黄碱则有升压、利尿作用,是麻黄中具有不同药理作用的有效成分。麻黄中除含有上述有效成分外,还含有淀粉、树脂、叶绿素、纤维素、草酸钙等其他成分。一般认为这些成分是无效成分或者杂质。需要特别指出的是：有效成分与无效成分的划分是相对的，一些曾被认为是无效成分的物质，如多糖、蛋白质等，通过深入研究发现其不少也具有重要的生物活性。

麻黄碱(1R,2S)
伪麻黄碱(1S,2S)   麻黄碱   D-伪麻黄碱

　　中药化学的研究对象是中药中防治疾病的物质基础——化学成分。主要研究中药化学成分(主要是有效成分)的结构分类、理化性质、提取分离、结构测定等方面的理论知识和实践技术。由于中药化学成分十分复杂，各种成分种类繁多，化学结构和含量差别大、理化性质迥异，所以中药化学成分的提取、分离和精制，是一项十分艰巨而细致的工作。运用中医药学、化学、生物学等多学科的理论和技术，开展系统、深入的中药化学研究，阐明其真正反映中医临床疗效的药效成分，对于中药药性理论的诠释、作用机理和配伍规律的阐明、生产过程的控制、科学质量标准的建立、创新药物的开发，都具有重要的理论意义和应用价值。

第二节　中药化学成分的主要类型和生物合成途径

一、中药化学成分的主要类型

　　来自自然界的化学成分结构复杂、数量繁多。它既包括组成生物体的化学物质，也包括生物体新陈代谢过程中的一系列产物，以及生命活动的作用物质。因此中药化学成分通常可根据其化学结构、生理活性、来源、生源关系及生源结合化学结构进行分类。现将常见类型的中药化学成分简述如下，详细内容参见本书有关章节。

1. 生物碱

　　生物碱是存在于生物体内的一类含氮有机化合物，通常具有碱的性质，能与酸结合成盐。生物碱具有多样而显著的生物活性，是中药化学重要的研究领域之一。

2. 糖和苷类

　　糖类是植物中普遍存在的化学成分，又可分为单糖、低聚糖、多糖等。糖类是植物中极性较大的化学成分，除部分多糖外，其他都易溶于水。中药中常见的多糖有淀粉、菊糖、果胶、树胶和黏液质等，是由10个以上单糖通过苷键聚合而成的高分子化合物，无一般单糖的性质，在中药化学成分的提取和精制中通常作为杂质而除去。

　　苷类是指糖或糖的衍生物与非糖物质(称为苷元或配基)通过糖的端基碳原子连接而成的化合物。苷类通常也是一类极性较大的化合物，能溶于水、甲醇和乙醇等极性溶剂，难溶于氯仿、苯和乙酸乙酯等低极性溶剂；而苷元则大多难溶于水，易溶于有机溶剂。

3. 醌类

醌类是分子中具有醌式结构的一类化合物,其中蒽醌类(anthraquinones)化合物数量较多。天然存在的醌类化合物母核上常具有酚羟基,呈一定的酸性。在植物体内以游离形式和与糖结合成苷的形式存在。

4. 苯丙素类

苯丙素类是以苯丙基为基本骨架单位的一类化合物。其典型代表有香豆素(coumarins)和木脂素类(lignans)。香豆素类具有苯骈 α-吡喃酮母核,具有内酯环的性质。环上常常有羟基、烷氧基、苯基和异戊烯基等取代基,其中异戊烯基的活泼双键与苯环上的邻位羟基可形成呋喃环和吡喃环的结构。木脂素是一类由苯丙素氧化聚合而成的结构多样的天然产物,多数呈游离状态,只有少数与糖结合成苷而存在。分子中具有手性碳,故大多具有光学活性。游离的木脂素亲脂性较强,成苷后的木脂素极性增大,水溶性也增加。木脂素类结构类型多样,生物活性显著。

5. 黄酮类

黄酮类是指两个苯环通过中间三碳链连接而成的一类化合物。该类化合物在植物体中多数与糖类结合成苷而存在,部分以游离状态存在。因分子中具有酚羟基,故显酸性。黄酮类化合物在植物界分布广泛,生物活性多样。

6. 萜类

萜类是指由甲戊二羟酸(mevalonic acid)衍生而成的一类化合物。该类化合物基本母核的组成符合 $(C_5H_8)_n$ 的通式,并可分为单萜、倍半萜、二萜、三萜等。萜类化合物在自然界分布广泛,种类繁多且生物活性多样。游离的萜类化合物亲脂性较强,但苷化后也具有一定的亲水性。单萜和倍半萜类是植物挥发油的主要组成成分。

7. 甾体化合物

甾体化合物是指结构中具有环戊烷骈多氢菲母核的一类化合物。根据其17位侧链的不同结构,又可分为若干类型,如17位侧链是不饱和内酯环,称为强心苷类;17位侧链有含氧螺杂环,为甾体皂苷类;17位侧链为脂肪烃时,称为植物甾醇等。甾体化合物在天然界广泛存在的一类化学成分,种类很多,生物活性不同,对动植物的生命活动起着重要的作用。游离的甾体化合物通常是亲脂性的,而苷化后也具有较强的亲水性。甾体皂苷的水溶液多具有发泡性、溶血性。

8. 有机酸

有机酸是指分子结构中具有羧基(不包括氨基酸)的一类酸性有机化合物。有机酸在植物体内大多与钾、钠、钙、镁离子及生物碱结合成盐而存在,常见的有柠檬酸、苹果酸、琥珀酸等。一般低级脂肪酸易溶于水、乙醇等,难溶于有机溶剂,高级脂肪酸及芳香酸较易溶于有机溶剂而难溶于水,有机酸盐一般溶于水而难溶于有机溶剂。

9. 鞣质

鞣质又称单宁(tannin)或鞣酸(tannic acid),是一类分子较大,结构复杂的多元酚类化合物。鞣质具有较强的极性。在提取中药有效成分时,其常作为杂质而被除去。

10. 氨基酸、蛋白质和酶

分子中含有氨基和羧基的化合物称为氨基酸,构成生物有机体蛋白质的氨基酸大多是 α-氨基酸。氨基酸一般易溶于水,难溶于有机溶剂。氨基酸在等电点时,在水中的溶解度最小，因此，可利用调节等电点的方法对氨基酸类化合物进行分离。蛋白质是由 α-氨基酸通过肽链结合而成的一类高分子化合物，由于组成氨基酸的不同和空间构型的不同形成多种蛋白质。蛋白质大多能溶于水成胶体溶液。高温、强酸、强碱和浓醇等因素可导致蛋白质变性。酶是生物体内具有催化能力的蛋白质，它的催化作用具有专一性，通常一种酶只能催化某一种特定的反应，如蛋白酶只能催化蛋白质分解成氨基酸，脂肪酶只能水解脂肪分解为脂肪酸和甘油。植物中所含的苷类往往与某种特殊的酶共存于同一组织的不同细胞中，当细胞破裂，酶与苷接触时即可使苷发生水解。

二、中药化学成分的生物合成

来自自然界的中药化学成分的结构复杂、类型众多、数量庞大，其中以植物来源为主。因此，我们在介绍中药化学成分时主要介绍来源于植物的化学成分。而这些植物化学成分是如何产生的，它们在植物体内又有何种内在联系和形成规律呢？因此，有必要对这些化学成分的来源进行了解，掌握植物中化学成分的生成、分布、富集和代谢规律，是进行中药化学成分研究的重要基础。

植物在新陈代谢过程中发生着一系列的生物合成反应，通常用生源（biogenesis）或生物合成（biosynthesis）来表述这一生物化学过程。生物合成反应产生出结构千差万别的化学成分。这些成分按生物合成途径可分为一次代谢产物和二次代谢产物。一次代谢产物是每种植物中普遍存在的维持有机体正常生存的必需物质，如叶绿素、糖类、蛋白质、脂类和核酸等。二次代谢是在特定的条件下，一些重要的一次代谢产物，如乙酰辅酶 A、丙二酸单酰辅酶 A、莽草酸及一些氨基酸等作为前体或原料，进一步经历不同的代谢过程，生成生物碱、黄酮、萜类等。二次代谢对植物维持生命活动虽不起重要作用，且二次代谢产物并非存在于每种植物之中，但它们的结构变化多样，其中不少具有明显的生物活性，是中药化学研究的主要对象。植物体内的物质代谢与生物合成过程见图 1-1。

（一）生物合成的主要构件

中药化学成分类型众多、结构复杂、千变万化。然而其结构间却存在着一定的联系，仔细加以分析，便可发现它们均是由一定的基本单位按不同的方式组合而成的。如苯丙素类化合物具有 C_6—C_3 单位，萜类化合物具有重复的 C_5 单位，脂肪酸、酚类、醌及聚酮类化合物具有 C_2 单位，生物碱类化合物具有氨基酸单位，黄酮类化合物具有 C_6—C_3—C_6 单位，等等。从生物合成的观点来看，所有天然有机化合物都是由有限的前体物（关键中间体）生物合成而来。这些有限前体物或关键中间体是构建天然有机化合物分子的基本"构件"（building block）或单元（unit），其主要包括以下几种。

1. C_1 单元

C_1 单元是最简单的生物合成的"构件"，通常形成 CH_3，且常连接氧（CH_3O）或氮（NCH_3），偶尔接于碳上（C—CH_3）。它来源于蛋氨酸（L-methionine）的 S—CH_3。

2. C_2 单元

C_2 单元又称为乙酸乙酯单元，来源于乙酰辅酶 A 或丙酰辅酶 A，由 C_2 单元形成酯中简单的 CH_2CH_3，而更多的是形成长链烷化物（如脂肪酸等）或芳香体系部分（如酚类、聚酮类等）。

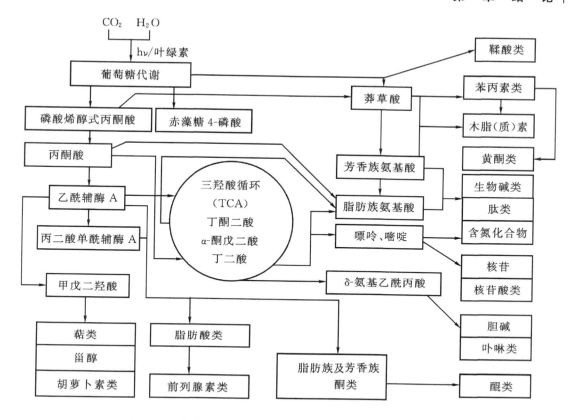

图 1-1 植物体内的物质代谢途径及其代谢产物之间的关系

3. C_5 单元

C_5 单元通常称为异戊烯单元,是由甲戊二羟酸(MVA)脱羧或由甲基赤藓糖-4-磷酸酯(MEP)形成的。其是形成萜类和甾体化合物的单元。

4. C_6C_3 单元

C_6C_3 单元通常称为苯丙素单元,被认为是 L-苯丙氨酸或 L-酪氨酸脱氨基后形成的。C_3 侧链处于饱和或不饱和状态,且可被氧化降解失去一个碳成 C_6C_2 单元或失去 2 个碳成 C_6C_1

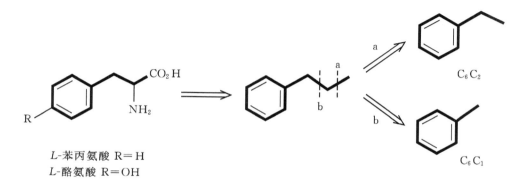

L-苯丙氨酸 R=H
L-酪氨酸 R=OH

单元。其是合成酚类、苯丙素类化合物的单元。

5. C_4N 单元

C_4N 单元来源于 L-鸟氨酸,氮来自于 δ-氨基,而非 α-氨基,即 L-鸟氨酸中羧基与 α-氨基同时失去。

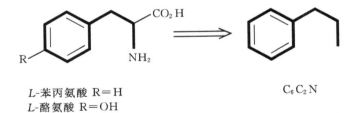

L-鸟氨酸 C_4N

6. C_5N 单元

C_5N 该单元与 C_4N 单元产生途径相同,但底物是 L-赖氨酸,且保留的是 ϵ-氨基氮。该单元多形成多环体系的天然含氮化合物。

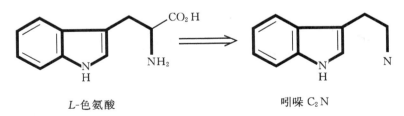

L-赖氨酸 C_5N

7. C_6C_2N 单元

C_6C_2N 单元来源于 L-苯丙氨酸或 L-酪氨酸,且更多的是后者。

L-苯丙氨酸 R＝H
L-酪氨酸 R＝OH C_6C_2N

8. 吲哚 C_2N 单元

吲哚 C_2N 单元是由色氨酸脱羧产生的,常见于吲哚生物碱中。

L-色氨酸   吲哚 C_2N

上述几个含氮的构件又可统称为氨基酸单元,故又可将生物合成的主要构件概括成 C_1、C_2、C_5、C_6C_3 和氨基酸单元。虽然许多天然化合物仅仅由一种单元所形成,但是也有很多天然化合物是由一种以上的复合单元而形成,如图 1-2 所示。

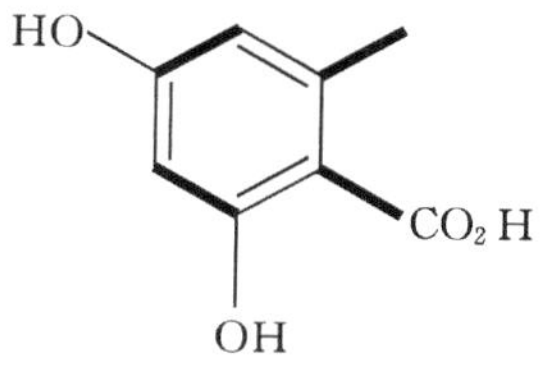

苔色酸($4 \times C_2$) 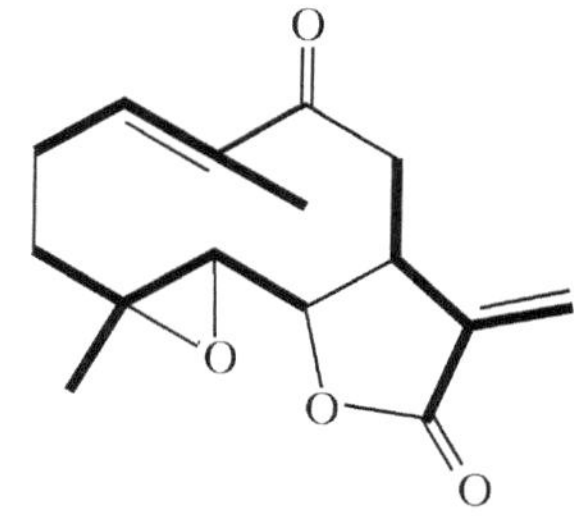　　　银胶菊内酯($3 \times C_5$) 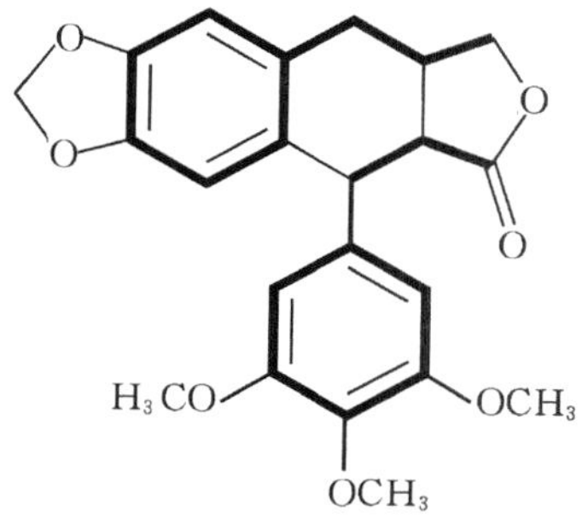　　　鬼臼毒素($2 \times C_6C_3 + 4C_1$)

图 1-2 基本构件生物合成的复杂天然产物

(二)生物合成的原理

中药化学成分生物合成的机制涉及有机化学或生物化学的反应。这些反应主要有:烷基化、醇醛缩合和克莱森缩合、席夫碱形成和 Mannich 反应、Wager-Meerwein 重排和碳正离子重排、转氨化与氨基化、脱羧与羧基化、氧化与还原以及苷化。这些反应的热力学和反应历程类似于有机化学。产物合成过程中多次环合与各种酶促反应引起 C—C、C—N、C—O 键的形成与裂解,以及环系的种种修饰都引起中药化学成分数量的增加。

(三)主要生物合成途径

1. 乙酸-丙二酸途径

脂肪酸类、酚类、蒽醌类等化合物是由乙酸-丙二酸(acetate-malonate pathway)途径生成。

(1)脂肪酸　乙酰辅酶 A(acetyl CoA)为这一合成过程的起始物质,丙二酸单酰辅酶 A(malonyl CoA)起延伸碳链的作用。由缩合及还原两个反应交叉进行,生成各种长碳链的脂肪酸,得到的饱和脂肪酸均为偶数。如果起始物质为丙酰辅酶 A(propyonyl CoA),则产生碳链为奇数的脂肪酸。

(2)酚类　乙酰辅酶 A 直线聚合后再进行环合生成各种酚类化合物,生物合成过程中只发生缩合反应,生成的产物具有间苯酚样结构特点。

(3)萘及蒽醌类　乙酸-丙二酸途径发生缩合反应后生成的多酮环合生成各种醌类化合物或聚酮类化合物。

2. 甲戊二羟酸途径

萜类、甾体化合物均由甲戊二羟酸途径(mevalonic acid pathway)生成。由乙酰辅酶 A 歧式聚合生成的甲戊二羟酸单酰辅酶 A,继而生成焦磷酸二甲丙酯(DMP)及其异构体焦磷酸异戊烯酯(IPP),它们是植物体内生物合成各种萜类、甾体化合物的基本单位(图 1-3)。

3. 莽草酸途径及桂皮酸途径

(1)莽草酸途径(shikimic acid pathway)　一级代谢过程中的丙酮酸磷酸酯(PEP)和赤藓糖-4-磷酸酯(DEP)缩合后,通过环合、还原等过程,生成莽草酸、奎宁酸、分枝酸等重要中间

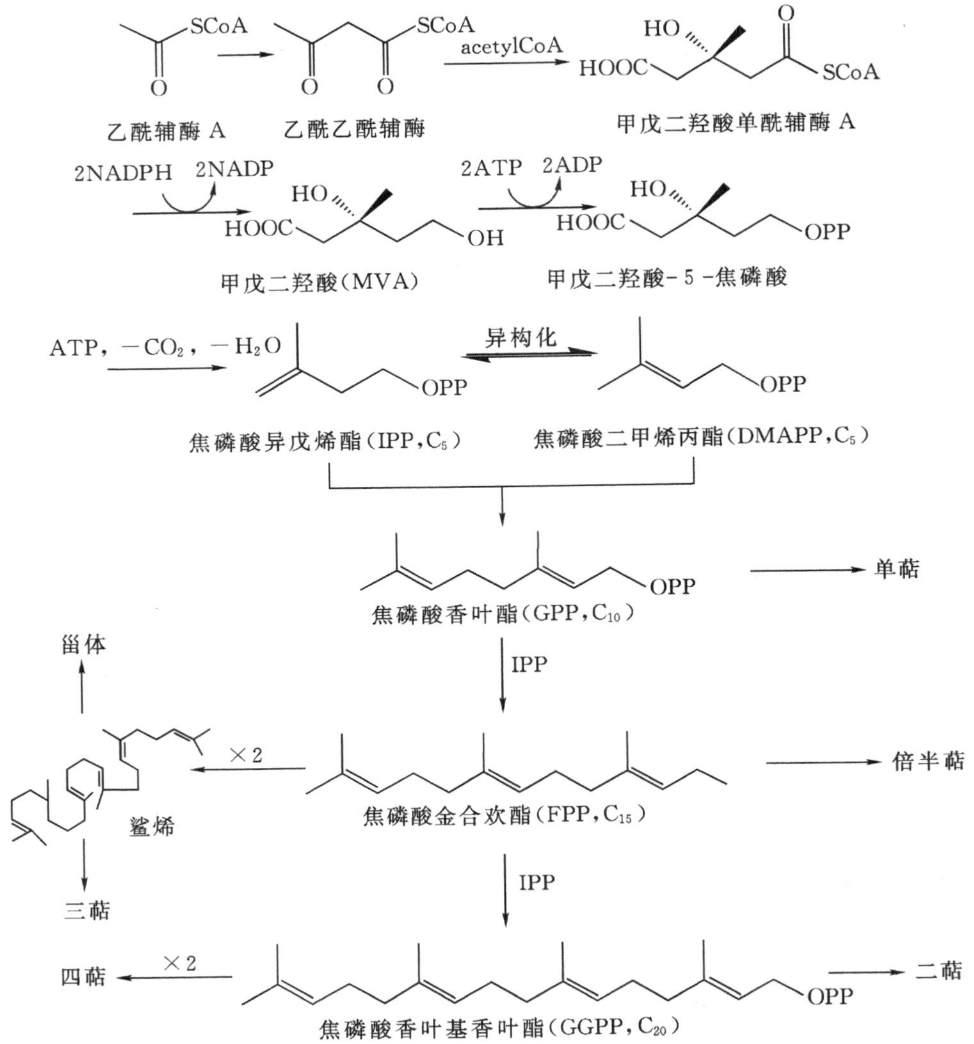

图 1-3 甲戊二羟酸途径

体,进而生物合成一系列天然产物。

（2）桂皮酸途径（cinnamic acid pathway） 由莽草酸途径生成的苯丙氨酸,经脱氨及氧化反应等分别生成桂皮酸。再由桂皮酸、苯甲酸生物合成各种含 C_6—C_3 及 C_6—C_1 结构的天然化合物如苯丙素类、木脂素类、香豆素类等。

4. 氨基酸途径

中药化学成分中的生物碱均由氨基酸途径（amino acid pathway）生成,有些氨基酸,如鸟氨酸、赖氨酸、苯丙氨酸、酪氨酸及色氨酸等,经脱羧成为胺类,再经过一系列化学反应（甲基化、氧化、还原、重排等）生成各种生物碱。在整个生物合成进程中,常有各式各样的酶参与,如转氨酶、脱氨酶、脱羧酶、还原酶、氧化酶、异构酶、羟化酶、转甲基酶等。

5.复合途径

由两种以上生物合成途径组成,即分子中各个部分由不同的生物合成途径产生。如查耳酮类、二氢黄酮类化合物的 A 环和 B 环分别由乙酸-丙二酸途径和莽草酸途径生成。常见的复合途径有下列几种组合:乙酸-丙二酸/莽草酸途径;乙酸-丙二酸/甲戊二羟酸途径;氨基酸/甲戊二羟酸途径;氨基酸/醛酸-丙二酸途径;氨基酸/莽草酸途径。

了解生物合成的有关知识,不仅对中药化学成分进行结构分类和结构推测有所帮助,而且对植物化学分类学以及仿生合成等学科的发展有着重要的理论指导意义。

第三节 中药化学研究的作用和意义

一、新药研制的重要途径

中药有效成分结构的多样性和作用机制的独特性是化学合成药物无法取代的,所以中药化学在药物发现方面的先导作用是无法估量的,如青蒿素、双环醇等药物的发现,中药化学都起到了重要作用。中药化学是药物发现的重要途径,其在新药研究中的重要作用主要体现在以下四个方面:

(1)通过中药化学成分直接研制出新药 如麻黄素(麻黄碱)、黄连素(盐酸小檗碱)、阿托品、利舍平、洋地黄毒苷等药物,可以从其原植物中提取分离出来供临床使用。这些直接来源于中药有效成分的药物疗效好、毒副作用小,在植物中含量较高,许多药物目前仍是临床使用的基本药物。

(2)作为化学合成的基础 有些从中药中提取出有效成分的药物,其化学结构比较简单,可以用化学合成方法大量生产,供临床使用。如麻黄素、阿托品、天麻素等药物。

(3)通过先导化合物开发新药 有些中药的有效成分生物活性不太强,或毒副作用较大,或结构太复杂,或药源太少,或溶解度不够好等,可以将其作为先导化合物,进行结构修饰或结构改造,通过对其衍生物进行生物活性的筛选,寻找疗效更好、毒副作用更小、制备更容易、使用更方便的药物。如吗啡是从鸦片中分离出来的一个具有很强的麻醉、镇静、镇痛、镇咳作用的单体药物,但其成瘾性极大,在临床上被严格限制使用。通过对吗啡进行结构修饰和结构改造,发现一系列疗效好、成瘾性小的药物,如哌替啶为吗啡镇痛作用的合成代用品,它既保留了吗啡镇痛的有效结构部分,又比吗啡的成瘾性小得多。又如青蒿素是从中药青蒿中提取分离出来的抗疟疾的有效成分,但青蒿素在水和油中的溶解度均不好,临床使用不方便,影响疗效。通过化学结构修饰,将青蒿素结构中的羰基还原成羟基,再制备成水溶性的青蒿琥珀单酯钠(artesunate)和油溶性的蒿甲醚(anemether),这两个青蒿素的衍生物都有速效低毒、溶解性好、生物利用度高、便于临床使用等优点,目前已应用于临床。

(4)扩大药源 有些有效成分在中药中含量少或该中药资源有限,可以从其他植物中寻找其代用品,扩大药源,大量生产供临床使用。如黄连素是黄连中的有效成分,临床需求量很大,但用黄连来提取黄连素生产成本高。通过中药化学研究发现三颗针、黄柏、古山龙等植物中均含有黄连素,现已将这些资源丰富、价格便宜的植物用作生产黄连素的原料。

吗啡　　　　　　　　哌替啶

二、阐明中医药防病治病的基本原理

中药化学的研究涉及中药防病治病的物质基础,通过对中药有效成分的研究,确定有效成分化学结构、理化性质与生物活性之间的关系,从而阐明中药防治疾病的作用原理,为中医药理论提供科学依据,为中药的生产、加工、质量控制和临床应用奠定科学基础。目前,许多中药,特别是常用中药的化学成分已经研究地较为深入,其防病治病的物质基础——有效成分已经被阐明,为更合理和更充分地使用中药提供了理论依据。如麻黄是发汗散寒、宣肺平喘、利水消肿的常用中药,麻黄的主要平喘有效成分是麻黄碱,具有松弛支气管平滑肌、收缩血管、兴奋中枢等作用;麻黄挥发油有抗病毒作用,挥发油中的松油醇(α-terpineol)能降低小鼠体温,是麻黄起发汗散寒作用的有效成分。黄连是清热燥湿、泻火解毒的常用中药,其主要化学成分小檗碱具有明显的抗菌作用,是黄连清热解毒的有效成分。这些有效成分的确定,为中药的临床应用提供了科学的依据。

三、揭示中药药性的现代科学内涵

近年来,在中药药性理论的研究中,通过系统研究中药的物质基础与中药药性之间的关系,总结出一些中药药性的化学成分表征规律,初步揭示药性理论的现代科学内涵。如"热性"中药附子、细辛、吴茱萸、蜀椒、高良姜、丁香等都含有强心活性成分消旋去甲基乌药碱,陈皮、青皮中含有去氧肾上腺素,麻黄中含有麻黄碱,这三个化学成分与肾上腺素一样,都具有儿茶酚氨的类似结构,具有拟肾上腺素样的生物活性,从而提出具有儿茶酚胺基本结构的中药成分为"热性"中药化学结构的基础之一。

有些学者测定了一些中药有效成分在动物体内的分布情况,并与中药"归经"理论相联系,初步得出一些结果。川芎嗪是川芎的有效成分,川芎嗪在动物体内主要分布在肝脏和胆囊中,与川芎归肝、胆经相符。中药冰片是一单体物质,在动物体内可在很短的时间内穿过血脑屏障,在中枢神经蓄积的时间较长,含量较高,这一结果与冰片的"开窍"作用相一致。

四、阐明中药复方配伍的机理

中药在临床上大多是以复方的形式应用。中药复方的配伍不是同类药物的简单累加,也不是不同药物的随机并列,而是根据病症的不同和治疗的变化,按照中药配伍理论优化组合而成。中药通过配伍,可以提高和加强疗效,降低毒性和副作用,适应复杂多变的病情,或改变药效,其根本原因是复方中各味中药有效成分的复合作用,使中药复方通过多靶点、多途径发挥复合疗效。如麻黄汤中含麻黄、桂枝、杏仁、甘草,现已知麻黄碱为麻黄平喘的主要成分;桂皮醛为肉桂挥发油中镇痛、解热的成分;杏仁苷为杏仁中镇咳的成分;甘草中所含有的甘草酸及甘草次酸具有解毒、抗菌、抗炎等作用。这均与麻黄汤证所指的头颈强痛、恶寒、发热、咳嗽是相符的。当然,大多中药复方并不是单味药有效成分的简单加和,而可能存在着一种中药有效成分与他种中药有效成分之间产生物理或化学的相互作用。一般来说,在中药复方的煎煮或制剂过程中,有效成分无论在质与量等方面均发生了很大变化。

中药复方中各药味的配伍有可能出现的物理变化是溶解度的改变,从而对药效产生相应的影响。如很多含柴胡的方剂常配伍人参,经研究证明,柴胡的主要有效成分是柴胡皂苷 A、D 等,它们的水溶性较差,用水煎煮时溶出率较低;但与人参配伍后,因人参中的有效成分人参皂苷类有助溶作用,可使柴胡皂苷的溶出率有较大地提高,从而提高了临床疗效。甘草与甘遂配伍是中药“十八反”之一,在煎煮过程中,甘草的有效成分甘草皂苷能增加甘遂的毒性成分萜萜类成分的溶出率,使其毒性增加,故甘草不宜与甘遂配伍是有道理的。

中药复方中各药味的配伍产生化学变化的情况也比较多。含生物碱的中药与含大分子酸性成分的中药配伍时,往往会因他们之间产生难溶性物质而使生物碱在煎煮液中的含量降低。如黄连与吴茱萸配伍,煎煮液中来源于黄连的小檗碱含量较单味黄连液降低 37%,就是因为小檗碱和吴茱萸中的黄酮类化合物生成沉淀而致。四逆汤由附子、干姜、甘草等三味中药组成,其煎液的毒性比单味附子煎液的毒性要小得多,表明干姜、甘草与附子配伍,可减低附子的毒性。进一步的研究发现,是由于附子的乌头碱与甘草皂苷生成了难溶于水的物质,使煎液中乌头碱的溶出率降低引起的。因此,对中药复方进行系统的有效成分的研究,是阐明中药复方配伍理论的重要途径。

五、阐明中药炮制的原理

中药炮制是我国传统中医药学的一门独特的制药技术。很多中药在临床使用前都要经过炮制,以达到提高疗效、降低毒副作用等目的。研究中药炮制前后有效成分的变化,有助于揭示中药饮片炮制的原理,简化、规范炮制过程,控制炮制品的质量。如乌头为剧毒药,其毒性成分为乌头碱等双酯型生物碱。将乌头用蒸、煮等方法进行炮制,乌头碱等化合物的酯键水解,生成毒性较低的氨醇类生物碱如乌头原碱。制乌头的毒性大大降低,但仍保留了镇痛消炎的作用。又如延胡索的有效成分为生物碱类化合物,用水煎煮溶出量甚少,醋炒后,其生物碱与醋酸形成易溶于水的醋酸盐,使水煎液中总生物碱溶出量增加,从而增强延胡索的镇痛作用。

六、促进中药制剂的现代化

传统中药剂型主要是汤、膏、丹、丸、散,这些传统制剂已经不能适应现代医学防病治病的需要。要研制中药的新制剂和新剂型,提高临床疗效,就要在有效成分研究的基础上,去粗存精,去伪存真,用新技术加工成现代新剂型。主要涉及以下几个方面:

(1)以主要有效成分为指标,研究设计中药新剂型 中药的有效成分或有效部位的溶解性、酸碱性、挥发性、稳定性、生物利用度等性质是中药制剂剂型选择的主要因素。如果它们的水溶性较好,可制成注射液、口服液、颗粒剂等,如黄连注射液、丹参注射液、生麦口服液、板蓝根颗粒剂等。如果它们难溶于水,可考虑制成片剂、胶囊剂、滴丸等,如复方丹参滴丸等。

(2)根据中药有效成分或有效部位的理化性质,研究制定合理可行的制备工艺 中药制剂的制备工艺应选择适当的溶剂和提取分离方法,确定被提取中药材的颗粒大小,溶剂的用量,提取的温度、时间、次数等因素,把中药有效成分最大限度地提取出来,将杂质最大限度地除去。

(3)中药有效成分的理化性质是影响中药制剂稳定性的关键因素 在中药制剂整个制备加工及贮存放置过程中,有的中药有效成分易受光、热、空气、温度、酸碱度等影响,可能会发生水解、聚合、氧化、酶解等反应,使有效成分破坏,产生化学变化,导致中药制剂变色、混浊、沉淀等,使药效降低,甚至产生毒副作用。因此,应针对有效成分的稳定性特点,通过采用适当的剂型、调整合适的 pH 值、制备衍生物或采用适当的包装等方法,防止有效成分的破坏,提高中药制剂的稳定性。

七、提升中药质量控制水平

中药的有效成分受品种、产地、栽培条件、采收季节、贮存条件、加工方法等各种自然及人工条件的影响而产生变化,使中药材和中药制剂的质量不稳定,最终可能导致临床疗效不稳定。因此,建立科学的中药质量标准对于保证临床用药的安全有效、提高中医药的国际地位、促进中药的现代化具有重要意义。中药质量标准必须建立在中药化学成分的系统研究基础上,以活性为先导,筛选、分离、鉴定与疗效相关的具有种属专一性的活性成分,建立以中药的有效成分为核心的中药质量控制的指标体系和检测方法。如何首乌的质量控制原来是采用大黄素为指标,现在采用与其药效相关,且有高度专属性的二苯乙烯苷为指标;山茱萸原来采用熊果酸为指标,如今修订为马钱苷。这些专属性强的有效成分质量控制指标的应用,提升了中药质量控制的技术水平,有效地保证了中药的质量。另外,中药具有多成分、多功效的特点,因此单一的指标成分往往具有很大的片面性。需要用代表不同药效特征的多个有效成分来全面反映其内在质量,建立多指标的质量控制体系。尤其在中药复方制剂的质量控制中,应尽量选用组方中的君药、主要臣药以及贵重药、毒剧药中的有效成分、有效部位作为检测对象。如龟龄集胶囊由人参、鹿茸、海马等 20 味中药组成,其中人参是君药,也是贵重药,故选用人参的有效成分人参皂苷的苷元人参二醇和人参三醇作为鉴别对象,用薄层色谱鉴别。如果中药制剂中的有效成分含量低,可选用有效部位为指标来进行检测,如总黄酮、总生物碱、总皂苷等。

第四节　中药化学的研究进展与发展趋势

在人类的史前时期,我们的祖先就已经掌握了从动植物来源制作箭毒的技术,他们从各种天然物质中提取药用成分治疗疾病,明代李挺的《医学入门》(1575 年)中记载了用发酵法从五倍子中得到没食子酸的过程。新中国成立以来,我国中药化学的研究取得了令国际医药界瞩目的成就,发现了众多有生物活性的中药化学成分,其中很多已开发成为新药,广泛用于临床。如胆碱受体阻断药山莨菪碱、樟柳碱;抗癌药高三尖杉酯碱、10 -羟喜树碱;心、脑血管药蝙蝠葛碱、芹菜甲素、丹酚酸 A、丹酚酸 B、丹酚酸 C 等;抗疟疾药青蒿素及其衍生物等。

特别是近二十年来,我国中药化学成分分离、分析方面的新方法、新技术不断涌现,如高效液相色谱、高速逆流色谱、凝胶渗透色谱、大孔树脂色谱、亲和色谱、毛细管电泳、超临界流体色谱等。高效液相色谱已成为常规工具,高效液相色谱-质谱、高效液相色谱-核磁共振联用等快速、高效、微量的分离与检测一体化的方法和手段正在建立和完善。

在结构鉴定方面,随着现代波谱技术的迅速发展,中药化学中绝大多数的结构研究已成为常规性工作。二维核磁共振的应用已达到普及的程度,X 射线衍射技术也被广泛应用。新的质谱技术,如快原子轰击(FAB)、大气压化学电离(APCI)、电喷雾离子法(ESI)、液体二次离子质谱法(LSI-MS)、基质辅助激光解吸离子化法(MALDI)以及各种联用质谱技术也得到广泛应用。特别开发出针对不稳定极性化合物、混合物和生物大分子多肽、蛋白质等的质谱技术,如 LC-ESI、CE-ESI 和 MALDI-MS 等,有力提升了复杂的中药化学成分研究的效率和水平。而串联质谱等技术已成为中药化学成分代谢研究不可或缺的工具。

中药化学的发展趋势主要体现在以下几个方面:

(1)有效成分的研究范围和内容大为扩展 研究领域不仅包括植物、动物,还将涉及微生物和海洋生物;研究内容除提取分离、结构测定外,还涉及中药化学成分的合成和结构修饰、生物转化、代谢研究、新资源的开发、生物合成途径中酶的研究和关键酶的克隆等。生物技术的参与,使中药化学的发展产生了革命性的变化。

(2)生物活性跟踪分离方法成为研究天然有效成分的主流 研究工作将选用多指标活性筛选体系,以其为导向分离得到真正代表中药临床疗效的有效成分。同时充分考虑化学成分的体内代谢过程;注意人体内源性环境对中药化学成分的影响;应用多学科的理论和技术进行综合研究;快速、微量、智能化的提取分离和结构鉴定技术的广泛采用,促进中药化学研究地不断深入。

(3)中药作为新药的重要来源受到更多的重视 更加重视文献和临床信息的收集、分析与信息库的建立。各种生物学评价的方法(细胞、受体、酶、基因切换、放射性配体活性评价等)层出不穷,通过高度选择的、全自动化的在生物遗传工程、酶、受体基础上的高通量筛选(high-throughout screen)技术的广泛采用,迅速地确定新先导物的结构将成为中药新药研究的优先任务。

(4)应用新技术进行结构优化 天然物直接药用的可能性会越来越小,而旨在改进先导物药物动力学和毒性的结构优化将越来越重要。但是,结构优化不会仅仅沿用传统的药物化学技术,而是更多地应用组合化学(combinatory chemistry)和计算机辅助药物设计(computer aided drug design)等技术,使中药化学的研究达到一个崭新的高度,成为创新药物研究开发的重要源泉。

 ## 学习小结

本章主要介绍中药化学的定义、研究内容及主要作用。

(1)中药化学是一门结合中医药基本理论,主要运用化学的理论和方法研究中药化学成分的学科。中药中具有生物活性、能起防病治病作用的单一化学成分称为有效成分。

(2)中药化学的研究对象是中药防治疾病的物质基础——化学成分。主要研究中药化学成分(主要是有效成分)的结构分类、理化性质、提取分离、结构测定等方面的理论知识和实践技术。

(3)中药的化学成分十分复杂,主要有生物碱、糖和苷类、醌类、苯丙素类、黄酮类、萜类、甾体化合物、有机酸鞣质、氨基酸、蛋白质和酶等类型。

(4)中药化学成分的生物合成是由一定的基本构件按不同的方式组合而成的。常见的生物合成途径有:乙酸-丙二酸途径、甲戊二羟酸途径、莽草酸途径、桂皮酸途径、氨基酸途径及复合途径。

(5)中药化学研究对于新药研制、阐明中医药防病治病的原理、促进中药制剂的现代化等方面具有极其重要的作用和深远的意义。

 ## 目标检测

一、选择题

1.中药的有效成分是指（　　　　）

A.需要提取的成分　　　　　　　B.含量高的化学成分

C.具有中药治疗作用的化学成分　D.主要成分

2.下列哪个化学成分不是有效成分（　　　　）

A.人参皂苷 Rb1　　B.小檗碱　　　C.青蒿素　　　D.苯丙氨酸

3.植物挥发油的主要组成成分是（　　　　）

A.单萜　　　　　　B.倍半萜　　　C.二萜　　　　D.三萜

4.常见的生物合成途径有（　　　）

A.乙酸-丙二酸途径　　　　　　　B.丙酮酸途径

C.甲戊二羟酸途径　　　　　　　D.莽草酸途径

5.中药化学研究的主要目的有（　　　）

A.新药研制　　　　　　　　　　B.阐明中药防病治病的原理

C.促进中药现代化　　　　　　　D.提高中医的诊断水平

6.中药复方的配伍导致有效成分发生下列变化（　　　）

A.物理变化　　　　B.化学变化　　C.数量变化　　D.含量变化

7.下列药物中来源于中药的是（　　　）

A.青蒿素　　　　　B.磺胺　　　　C.阿托品　　　D.利舍平

8.从植物药中提取的第一个有效成分是（　　　）

A.奎宁　　　　　　B.咖啡因　　　C.番木鳖碱　　D.吗啡

9.常用于化学成分结构测定的波谱技术有（　　　）

A．核磁共振谱　　　B.质谱　　　　C.色谱　　　　D.荧光谱

10.中药化学成分通常可根据下列性质进行分类（　　）

A.化学结构　　　　B.生理活性　　C.生源关系　　D.颜色

二、问答题

1. 中药化学研究的主要内容有哪些?

2. 中药化学在促进中药现代化方面有哪些主要作用?

第二章　中药化学成分提取分离和鉴定的方法与技术

学习目标

【掌握】各种中药化学成分提取、分离方法的基本操作技术和适用范围。

【熟悉】各种中药化学成分提取、分离方法的基本理论知识和技术原理；中药化学成分鉴定的一般程序。

【了解】中药化学成分提取分离的新技术、新方法。

中药主要来源于植物、动物、矿物等，大部分是植物类，其特点是所含化学成分复杂，既有有效成分，又有无效成分。要想应用其中的某些化学成分就必须经历提取、分离、鉴定三个程序。由于中药品种繁多、地区用药习惯差异、文献记载的差错等诸多原因，常常会出现同名异物和同物异名的现象；即使同一品种其所含成分和含量也因产地、药用部位、采集时间、贮存条件及存放时间等的不同而不同。因此，在研究之前，必须对药材进行品种鉴定、确定学名、记录采集地和时间、药用部位、标明鉴定人，并留样备查。研究中药时，首先应查阅有关文献资料、了解前人对该植物或同属植物中化学成分的提取、分离、药理及临床研究情况，特别应查找调研活性成分的各种提取分离方法、工业生产方法，再根据具体条件进行设计，确定合理的提取分离技术路线。如果是从中药中寻找未知有效成分时一般采用活性跟踪技术，即首先确定研究目标，在选定的活性筛选体系引导下，进行提取分离，并以相应的离体、整体动物模型筛选、临床验证、反复实践直至达到研究目的。本章主要介绍中药中化学成分提取分离鉴定的一般方法、原理和应用技术。

第一节　中药化学成分的提取方法

从中药中提取化学成分常用的方法有溶剂提取法、水蒸气蒸馏法和升华法等。其中溶剂提取法是实际工作中应用最普遍的，后两种由于适合其提取的化学成分有限，应用范围很小。

一、溶剂提取法

溶剂提取法是指根据中药中各种化学成分的溶解性能，选择对有效成分溶解度大而对其他成分溶解度小的溶剂，用适当的方法尽可能多的将有效成分从药材中溶解出来的提取方法。

（一）基本原理

溶剂提取法的基本原理是"相似相溶"。提取过程中在渗透、扩散作用下，溶剂渗入药材组织细胞内部，可溶性物质被溶解，形成细胞内外溶质的浓度差异产生渗透压，在渗透压的作用下，使得细胞内的浓溶液向细胞外扩散，细胞外的溶剂不断进入细胞内，直至这些成分在细胞内外浓度相同达到溶解平衡，滤出溶液，完成一次提取。再加新溶剂，继续提取，直至全部或大部分所需化学成分被提出。

（二）提取前预处理

为提高提取效率，中药材在提取前应进行适当的预处理，提取时如无特殊规定一般均须将药材干燥、粉碎，以利于增大与溶剂的接触面积，提高提取率。由于药材的形态、性质各异，处理方法不尽相同，一般种子类药材可先脱脂后粉碎；含多糖黏液质等多的根茎类药材多切成小段或粉碎成粗颗粒再提取；含苷类成分的药材要根据提取目的注意保留或抑制酶的活性。

（三）影响因素

提取时涉及的影响因素较多，如溶剂的选择、提取的方式、药材的粉碎度、温度、时间、浓度差等。其中选择合适的溶剂是关键，要遵循"相似相溶"的规律，既要考虑溶剂对有效成分的溶解能力，同时还要兼顾溶剂的安全性、价廉、易得、浓缩方便等因素。

（四）溶剂的极性

溶剂的极性与介电常数 ε 有关，溶剂的介电常数值越大，极性越强。一些常用溶剂的介电常数见表 2-1。

表 2-1　常用溶剂的介电常数

溶剂名称	介电常数	溶剂名称	介电常数
石油醚	1.8	正丁醇	17.5
苯	2.9	丙酮	20.7
乙醚	4.3	乙醇	24.6
三氯甲烷	4.8	甲醇	32.7
乙酸乙酯	6.1	水	80.4

常用溶剂的极性大小顺序为：石油醚 ＜ 苯 ＜ 无水乙醚 ＜ 三氯甲烷＜ 乙酸乙酯 ＜正丁醇 ＜ 丙酮 ＜ 乙醇＜ 甲醇 ＜ 水。

依据溶剂极性大小顺序及溶解性能，可将其分为水、亲水性有机溶剂、亲脂性有机溶剂三类。

1. 水

水是强极性溶剂，穿透力大，是提取过程中最常选用的一种溶剂，中药中的亲水性成分（如糖类、蛋白质、氨基酸、鞣质、有机酸盐、生物碱盐、大多数苷、无机盐等）都能被水提取出来。在实际工作中有时还用酸水或碱水作为溶剂提取酸性或碱性成分。水提取的优点是溶解范围广，使用安全、价廉、易得；缺点是提取液易霉变（特别是含糖或蛋白质类）、难保存、难过滤、不易浓缩。

2. 亲水性有机溶剂

亲水性有机溶剂一般指甲醇、乙醇、丙酮等极性较大且能与水相互混溶的有机溶剂,其中乙醇最常用。它们的优点是,提取范围广,既能提取药材中的极性成分又能提取某些亲脂性成分,且穿透力强,提取效率高,提取液易保存、滤过、回收。缺点是易燃、价高,有些溶剂有毒。

3. 亲脂性有机溶剂

亲脂性有机溶剂指石油醚、苯、乙醚、三氯甲烷、乙酸乙酯等,它们的特点是极性小、与水不相混溶,有较强选择性,只能提取亲脂性成分(如挥发油、油脂、叶绿素、某些游离生物碱及苷元等)。它们的优点是提取沸点低,易浓缩。缺点是对药材组织穿透力弱,需要反复多次提取,此外它们毒性较大、多易燃、价格较高、设备要求高。

提取过程中依据"相似相溶"的原理,亲水性化学成分易溶于极性溶剂,亲脂性化学成分易溶于非极性溶剂,通过对提取成分及与其共存成分的极性差异来选择提取溶剂是通用的方法,因此选择适当的溶剂就是提取成功的关键。但是由于中药的化学成分十分复杂,各种成分间相互影响,存在增溶、助溶现象或发生化学作用,使溶解性能有所改变,所以选择溶剂时需要结合其他成分整体考虑提取方案。

(五)常见的提取方法和技术

1. 浸渍法

浸渍法是选择适当的溶剂把药材在常温或温热条件下浸泡一段时间,溶出其中化学成分的一种方法。

操作技术:取药材粗粉置于适当的容器中,加入适当溶剂把药材浸没,时常振摇或搅拌,提取1～2天或设定时间以后过滤即可。一般可提取2～3次,合并滤液再进行后续处理。

本法适用于有效成分遇热不稳定以及含有大量淀粉、胶质、黏液质的药材提取,操作方便,简单易行,但提取率低、时间长、溶剂用量大,以水为溶剂时,浸出液易发霉变质,必要时还要考虑加入适当的防腐剂。

2. 渗漉法

渗漉法是将药材粗粉置渗漉装置内,在药粉上连续添加溶剂,使溶剂自上而下渗过药粉,匀速流动,达到提取其中化学成分的一种动态浸出法。

操作技术:将渗漉筒固定在铁架台上,调节合适高度以方便接收,筒内下端放置纱布或滤纸,关闭渗漉筒。将药材放在容器中,加少量提取溶剂搅拌润湿后放入渗漉筒中,药材适当压紧。从渗漉筒上部加入提取溶剂将药材浸没,浸渍一定时间(常为24～48 h)。打开渗漉筒,从下端接收渗漉液,渗漉速度一般每100 g药材(3～5) ml/min为宜,可以根据实验时提取成分的溶出速度曲线选择最佳渗漉速度。连续渗漉装置如图2-1所示。

渗漉法操作的关键是装筒要均匀、松紧合适,充分浸渍

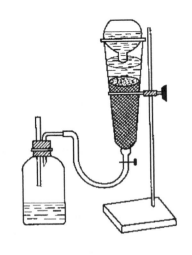

图2-1 连续渗漉装置示意图

和控制好流速。通常收集渗漉液约为药材重量的 8～10 倍,或以成分鉴别试验来决定渗漉终点。大生产上,则可将后期的稀渗漉液进行再利用来提高溶剂的浸出效率。

本法在常温下操作,故适用于遇热易破坏成分的提取。根据提取成分的性质,常用溶剂有水、酸水、碱水、不同浓度的乙醇等。因能保持良好的浓度差,故提取效率高于浸渍法,但溶剂消耗多和提取时间长是本法的不足之处。

3. 煎煮法

煎煮法是将药材加水以后加热煮沸、过滤,去渣取煎煮液的传统提取方法。

操作技术:将药材粉碎后按计算量置适当容器(忌用铁质容器)中,加 10～15 倍量水放置 20～60 min,使药材充分膨胀,加热煮沸。一般煎煮 2～3 次,煎煮时间视药材的量和质地而定,过滤后合并各次煎煮液,浓缩即得。

本法操作简单,溶剂价廉易得,能将药材中的大部分成分提取出来,适用于有效成分能溶于水且不易被水、热破坏的药材及有效成分不明确的药材的提取。含挥发性成分及遇热易破坏成分的物材不宜用本法;含淀粉等多糖类较多的药材因煎煮后呈糊状,提取液黏稠,过滤困难,也不适宜采用本法。

4. 回流提取法

回流提取法是用易挥发的有机溶剂加热提取药材中化学成分的一种方法。

操作技术:将药材粗粉置于圆底烧瓶中,添加 10 倍量左右乙醇或其他低沸点有机溶剂至烧瓶容量的 1/2～2/3 处,接上冷凝管,通入冷却水后置电热套或水浴中加热回流一定时间,滤取提取液,药渣再加新溶剂回流 2～3 次,合并滤液,回收溶剂浓缩即得。若成分在溶剂中不易溶解或药材质地坚实不易溶出时,需适当延长每次提取时间或增加提取次数。

本法提取效率较高,适用于脂溶性较强的成分的提取。但溶剂消耗量仍然很大,操作较麻烦,由于加热时间较长,故不适用于热敏性成分的提取。

5. 连续回流提取法

连续回流提取法亦称索氏提取法(或沙氏提取法),是在回流提取法的基础上改进,使用少量溶剂进行连续回流提取的一种方法。

操作技术:实验室中常用索氏提取器(或称脂肪提取器,图 2-2)对少量药物进行提取,按照由下到上的顺序安装固定好索氏提取器(即先放置好热源,其次固定好圆底烧瓶,再安装提取器中心部分,最后安装冷凝器),整套仪器应保持垂直。将待提取的药材粉末装入滤纸袋或筒中小心放入索氏提取器的中心部分,药材上端用重物(如玻璃球)压住,以免受溶剂浸泡时上浮飘起。取适量提取溶剂放入圆底烧瓶中,并加几粒沸石。打开冷凝水,调节热源进行回流提取。提取结束后首先关闭热源,待提取液完全冷却后再按由上到下的顺序拆卸仪器,并将提取液转移到合适的容器后回收溶剂浓缩即可。

提取时的注意事项有:①如果用非水溶剂提取则整套索氏提取器应无水干燥。②药粉高度不应超过虹吸管高度。③溶剂使用量应低于圆底烧瓶容积的 2/3。④整套仪器磨口连接部分要密闭。

本法提取效率高,溶剂用量少,但提取时间较长,一般约需 4～10 h 才能提取完全,因此,对热敏成分的提取应慎用。

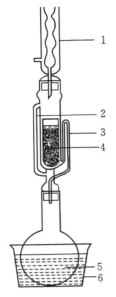

1.冷凝管　　2.溶剂蒸发上升管
3.虹吸管　　4.待提取药材
5.圆底烧瓶　6.水浴

图 2-2　索氏提取装置示意图

6.超声提取法
超声提取法是一种利用超声波浸提化学成分的方法。其原理是利用超声波高频率的振动,产生并传递强大的能量给药材和溶剂,使它们作高速度的运动,同时超声波产生的空化作用可破坏药材细胞,加速药材中的成分溶入溶剂,从而增加了提取效率。

操作技术:先将药材粉末置适宜容器中,加适量溶剂浸泡一段时间,然后放入超声提取器中加上一定频率的超声波提取即可。

本法操作简便,提取时间一般只需数十分钟,可利用的溶剂范围较广;不需加热,故也适用于热敏性成分的提取。由于该法对容器要求较高,目前只在实验室小规模使用,工业化生产的设备目前还处于研究阶段。

(六)影响溶剂提取效率的因素
溶剂提取法是植物提取物提取的经典方法,溶剂提取法的关键在于选择合适的溶剂及提取方法,但是在操作过程中,原料的粒度、提取时间、提取温度、设备条件等因素也都能影响提取效率,必须加以考虑。

(1)原料的粒度　粉碎是中药前处理过程中的必要环节,通过粉碎可增加药物的表面积,促进药物溶解与吸收,加速药材中有效成分的浸出。但粉碎过细,药粉比表面积太大,吸附作用增强,反而影响扩散,尤其是含蛋白质、多糖类成分较多的中药,粉碎过细,用水提取时容易产生黏稠现象,影响提取效率。原料的粉碎度应该考虑选用的提取溶剂和药用部位,如果用水提取,最好采用粗粉,用有机溶剂提取可略细;原料为根茎类,最好采用粗粉,全草类、叶类、花类等可用细粉。

(2)提取的温度　温度增高使得分子运动速度加快,渗透、扩散、溶解的速度也加快,所以热提比冷提的提取率高,但杂质的提出也相应有所增加。另外,温度不可以无限制增高,过高的温度会使某些有效成分遭到破坏,氧化分解。一般加热到 60 ℃ 左右为宜,最高不宜超过100 ℃。

（3）提取的时间　在药材细胞内外有效成分的浓度达到平衡以前,随着提取时间的延长,提取出的量也随着增加。一旦药材细胞内外有效成分的浓度达到平衡时,延长提取的时间已没有意义。一般来说,加热提取 3 次,每次 1 h 为宜。

（4）提取压力　提高浸提压力可使药材组织内部更快地充满溶剂,加速溶剂对药材的浸润与渗透,同时,加压使植物细胞的细胞壁更易破裂,利于溶剂的扩散。

（七）提取液的浓缩

药材经溶剂提取法所得的药液往往体积较大,所含成分的浓度较低,会给下一步的分离精制带来困难,都需要进行浓缩,回收溶剂,提高浓度。常用的浓缩方法主要有以下几种。

（1）蒸发　是指通过加热的方式使溶剂气化挥散,不需回收溶剂的一种浓缩方法。一般适宜于水提取液的浓缩,即将提取液置适宜的容器中直火或水浴加热,使溶剂气化蒸发去除。工业生产是将水提取液倒入蒸气夹层锅,利用蒸气加热浓缩。操作过程中注意加强搅拌,防止焦煳。

（2）薄膜蒸发　溶液以液膜或泡沫形式通过加热管,从而增大了液体受热气化的表面积,易于溶剂气化蒸出。该法缩短了溶液的受热时间,提高了浓缩效率,是一种较为理想的浓缩方法,尤其适合水提液和稀乙醇提取液。

（3）蒸馏　是将提取液加热气化,溶剂再冷凝为液体而回收的一种浓缩方法。一般适宜于有机溶剂提取液的浓缩。蒸馏法分为常压蒸馏和减压蒸馏两类。常压蒸馏即在常压下进行,适用于沸点低的有机溶剂提取液的浓缩回收。减压蒸馏即在低于一个大气压下进行浓缩,压力降低,可降低液体的沸点,能防止或减少热敏性物质的分解,同时缩短了蒸馏时间,提高了浓缩效率。

二、其他提取方法

（一）水蒸气蒸馏法

水蒸气蒸馏法是指将含有挥发性成分的药材与水共蒸馏,使挥发性成分随水蒸气一并馏出的一种提取方法。其基本技术原理是,根据道尔顿分压定律,相互不溶也不起化学作用的液体混合物的蒸气总压等于该温度下各组分饱和蒸气压（即分压）之和,因此当与水不相混溶的挥发油和水的混合蒸气总压等于外界大气压时两者即开始沸腾并被蒸馏出来,混合物的沸点均比单独的任一组分的沸点要低。实验室用的水蒸气蒸馏装置如图 2-3 所示。

操作技术:操作时将药材粗粉置蒸馏瓶中,加适量水充分润湿,药材体积为蒸馏瓶容量的1/3 为宜。加热水蒸气发生器产生水蒸气,通入蒸馏瓶中,将药材中的挥发性成分共同蒸馏出来,经冷凝管冷凝后收集于接收瓶中。蒸馏完成时,必须先打开三通管的螺旋夹,使与大气相通后,才能停止加热水蒸气发生器,以免蒸馏瓶中的液体倒吸入水蒸气发生器内。分离一些在水中溶解度较大的挥发性成分常采用盐析法,在蒸馏液中加入饱和量的氯化钠或硫酸铵等,促使挥发性成分自水中析出,或采用低沸点脂溶性溶剂萃取得到。本法操作方便,工艺简单,适用于具有挥发性、能随水蒸气馏出而不被破坏、与水不发生反应而又难溶于水的化学成分的提

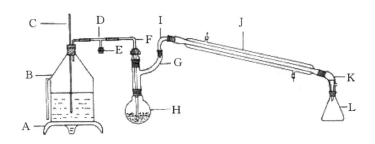

图 2-3　实验室用水蒸气蒸馏装置示意图

A.电炉　B.水蒸气发生器　C.安全管　D.T形管　E.安全阀　F.导气管
G.Y型管　　H.蒸馏烧瓶　　I.弯头　　J.冷凝器　　K.尾接管　　L.接收器

取和分离,如挥发油的提取。

(二)升华法

升华法是利用某些固体物质在受热时不经过熔融直接气化,蒸气遇冷后又凝结为固体的性质来提取化学成分的方法。

操作技术:将待升华的药物粉末置于升华容器中均匀放置,容器上方放一冷凝器,均匀加热升华器皿到一定温度,使被提取物质升华,然后冷凝于冷凝器表面即得。为了使热源稳定,一般可采用水浴或油浴等加热方法。本法简单易行,但操作时间长,损失大,易使药材炭化,有时还伴有分解现象,因此实际提取时很少采用。

(三)超临界流体萃取技术

超临界流体萃取法(SFE)是在超临界状态下,利用超临界流体作为萃取剂从中药原料中提取化学成分的方法。

 知识链接

超临界流体

超临界流体是物质处于临界温度和临界压力以上时所形成的一种特殊的相态,既非液体又非气体,其理化性质介于液体和气体之间,具有密度接近液体、黏度近于气体、扩散系数大于液体、介电常数随压力增大而增加等特性,从而呈现出较液体溶剂更易于穿透样品介质的优点,因此对很多物质有较强的溶解能力,可作为溶剂进行萃取。

可用于超临界流体的物质很多,常用的是二氧化碳(临界温度接近室温,且无色、无毒、无味、不易然、化学惰性、价廉、易制成高纯度气体)。在超临界状态下,将二氧化碳超临界流体与待分离的物质接触,利用程序升压使其有选择性地依次把不同极性、不同沸点和不同分子量的组分萃取出来。借助减压、升温的方法使超临界流体变成普通气体,被萃取物质则自动析出,从而达到分离提纯的目的。对极性大、分子量大的成分萃取需加入夹带剂如水、甲醇、乙醇等来增加极性、提高其溶解度。

操作技术：由于超临界流体萃取法仪器设计的不同其操作技术也有一定差别，一般都有冷却二氧化碳—加压到超临界状态—萃取—减压析出四个部分，同时根据工艺条件设定不同温度等其他因素。基本工艺流程为：原料经除杂、粉碎或轧片等一系列预处理后装入萃取器中；系统冲入超临界流体并加压；物料在超临界流体作用下，可溶成分进入超临界流体相；流出萃取器的超临界流体相经减压、调温或吸附作用，可选择性地从超临界流体相分离出萃取物的各组分，超临界流体再经调温和压缩回到萃取器循环使用。

本法易于操作，选择性和溶解性能好，产品纯度高，萃取速度快，从萃取到分离一步完成。对非极性和中等极性成分的萃取，可克服传统萃取方法中因回收溶剂而致样品损失和对环境的污染，尤其适用于对温热不稳定的挥发性化合物提取。超临界流体萃取技术应用于中药提取分离及中药现代化中，具有较大的潜力。

第二节　中药化学成分的分离方法

中药材经上述各种方法提取后，得到的产物仍为多种成分的混合物，需要进一步用其他方法将其中所含的各种成分逐一分开，这一过程称为分离。下面介绍几种常见的分离方法。

一、系统溶剂分离法

系统溶剂分离法是指选用不同极性的溶剂按照极性由小到大的顺序依次提取分离提取液中化学成分的方法。

操作技术：适当浓缩提取液后依次用石油醚、乙醚、氯仿、乙酸乙酯、丙酮、乙醇和水进行分步抽提，使溶解度不同的成分得到分段分离。每一种溶剂的抽提次数可以根据薄层板上点样的结果进行判断，主要斑点已经萃取完毕即可。选择的溶剂也可以根据需要进行调整，由于是分段分离，溶剂的极性不必过于接近。

此法适用于有效成分尚未明确的中药材提取液的分离，但操作繁琐，相同成分可能会交叉分散在不同的提取部位，分离效果较粗。

二、两相溶剂萃取法

两相溶剂萃取法简称萃取法，是利用混合物中各成分在两种互不相溶的溶剂中的分配系数差异而达到分离的方法。

分配系数是指在一定的温度和压力下，某物质溶解在两相互不混溶的溶剂中，达到动态平衡后，两溶剂中溶质浓度的比值。该比值为一常数，称为该物质在两相溶剂中的分配系数(K)，可用下式表示：

$$K = C_U/C_w$$

K 为分配系数；C_U 为溶质在上层溶剂中的浓度；C_w 为溶质在下层溶剂中的浓度。

萃取法所选择的两相溶剂一般是水相和亲脂性有机溶剂相，如果混合物中各成分在两相溶剂中的分配系数差异越大，则分离效果越好。萃取溶剂的选择可参考被分离成分在两相溶剂中的溶解度，如从水提液中分离亲脂性成分，可选择极性较小的亲脂性有机溶剂苯、乙醚等来进行萃取。如在水提取液中，分离亲水性较强的苷时，萃取溶剂多选择正丁醇或戊醇，但若有机溶剂的亲水性过大,与水进行两相溶剂萃取的效果就不太理想。

萃取法常用的方法技术有如下几种。

(一)简单萃取法

简单萃取常用于初步分离,是分离物质最简单最基础的手段。

操作技术:少量萃取时,在分液漏斗中加入待分离的物质和萃取溶剂,用力振摇后,静置,待分层。分层后,开启活塞放出下层液,上层液从分液漏斗上口倒出,完成一次萃取。此法操作简便,适用于分离分配系数差异较大的成分。实验室少量萃取一般在分液漏斗中进行,中量萃取可选择适当的下口瓶,工业大量生产可用密闭的萃取罐。

(二)逆流连续萃取法

逆流连续萃取法是利用两种互不相溶的溶剂相对密度的不同,相对密度小的作为移动相,相对密度大的作为固定相的溶剂,移动相逆流连续穿过固定相的溶剂,借以交换溶质而达到分离的萃取技术。

操作技术:将密度小的相液置高位贮液槽中,密度大的相液置萃取管内,萃取管的数目可根据分配效率的需要选一根或数根,管内用小瓷圈或小的不锈钢丝圈填充,以增加两相溶剂萃取时的接触面。开启活塞,高位贮液槽中相液在高位压力下流入萃取管,遇瓷圈撞击而分散成细滴,增大萃取接触面,两相溶剂在萃取管内自然分层。萃取是否完全,可取样品用薄层层析、纸层析及显色反应或沉淀反应进行检查。此法操作简便,萃取较完全。适用于各种密度的溶剂的萃取。

(三)逆流分溶法

逆流分溶法(简称 CCD 法,亦称逆流分布法、反流分布法或逆流分配法)是一种高效、多次、连续的两相溶剂萃取分离法。

操作技术:CCD 法分离过程如图 2-4 所示,经由若干乃至数百只管子组成的逆流分溶仪器操作,作数百次甚至千余次两相溶剂的振摇、静止、分离、转移程序,将两个分配系数很接近的化合物分离。操作前首先根据分配层析的行为分析、推断和选择对混合物分离效果较好,即分配系数差异大的两种不相混溶的溶剂,通过试验测知需经多少次的萃取转移能达到真正的分离。

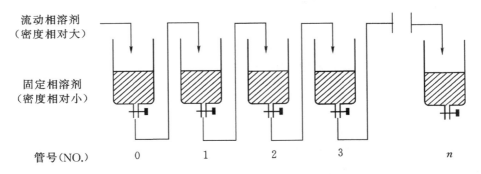

图 2-4 CCD 法分离过程示意图

本法操作条件温和,样品容易回收,特别适合于分离因子较小、中等极性、不稳定的物质。若样品极性过大过小,或分配系数受浓度、温度影响过大时则不易用本法分离。易于乳化的溶剂系统也不宜采用。

(四)液滴逆流分配法

液滴逆流分配法又称液滴逆流色谱法,原理类似逆流分溶法,是流动相在固定相的液柱中呈液滴形式垂直上升或下降达到样品分离的方法。

操作技术:对溶剂系统的选择基本同逆流分溶法,但要求两类溶剂能尽快分离成两相,并可生成有效的小液滴。由于流动相形成的液滴在细的分配萃取管中与固定相有效地接触、摩擦不断形成新的表面,促进了样品在两相溶剂中的分配,故其分离效果往往比逆流分溶法好。且不会产生乳化现象,用氮气压驱动流动相,被分离物质也不会因遇到空气中的氧气而被氧化,特别适用于皂苷类的分离。液滴逆流色谱装置如图2-5所示。本法目前在皂苷、生物碱和酸性成分等天然产物的分离与精制方面已得到广泛应用,并取得良好的效果。

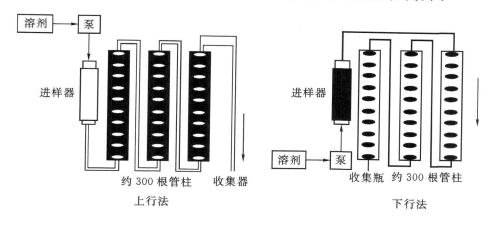

图2-5　液滴逆流色谱装置示意图

三、沉淀法

沉淀法是指在中药的提取液中加入某些试剂,使其中某些成分产生沉淀或溶解度降低而自溶液中析出的一类方法。常用的方法有以下两种。

(一)酸碱沉淀法

酸碱沉淀法是利用某些成分在酸(或碱)性溶液中溶解,而在碱(或酸)性溶液中沉淀的性质达到分离的方法。如游离的生物碱一般难溶于水,遇酸可生成生物碱盐而溶于水,再将溶液加碱碱化,则重新生成游离的生物碱而沉淀析出;某些酸性成分、弱酸性成分如有机酸、黄酮类、蒽醌类等,加碱液成盐可溶解,加酸后又恢复成原来的成分而沉淀析出,借以和其他成分分离。

(二)试剂沉淀法

试剂沉淀法是利用一些化学成分能与某些试剂产生沉淀或改变溶剂后溶解度产生较大改

变,通过加入特定试剂或溶剂生成沉淀,使之与其他化学成分分离。如果是所需成分被沉淀要求该反应须可逆,杂质被沉淀则无要求。如工业普遍应用的水提醇沉法或醇提水沉法。当在浓缩的水提取液中加入一定量的乙醇时,难溶于乙醇的水溶性成分如淀粉、蛋白质、黏液质、树胶类被沉淀而除去,一般含醇量达80%时几乎可除尽蛋白质、多糖、无机盐类成分;同理,在浓缩的乙醇提取液中加入水稀释时,可以除去树脂、叶绿素等水不溶性杂质。

四、结晶与重结晶法

结晶是指从非结晶物质经过处理得到结晶状物质的过程。用反复结晶的办法,把不纯的结晶制成结晶的过程称重结晶。

结晶与重结晶法是利用混合物中各种成分在同一种溶剂里溶解度的差别以获得结晶而分离纯化的方法。操作技术如下所述。

(1)杂质的除去　药材经过提取分离所得到的成分,大多仍然是混合成分。有时即使有少量或微量杂质存在,也能阻碍或延缓结晶的形成。所以在制备结晶时,必须注意杂质的干扰,应力求尽可能除去。各种色谱手段是分离纯化样品常用的有效方法。

(2)溶剂的选择　制备结晶,要注意选择合适的溶剂和溶剂的用量。选用的溶剂最好是在冷时对所需要的成分溶解度较小,而热时溶解度较大;对可能存在的杂质溶解度非常大或非常小(即冷热均溶或均不溶);与所需成分不发生反应;溶剂的沸点适中。常用溶剂有甲醇、丙酮、氯仿、乙醇、乙酸乙酯等。但有些化合物在一般溶剂中不易形成结晶,而在某些溶剂中则易于形成结晶。例如葛根素在冰醋酸中易形成结晶,大黄素在吡啶中易于结晶。因此选择溶剂时通常要考虑多种溶剂或者混合溶剂进行试验。

(3)结晶操作　一般是选用适量的溶剂,在加热的情况下将已经初步提纯的混合物溶解制成过饱和溶液,趁热滤除不溶性杂质,滤液低温放置或蒸去部分溶剂后低温放置,等析出结晶后滤过,借以与溶液中的杂质分离。

结晶需要一个过程,结晶速度不宜过快,如果在室温中可以析出结晶就不一定放置于冰箱中,以免结晶时包裹进过多杂质。有的化合物结晶的形成需要较长的时间,甚至需放置数天才能形成较纯净的结晶。如果放置一段时间后没有结晶析出,可以加入微量的种晶,没有种晶时,可用玻璃棒蘸过饱和溶液一滴,在空气中将溶剂挥散,再用以摩擦容器内壁溶液边缘处,以诱导结晶的形成。析出的晶体可能会夹带一些杂质,结晶后往往需要进行多次重结晶,才能获得较好的分离纯化效果。

(4)结晶纯度的判定　结晶都有一定的形状、色泽、熔点和熔距,一般单体纯化合物的结晶形状和色泽一致、熔点明确、熔距较小。如果晶体熔距较小,同时在薄层色谱经数种不同展开剂系统检查仍为一个斑点者,一般可以认为是一个单体化合物,但有时也有例外情况。此外,高效液相色谱、气相色谱等,也可以用于检识结晶的纯度。

五、膜分离法

膜分离法是利用具有一定孔径的多孔滤膜对分子大小不同的化学成分进行筛分而达到相互分离的方法。滤膜根据孔径大小可以分为微滤膜、超滤膜、纳滤膜、反渗透膜等。

操作技术:由于滤膜种类较多,分离功能各异,既可以用于过滤截留大直径的颗粒物杂质,除去细菌而制备中药注射剂,也可以从水溶液中除去无机盐及小分子杂质制备各种医用水等,因此操作技术各异,可以参考相关专业书籍。膜分离技术由于具有常温下操作、无相态变化、高效节能、在生产过程中不产生污染等特点,因此在中药提取分离领域迅速发展。

六、分馏法

分馏法是利用混合物中各组分的沸点不同进行分馏以达到分离纯化目的的方法。其基本原理是利用气液两相中各组分的相对挥发度不同进行分离。在分馏柱中,组分自下而上,液体自上而下,在每层塔板上气液两相接触,由于气相和液相之间有温度差和浓度差,因此,汽相和液相之间要发生传热和传质(物质传递)。热量传递的结果为上升的重组分被冷却降低温度,轻组分气化,冷凝下来的重组分转移到回流相中,气化的轻组分继续上升。分馏过程中上升的气相温度不断降低,越向上轻组分的浓度逐渐增加,下降的液相中温度不断升高,轻组分的浓度逐渐降低,最终达到轻重组分的分离。

操作技术:实验室常用的简单分馏装置如图2-6所示。操作时将待分离的混合物放入圆

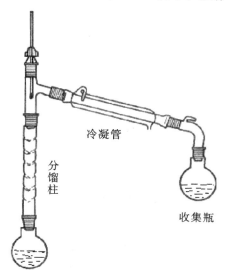

冷凝管

分馏柱

收集瓶

图2-6　简单分馏装置

底烧瓶中,加入沸石,安装好装置后,分馏柱外面可用石棉布包住防止热量散失。选择合适的热源加热,当瓶内液体沸腾时注意调节温度,使蒸气慢慢升入分馏柱。当有馏出液滴出后调节加热温度使得蒸出液体的速度匀速、较慢,这样可以得到较好的分馏效果。待低沸点的馏分蒸完后再逐渐升高温度,直至蒸馏完毕。

本法操作简单,适用于分离天然药物中沸点相差较大的液体混合物如挥发油等。在分馏时要注意馏出速度一定要慢并且恒定才能得到较好的分离效果。

七、分子蒸馏法

分子蒸馏法是一种在高真空下利用液体混合物中各组分蒸发速率的差异,对液体混合物进行分离的蒸馏方法。蒸馏时要求蒸气分子的平均自由程大于蒸发表面与冷凝表面之间的

距离。

1. 基本原理

分子蒸馏的原理是依靠不同物质分子逸出后的运动平均自由程的差来实现物质的分离。轻组分分子的平均自由程大,重组分分子的平均自由程小,若在离液面小于轻分子的平均自由程而大于重分子平均自由程处设置一冷凝面,使得轻分子落在冷凝面上被冷凝,而重分子因达不到冷凝面而返回原来的液面,从而使混合物分离。分子蒸馏法的分离原理如图 2-7 所示。

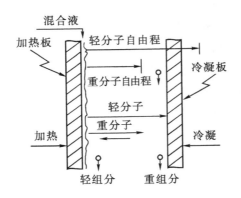

图 2-7 分子蒸馏分离原理示意图

2. 蒸馏过程

(1)物料在加热面上的液膜形成 通过机械方式在蒸馏器加热面上产生快速移动、厚度均匀的薄膜。

(2)分子在液膜表面上的自由蒸发 分子在高真空远低于沸点的温度下进行蒸发。

(3)分子从加热面向冷凝面的运动 只要短程蒸馏器保证足够高的真空度,使蒸发分子的平均自由程大于或等于加热面和冷凝面之间的距离,则分子向冷凝面的运动和蒸发过程就可以迅速进行。

(4)分子在冷凝面上的捕获 只要加热面和冷凝面之间达到足够的温度差。冷凝面的形状合理且光滑,轻组分就会在冷凝面上进行冷凝,该过程可以在瞬间完成。

(5)馏出物和残留物的收集 由于重力作用,馏出物在冷凝器底部收集。没有蒸发的重组分和返回到加热面上的极少轻组分残留物由于重力和离心力作用,滑落到加热器底部或转盘外缘。

3. 特点

与普通蒸馏相比,分子蒸馏法具有以下特点:

(1)普通蒸馏是在沸点温度下进行分离,而分子蒸馏只要冷热两面之间达到足够的温度差,就可在任何温度下进行分离。

(2)普通蒸馏的蒸发和冷凝是可逆过程,液相和气相之间达到了动态平衡;分子蒸馏中,从加热面逸出的分子直接飞射到冷凝面上,理论上没有返回到加热面的可能性,所以分子蒸馏是不可逆过程。

(3)普通蒸馏有鼓泡、沸腾现象,而分子蒸馏是在液膜表面上的自由蒸发,没有鼓泡现象,即分子蒸馏是不沸腾下的蒸发过程。

（4）普通蒸馏分离能力只与组分的蒸气压之比有关,而分子蒸馏的分离能力与相对分子量也有关。

（5）分子蒸馏蒸发过程中,物料受热时间短,冷凝迅速,对易挥发、热敏性物质的保存率高,从而避免了因受热时间长而造成某些组分分解或聚合的可能。

（6）操作温度与普通蒸馏相比较低。

（7）无毒、无害、无污染、无残留,可得到纯净安全的产物。

（8）操作工艺简单,设备少。

分子蒸馏技术应用范围非常广泛,在中药化学成分分离领域尤其是在高沸点、热敏性化学成分的分离方面得到了很好的发展。

八、色谱法

色谱法又称层析法,是一种分离纯化、鉴定化合物的有效方法。

色谱法的基本原理是利用混合物中各成分在固定相和移动相中吸附、分配及亲和力的不同而达到分离。色谱法按分离原理不同可分为吸附色谱、分配色谱、离子交换色谱和凝胶过滤色谱等;按操作方式不同分为薄层色谱、柱色谱等。下面按操作方式不同,介绍几种常用的色谱法。

（一）柱色谱法

柱色谱法是一种将欲分离混合物装入柱状容器中,用适当的洗脱剂进行洗脱使不同的化合物得到分离的色谱分离法。它具有分离试样量大的特点,所以常用于制备性分离。依据其分离原理的不同,可分为吸附柱色谱法、分配柱色谱法、离子交换柱色谱法及凝胶过滤柱色谱法等。

1. 吸附柱色谱法

（1）基本原理　吸附柱色谱是利用吸附原理,即利用固定相的吸附剂对混合物中各种成分吸附能力不同,以及移动相（柱色谱中习称洗脱剂）对各成分解吸附能力不同,而使各成分相互分离。吸附剂对各成分吸附能力的大小主要取决于吸附剂本身的结构和性质、被吸附成分的结构和性质以及展开剂的极性大小。吸附剂对被分离成分的吸附能力越强,被分离成分在色谱柱中迁移的速度就越慢,反之,迁移速度快,最终由于各成分的迁移速度不同而达到分离。

（2）常用吸附剂　主要有硅胶、氧化铝、聚酰胺、药用炭等。

• 硅胶　色谱用硅胶为多孔性物质,具有四面体硅氧烷交链结构,由于其骨架表面具有许多硅醇基（—Si—OH）而具有吸附性能。硅胶适用于亲脂性成分的分离,广泛用于萜类、甾体、强心苷、苯丙素、黄酮、醌类、生物碱类等化合物的分离。硅胶露置空气中极易吸收水分,此种水分几乎呈游离状态存在,当加热至 100 ℃ 左右能逐渐失去水分子,这种吸附和解吸附是可逆的。硅胶的活度与水分的含量有关,含水量越高,则吸附力越弱,反之亦然。因此在用前最好进行脱水活化。硅胶在 100 ℃ 加热就能逐渐失去所含的水分,加热到 100 ℃ 以上就可除去挥发性杂质。通常经 120 ℃ 加热活化 24 h,可得活度为 Ⅰ 级的无水硅胶,但由于活度 Ⅰ 级的无水硅胶吸附力太强,在实际应用中分离效果并不好,而且还能引起某些化合物发生化学变化,所以在柱色谱法中最常用的是活度为 Ⅱ、Ⅲ 级的硅胶。常压柱色谱一般选用 200～300 目硅胶,加压柱色谱可选用薄层色谱用硅胶以增加分离效果。

• 氧化铝　氧化铝与硅胶一样属于极性吸附剂，色谱使用的氧化铝有碱性、中性和酸性之分，其中以中性用得最多，主要用于一些碱性或中性的亲脂性成分如生物碱、萜类的分离。氧化铝具有价廉、吸附力强、载样量大等优点。氧化铝的含水量与其吸附活性密切相关，含水量越高，则吸附力越弱，反之亦然。硅胶、氧化铝含水量与活度的关系见表2-2。

表2-2　硅胶、氧化铝含水量与活性的关系

活度等级	硅胶含水量(%)	氧化铝含水量(%)
I	0	0
II	5	3
III	15	6
IV	25	10
V	38	15

• 聚酰胺　聚酰胺系由酰胺聚合而成的一类大分子化合物。聚酰胺既有半化学吸附即氢键吸附色谱的性质，又有物理吸附色谱的性质，属于双重色谱吸附剂。在含水洗脱剂中应用主要表现为氢键吸附。一般认为，聚酰胺分子内部存在的大量酰胺基团能与酚羟基、各类羰基形成分子间的氢键而产生吸附(图2-8)。

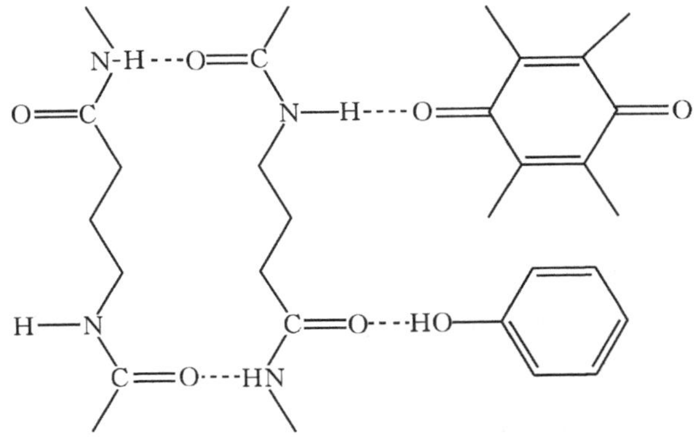

图2-8　聚酰胺吸附色谱原理

聚酰胺对化合物吸附力的强弱取决于形成氢键的能力，一般情况下，氢键的形成在水中最强，即对化合物的吸附力最强；而随醇浓度的增加，形成氢键的能力减弱，在碱性溶剂中吸附力最弱。若把这些溶剂作为洗脱剂则洗脱力由小到大顺序应为：水＜甲醇或乙醇＜氢氧化钠水溶液 ＜甲酰胺＜尿素水溶液。

聚酰胺广泛应用于黄酮类、醌类、酚酸类、木脂素类、生物碱类、萜类、甾体类、糖类以及氨基酸类等各种极性、非极性化合物的分离。特别是在黄酮类、醌类、酚酸类等多元酚类化合物、含有羧基的化合物以及含有羰基的化合物的分离中具有独特的优势。

• 药用炭　药用炭是使用最多的一种非极性吸附剂，具有较强的吸附能力。其吸附能力受溶剂的影响，在水溶液中吸附能力最强，在有机溶剂中吸附能力较弱，特别适合水溶性成分

的分离。

（3）洗脱剂　　洗脱剂在吸附色谱中的主要作用是解吸附,对于极性吸附剂,若选择的洗脱剂极性越大,则其洗脱能力就越强,对于非极性吸附剂则刚好相反。所以,具体选择时,还须结合被分离成分的极性综合考虑。

（4）被分离成分　　被分离成分、吸附剂、洗脱剂三者构成了吸附柱色谱的三要素。对于极性吸附剂如硅胶、氧化铝来说,被分离成分的极性越大,越易被吸附,洗脱就越困难,迁移速度就越慢,R_f值小;而被分离成分的极性越小,吸附力越弱,越容易洗脱,迁移速度快,R_f值大。具体应用时,要全面考虑三者之间的关系,选择合适的分离条件。

（5）操作技术　　包括色谱柱的选择、吸附剂的用量、装柱方法、上样、洗脱等。

• 色谱柱的选择　　可选择的色谱柱种类较多。现多用下端带有聚四氟开关和垂熔筛板的色谱柱。如果选用加压色谱方法则色谱柱的上端需带有标准磨口,同时下端开关能够控制流量。柱内径与柱长之比通常为1:10～1:20,若色谱柱粗而短,则分离效果较差;若柱过长而细,分离效果虽好,但流速慢,消耗时间太长,上样量也受限。样品长时间吸附在硅胶上或长时间被光照射会使样品中的某些成分发生变化,过长的柱子装填均匀难度也较大,故一般对于分离复杂样品常先使用短而粗的柱子进行粗分,然后对于经过粗分且成分相对较简单的样品再用细而长的柱子进行分离。为了防止溶剂的挥发及减少溶剂的加入次数,色谱柱上可覆一个盛装溶剂的玻璃瓶或分液漏斗。

• 吸附剂的用量　　吸附剂的用量要根据被分离样品的组成及其是否容易被分开而决定。一般来说,吸附剂用量为样品量的20～50倍。若样品中所含成分的性质很相似,则吸附剂的用量要加大,可增至100倍或更大些。

• 装柱方法　　色谱柱中固定相要求填装均匀,且不带有气泡。若松紧不一致,则被分离物质的移动速度不规则,影响分离效果。装柱时首先将色谱柱垂直地固定在支架上,在管的下端塞少许脱脂棉,使棉花成为一个表面平整的薄层,然后用下述方法装柱。①干装法。将吸附剂均匀、不间断地倒入柱内。通常在柱的上端放一个漏斗,使吸附剂成一细流状慢慢地加入柱内,必要时用橡皮榔头轻轻的敲打色谱柱,使其填装均匀、致密,尤其是在填装较粗的色谱柱时,更应小心。色谱柱装好后打开下端活塞,然后沿管壁慢慢倒入洗脱剂(注意在洗脱剂倒入时,吸附剂不得被冲起),至吸附剂全部湿润并保持高出吸附剂一定液面即可。柱内不能带有气泡,如有气泡需通过搅拌等方法设法除去,也可以加完洗脱剂后通入压缩空气使气泡随洗脱剂从下端流出。②湿装法。因湿法装柱不容易产生气泡,故一般常以湿法装柱。首先将吸附剂放置于烧杯中,加入一定量的洗脱剂,经充分搅拌,待吸附剂内的气泡消除后再一次性慢慢加入柱内。一边沉降一边添加,并不断振动,使吸附剂均匀沉至柱底,直到加完为止。吸附剂的加入速度不宜太快,以免带入气泡。必要时可在色谱柱的管外用橡皮榔头轻轻敲打,使吸附剂均匀地下降,有助于吸附剂带入的气泡上升溢出。吸附剂加完后,再使洗脱剂流出一段时间,算出柱内所含洗脱剂的体积,以便掌握收集流份的时间及更换新洗脱剂的时间大致在哪个流份开始。保持洗脱剂液面高出吸附剂表面一段距离,以防柱床干涸。装柱后,一般吸附剂的高度为色谱柱高度的3/4。为了使色谱柱装的更加均匀,提高分离效果,同时也为了除去吸附剂中含有的杂质,通常是色谱柱装好后,先不急于上样品,而是用新配制的洗脱剂洗脱一段时间,待回收洗脱剂后不出现残渣时再上样品。

• 上样　①湿法上样：对于易溶于洗脱剂的试样，先将样品溶解于洗脱剂中制成高浓度样品液，然后放出色谱柱中吸附剂表面上多余的洗脱剂，再用滴管将样品溶液慢慢加入，打开活塞，使样液缓缓渗入吸附剂内，注意在加入样品时勿使柱面受到扰动，以免影响分离效果。②干法上样：对于难溶于洗脱剂的试样，先将样品溶解在易溶的有机溶剂中，再用少量吸附剂拌匀，小心蒸干或水浴挥干溶剂，然后将吸有样品的吸附剂加在色谱柱中吸附剂的上面，加样后柱面要平整且不得有气泡。

• 洗脱　样品全部加完后，打开活塞将多余液体徐徐放出，当液面与柱面相平时，缓缓加入洗脱溶剂（洗脱剂的选择可通过薄层色谱筛选），使洗脱剂的液面高出吸附剂面约15 cm，在整个操作过程中，必须注意吸附剂上面始终保持一定液面的洗脱剂。在柱面上加入约2～3 cm厚的硅胶（慢慢加入，不要产生气泡），最后在硅胶上方加入一团脱脂棉，以防止每次加入洗脱溶剂时破坏色谱柱面，影响分离效果。洗脱剂的流速不宜太快，若色谱柱长40 cm，一般流速控制在（3～4）ml/min，保持匀速。流份的收集多采用等流份收集法。理论上来说每份流份收集的体积越小，则将已分离开的成分又重新人为地合并到一起的机会就越少，但必然要加大工作量。每份洗脱液的收集体积，应根据所用硅胶的量和样品分离的难易程度等具体情况而定，通常每份洗脱液的量不高于柱的保留体积或硅胶的用量。如所用硅胶的量为200 g，则每份洗脱液收集的量最大为200 ml。但若所用洗脱剂的极性很大或试样各组分的结构相似，则每份的收集量还要小一些。

洗脱后所得各洗脱液适当浓缩，采用薄层色谱、纸色谱等检测。根据薄层色谱的结果，可将成分相同的洗脱液合并，回收溶剂，获得单一成分。如果仍是几种成分的混合物，则还需进一步分离。

2. 分配柱色谱

（1）基本原理　分配柱色谱的原理来自两相溶剂萃取法。在分配色谱中，常用一种惰性多孔性物质作为支持剂，其中一相溶剂在色谱过程中吸着在支持剂上作为固定相，用另一相溶剂作为流动相进行洗脱。由于流动相连续的加入，混合物中各成分在两相间进行无数次的分配，从而使混合物中各成分达到彼此分离的目的。

（2）支持剂　又称载体，在分配色谱中起支持固定相的作用，要求其对被分离的成分既无吸附作用又不发生化学反应，且不溶于两相溶剂中。常用的支持剂有硅胶、硅藻土、纤维素粉、滤纸等。

（3）固定相、流动相与被分离成分　根据固定相和移动相的极性不同，分配色谱又分为正相分配色谱和反相分配色谱。在正相分配色谱中，固定相的极性大于流动相的极性，而在反相色谱中，固定相的极性则小于流动相的极性。通常，在正相分配色谱中，因流动相极性较小，所以被分离物质中极性较小的物质随流动相迁移的速度较快；反之，在反相分配色谱中，被分离物质中极性较大的物质迁移速度较快。

（4）操作技术　分配色谱的基本操作与吸附色谱基本一致，但也有它的特殊性，在使用时要引起注意，否则会直接影响它的分离效果。

• 装柱　装柱前，先将支持剂与一定量的固定相搅拌混合均匀，然后倒入盛有流动相溶剂的容器中，充分搅拌，使流动相、固定相互相饱和平衡，再按一般湿法装柱方法进行操作。因分配色谱是使用不相互溶的两种溶剂，所以必须预先使两相溶剂放在一起振摇，待流动相用固定相饱和后再使用。否则，在色谱进行过程中当通过大量流动相溶剂时，就会把支持剂中的固定相溶剂溶解出来，最后只剩下了支持剂，也就不成为分配色谱了，并有可能导致整个分离的失败。

　　色谱柱固定相支持剂段直径与长度的比通常为1：（10～20），对分配系数较接近成分的分离，往往可加大到1：40以上。一般1m长的色谱柱的分离效果能相当于数百支逆流分溶管或数百个分液漏斗的萃取效果。支持剂的用量通常较吸附色谱大，一般样品与支持剂的用量之比为1：（100～1000）。其具体用量主要取决于分离的难易，对分配系数比较接近的成分的分离甚至可采用1：10000。因物质的分配系数有随温度变化的特点，因此对要求较高的实验，色谱管最好能保温。

　　• 上样　根据试样溶解性能不同，样品上柱有三种方法：如样品能溶于流动相溶剂，可用少量流动相溶剂溶解，加于柱顶再行洗脱；如样品难溶于流动相而易溶于固定相时，则可用少量固定相溶剂溶解，再用支持剂硅胶吸着，装于柱顶然后洗脱；如果样品在两相溶剂中的溶解度均不大，则可另选其他溶剂溶解后，加干燥支持剂拌匀，待溶剂挥发除尽后，加0.5～1.0倍量固定相溶剂拌匀，再装于柱顶进行洗脱。

　　• 洗脱　加样完毕后，用流动相溶剂进行洗脱，按等份收集各流份，回收溶剂，用薄层色谱等方法检查，合并相同者。

　　在分配色谱进行过程中，要尽量使溶质在两相溶剂之间达到平衡，故流动相的流速要慢。通常要根据成分的分离难易程度来调整流速。

3.凝胶柱色谱

　　凝胶色谱法是二十世纪六十年代发展起来的一种分离方法，是一种以凝胶为固定相来分离分子大小不同的成分的液相色谱法。此法所需设备简单，操作方便，获得结果正确可靠。缺点是凝胶的价格昂贵，但凝胶可以再生，可反复多次使用。凝胶色谱主要用于蛋白质、酶、多肽、多糖、甾体及苷类等大分子化合物的分离。

　　(1)基本原理　凝胶的种类繁多，其分离原理主要是有分子筛的作用。当被分离物质加入到色谱柱中后，会随洗脱液的流动而移动。但不同体积的分子移动的速度并不相同，分子体积大的物质（阻滞作用小）会沿凝胶颗粒间的空隙随洗脱液移动，移动速度快，流程短，先被洗出色谱柱；分子体积小的物质（阻滞作用大）可通过凝胶网孔进入到凝胶颗粒内部，然后再随洗脱液扩散出来，所以移动速度慢，流程长，后被洗脱出柱。即分子筛色谱按被分离物质体积（分子）的大小先后被洗脱出柱，体积大的先出柱，体积小的后出柱。当两种以上分子大小不同的物质进行凝胶色谱时，则由于它们被排阻和扩散的程度不同，在色谱柱内所经过的时间和路程也就不同而得到分离。凝胶色谱法的分离原理如图2-9所示。

　　(2)凝胶的种类和性质　商品凝胶种类很多，常用的固定相有葡聚糖凝胶（如Sephadex G-10、G-15、G-25等）、羟丙基交联葡聚糖凝胶（如Sephadex LH-20）等。

　　葡聚糖凝胶是一种干燥的颗粒状物质，不溶于水、稀酸、碱及盐溶液，具有亲水性，使用前必须使其充分吸水膨胀。在水中溶胀成凝胶粒子，在pH 3～10的环境中稳定，适用于分离水溶性成分如蛋白质、肽类、氨基酸、多糖及苷类等。凝胶的商品型号即按交联度大小来分类，并用吸水量表示（每克干凝胶吸水量×10）。如型号Sephadex G-10，指每克干葡聚糖凝胶的吸水量为1g。

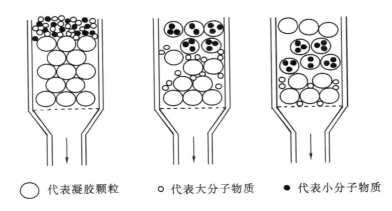

○ 代表凝胶颗粒　　○ 代表大分子物质　　● 代表小分子物质

图 2 - 9　凝胶色谱法分离原理示意图

羟丙基交联葡聚糖凝胶分子中引入了亲脂性基团,除了能在水中溶胀外,还能在有机溶剂及它们与水组成的混合溶剂中膨润使用。扩大了使用范围,除了分离水溶性成分外,还可用于分离一些难溶于水或部分亲脂性弱的成分,如黄酮、蒽醌等。

(3)操作技术

• 凝胶的选择　　凝胶的交联度与凝胶孔径的大小有直接的关系,交联度越大,网状结构越紧密,网孔径小,吸水少体积膨胀小,小分子化合物的移动速度就越慢。反之,交联度越小,网状结构疏松,网孔大,吸水多体积膨胀大,小分子化合物的移动速度就越快。因此小分子化合物的分离宜用交联度较大的凝胶,大分子化合物的分离则宜用交联度较小的凝胶分离,大分子与小分子的分离宜用交联度较大的凝胶。如对肽类和低分子量物质的脱盐可采用 Sephadex G-10、G-15 等交联度较大的凝胶,对分子量再大一些的物质脱盐可采用 Sephadex G-25 等交联度较小的凝胶。分离极性较小的物质可选用具有一定亲脂性的凝胶如 Sephadex LH-20。

分离分子量相差悬殊的物质时,通常使用较粗的颗粒如 100～150 目,采用慢速洗脱,即可达到要求。但对于分子量比较接近,洗脱曲线之间易引起重叠的样品,不但要选择合适的凝胶类型、粒度,而且对商品凝胶还要作适当的处理。通常凝胶的粒度越细,分离效果越好,但流速慢,因此要根据实际情况选择合适的粒度和合适的流速。为了使凝胶颗粒均匀,除去影响流速的过细颗粒,可采用搅拌后静置,倾倒悬浮有过细凝胶颗粒的上清液除去凝胶的单体、粉末和碎片。

交联葡聚糖凝胶的商品通常为干燥的颗粒,使用前必须经过充分溶胀,Sephadex G 型必须在水中应用(为了加快溶胀,缩短溶胀时间,可在沸水浴上进行)。Sephadex LH-20 亦可用有机溶剂或水与有机溶剂的混合溶剂进行溶胀。在装柱前,凝胶的溶胀必须彻底,否则由于凝胶继续溶胀,会逐渐降低流速,影响色谱柱的均一性,甚至会造成色谱柱的胀裂。

• 装柱　　粗分时可选用较短的色谱柱,如果要提高分离效果则可适当增加柱的长度,但柱太长会大大降低流速。在色谱柱的下端要装有砂芯滤板或脱脂棉,为了减少样品在洗脱离开凝胶后扩散造成拖尾现象,滤板下面的空间要尽量的小。为使柱床装的均匀,要尽量一次装柱。整个凝胶色谱过程最好维持在恒压恒速状态下进行。

　　先将色谱柱校正于垂直位置,在柱顶部放置一个漏斗(直径约为柱径的一半),然后在色谱柱中加满水或洗脱剂,在搅拌下通过漏斗缓缓加入凝胶悬浮液,色谱柱出口的流速维持常规流速。当凝胶颗粒沉积在色谱柱底后关紧色谱柱,使其自然沉积达 1~2 cm 时再打开色谱柱,凝胶沉降的高度直到达到所需高度时为止。去除漏斗再用大量的水或洗脱液洗涤过夜。

　　色谱柱的装填是否均匀对分离效果影响很大,因此在使用前必须检查装柱的质量。最简单的方法是直接观察色谱床有没有气泡或纹路,如果在柱的背景上放一根与柱平行的日光灯管则观察更为方便。如果色谱柱床有气泡或纹路,必须重新装柱。一般化合物的制备分离达到这样的装柱质量即可应用。

　　有些情况对装柱质量要求非常高(如测定生物大分子的分子量时),检查色谱柱床是否均匀较精细的方法是用完全被凝胶排阻的标准有色物质来检查,如蓝色葡聚糖、细胞色素 C 等。

　　• 上样　凝胶色谱具体的加样量与凝胶的吸水量有关,吸水量越大,可加入样品的量就越大。当为制备性分离时,样品体积最多的可用到总床体积的 0.25 倍。样品在上柱前要过滤或离心,如果被分离物质沉淀与温度有关,则必须使样品温度与色谱温度一致。

　　装好的色谱柱至少要用相当于 3 倍量柱床体积的洗脱液平衡,待平衡液流至床表面以下 1~2 mm 时,关闭出口,用滴管吸取样品溶液,在床表面上约 1 cm 高度,沿色谱柱柱壁徐徐加入样品溶液。加完后打开出口,使样品完全渗入色谱床。然后关闭出口,用少量洗脱液将柱壁残留的样品洗下,打开出口,至溶液渗入柱内,再关闭出口。在柱床上面覆以一层脱脂棉,以保护柱床表面,然后加入洗脱液进行洗脱。

　　• 洗脱　对于水溶性物质的洗脱,常以水或不同离解强度的酸、碱、盐的水溶液或缓冲溶液作为洗脱剂,洗脱剂的 pH 与被分离物质的酸碱性有关。通常在酸性洗脱剂中碱性物质容易洗脱,在碱性洗脱剂中酸性物质容易洗脱。多糖类物质以水溶液洗脱最佳。有时为了增加样品的溶解度,可使用含盐的洗脱剂,在洗脱剂中加入盐类的另一个作用是盐类可以抑制交联葡聚糖和琼脂糖凝胶的吸附性质。对于水溶性较小或水不溶的物质可选用有机溶剂作为洗脱剂。对于阻滞较强的成分,也可使用水与有机溶剂的混合溶剂作为洗脱剂如水-甲醇、水-乙醇、水-丙酮等。芳香类化合物在高交联度的凝胶上有阻滞作用,这种阻滞作用与洗脱剂有关,有些洗脱剂可降低或消除这种阻滞作用。例如用交联葡聚糖 G-25 测定肽的分子量时,以苯酚-醋酸-水 1∶1∶1(重量∶体积∶体积)为洗脱剂时,芳香基团的肽就不被阻滞。

　　• 收集和检出　凝胶色谱的流速较慢,每份的体积较小,收集的馏分较多,如果样品为一般天然产物可用薄层色谱进行检识合并。

　　• 凝胶的再生和干燥　凝胶色谱的载体不会与被分离物发生任何作用,因此通常使用过的凝胶不需经过任何处理,只要在色谱柱用完之后,用洗脱剂稍加平衡即可进行下一次色谱。当有一些“污染物”沉积在柱床表面或柱床表面的凝胶发生颜色变化时,可将此部分凝胶用刮刀刮去,加一些新溶胀的凝胶再进行平衡;如果整个色谱柱有微量污染,可用 0.8%氢氧化钠(同时含 0.5 mol/L 氯化钠)溶液处理。如果色谱柱床污染严重,则必须将凝胶再生,重新装柱后方可使用。色谱柱经多次反复使用后,如发现凝胶色泽改变,流速降低,表面有污染物等情况时,可在 50 ℃左右用 2%氢氧化钠和 0.5 mol/L 氯化钠的混合液浸泡后,再用水洗净即可再生。

　　经常使用的凝胶以湿态保存较好,在其中加入适当的抑菌剂可放置一年,不需要干燥,尤其是琼脂糖凝胶,干燥操作比较麻烦,干燥后又不易溶胀,通常多以湿法保存。如需进行干燥时,应先将凝胶按一般再生方法彻底浮选,除去碎片,以大量水洗去杂质,然后用逐步提高乙醇浓度的方法使之脱水皱缩(依次用 70%、90%、95% 乙醇脱水),然后在 60～80 ℃条件下干燥或用乙醚洗涤干燥。

• 凝胶柱的保养　交联葡聚糖凝胶是多糖类物质,极易染菌,由微生物分泌的酶能水解多糖的苷键。为了抑制微生物的生长,磷酸离子和所有污染物必须在凝胶床保存之前完全除去,将色谱柱真空保存或低温保存,但温度不可过低,介质的离子强度要高一些,以防冻结。

4. 离子交换柱色谱

离子交换柱色谱是以离子交换树脂为固定相,利用其对各种离子的亲和力不同,用水或缓冲液为流动相来洗脱,从而使能离子化的化合物分离的方法。该法在工业上应用很广,在中药化学成分分离中,特别适合分离能离子化的化合物。

(1)基本原理　离子交换树脂是具有网状立体结构的多元酸或多元碱的聚合物。外观均为球形颗粒,不溶于水,但可吸水膨胀。离子交换树脂由两部分构成,即树脂母核和交换基团,根据交换基团的性质不同,树脂分为两大类:

阳离子交换树脂有强酸型—SO_3H,弱酸型—$COOH$;

阴离子交换树脂有强碱型—$N^+(CH_3)_3OH$,弱碱型—NH_2、—NR_2等。

前者可通过解离的 H^+ 与溶液中的阳离子进行交换,后者可通过解离的 OH^- 与溶液中的阴离子进行交换。当中药提取液流经色谱柱时,溶液中离子型的物质会不断地交换到树脂上,而非离子型的物质则从柱底部流出使二者分离,然后,再选择适宜的带有阳离子或阴离子的溶液进行洗脱。由于各成分对树脂的亲和力不同,它们被洗脱的难易程度就不同,即亲和力弱的易被洗脱,先流出树脂柱,亲和力强的则不易被洗脱,后流出树脂柱,从而实现各成分的分离。下面以阳离子交换树脂分离碱性物质为例,其基本原理可用下式表示:

$$R—SO_3^- H^+ + (BH)^+ Cl^- \rightleftharpoons R—SO_3^- (BH)^+ + HCl$$

$$R—SO_3^- (BG)^+ + NH_4OH \rightleftharpoons R—SO_3^- NH_4^+ + B + H_2O$$

式中 R 代表树脂母核,这种交换反应是可逆的,当再分别用 HCl、NaOH 洗脱时,反应逆向进行。

(2)操作技术

• 离子交换树脂的选择　在进行离子交换树脂柱色谱之前,首先要对不同规格树脂的性能如交换量的大小、颗粒的大小、耐热性、酸碱度等有所了解,然后根据具体要求选择规格合适的树脂,并进行预处理。

• 离子交换树脂的预处理　通常新树脂中都含有合成时混入的小分子有机物和铁、钙等杂质,而且也多以比较稳定的钠型或氯型存在。所以在进行离子交换以前都要进行预处理,一是通过预处理除去杂质,二是将钠型或氯型转为 H 型或 OH 型。一般根据分离试样中离子的性质,按酸—碱—酸的步骤用适宜的试剂处理阳离子交换树脂,按碱—酸—碱的试剂用适宜的步骤处理阴离子交换树脂。

• 装柱　将离子交换树脂置于烧杯中,加水后充分搅拌,赶出气泡。放置几分钟待大部分树脂沉降后,倾去上面的细小微粒。因为粒度小的树脂较难沉降,故搅拌后放置的时间要较长一些,如急于将上清液倒掉,往往损失较大。在色谱柱的底部放一些脱脂棉,厚度 1～2 cm

即可,用玻璃棒将其压平。在上述准备好的树脂中加入少量的水,搅拌后倒入保持垂直的色谱柱中,使树脂沉降,让水流出。如果把粒度大小范围较大的树脂和多量的水搅拌后分几次倒入,则色谱柱上下部的树脂粒度往往会不一致,影响分离效果,故最好一次性将树脂倒入。此外,在装柱过程中不要让气泡进入色谱柱。如有气泡进入,样品溶液与树脂的接触就不均匀,同样影响分离效果。最后在色谱柱的顶部加一层干净的脱脂棉,以免加液时把树脂冲散,粗分时可不用。

• 上样　将试样配成适当浓度的酸水或碱水溶液(目的是使样品解离成离子),以适当的流速通过离子交换树脂柱,直到被分离的成分全部被交换到树脂上为止(可用显色反应或根据pH值进行检查判断)。然后用蒸馏水洗涤,除去附在树脂柱上的杂质。

• 洗脱　常用的洗脱剂有强酸、强碱、盐类、不同pH的缓冲溶液、有机溶剂等。既可以是单一浓度的,也可以是由低浓度到高浓度依次进行洗脱。当溶液通过离子交换树脂柱时,亲和力强的离子先被交换而被吸附在色谱柱的上部,亲和力弱的离子后被交换而被吸附在色谱柱的下部,不被交换的物质通过树脂直接流出。当用一种洗脱剂进行洗脱时,则亲和力弱的(被交换在色谱柱下部的离子)离子先被洗脱下来或将所需要的离子或基团替换下来。

• 树脂的再生　离子交换树脂是一类可反复使用的大分子吸附剂。使用过的树脂,如果还要继续交换同一个样品,可把盐型转换为游离型即可继续使用。如果要改为交换其他样品,则需要用预处理的方法进行再生,然后继续使用。如果长时间不用,则可转换为盐型后加水浸泡并保存在广口瓶中。

(二)薄层色谱法

薄层色谱法(TLC)是将样品点在平面载体之上的固定相上,利用流动相将混合物中的各化学成分分离的方法。其基本原理与柱色谱基本一致。分为吸附薄层和分配薄层两种。

薄层色谱法中的常用吸附剂和支持剂主要有硅胶、氧化铝、聚酰胺、纤维素以及凝胶过滤色谱用的多聚葡萄糖凝胶等,这些物质对薄层色谱分离效果起着重要作用。一般柱色谱常用的固定相,多数可在薄层色谱中应用,不同的是薄层色谱所用的固定相的颗粒较柱色谱为细。由于薄层色谱的基本原理与柱色谱基本一致,其展开溶剂系统选择的原则也与柱色谱类似。以硅胶薄层为例,其制备铺板、活化、点样、展开和显色过程如下。

1. 薄层板的制备

制备的薄层板有软板和硬板两种:软板是将吸附剂直接涂铺于载板上,因板上吸附剂易被吹散,现已少用;硬板则是将吸附剂或支持剂加黏合剂或适当溶剂调成糊状后涂铺于载板制成,现在使用普遍。制备一定规格的薄层板,是获得满意分离效果的前提。常用的载板中,以玻璃最好,一般玻璃只要表面平整光滑,宽度在2～4 cm即可。制备型薄层色谱所用载板可达20 cm以上。目前各种薄层板多有成品出售。

在选择好适当的载板后,应根据需要,制备一定黏度的固定相匀浆供制备薄层板用。其配制方法如下:在硅胶G中加入2.5倍量蒸馏水,充分研磨后立即铺板。为了增加薄层板的硬度,一般需要用0.5%～1%羧甲基纤维素钠水溶液研磨。薄层板的制备方法目前常用的有涂布法、倾注法。其中最常用的方法为涂布法,是用薄层涂布器完成制备过程。涂布法制备薄层板易精确控制厚度,有利于分离分析的准确性。

2. 薄层板的活化与贮存

硅胶吸附薄层色谱的薄层板,首先应具有一定的吸附活性才能达到良好的分离效果。薄层板的活度与硅胶中水分含量有关,因此,为达到某一规定的吸附活度,就应加温除去薄层中的水分。这一过程称为薄层板的活化。一般将涂布后的薄层板在常温下放置干燥以后根据活度需要加热活化,通常在 100~105 ℃活化 30~60 min 即可。薄层板活化后若不立即使用,可贮存于干燥器内,以免吸收空气中的水分及某些气体而影响活度。

3. 点样

薄层色谱中,点样质量与组分能否分离有较大关系。要求滴加的样品溶液原点应尽可能小,一般以直径不超过 2 mm 为宜。点样前首先在薄层板上用铅笔或解剖针在距底边1~2 cm处轻轻描画出点样的起始线(若是软板则不能画线),然后用毛细管直接将样品溶液点加在起始线上,每点之间的距离为 1 cm 左右。点样时可用空气流缓缓吹过点样原点,使溶剂迅速挥发,避免原点面积过大。

4. 展开

薄层色谱法的展开方式有上行展开、下行展开、水平展开和多次展开等。上行展开法最为常用。在展开之前需要用展开剂饱和展开槽来消除边际效应。

5. 显色

显色是薄层色谱法的一项重要步骤,对鉴定十分重要。通常先在日光下观察,标出色斑的位置,然后在 254 nm 波长的紫外灯下观察并标记,必要时再选择显色剂显色观察。若为硬板,则可用喷雾法将显色剂直接喷洒于薄层板上;若为软板,则不能采用喷雾法,可选用碘蒸气熏蒸等方法。

6. 比移值的计算

试样经色谱分离并显色后,分离所得物质在薄层色谱上的斑点的位置可用比移值(R_f)表示。R_f的计算公式如下:

$$R_f 值 = 原点至色斑中心的距离 / 原点至溶剂前沿的距离$$

(三) 纸色谱法

纸色谱法(PC)是以滤纸为载体,以纸上所含水分或其他物质为固定相,用展开剂进行展开以分离混合物的分配色谱。本法主要用于亲水性化合物的分离,如糖类、氨基酸、苷类等。

1. 展开容器的选择

展开容器通常为圆形或长方形玻璃缸,缸上具有磨口玻璃盖,应能密闭。用于下行法时,盖上有孔,可插入分液漏斗,用以加入展开剂。在近顶端有一用支架架起的玻璃槽作为展开剂的容器,槽内有一玻璃棒,压住色谱滤纸,槽的两侧各有一支玻璃棒,用以支持色谱滤纸使其自然下垂。用于上行法时,除去下行所用的溶剂槽和支架后在盖上的孔中加塞,塞中插入玻璃悬钩,用以悬挂点样后的色谱滤纸。

2. 色谱滤纸的选择

色谱滤纸应质地均匀平整,具有一定机械强度,不含影响展开效果的杂质;也不应与所用显色剂起作用,以免影响分离和鉴别效果,必要时可进行处理后再用。用于下行法时,取色谱滤纸按纤维长丝方向切成适当大小的纸条,离纸条上端适当的距离(使色谱滤纸上端能足够浸入溶剂槽内的展开剂中,并使点样基线能在溶剂槽侧的玻璃支持棒下数厘米处)用铅笔轻轻划一条点样基线。用于上行法时,色谱滤纸长度和宽度根据溶剂槽和实际需要而定,点样基线距底边约 2.5 cm。

3. 溶剂系统的选择

纸色谱的溶剂系统根据分析样品的不同采用不同的溶剂系统,如单糖的纸色谱鉴别常用正丁醇-醋酸-水(4∶1∶5)的溶剂上层作为展开系统。

4. 点样

纸色谱的点样方法与薄层色谱法类似。将样品溶解于适宜的溶剂中制成一定浓度的溶液,用毛细管将样品溶液分次点加到基线处,每次点加中间要使其自然干燥、低温烘干或温热气流吹干,样点直径 2 mm 左右为宜,点间距离约为 1.5～2.0 cm。

5. 展开

(1)上行法　展开缸内加入展开剂适量放置,待展开剂蒸气饱和后,再下降悬钩,使色谱滤纸浸入展开剂约 0.5 cm,展开剂即经毛细管作用沿色谱滤纸上升。

(2)下行法　将点样后的色谱滤纸的点样端放在溶剂槽内并用玻棒压住,使色谱滤纸通过槽侧玻璃支持自然下垂,点样基线在支持棒下数厘米处。展开前,展开缸内用展开剂饱和,一般可在展开缸底部放一装有展开溶剂的表面皿,放置一定时间即可。然后小心添加展开剂至溶剂槽内,使色谱滤纸的上端浸没在槽内的展开剂中。展开剂即经毛细管作用沿色谱滤纸移动进行展开。

展开可以单向展开,即向一个方向进行;如果采用特殊形态的滤纸也可以进行双向展开,即先向一个方向展开,取出,待展开剂完全挥发后,将滤纸转动 90°,再用原展开剂或另一种展开剂进行展开;亦可多次展开,连续展开或径向展开等。

6. 显色

一般展开至适宜位置后,取出色谱滤纸立即记下溶剂前沿晾干,在日光或紫外灯下观察有无颜色或荧光斑点,并标记位置,然后根据样品特点选择相应的显色剂进行显色。比移值的计算与薄层色谱法相似。

(四)高效液相色谱法

高效液相色谱法(HPLC)是在经典液相色谱法(柱色谱)的基础上,色谱柱是以特殊的方法用小粒径的填料填充而成,流动相改为高压输送,从而使柱效大大高于经典液相色谱;同时柱后连有高灵敏度的检测器,可对流出物进行连续检测,使得分离工作快捷方便。

1. 基本原理

高效液相色谱是根据被分离物质中各组分在固定相或流动相中的吸附能力、分配系数、离子交换作用、分子量大小的差异而获得分离。可分为吸附色谱、分配色谱、离子交换色谱和凝胶过滤色谱等。

2. 操作技术

高效液相色谱仪由高压输泵、进样器、色谱柱和检测器等几部分组成。在分离分析时,储液器中的流动相被高压泵打入系统,样品溶液经进样器进入流动相,被流动相载入色谱柱(固定相)内,由于样品溶液中各组分的性质不同,在两相中做相对运动时移动速度也不相同,分离开来的单个组分依次从柱内流出,通过检测器时样品信息被转换成电信号传送到记录仪,数据以图谱形式打印出来。流程如图2-10所示。

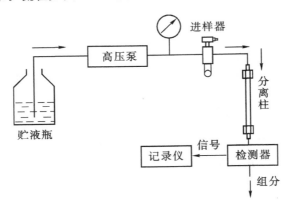

图2-10 高效液相色谱流程示意图

高效液相色谱适用范围广,是一种高压、高效、高灵敏度的色谱分离方法,特别是对高沸点、大分子、强极性、热稳定性差的化合物的分离分析,能显示出优势,对于气相色谱难以分离的物质如低挥发性、热稳定性差、分子量大的聚合物、高分子化合物及离子型化合物等,用高效液相色谱都可以获得分离。目前已经广泛地应用到天然产物研究、有机化工、环境化学及高分子工业等许多领域。随着计算机技术地不断发展,高效液相色谱与质谱、核磁、红外等波谱技术的联合应用进展很快,色谱信息越来越得到充分利用,HPLC在中药化学成分的研究中发挥着越来越重要的作用。

(五)气相色谱法

气相色谱法(GC)是以气体作为流动相的一种色谱分离法。流动相的气体又叫载气,常用的为氮气。本法在操作形式上属于柱色谱,依据流动相和固定相的状态及分离原理的不同,可分为气-固吸附色谱和气-液分配色谱两种,其中,以气-液分配色谱最为常用。

1. 基本原理

气相色谱的基本原理是利用样品中各组分在流动相和固定相之间的分配系数不同或被吸附剂吸附的能力不同,而在柱内移动的速度也各不相同,从而得到分离。

2. 操作技术

常用的气相色谱仪由载气系统、进样系统、分离系统、检测系统、记录系统、温度控制系统组成,操作时,试样被流动相载气载入色谱柱内进行展开,各成分随载气先后流出色谱柱,进入检测器被逐一检出,在记录器上以峰的形式显示出来,即得到气相色谱图,根据色谱图中分析成分色谱峰的位置,与适当的对照品对照可定性,根据色谱峰的峰面积或峰高可定量。气相色谱仪结构如图2-11所示。

气相色谱适用于低沸点、易挥发的成分(如中药挥发油类)的分离分析,具有分离效率高、分析速度快、上样量低(气体试样为1 μl,液体试样为0.1 μl,固体试样为几微克)、选择性好、应用范围广等优点,目前已广泛应用于石油化工、食品卫生和药物分析等领域的成分分析、痕量成分检测等工作。

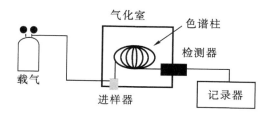

图 2-11　气相色谱仪结构示意图

第三节　中药化学成分的鉴定方法

中药化学成分经过提取、分离、精制后得到的单体化合物,须进行鉴定,确定其化学结构。要进行中药化学成分结构鉴定,首先要保证样品的纯度,如果被测样品达不到一定纯度,则无法鉴定结构式。鉴定结构式采用的方法有化学法(利用化学反应等)、波谱法等。波谱法是较先进的方法,主要包括紫外光谱(UV)、红外光谱(IR)、核磁共振法(^{1}H-NMR、^{13}C-NMR)、质谱法(MS)等。

如果被测成分是已知化合物,且能得到标准品或对照品,可将被测定成分与标准品进行对照,若被测成分与标准品的熔点相同,混合熔点不下降,色谱分析(TLC 或 HPLC)R_f值相同或保留时间一致,红外光谱完全一致,分子量一致,就可说明被测成分和对照品为同一化合物。如果得不到标准品,则和文献中已知物的红外光谱(最好是已知物图谱)、质谱数据进行对照,有时还需和已知物的 NMR 谱数据进行对照,如果一致则说明被测成分和文献报道成分一致。

如果被测成分为未知物,则要做很多工作。对未知成分的结构测定,也要注意文献工作,系统收集该中药的来源、同属种植物中化学成分的研究情况等信息。对中药化学成分的结构鉴定,一般可按以下步骤进行。

一、化合物的纯度确定

研究结构前首先要确定化合物的纯度,检查纯度的方法很多,对固体物质要看色泽、晶型是否均匀一致,有无固定的熔点,熔距一般应小于 2℃;液体物质可通过测定沸点、沸程、折光率、相对密度等检查其纯度。无论是固体还是液体物质,只要有光学活性,比旋度也可作为判断纯度的一个指标。一般常用各种色谱技术如薄层色谱、纸色谱、气相色谱或高效液相色谱等来检测化合物的纯度。在用薄层色谱和纸色谱时,只有当被测成分经数种不同展开系统检定,均呈单一斑点时,才能判断为单一化合物。

二、分子式的测定

确定一个化合物分子式经典的方法是进行元素的定性分析,在测定各元素在化合物中的百分含量,求出实验式,再根据该物质的分子量,计算出分子式。目前测定分子式最常用、最精确的方法是质谱法(MS)。采用高分辨质谱法(HR-MS)不仅可得到化合物的精确分子量,还可直接得出分子式。

三、化合物功能团和分子骨架的推定

确定了化合物的分子式后,就需确定其功能团和分子骨架,一般首先求算化合物的不饱和度,准确计算出结构中可能还有的双键数或环数,再结合化学反应及测得的物理常数,紫外光谱、红外光谱、质谱、核磁共振等数据,综合分析,有时可以和已知物进行比较,来确定被测物质的功能团和基本骨架结构,具有何种母核,属于哪种化合物。

四、化合物结构式的确定

对获得的所有波谱数据进行综合分析,可与已知化合物的波谱进行对照,推定分子结构式。必要时要做一些特殊的测试,如 2D-NMR 等新方法,甚至作 X-射线衍射等测试,确定化学结构式。如果有可能,进行人工合成,将从中药中提取分离所得的样品与人工合成品进行全面比较来证明结构式的正确性。

总之,确定一个化合物的结构,是一项系统而又复杂的工作,涉及面广,往往是化学工作、仪器分析、植物分类学等相互配合、综合分析的结果。

 学习小结

本章主要介绍中药化学成分的提取、分离和鉴定技术,主要内容小结如下。

(1)提取方法:溶剂提取法和其他提取方法。其中溶剂提取法最常用。

(2)溶剂提取法的主要操作形式有:浸渍法、渗漉法、煎煮法、回流法、连续回流法、超声提取法等,注意对各种方法所用的仪器装置、常用溶剂类型、特点及提取范围进行比较。

(3)分离技术主要有:系统溶剂分离法、两相溶剂萃取法、沉淀法、结晶与重结晶法、膜分离法、分馏法、色谱法。其中色谱技术是目前广泛应用的分离纯化和鉴定化合物的一种有效方法。

(4)色谱法按分离原理不同可分为:吸附色谱、分配色谱、离子交换色谱和凝胶过滤色谱等;按操作方式不同分为:柱色谱、薄层色谱、纸色谱、高效液相色谱、气相色谱等。注意区分各种色谱技术的固定相和流动相,掌握分离的基本原理,最终能结合被分离成分的性质合理选用。

(5)本章对化学成分的鉴定只介绍了鉴定的一般程序,具体鉴定技术详见以后各章。

 目标检测

一、选择题

1.下列溶剂中极性最弱的是(　　)

A. 乙醚　　　　　B. 乙醇　　　　　C. 丙酮　　　　　D. 甲醇

2.中药的水提液中有效成分是亲水性物质,应选用的萃取溶剂是(　　　　)。

A. 丙酮　　　　　B. 乙醇　　　　　C. 正丁醇　　　　　D. 氯仿

3.从药材中依次提取不同极性的成分,应采取的溶剂顺序是(　　)

A. 乙醇、醋酸乙酯、乙醚、水　　　　　B. 乙醇、醋酸乙酯、乙醚、石油醚

C.乙醇、石油醚、乙醚、醋酸乙酯　D.石油醚、乙醚、醋酸乙酯、乙醇

4.提取分离中药有效成分时不加热的方法是（　　）

A.回流法　　　　B.渗漉法　　　　C.煎煮法　　　　D.升华法

5.两相溶剂萃取法分离混合物中各组分的原理是（　　）

A.各组分的结构类型不同　　　　B.各组分的分配系数不同

C.各组分的化学性质不同　　　　D.两相溶剂的极性相差大

6.超临界流体萃取法中常用的超临界流体是（　　）

A.二氧化碳　　　B.乙烷　　　　C.甲醇　　　　D.乙腈

7.聚酰胺分离混合物的基本原理是各组分与聚酰胺形成（　　）

A.氢键的能力不同　　　　　　B.共价键的能力不同

C.离子键的能力不同　　　　　D.金属键的能力不同

8.不适宜用离子交换树脂分离的成分是（　　）

A.生物碱　　　B.生物碱盐　　　C.有机酸　　　　D.氨基酸

9.利用分子筛作用进行化合物分离的色谱是（　　）

A.硅胶柱色谱　　　　　　　　B.离子交换色谱

C.凝胶过滤色谱　　　　　　　D.纸色谱

10.活化硅胶板最适宜的时间和温度（　　）

A.100 ℃,60 min　　　　　　B.100～150 ℃,60 min

C.100～110 ℃,30min　　　　D.110～120 ℃,30 min

二、问答题

1.中药化学成分的提取方法有哪几种？简述其主要优缺点及适用范围。

2.简述色谱法的基本原理。

第三章 生物碱

学习目标

【掌握】生物碱类化合物的主要结构与分类，生物碱的碱性规律及在提取分离中的应用，生物碱沉淀反应的条件应用及代表性沉淀剂；生物碱一般提取、分离的方法和操作技能。

【熟悉】生物碱类化合物的性状、旋光、颜色、溶解性等物理性质的一般规律。

【了解】生物碱的分布、活性和含有生物碱类化合物的常见天然药物；生物碱鉴定的常用方法。

生物碱（Alkaloids）是生物体内一类含氮有机化合物，一般具有复杂的化学结构，氮原子多结合在环内；多数能和酸结合生成盐而具有碱的性质；具有较强的生理活性。代表性化合物如：有止疼作用的阿托品、吗啡碱，有抗菌消炎作用的小檗碱，有降压作用的利舍平，有抗癌作用的喜树碱、长春碱等。

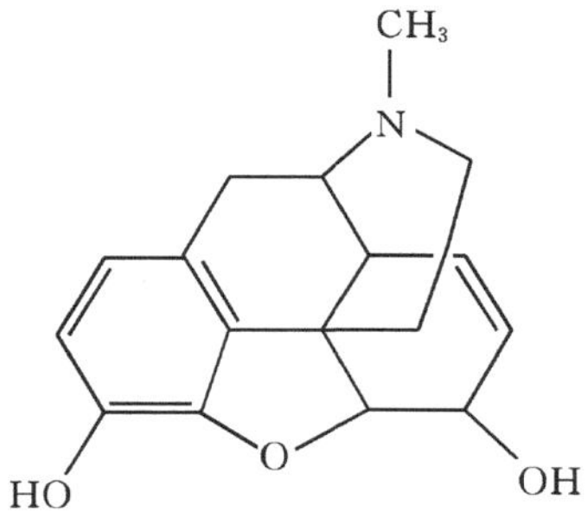

吗啡碱 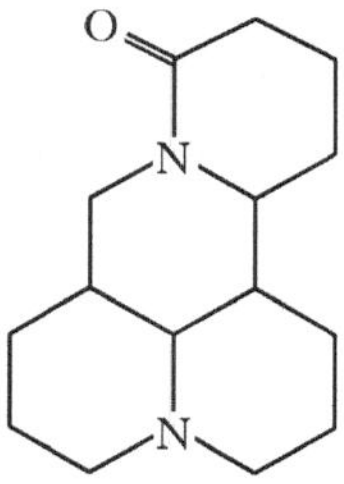   苦参碱

生物碱不包括低分子胺类，如甲胺、乙胺、氨基酸、酰胺、氨基糖等化合物；含氮的激素类、蛋白质类、核苷类、维生素类等亦不属于生物碱。

另外少数生物碱如益母草碱、麻黄碱等氮原子不在环内，秋水仙碱不能与酸成盐（没有碱性，氮原子不在环内），但具有显著的生理活性。

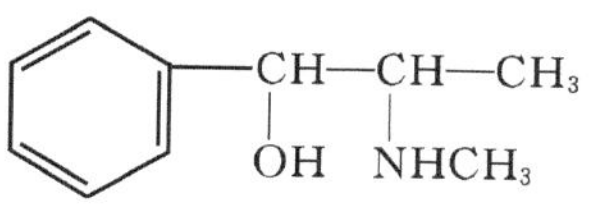

麻黄碱 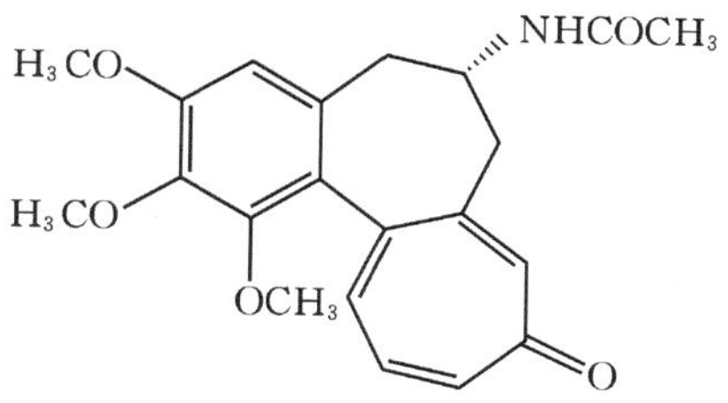　　　　　　　　　　　　秋水仙碱

生物碱具有广泛的生物活性,许多生物碱是临床常见药物。①镇痛、解痉作用:吗啡、阿托品(654)。②止咳、止喘作用:可待因、麻黄碱。③抗癌作用:长春碱、喜树碱、秋水仙碱。④抗菌消炎作用:小檗碱。⑤降压作用:利舍平。⑥抗疟作用:奎宁。

此外,可卡因具有局部麻醉作用,山莨菪碱具有抗中毒休克作用,苦参碱、氧化苦参碱有降压抗肝炎病毒、降低谷丙转氨酶作用等等。

生物碱在植物界分布较广,多数存在于双子叶植物中。例如毛茛科(黄连、乌头)、罂粟科(罂粟、延胡索)、茄科(洋金花、颠茄、莨菪)、防己科(汉防己、北豆根)、豆科(苦参)等。在植物体内,生物碱多数以盐的形式存在(以有机酸盐为主,少数为无机酸盐);少数以游离形式存在(主要是一些碱性极弱的生物碱,如酰胺类生物碱);其他尚有以酯、苷及 N→O 化合物的形式存在(乌头碱、氧化苦参碱)。

第一节　生物碱类化合物的结构与分类

生物碱数量大,结构繁多,母核复杂,目前最常用的分类方法是按照生物碱结构中氮原子是否在环内,以及所在环的大小和多少进行分类。

氮原子不在环内,属于有机胺类生物碱;氮原子在环内,根据杂环的大小、杂环间及杂环与苯环的稠和方式不同进行分类,常见的有吡咯类、吡啶类、莨菪烷类、喹啉类、异喹啉类等八类(表 3-1)。其中异喹啉类生物碱的数目和类型最多。

表 3-1　生物碱的分类

结构类型	基本母核	实例
(1)有机胺类	$R{-}NH_2$、$R{-}\overset{O}{\underset{}{C}}{-}NH_2$	麻黄科植物麻黄中分离得到麻黄碱,具有收缩血管、兴奋神经作用

结构类型		基本母核	实例
（2）吡咯类	①简单吡咯类	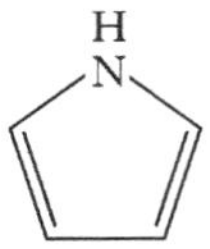	茄科植物颠茄、莨菪等植物中提取的红古豆碱为原料制成的红古豆苦杏仁酸酯有舒张平滑肌、降压等作用
	②吡咯里西啶	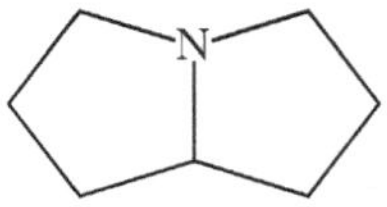	野百合属植物农吉利中提取的野百合碱具有抗癌作用
（3）吡啶类	①简单吡啶类	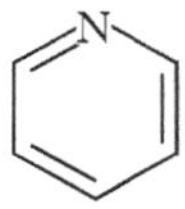	棕榈科植物槟榔的种子中分得的槟榔碱具有驱绦虫作用
	②吲哚里西啶	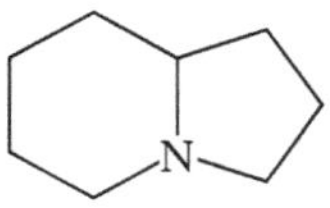	大戟科植物一叶萩中分得的一叶萩碱具有兴奋中枢神经作用
	③喹喏里西啶	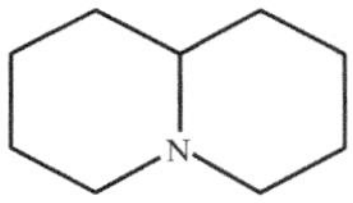	豆科槐属植物苦参的根中分得的苦参碱具有清热、祛湿、利尿、杀虫等作用
（4）莨菪烷类		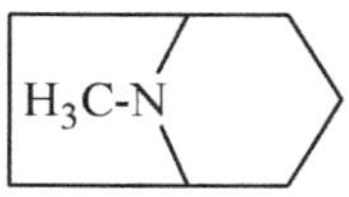	茄科植物白曼陀罗的花中分得的莨菪碱、东莨菪碱等具有解痉止痛、散瞳、麻醉等作用
（5）喹啉类		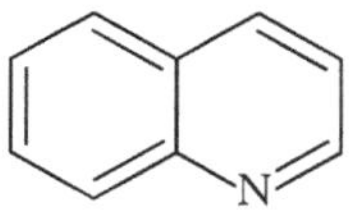	金鸡纳树皮中分得的抗疟成分奎宁

结构类型		基本母核	实例
(6)异喹啉类	①苄基异喹啉类	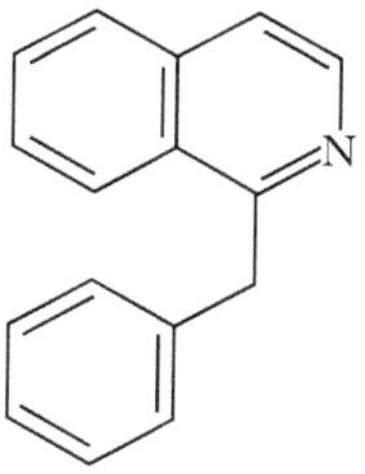	罂粟科鸦片中解痉作用的罂粟碱
	②双苄基异喹啉类	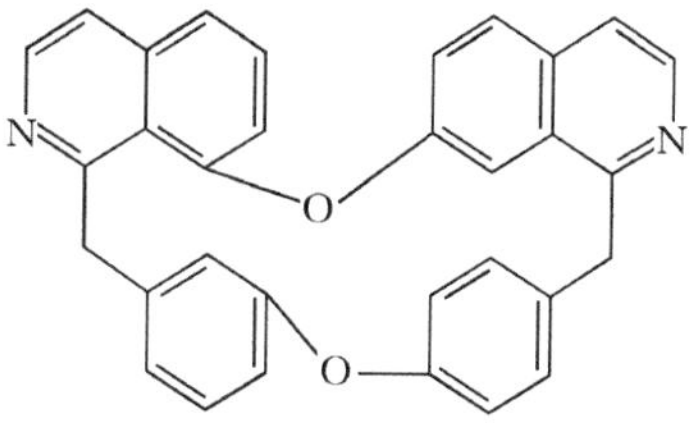	防己科植物粉防己的干燥根中分得的防己碱、防己喏林碱具有利水消肿、祛风止痛的作用
	③原小檗碱类	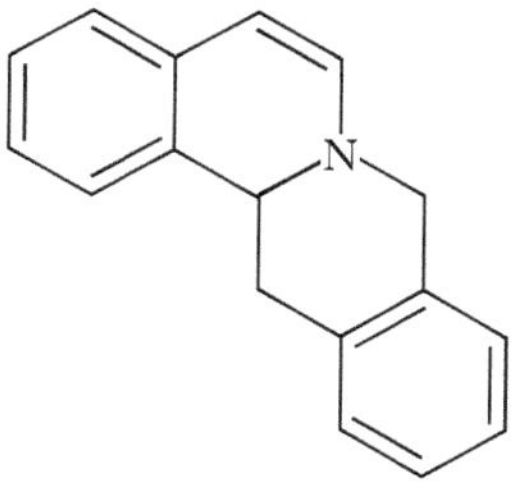	罂粟科植物延胡索的块茎中分得的延胡索具有解痉作用
	④吗啡烷类	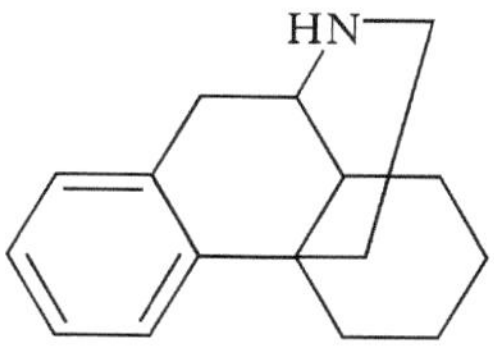	罂粟科植物鸦片中分得的吗啡碱具有止痛作用
(7)吲哚类		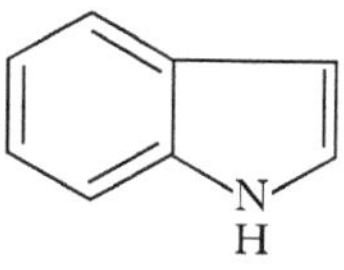	马钱子科植物番木鳖的种子中获得的番木鳖碱具有兴奋中枢神经作用

续表 3 - 1

结构类型	基本母核	实例
(8)其他类	萜类	按异戊二烯整数倍的数目,分为单萜、倍半萜、二萜等生物碱	乌头碱属于二萜衍生物,具有驱风湿、镇疼等作用
	咪唑类		毛果芸香碱用于青光眼的治疗

第二节 生物碱类化合物的理化性质

一、性状

多数生物碱为无色或白色结晶形固体,少数为非晶形粉末;固体生物碱一般没有挥发性和升华性;生物碱多具有苦味。

但个别生物碱不符合上述规律,如小檗碱显黄色,分子量小的生物碱(槟榔碱、菸碱)为液体(液体生物碱一般有挥发性),麻黄碱有挥发性,咖啡碱有升华性,甜菜碱为甜味。

多数生物碱因结构中有手性碳原子或分子本身为手性分子而有旋光性,且大多为左旋体,少数生物碱无旋光性如小檗碱。

知识链接

化合物的颜色与其结构中共轭体系有关,共轭体系长,则颜色深,如小檗碱显黄色,一叶萩碱显淡黄色;共轭体系短则颜色浅。多数生物碱的共轭体系短,故一般生物碱为无色。有的生物碱颜色与其 pH 值有关,如血根碱游离状态下无色,而成盐后显红色;一叶萩碱游离时为淡黄色,其盐则无色。

生物碱的活性与旋光性密切相关,通常左旋体的生物活性强于右旋体。如 L -莨菪碱的散瞳作用比 D -莨菪碱的作用大 100 倍,去甲乌药碱仅左旋体有强心作用;但也有少数生物碱与此相反,如 D -古柯碱的局麻作用则大于 L -古柯碱。

生物碱的旋光性受 pH 值、溶剂影响,如菸碱在中性溶剂中(游离状态)呈左旋,在酸性溶剂中(成盐状态)呈右旋;麻黄碱在乙醇中是左旋,在水中则是右旋。

二、溶解性

多数游离生物碱为亲脂性,一般能溶于乙醚、苯、三氯甲烷及甲醇、乙醇、丙酮等有机溶剂,难溶于水;其盐为亲水性,易溶于水,难溶于有机溶剂。不同酸形成的盐溶解度不同,一般规律如下:①含氧无机酸盐＞不含氧无机酸盐＞小分子有机酸盐＞大分子有机酸盐。②少数极性大的生物碱为亲水性,易溶于水,难溶于有机溶剂。如季铵类生物碱。③小分子、极性大的生物碱如麻黄碱、苦参碱既溶于水又溶于有机溶剂。④具酚羟基或羧基的为两性生物碱,既可溶于酸水,也可溶于碱水溶液,而不溶或难溶于常见的有机溶剂。

注意:有些生物碱或盐不符合上述规律。①某些生物碱盐不溶于水(小檗碱盐酸盐、麻黄碱草酸盐),而能溶于三氯甲烷(盐酸奎宁)。②游离生物碱难溶于有机溶剂而溶于水(如石蒜碱、吗啡碱难溶于三氯甲烷、乙醚,可溶于碱水;喜树碱不溶于一般有机溶剂,而溶于酸性三氯甲烷)。③碱性极弱的生物碱(酰胺类生物碱)和酸生成的盐不稳定,其酸水溶液用三氯甲烷萃取时,生物碱可转溶于三氯甲烷而被分离。

三、碱性

1. 碱性来源

生物碱分子中的氮原子具有孤电子对,能接受质子或给出电子而显碱性。

$$R_2N\!-\!R' \underset{}{\overset{H^+}{\rightleftharpoons}} \left[R_2\overset{\uparrow H}{N\!-\!R} \right]^+$$

2. 碱性强弱的表示

生物碱因结构不同其接受质子的能力也不同,碱性强弱有差异,一般用生物碱共轭酸解离常数的负对数(pKa)表示碱性强弱,即某生物碱的 pKa 越大,则该生物碱的碱性越强。如吡啶的碱性较胡椒啶的弱。

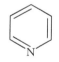

吡啶 $pKa=5.2$

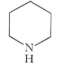

胡椒啶 $pKa=11.2$

3. 碱性强弱的影响因素

生物碱碱性强弱由生物碱的分子结构决定,具体来说与氮原子的杂化方式、电子效应、空间效应及分子内氢键等因素有关。

（1）与氮原子的杂化方式有关 不同杂化方式生物碱碱性强弱顺序为:$sp^3 ＞ sp^2 ＞ sp$。

$pKa_1 = 3.4$（sp^2 杂化） $pKa_2 = 8.2$（sp^3 杂化）

（2）电子效应　生物碱分子中氮原子上的电子云密度大小与氮上的取代基及其与相邻原子产生的作用有关,氮原子上电子云密度增加,则生物碱的碱性增强,反之亦然。电子效应分为诱导效应和共轭效应两种形式。

• 诱导效应　若在氮原子附近存在供电基团（如烷基）,能使氮原子电子云密度增加,而使其碱性增强;反之,若在氮原子附近存在吸电基团（如卤素、—H、—OR、—COOH、—CHO等）,使氮原子电子云密度降低,而使其碱性减弱。如:

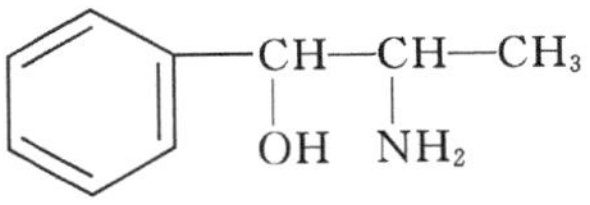

去甲基麻黄碱 $pKa=9.0$

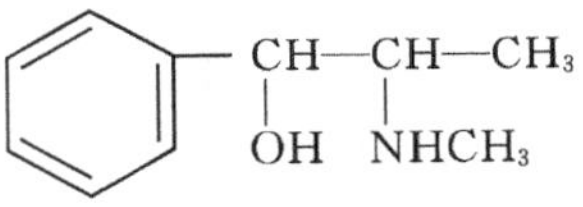

麻黄碱 $pKa=9.74$

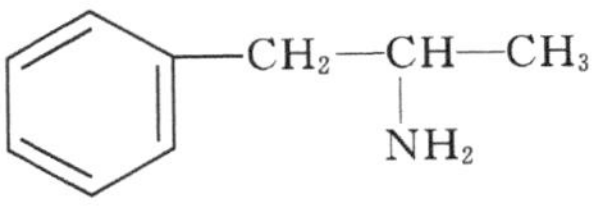

苯异丙胺 $pKa=9.8$

• 共轭效应　氮原子孤电子对与相邻原子处于 p—π 共轭体系时,由于共轭效应,电子云密度平均化而使氮原子的电子云密度降低,碱性减弱。如:

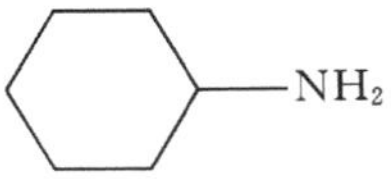

$pKa=10.14$

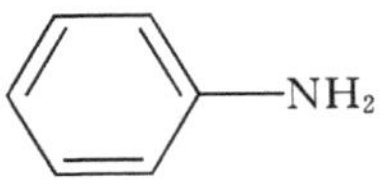

$pKa=4.58$

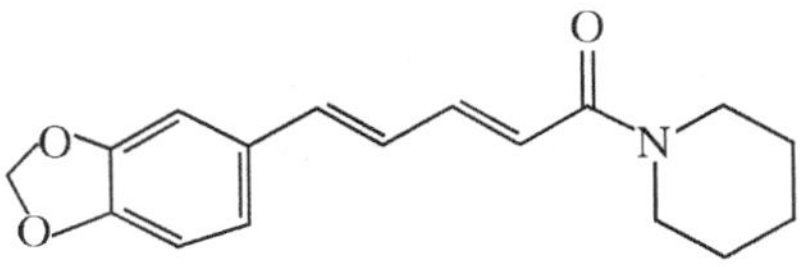

$pKa=1.42$

（3）空间效应　氮原子上及其周围取代基越大、越多,则产生的空间屏蔽作用越大,不利于氮原子与质子结合,碱性减弱。如东莨菪碱由于三元氧环的存在,对氮原子产生显著的空间位阻,使氮原子不易与质子结合,碱性较莨菪碱的弱。

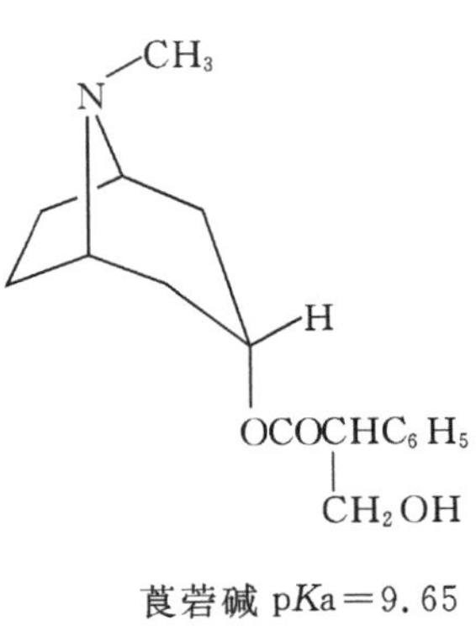

莨菪碱 $pKa=9.65$

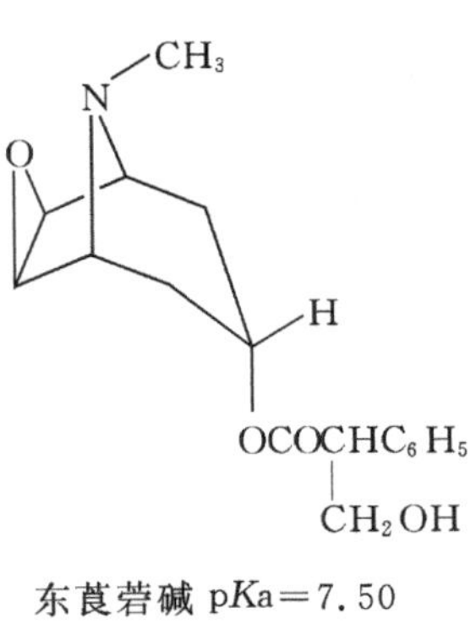

东莨菪碱 $pKa=7.50$

叔胺因氮原子上有三个取代基,空间位阻大,故其碱性较仲胺、伯胺的弱。

（4）分子内氢键　生物碱共轭酸形成分子内氢键,则碱性增强。如伪麻黄碱的碱性大于麻黄碱的碱性。

影响生物碱碱性的因素较多,在分析某个生物碱碱性时应综合考虑,认真分析。总体来看,季铵类生物碱为离子型有机强碱,碱性最强,酰胺类则碱性最弱。

生物碱碱性强弱的一般规律为:季铵碱＞脂肪胺类(仲胺＞伯胺＞叔胺)＞ 芳胺类(芳杂环)＞ 酰胺类。

四、沉淀反应

生物碱在酸性水溶液中,能与某些试剂反应,生成难溶于水的复盐或分子络合物,这些试剂称生物碱的沉淀剂(表 3 - 2)。

表 3 - 2　常用生物碱沉淀剂

试剂名称	化学组成	反应现象
碘化铋钾试剂	$BiI \cdot KI$	红棕色沉淀
碘-碘化钾	$KI \cdot I_2$	棕色或褐色沉淀
碘化汞钾	$HgI_2 \cdot I_2$	类白色沉淀,若加过量,沉淀又被溶解
硅钨酸	$SiO_2 \cdot 12WO_3$	浅黄色或灰白色沉淀
苦味酸		生成黄色结晶
雷氏铵盐(硫氰酸铬铵)	$NH_4[Cr(NH_3)_2(SCN)_4]$	红色沉淀或结晶
		$(BH+[Cr(NH_3)_2(SCN)_4])$

注意:有少数生物碱与某些沉淀试剂并不能产生沉淀,如麻黄碱。而且不同的生物碱对这些试剂的灵敏度也不一样,因此,每种生物碱需选用多种生物碱沉淀剂。在反应前应排除蛋白质、鞣质等干扰成分,因此在实践过程中,下结论时应慎重。利用生物碱沉淀反应,可以检查生物碱的有无,也可用于生物碱的分离和精制。

五、显色反应

生物碱与某些试剂反应显示不同的颜色,这些试剂称为生物碱的显色剂(表 3 - 3)。

表 3 - 3　常用的生物碱显色剂

名称	试剂	生物碱及反应结果
Mandelin 试剂	1％钒酸铵的浓硫酸溶液	阿托品显红色;奎宁显淡橙色 吗啡显蓝紫色;可待因显蓝色 士的宁显蓝紫色到红色
Frohde 试剂	1％钼酸钠或 5％钼酸铵的浓硫酸溶液	乌头碱显黄棕色;吗啡显紫色转棕色 可待因显暗绿色至淡黄色
Marquis 试剂	浓硫酸中含有少量甲醛	吗啡显橙色至紫色;可待因显洋红色至黄棕色;古柯碱和咖啡碱不显色

此外,还有无机酸可与一些生物碱显色,如浓硫酸、浓硝酸、浓盐酸等。如浓硫酸可使秋水仙碱显黄色,可待因渐显淡蓝色,小檗碱显绿色;阿托品、古柯碱、吗啡碱及士的宁等不显色。这些显色反应可用来鉴别生物碱。

第三节　生物碱类化合物的提取与分离

生物碱类化合物在植物体内多数与有机酸(如苹果酸、酒石酸等)结合成盐存在于植物中,有些则与一些特殊的酸结合,如吗啡碱与罂粟酸、乌头碱与乌头酸相结合。因此,在提取分离生物碱时,首先应考虑到生物碱在植物中的存在形式和生物碱的特性,以便选择合适的提取方法。

一、生物碱的提取

(一)脂溶性生物碱的提取

1. 酸水提取

根据多数生物碱具有碱性,能与酸成盐,易溶于水,而难溶于有机溶剂的性质,用稀酸将中药中的生物碱转变成在水中溶解度较大的无机酸盐而将其提取出来。常用的酸水有 $0.1\%\sim$ 1% 盐酸、硫酸、乙酸等;常用浸渍法或渗漉法。

提取液中主含生物碱盐、水溶性生物碱、水溶性杂质等亲水性成分。

优点:提取效率高,操作简便。缺点:提取液体积大,浓缩困难,水溶性杂质多。

2. 醇类溶剂提取法

利用游离碱及其盐均溶于甲醇和乙醇的性质,将其提取出来。最常用的溶剂是乙醇。工业多用 95% 乙醇,或稀乙醇。操作方法:回流或室温下渗滤,提取液浓缩回收乙醇,即得到含生物碱的浸膏。

提取液中主含生物碱及其盐、水溶性杂质及脂溶性杂质。

优点:可将不同类型的生物碱提出。缺点:杂质较多。

3. 亲脂性有机溶剂提取法

常用的有机溶剂有苯、二氯乙烷等。由于生物碱在植物体内大多以盐的状态存在,为确保药材中的生物碱提取完全,提取时应先将中药粉末加碱水湿润(常用石灰乳、 10% 氨水或碳酸钠的水溶液),使生物碱的盐转成游离状态,再用亲脂性有机溶剂按回流法或连续回流提取法提尽生物碱。提取液中以游离生物碱、脂溶性杂质为主。

优点:溶剂选择作用比醇高,提出的水溶性杂质很少。缺点:溶剂成本高,提取时间较长,不安全,有毒性,易燃。

4. 提取液的精制

上述任何一种溶剂提取液中,均混有生物碱以外的成分(杂质),因此需要对提取液进行精制,除去杂质。处理方法有离子交换法、有机溶剂萃取法和沉淀法三种。

（1）离子交换法 原理：

$$游离生物碱 \underset{OH^-}{\overset{H^+}{\rightleftharpoons}} 生物碱盐 \qquad 即\ B \underset{OH^-}{\overset{H^+}{\rightleftharpoons}} BH^+$$

分子状态 　　　离子状态 　　　　　生物碱盐

操作：将酸水提取液（或浓缩后的醇提取液、有机溶剂提取液），加酸酸化后通过阳离子交换树脂柱，生物碱盐则被树脂吸附，而杂质等非阳离子物质则随溶液流出。然后用碱液处理树脂，溶剂洗脱，则得到游离的总生物碱。过程如下所示：

$$RS_3^- H^+ + BH^+ \underset{}{\overset{H^+}{\rightleftharpoons}} RSO_3^- BH^+ \overset{OH^-}{\longrightarrow} RSO_3^- H^+ + B + H_2O$$

操作流程：

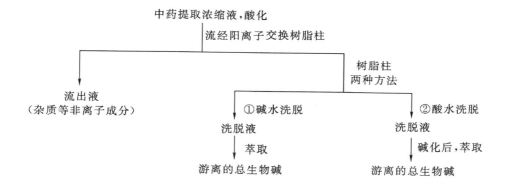

（2）沉淀法 游离生物碱难溶于水而产生沉淀。适用于碱性弱的生物碱。

在中药的酸水提取液中加碱，进行碱化，生物碱游离，因不溶或难溶于水而沉淀析出，与水溶性生物碱及杂质分离。例如：于蝙蝠葛根茎的酸性水提取液中加入 Na_2CO_3 碱化，水不溶或难溶性生物碱即沉淀析出。

有些生物碱成盐后不溶于水而沉淀析出，如在三颗针的硫酸提取液中加入盐酸，其中的小檗碱（黄连素）沉淀析出。

利用盐析生产沉淀，如向 1‰ 硫酸的黄藤提取液中加碱碱化至 pH 9，再加氯化钠使溶液达到饱和状态，掌叶防己碱即可沉淀析出。

（3）有机溶剂萃取法 根据多数游离生物碱为亲脂性，易溶于有机溶剂难溶于水的性质，在中药的酸水提取液中加碱碱化，或乙醇、有机溶剂提取的浓缩液，加水稀释后，用三氯甲烷、苯等有机溶剂萃取出游离生物碱，而与水溶性生物碱及杂质分离。

（二）水溶性生物碱的提取

季铵类等水溶性生物碱易溶于水，而且溶解度不因 pH 值的变化而改变，用上述方法一般不易获得，可用沉淀法和溶剂法提取。

1. 沉淀法

常用雷氏铵盐为沉淀试剂，与季铵碱结合为雷氏复盐沉淀而析出。

操作如下：将季铵碱的水溶液，用酸水调到弱酸性，加入新鲜配制的雷氏铵盐饱和水溶液至不再生成沉淀为止。滤取沉淀,用少量水洗涤 1~2 次,抽干,将沉淀溶于丙酮(或乙醇),过滤,滤液即为雷氏生物碱复盐丙酮(或乙醇)溶液。于此滤液中,加入 Ag_2SO_4 饱和水溶液,形成雷氏铵盐沉淀,滤除,滤液备用。于滤液中加入计算量的氯化钡溶液,滤除沉淀,最后所得滤液即为季铵生物碱的盐酸盐。

反应原理:

$$B^+ + NH_4^+[Cr(NH_3)_2(SCN)_4] \longrightarrow B^+[Cr(NH_3)_2(SCN)_4]\downarrow + NH_4^+$$
$$2B[Cr(NH_3)_2(SCN)_4] + Ag_2SO_4 \longrightarrow B_2SO_4 + 2Ag[Cr(NH_3)_2(SCN)_4]$$
$$B_2SO_4 + BaCl_2 \longrightarrow 2BCl + BaSO_4$$

2. 溶剂法

利用季铵类水溶性生物碱易溶于极性大的有机溶剂(正丁醇、异戊醇)的性质,用两相溶剂萃取法,将其从水提取液中用正丁醇或异戊醇萃取出来。

(三)水蒸气蒸馏法

具有挥发性的生物碱,可利用其能随水蒸气逸出的性质,在用碱处理后,通水蒸气进行蒸馏,即可获得挥发性生物碱。如麻黄、烟叶生物碱的提取。

(四)升华法

在常压或减压下有升华性质的生物碱,可用升华法提取。如茶叶中咖啡碱的提取,可用此法。

二、生物碱的分离

经上述溶剂的提取及对提取液的精制,所获得的仍是结构相似的多种生物碱混合物,通常称为总生物碱。若想获得单一生物碱,还要对所获总碱做进一步分离。常见的分离方法有以下几种。

1. 利用生物碱碱性强弱的不同进行分离——pH 梯度萃取法

该法适宜于碱性强弱不同的生物碱的分离。操作上有两种形式。

操作一:将游离的总碱溶于有机溶剂,用不同酸性缓冲液按 pH 值由高至低依次萃取,生物碱可按碱性由强至弱先后成盐依次萃取出来而达到分离。

操作二:向总碱中加酸,使生成总碱的盐;先加入弱碱碱化,总碱中碱性最弱的生物碱盐先被游离而转溶到有机溶剂,再依次增加碱的强度,使总碱中各种生物碱按碱性由弱到强的顺序依次分离。如萝芙木中催吐生物碱的分离:萝芙木中含有酰胺类生物碱利舍平(弱碱)、脂肪胺生物碱阿马灵(中等碱)和季铵类蛇根碱(强碱)。

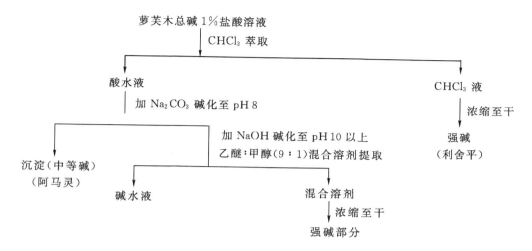

2. 根据生物碱及其盐的溶解度不同进行分离——结晶法

由于生物碱极性的差异或某些生物碱盐的特殊溶解性不同，使生物碱或其盐在不同溶剂中的溶解度存在很大差异，以此进行生物碱单体的分离，如苦参总碱中氧化苦参碱、粉防己甲素与粉防己乙素以及麻黄碱与伪麻黄碱的分离。

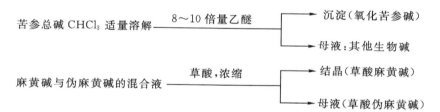

3. 利用生物碱分子中特殊功能基的性质进行分离

某些生物碱具有特殊功能团（如酚羟基、内酯键和内酰胺键等），能发生可逆性化学反应，导致其溶解性改变，从而与其他成分分离。

$$Ar\text{-}OH + NaOH \underset{H^+}{\rightleftharpoons} Ar\text{-}ONa + H_2O$$

故具有酚羟基、内酯键和内酰胺键的生物碱能溶于 2%～5% NaOH 水溶液而与无此结构特征的生物碱分离。例如鸦片中酚性吗啡碱与非酚性可待因碱的分离，喜树碱与其他生物碱的分离，就是根据这一原理进行的。

生物碱分离时，根据具体情况，选择适合的方法，有时往往几种方法交叉使用；实际分离中，往往先将生物碱按碱性或是否有特殊功能基等，进行初步分离，将生物碱分为混合物较少的几部分，然后再根据各自的特点，分离获得单体生物碱。生物碱初步分离流程如下：

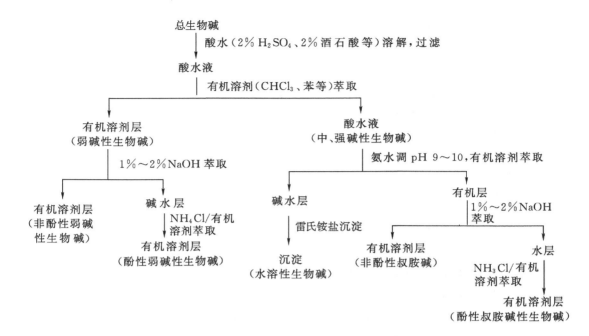

4.色谱法

上述方法无法达到分离效果时,需要借助色谱法获得单体生物碱。生物碱的色谱分离法主要包括:

(1)吸附柱色谱 常用氧化铝或硅胶作吸附剂,以苯、三氯甲烷等亲脂性有机混合溶剂系统作为洗脱剂,被分离的生物碱按极性由小到大的顺序分离。对组分多的生物碱可反复进行柱色谱分离。如长春碱和长春新碱的分离。

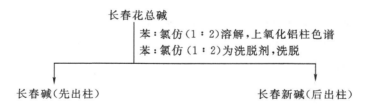

(2)分配柱色谱 某些结构十分相似的生物碱,用吸附色谱分离效果不理想,可采用分配柱色谱法。例如三尖杉酯碱和高三尖杉酯碱的分离,二者结构仅差一个次甲基,吸附色谱分离效果不佳,而分配色谱能将其分离。以硅胶为支持剂,用 pH 5.0 缓冲液拌匀,适量搅拌成糊状,湿法装柱,以 pH 5.0 缓冲液饱和的溶液洗脱,高三尖杉酯碱先被洗出,三尖杉酯碱后被洗出。

由于生物碱结构复杂、含量低,而且同一种植物往往混有结构相似的多种生物碱,要想获得单体生物碱,比较困难,往往需要几种分离提纯方法交叉、反复使用,当一般经典分离方法不能达到要求时,再考虑使用柱色谱或毛细管电泳等方法进一步分离。总之,应根据具体情况灵活掌握上述各种方法。

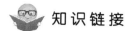 知识链接

除一般柱色谱外,高效、快速、灵敏的各种新色谱技术已广泛应用于生物碱的分离,如高效液相色谱、气相色谱、离子交换柱色谱、凝胶柱色谱、大孔吸附柱色谱等色谱技术在生物碱分离中应用日益广泛;如用大孔吸附树脂分离纯化黄连、关黄柏中季铵总碱、长春碱,具有工艺简单、效率高、提取物纯度高等优点。

此外,逆流分配法、毛细管电泳等技术也越来越多的应用于生物碱的分离,并且获得了较好的效果。

第四节　生物碱的鉴定

一、理化方法

1. 沉淀试剂

大多数生物碱能和某些酸类、重金属盐类以及一些较大分子量的复盐反应,生成单盐、复盐或络盐沉淀。如碘化铋钾(Dragendoff 试剂)与多数生物碱反应产生红棕色沉淀,碘-碘化钾(Wagner 试剂),与生物碱反应产生棕褐色沉淀,表 3-2 列举的生物碱沉淀试剂可以检识生物碱是否存在。

2. 显色剂

表 3-3 列出的常用生物碱显色剂可以检识一些生物碱。

二、色谱法

从中药中经提取分离所得到的单体生物碱,用色谱法可以检识它是已知成分还是未知成分,可以检测含量的多少;生物碱的色谱检识常用薄层色谱和纸色谱。

1. 薄层色谱法

生物碱常用的吸附剂为氧化铝,展开剂是主要以苯或三氯甲烷组成的中性溶剂。如果生物碱极性很弱,可以在展开剂中添加一些极性小的有机溶剂(如石油醚、己烷等);如果生物碱的极性较强,则可在展开剂中增加一定比例极性大的有机溶剂(如乙醇、甲醇、丙酮等)。

总之,必须使溶剂系统的极性与生物碱的极性相适应,才可能获得单一而集中的斑点。有时也可采用硅胶作吸附剂。由于硅胶本身呈微酸性,能与部分生物碱形成盐,而产生较强的吸附力或者形成两个斑点,克服此种现象,常用以下三种方法:①在湿法铺层时加进一定量的氢氧化钠水溶液,使硅胶薄层显碱性。②在中性展开剂中加入一定量的二乙胺或氨水等溶剂。例如三氯甲烷:二乙胺(9:5 或 9:1)。③在色谱槽中放一盛有氨水的小杯。

除吸附薄层色谱外,有时也采用分配薄层法,常在纤维或硅胶薄层上,以甲酰胺为固定相,以三氯甲烷或苯(以固定相饱和)为移动相进行展开,此法不仅适用于生物碱的检识,也能应用于总生物碱的分离,特别是一些结构很相似的生物碱,用薄层吸附色谱不易完全分离时,采用

此法往往能获得满意的结果。

2. 纸色谱法

生物碱的纸色谱法主要是指以水为固定相的分配色谱。根据生物碱的通性可分为两种情况。

(1)生物碱以离子的形式 生物碱大多数具有一定程度的碱性,在固定相中可以形成盐而解离出阳离子,并通过两相间借助毛细管作用在纸上移动,而得到具有固定 R_f 值的单一而集中的斑点。当色谱条件不适合时,即使是单一的生物碱样品,也可能出现一个以上的斑点或有拖尾现象。例如溶剂系统不能使生物碱全部转为盐类时,就会只有一部分生物碱成为离子,由于离子化的生物碱的极性较同一生物碱的分子状态的极性大,故前者的 R_f 值要比后者小。为了防止此种不良现象的发生,可调节溶剂系统的 pH 值,使呈一定程度的酸性,以保证在色谱过程中样品全部离子化。由于离子化的生物碱的亲水性较强,故要求溶剂系统的极性也要大。最常用的溶剂系统为正丁醇:乙酸:水(4:1:5 上层),有时也可用盐酸代替乙酸;或者将滤纸预先用一定 pH 值的缓冲溶液处理,再用正丁醇-水作为溶剂展开。

(2)生物碱以分子的形式 由于分子状态的生物碱亲脂性较大,而纸色谱的固定相一般为水,亲脂性生物碱因在水中溶解度太小而使 pH 值较大;故需调整固定相的极性,常用的方法是将甲酰胺加到滤纸上代替水作为固定相,以亲脂性溶剂如苯、三氯甲烷或乙酸乙酯为移动相。

生物碱薄层色谱和纸色谱的显色剂:常用的显色剂是改良碘化铋钾试剂,在应用时如果展开剂中含有挥发性碱时,则必须将薄层于 60～120 ℃加热将碱除尽后,才能喷洒显色剂。

第五节 生物碱类化合物的研究实例

【实例1】麻黄(麻黄碱)

1. 来源与功效

麻黄为麻黄科草麻黄 *Ephedra sinica* Stapf.、中麻黄 *E. intermedia* Schrenk et C. A. Mey. 或木贼麻黄 *E. equisetina* Bge. 的干燥草质茎。

2. 药理与临床

麻黄具有发汗解表、宣肺平喘、利水消肿等作用。其主要有效成分为 L-麻黄碱;约占总生物碱的 80%～85%,具有收缩血管、兴奋中枢作用,临床上用其盐酸盐来治疗支气管哮喘、过敏反应,鼻黏膜肿胀和低血压等症;其次是 D-伪麻黄碱有升压、利尿作用;此外还有甲基麻黄碱、甲基伪麻黄碱、去甲基麻黄碱、去甲基伪麻黄碱等。

3. 化学成分类型及主要化合物

麻黄中生物碱结构均属于有机仲胺类生物碱:

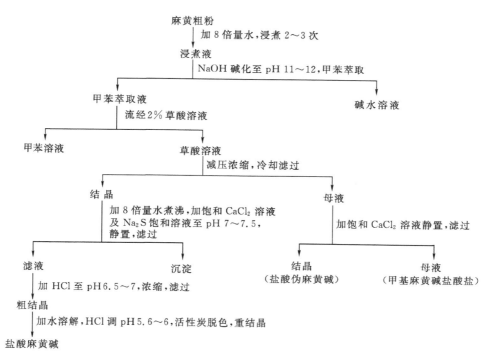

R_1＝H　R_2＝－CH_3　L-麻黄碱

R_1＝R_2＝H　L-去甲基麻黄碱

R_1＝R_2＝－CH_3　L-甲基麻黄碱

R_1＝H　R_2＝－CH_3　D-伪麻黄碱

R_1＝R_2＝H　D-去甲基伪麻黄碱

R_1＝R_2＝－CH_3　D-甲基伪麻黄碱

麻黄碱和伪麻黄碱均为无色结晶,可溶于乙醇、乙醚、苯、三氯甲烷等亲脂性有机溶剂,具有碱性、旋光性和挥发性,能随水蒸气蒸馏;与一般生物碱沉淀剂不能产生沉淀,与二硫化碳-硫酸铜的氢氧化钠试液反应产生棕色或黄色沉淀。

但麻黄碱在水中的溶解度较伪麻黄碱的大;麻黄碱为左旋体,伪麻黄碱为右旋体;伪麻黄碱的碱性较麻黄碱的碱性强;麻黄碱的盐酸盐易溶于水,草酸盐难溶于水,而伪麻黄碱的草酸盐易溶于水,盐酸盐能溶于丙酮或三氯甲烷。因此可利用碱性不同用离子交换法或草酸盐、盐酸盐溶解度不同将二者分离。

4. 提取分离方法

(1)溶剂提取法　麻黄碱与伪麻黄碱在植物体内以盐的形式存在,可溶于水,故选择水为溶剂提取,提取液碱化后生物碱游离,而转溶到甲苯中,再利用二者草酸盐溶解度的不同而分离。

麻黄粗粉
　│　加 8 倍量水,浸煮 2～3 次
浸煮液
　│　NaOH 碱化至 pH 11～12,甲苯萃取
├─────────────────────────────┐
甲苯萃取液　　　　　　　　　　　　碱水溶液
　│　流经 2% 草酸溶液
├──────────┐
甲苯溶液　　　草酸溶液
　　　　　　　　│　减压浓缩,冷却滤过
　　　├──────────────┐
　　结晶　　　　　　　　母液
　│加 8 倍量水煮沸,加饱和 CaCl₂ 溶液　　│加饱和 CaCl₂ 溶液静置,滤过
　│及 Na₂S 饱和溶液至 pH 7～7.5,
　│静置,滤过
├──────┐　　　　　　　├──────────┐
滤液　　　沉淀　　　　结晶　　　　　母液
　│　　　　　　　　(盐酸伪麻黄碱)　(甲基麻黄碱盐酸盐)
　│加 HCl 至 pH 6.5～7,浓缩,滤过
粗结晶
　│加水溶解,HCl 调 pH 5.6～6,活性炭脱色,重结晶
盐酸麻黄碱

（2）水蒸气蒸馏法　麻黄碱和伪麻黄碱在游离状态时具有挥发性，能随水蒸气蒸馏，将麻黄草用酸水提取，浓缩后，碱化，用水蒸气蒸馏法将麻黄碱和伪麻黄碱提取出来，与其他水溶性杂质分离。再利用二者草酸盐溶解度的不同，将二者分离。

（3）离子交换树脂法　利用麻黄碱与伪麻黄碱的盐能够交换到强酸型阳离子树脂柱上，将麻黄的酸提取液通过阳离子树脂交换柱，而后用酸液洗脱，由于麻黄碱的碱性比伪麻黄碱弱，先从树脂柱上洗脱下来，从而使两者达到分离。实验室多应用此法。

【实例 2】三颗针（小檗碱）

1. 来源与功效

三颗针为小檗科植物毛叶小檗 *Berberis brachypoda*、细叶小檗 *B. Poiretii* Schneid 等多种同属植物的根、根皮或茎皮。三颗针中主含小檗碱，同时小檗碱也是毛茛科植物黄连 *Coptis chinensis* Franch. 中的主要成分，由于黄连资源有限，工业上提取小檗碱主要以三颗针为原料。

2. 药理与临床

三颗针具有清热去火的作用，小檗碱，又称黄连素，是一种广谱抗菌药，主要用于菌痢、胃肠炎、痈肿等细菌性感染，现也广泛用于消化性溃疡、心率失常、糖尿病、高血压等。

3. 化学成分类型及主要化合物

小檗碱为异喹啉类生物碱，结构如下：

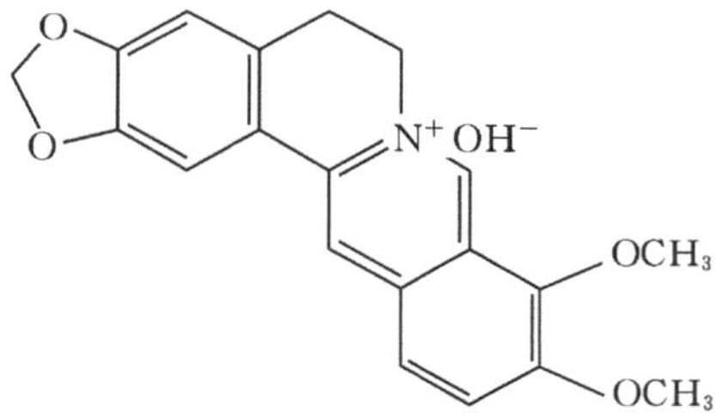

小檗碱属季铵类生物碱，碱性强，能溶于水（1∶20）、乙醇（1∶100），难溶于丙酮、三氯甲烷、苯等有机溶剂；其硫酸盐溶解度最大（1∶30），盐酸盐的溶解度最小（1∶500），能与生物碱沉淀产生沉淀；其酸性水溶液加入漂白粉呈樱红色。

4. 提取分离方法

利用小檗碱的硫酸盐溶解度大、盐酸盐溶解度小的性质，以稀硫酸为溶剂提取，加氯化钠转化成盐酸盐沉淀，用盐析法分离。

三颗针中生物碱的提取分离工艺流程：

三颗针根皮粗粉
↓ 0.5％H₂SO₄,浸渍
滤液
↓ 加石灰乳调 pH 7,滤过
药渣　　　　　　　　　滤液
↓ 加浓 HCl 调 pH 2～3,再加入药液量
6％～10％的 NaCl,盐析,放置,滤过
沉淀(小檗碱粗品)　　　　　　滤液
↓ 溶于 10 倍量水,煮沸 30 min,趁热滤过
溶液
↓ 加 HCl 调 pH 2～3,放置析晶,滤过
滤液　　　　　　　结晶
↓ 水洗至中性,抽干
精制盐酸小檗碱

【实例 3】洋金花(莨菪碱)

1. 来源与功效

洋金花为茄科植物毛曼陀罗和白曼陀罗 *Datura metel* 的花。其有效成分为生物碱。我国自古以来就有应用以洋金花为主药的中药麻醉剂。

2. 药理与临床

洋金花具有解痉止痛,止咳平喘的功效。现代药理研究表明,洋金花中所含的莨菪碱及其外消旋体阿托品有解痉镇痛、解有机磷中毒和散瞳作用;东莨菪碱除具有莨菪碱的生理活性外,还有镇静、麻醉的作用。

3. 化学成分类型及主要化合物

洋金花所含的莨菪烷类生物碱主要包括:莨菪碱(阿托品)、东莨菪碱、山莨菪碱、章柳碱等,结构如下:

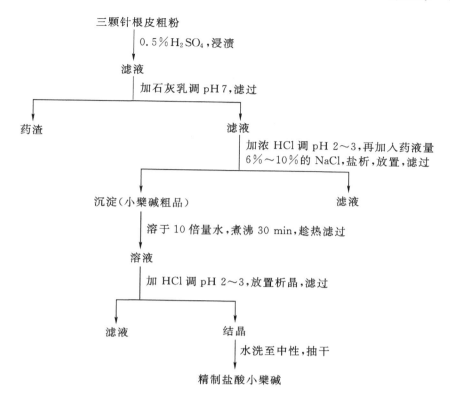

莨菪碱　　　R₁＝R₂＝H
山莨菪碱　　R₁＝—OH, R₂＝H
东莨菪碱　　R₁＝R₂＝—O

莨菪碱为左旋光性,当莨菪碱与碱接触或受热时,容易消旋化,成为没有旋光性的阿托品。莨菪类生物碱为脂肪族叔胺类生物碱,具有碱性,碱性最强的是莨菪碱,较弱的是东莨菪碱(章柳碱);莨菪碱的亲脂性最强,东莨菪碱具有比较强的亲水性;莨菪类生物碱因结构中含有酯键,易被水解,尤其在碱性水溶液中,水解反应更易进行;莨菪碱(阿托品)、东莨菪碱、山莨菪碱用发烟硝酸处理时,产生硝基醌化反应,再与苛性碱的醇溶液反应,呈颜色变化,先显深紫色,后转暗红色,最后颜色消失,此反应通常称为 Vitali 反应,可用来检识莨菪碱(阿托品)、东莨菪碱和山莨菪碱。

4. 提取与分离

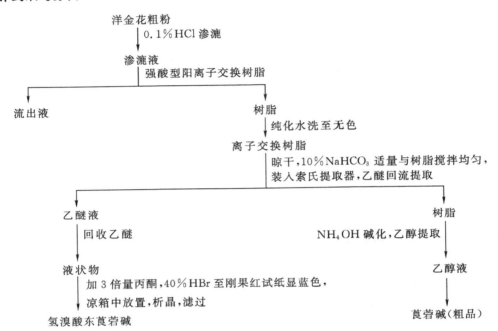

 学习小结

本章主要介绍了生物碱的含义、分类和理化性质、生物碱的鉴定、提取、分离等,主要内容小结如下:

(1)生物碱的主要结构类型,包括吡咯类、吡啶类、莨菪烷类、喹啉类、异喹啉类及有机胺类等六大类生物碱结构特征、实例、临床应用。

(2)生物碱一般理化性质:性状、颜色、旋光、溶解性等;重点介绍了生物碱的碱性、碱性强弱的影响因素及其在提取、分离中的应用。

(3)生物碱的沉淀反应、显色反应的试剂、条件、用途及注意事项。

(4)生物碱不同的提取方法及各自的特点、适应范围;提取液的精制。

(5)生物碱一般分离的方法,包括结晶法、沉淀法、萃取法、利用特殊功能基分离等方法;常用的色谱法如吸附柱色谱法、分配柱色谱法;同时简单介绍了高效液相色谱法、大孔树脂吸附法等方法在生物碱分离中的应用及今后的发展趋势。

（6）生物碱类化合物的鉴定包括化学鉴定和色谱鉴定两类。

化学法中沉淀反应、显色反应可以确定生物碱类成分的存在；色谱鉴定可以确定生物碱的数量及含量，包括薄层色谱和纸色谱两种。薄层色谱较为常用的吸附剂为氧化铝，展开剂主要为苯或三氯甲烷组成的中性溶剂；有时也可采用硅胶作吸附剂，为了克服硅胶本身呈微酸性，而生物碱常显碱性，会产生强吸附而出现拖尾、双斑等不良现象，可以采取在铺板时加一定量碱、在展开剂中加一定量氨水，或在展开缸中放一小杯氨水等方法。

（7）实例：以麻黄碱、小檗碱、莨菪碱为代表介绍了小分子极性大生物碱、季铵类生物碱和一般生物碱的性质、生理作用及提取、分离的方法和操作。

生物碱的学习，应遵循"共性→个性"的认知规律，通过分析生物碱类化合物的结构特点，总结出该类成分的理化性质，进而分析每一种生物碱类成分独特的提取分离方法和技术。

 目标检测

一、选择题

1.从药材中提取季铵碱一般采用的方法是（ ）

A.酸水提取法　　　　　　B.三氯甲烷萃取法

C.乙醇提取法　　　　　　D.醇提雷氏铵盐沉淀法

2.酸水液中可直接被三氯甲烷提取出来的生物碱是（ ）

A.强碱　　　　　　　　　B.中强碱

C.弱碱　　　　　　　　　D.酚性碱

3.分离含有不同碱性生物碱的总碱可选用（ ）

A.简单萃取法　　　　　　B.pH 梯度萃取法

C.分馏法　　　　　　　　D.雷氏铵盐沉法

4.在生物碱酸水提取液中，加碱调 pH 值由低到高，每调一次用三氯甲烷萃取一次，首先得到的是（ ）

A.强碱性生物碱　　　　　B.弱碱性生物碱

C.中强碱性生物碱　　　　D.季铵型生物碱

5.用阳离子交换树脂法分离脂溶性生物碱时，样品应先配成（ ）

A.水溶液　　　　　　　　B.强酸性水溶液

C.强碱性水溶液　　　　　D.弱酸性水溶液

6.生物碱常用的 TLC 显色剂是（ ）

A.碘化铋钾试剂　　　　　B.改良碘化铋钾试剂

C.碘化汞钾试剂　　　　　D.雷氏铵盐试剂

7.用氧化铝 TLC 分离生物碱，化合物的 R_f 值大小取决于（ ）

A.碱性大小　　　　　　　B.酸性大小

C.极性大小　　　　　　　D.分子大小

8.鉴别麻黄碱可用（　　）

A.碘化铋钾反应　　　　　　B.雷氏铵盐试剂

C.碘化汞钾反应　　　　　　D.二硫化碳-碱性硫酸铜反应

9.用酸水提取生物碱可采用的方法是（　　　）

A.煎煮法　　　　　　　B.渗漉法

C.连续回流法　　　　　D.浸渍法

10.生物碱产生碱性的原因是（　　　）

A.C原子的杂化状态　　　B.N原子的电性效应

C.O原子的存在　　　　　D.N原子的电子云密度

二、问答题

1.影响生物碱碱性强弱的因素有哪些？

2.分离生物碱的方法有哪些？分别举例说明。

第四章　糖和苷类

学习目标

【掌握】糖和苷的含义、结构与分类、理化性质特点及鉴定方法。

【熟悉】糖和苷的提取分离方法。

【了解】糖在生物体中的作用,糖和苷的生物活性。

糖类(saccharides)是多羟基醛或多羟基酮的衍生物及其聚合物的总称。由于分子结构多数符合 $C_x(H_2O)_y$ 的通式,又称为碳水化合物。

在自然界,糖的分布很广,所有的植物和动物均含有糖及其衍生物。糖作为构成生物机体的重要物质之一,是植物组织细胞的重要营养物质和支持物质,而动物通过摄入糖类物质,提供其生理活动及其他运动所需的能量。

糖可分布于植物的根、茎、叶、花、果实、种子等各个部位。糖及其衍生物在中草药有效成分的提取分离过程中,常被看作无效成分除去,但在某些中草药中,糖类化合物恰恰是重要的生物活性成分之一。如香菇多糖(lentinan)具有抗肿瘤活性,人参多糖(panaxan)和黄芪多糖(astragalan)具有增强机体免疫功能的作用。

苷类(glycosides)是糖或糖的衍生物通过糖的端基碳原子与另一非糖化合物连接而成的一类化合物,也称为配糖体。苷的非糖部分称为苷元(genin)或配糖基(aglycone)。

因为糖部分可以是不同的单糖、低聚糖,苷元可以是各种类型的化合物,如黄酮类、香豆素类和蒽醌类等。再加上苷中糖与糖的连接顺序、连接位置及糖与苷元的连接方式等变化,使得自然界苷类化合物种类多,数量也非常大。

苷类可分布于植物的各个部位,不同的植物、不同的苷类成分,常较集中分布于植物的某个部位。如人参皂苷主要分布于根和根茎中,而黄花夹竹桃种子中强心苷含量最高。

苷类化合物具有广泛的生物活性,也是很多中草药的有效成分之一。如大黄中番泻苷具有泻下作用,芸香苷可治疗毛细血管脆性引起的出血症,用作高血压辅助治疗剂,强心苷能选择性地作用于心脏,增强心肌收缩力。

第一节　糖和苷的结构与分类

一、糖的分类

糖类按照其能否水解和分子量的大小分为单糖(monosaccharides)、低聚糖(oligosaccharides)

和多糖（polysaccharides）。

（一）单糖

单糖是糖类化合物的最小单元，不能被水解为更小分子的糖，如葡萄糖、半乳糖和鼠李糖等。从三碳糖到八碳糖，在自然界都存在，但以五碳糖（戊糖）和六碳糖（己糖）最多。糖的衍生物主要指糖醇和糖醛酸。中药中常见的单糖及其衍生物见表 4-1。

表 4-1　中药中常见的单糖及其衍生物

结构类型	代表实例

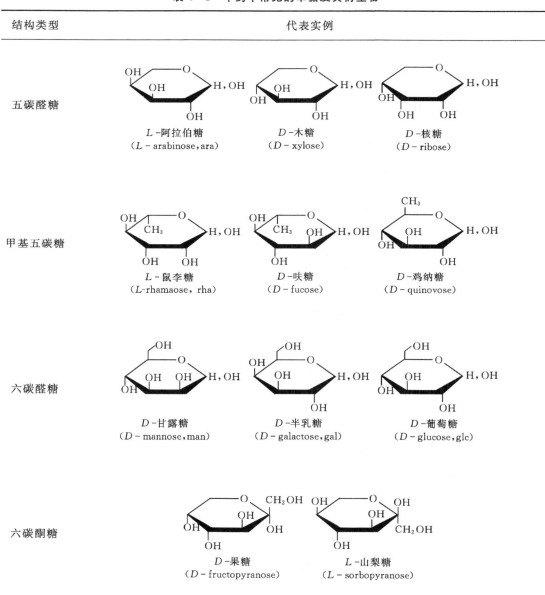

五碳醛糖

L-阿拉伯糖
（*L*-arabinose，ara）

D-木糖
（*D*-xylose）

D-核糖
（*D*-ribose）

甲基五碳糖

L-鼠李糖
（*L*-rhamaose，rha）

D-呋糖
（*D*-fucose）

D-鸡纳糖
（*D*-quinovose）

六碳醛糖

D-甘露糖
（*D*-mannose，man）

D-半乳糖
（*D*-galactose，gal）

D-葡萄糖
（*D*-glucose，glc）

六碳酮糖

D-果糖
（*D*-fructopyranose）

L-山梨糖
（*L*-sorbopyranose）

结构类型	代表实例

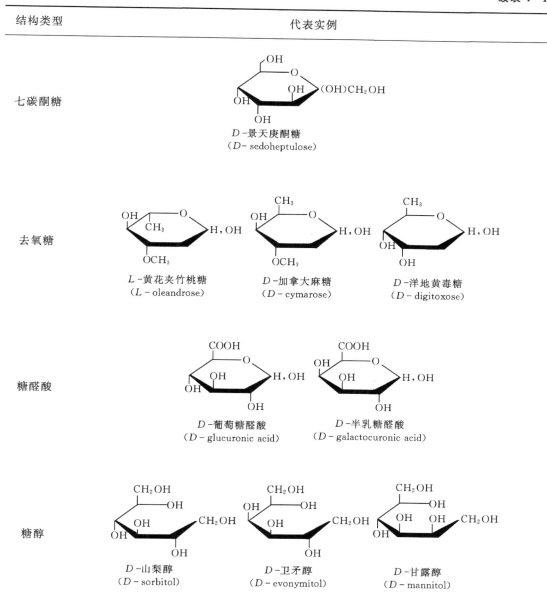

七碳酮糖

D -景天庚酮糖
（D - sedoheptulose）

去氧糖

L -黄花夹竹桃糖　　　D -加拿大麻糖　　　D -洋地黄毒糖
（L - oleandrose）　　　（D - cymarose）　　　（D - digitoxose）

糖醛酸

D -葡萄糖醛酸　　　　D -半乳糖醛酸
（D - glucuronic acid）　（D - galactocuronic acid）

糖醇

D -山梨醇　　　　　D -卫矛醇　　　　D -甘露醇
（D - sorbitol）　　　（D - evonymitol）　　（D - mannitol）

注：①去氧糖（deoxysugar）是指糖分子的一个或两个羟基被氢原子取代的糖。

②糖醛酸（uronic acid）是指单糖分子中的伯醇基被氧化成羧基的化合物。

③糖醇（alditolv）是指单糖的醛基或酮基被还原成羟基后的化合物。

（二）低聚糖

低聚糖是 2～9 个单糖通过糖苷键缩合而成的糖，又称为寡糖。低聚糖可被水解成相应的单糖，按照组成低聚糖的单糖数，可称为二糖、三糖、四糖等。常见的二糖有槐糖（sophorose），即 D -葡萄糖 1β→2 - D -葡萄糖；樱草糖（primverose），即 D -木糖 1β→6 - D -葡萄糖；蔗糖

（sucrose），即 D-葡萄糖 $1\alpha \rightarrow 2\beta$-$D$-果糖等。

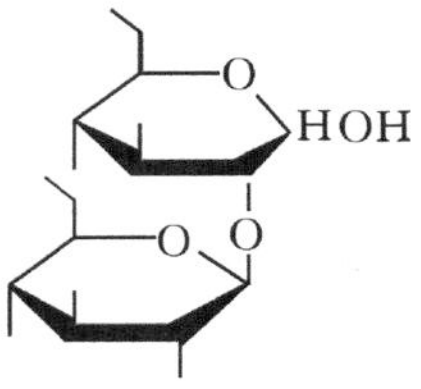

槐糖 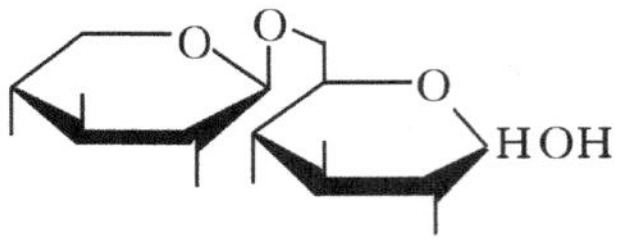　　　　　樱草糖 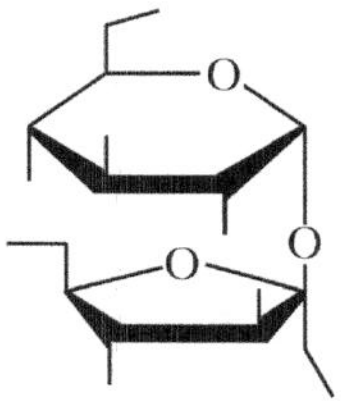　　　　　蔗糖

根据低聚糖分子中有无游离的醛基或酮基，可将低聚糖分为还原性低聚糖（如槐糖和樱草糖）和非还原性低聚糖（如蔗糖）。

存在于自然界的三糖大多数是在蔗糖的结构基础上再连接一个单糖而成，如棉子糖（raffinose）；四糖又常见为在棉子糖的基础上延长，如水苏糖（stachyose），五糖也有类似现象，如毛蕊糖（verbascose）等。

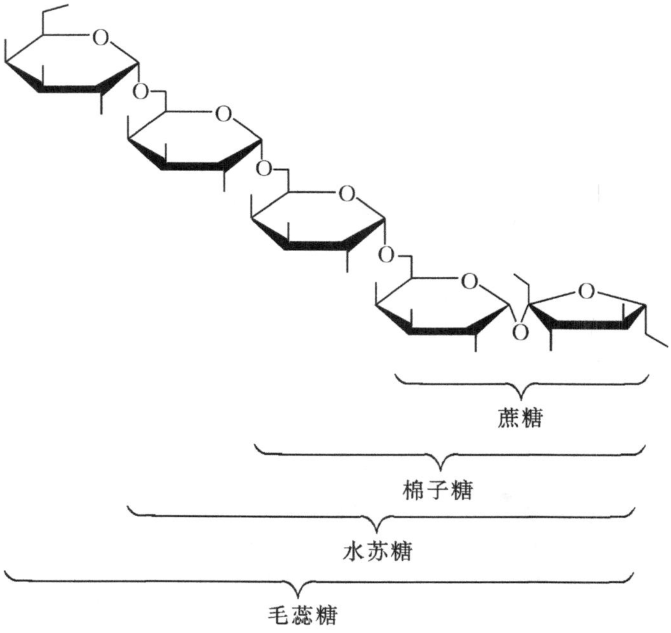

蔗糖

棉子糖

水苏糖

毛蕊糖

（三）多糖

多糖是指 10 个以上的单糖通过糖苷键缩合而成的化合物，常常由几十、几百甚至几千个单糖组成高分子化合物，如淀粉、菊糖及纤维素等植物多糖和肝素（heparin）、甲壳素（chitin）等动物多糖。由一种单糖组成的多糖称为均多糖（homosaccharides），由两种以上单糖组成的多糖称杂多糖（heterosaccharides）。多糖有直糖链分子和支糖链分子，后者占的比例往往更大些。

1. 植物多糖

（1）淀粉（starch）　是葡萄糖的高聚物，广泛存在于植物界，尤其是禾本科植物的果实及其他很多植物的根、茎和种子中。淀粉由直链的糖淀粉（amylose）和支链的胶淀粉（amylopectin）组成。糖淀粉约占淀粉总量的 $17\%\sim34\%$，是 $1\alpha\rightarrow4$ 连接的 D -葡萄吡喃聚糖，聚合度为 $300\sim350$；胶淀粉聚合度为 3000 左右，是在 $1\alpha\rightarrow4$ 连接的 D -葡聚糖基础上，还有 $1\alpha\rightarrow6$ 的分支链，平均支链长度为 25 个葡萄糖单位。淀粉分子呈螺旋状结构，每一螺环由六个葡萄糖组成。

（2）果聚糖（fructans）　果聚糖在高等植物和微生物中均有分布。菊淀粉（inulin）是果聚糖的一种，由 35 个果糖 $2\beta\rightarrow1$ 连接成直链的基础上，再连接一个 D -葡萄糖，即其末端是一个蔗糖的结构。菊淀粉也称菊糖，在菊科植物中分布特别多。中药麦冬、桔梗即含有果聚糖。

（3）黏液质（mucilage）　也称为黏胶质（pectic substance），是植物种子、果实、根、茎和海藻中多见的一种黏多糖，具有保护植物水分的作用。中药车前子中含有车前子胶（plantosan），是由 $1\beta\rightarrow4$ 连接的 D -木糖为主链，C_2 上有支糖链，支糖链的单糖由 D -木糖、L -阿拉伯糖、D -半乳糖、D -半乳糖醛酸、L -鼠李糖组成。中药昆布中含有的褐藻酸（alginic acid），是 $1\rightarrow4$ 连接的 $\alpha-L$ -古洛糖醛酸残基和 $1\rightarrow4$ 结合的 $\beta-D$ -甘露糖醛酸残基以不规则方式排列组成的多聚糖。褐藻酸钠注射液用以增加血容量和维持血压。

（4）树胶（gum）　是植物受伤害或毒菌类侵害后分泌出的保护性物质，干后呈半透明块状物。如中药没药中含 64% 的树胶，是由 D -半乳糖（4 份）、L -阿拉伯糖（1 份）和 4 -甲基- D -葡萄糖醛酸（3 份）组成的酸性杂多糖。得自豆科 *Acacia* 属植物中的阿拉伯胶，具有 D -半乳糖 $1\beta\rightarrow3$ 连接而成的主链，主链糖单元 C_6 上有由 L -阿拉伯糖、L -鼠李糖、D -葡萄糖醛酸等组成的支链。

（5）纤维素（cellulose）　是由 D -葡萄糖通过 $1\beta\rightarrow4$ 连接而成的直链葡聚糖，聚合度为 $3000\sim5000$。人类或食肉动物体内没有能够水解纤维素的酶，因此不能消化利用纤维素，但某些微生物、原生动物和蛇类可以消化它。

2. 动物多糖

（1）糖原（glycogan）　糖原是动物的贮藏养料，主要存在于动物的肝脏和肌肉中，约占肝重量的 5%，肌肉重量的 0.5%。结构与胶淀粉相类似，只是聚合度比胶淀粉大，分支程度也大，平均支链长 $12\sim18$ 个葡萄糖单位，遇碘呈褐红色。

（2）肝素（heparin）　肝素是高度硫酸酯化的右旋黏多糖，分子量约 $5000\sim15\,000$。分子结构可用一个四糖单位表示，每个四糖单位由一个二糖单元 A 和一个二糖单元 B 组成。A 为艾杜糖醛酸（L -iduronic）通过 $1\alpha-4$ 与葡萄糖胺相连，B 为 D -葡萄糖醛酸通过 $1\beta-4$ 与葡萄糖胺相连，硫酸基在氨基葡萄糖的 2 位氨基和 6 位羟基上，分别成磺酰胺和酯。艾杜糖醛酸的 2 位羟基成硫酸酯。此外，肝素的糖链上常接有丝氨酸（serine）或小分子肽，肝素分子呈螺旋形纤维状。肝素有显著的抗凝血作用，广泛分布于哺乳动物的内脏、肌肉和血液中，临床上用肝素钠盐预防或治疗血栓的形成。肝素还具有消除脂质的作用。

二糖单元 A　　　　　　　　　　　　二糖单元 B

（3）透明质酸（hyaluronic acid）　透明质酸也是一种酸性黏多糖,广泛存在于动物的各种组织中,在哺乳动物体内,主要存在于眼球玻璃体、脐带和关节液、皮肤等组织中,具有润滑和缓冲撞击的作用,并有助于阻止入侵的微生物及毒性物质的扩散。首先由 D -葡萄糖醛酸 $1\beta \rightarrow 3$ 连接 N -乙酰氨基葡萄糖形成二糖单位,每个二糖单位之间以 $1\beta \rightarrow 4$ 的方式相互连接,组成分子量为几百万的直链多糖。透明质酸可用于视网膜脱离手术,也作为天然保湿因子,广泛用于化妆品中。

（4）硫酸软骨素（chondroitin sulfate）　是从动物软骨组织中得到的酸性粘多糖。具有保持组织水分和弹性的作用。软骨素有 A、B、C、D、E、F、H 等多种,其中硫酸软骨素 A 是主成分,由 D -葡萄糖醛酸 $1\beta \rightarrow 3$ 和 4 -硫酸酯基乙酰 D -半乳糖胺 $1\beta \rightarrow 4$ 相间连接而成直链分子,半乳糖胺的 C_4 -OH 被硫酸酯化。硫酸软骨素 A 能增强脂肪酶的活性,促进乳糜微粒中的甘油三酯分解成脂肪酸,使血液中的乳糜微粒减少而澄清,起到降血脂、改善动脉粥样硬化症状的作用。此外,硫酸软骨素还具有抗凝血和抗血栓形成的作用。

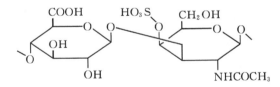

硫酸软骨素 A

（5）甲壳素（chitin）　甲壳素是组成昆虫、甲壳类动物外壳的多糖,大多数真菌和某些酵母菌的细胞壁上也含有,其结构和化学稳定性与纤维素相似。由 N -乙酰葡萄糖胺以 $1\beta \rightarrow 4$ 反向连接成直线状结构。其不溶于水,对稀酸和碱稳定。甲壳素经浓碱处理,生成脱乙酰甲壳素（chitosan）。甲壳素和脱乙酰甲壳素应用很广,可制成透析膜、超滤膜,还可用于人造皮肤、人造血管、手术缝合线,若用作药物的载体则具有缓释、持效的优点。

二、苷的分类

（一）苷的结构

苷类化合物是由糖的半缩醛羟基与苷元脱去水形成的化合物,具有缩醛的结构。其苷元与糖连接的键称为苷键,苷元上连接糖的原子称为苷键原子或苷原子,最常见的苷原子是氧原子,其次,还有硫原子、氮原子及碳原子(苷元上碳原子和糖直接以碳-碳键连接)。

　　由于无论是 D 还是 L 构型的单糖,都存在 α、β 端基异构。因此,同样是 D(或 L) 构型的单糖,与苷元形成苷的时候,苷键的构型也有 α-构型苷键和 β-构型苷键之分。但对于天然存在的苷,由 D-型糖衍生的苷,其苷键均为 β-苷键,这样的苷称 β-苷;由 L-型糖衍生的苷,其苷键均为 α-苷键,这样的苷称 α-苷。但需要强调的是,β-D-糖苷和 α-L-糖苷中糖的端基碳原子的绝对构型是相同的,α-D-糖苷和 β-L-糖苷中糖的端基碳原子的绝对构型也是相同的。

　　组成苷的糖最多见的是 D-葡萄糖,其次,还有 L-阿拉伯糖、D-木糖、D-核糖、D-夫糖、L-鼠李糖、D-鸡纳糖、D-半乳糖、D-果糖、D-甘露糖、D-葡萄糖醛酸和 D-半乳糖醛酸等。另外,还有一些不常见的特殊单糖,如有分支碳链的 D-芹糖和主要存在于强心苷中的 $2,6$-二去氧糖等。

　　苷中的糖可以是单糖,也可以是低聚糖。组成苷的低聚糖多数由 $2\sim4$ 个单糖组成,但在皂苷、强心苷中,也可见到由 $7\sim8$ 个单糖组成的低聚糖。苷元多在一个位置与糖连接形成苷,但也有两个或两个以上的位置分别与单糖或低聚糖连接形成苷。

　　苷元的结构变化范围很大,如黄酮类、香豆素类、木脂素类等。因此,苷类化合物数目非常庞大。

(二)苷的分类

1. 按照苷键原子分类

(1)氧苷(O-苷)　即苷元通过氧原子和糖连接而成的苷。氧苷最常见、数量最多。氧苷又分为醇苷、酚苷、酯苷和氰苷,其中醇苷、酚苷较多,酯苷尤其是氰苷较为少见。

• 醇苷　苷元的醇羟基与糖脱水缩合而成的苷。如具有抗菌杀虫作用的毛茛苷(ranunculin),而红景天中的红景天苷(rhodioloside),具有致适应作用。

毛茛苷　　　　　　　　　　　　　　　红景天苷

• 酚苷　苷元的酚羟基与糖脱水缩合而成的苷。如天麻中具有镇静作用的天麻苷(gastrodin),丹皮中具有抗菌、镇静、镇痛作用的丹皮苷(paeonolide),虎杖中具有降血脂作用的白藜芦醇葡萄糖苷(虎杖苷 piceid)。

天麻苷　　　　丹皮苷　　　　　　　　白藜芦醇葡萄糖苷

• 酯苷 苷元的羧基与糖脱水缩合而成的苷,其苷键既具有缩醛的性质,又具有酯的性质。如山慈菇中抗霉菌的活性成分山慈菇苷 A(tuliposide A),该化合物一旦水解,苷元立即环合生成山慈菇内酯 A(tulipalin)。

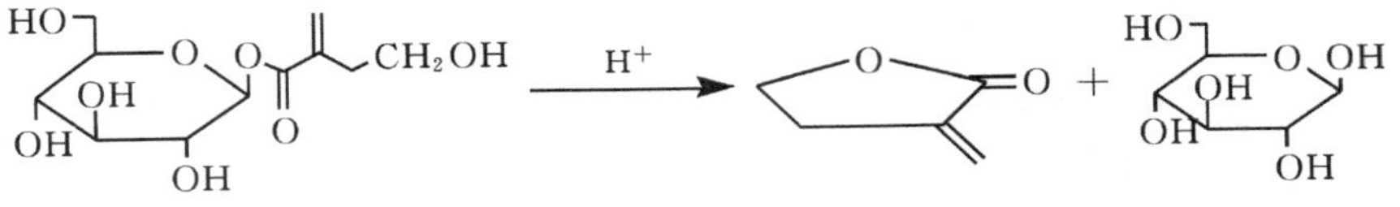

山慈菇苷 A　　　　　　　山慈菇内酯 A　　　葡萄糖

• 氰苷 主要是指苷元是 α-羟腈的苷。此类苷的特点是水溶性较大,不易结晶,容易水解,特别是在酸或酶的催化下水解更快。生成的苷元 α-羟腈很不稳定,立即分解为醛(或酮)和氢氰酸。在浓酸的作用下,苷元中的—CN 基容易氧化成—COOH,并产生 NH_4^+,而在碱性条件下,苷元发生异构化生成 α-羟基羧酸盐。

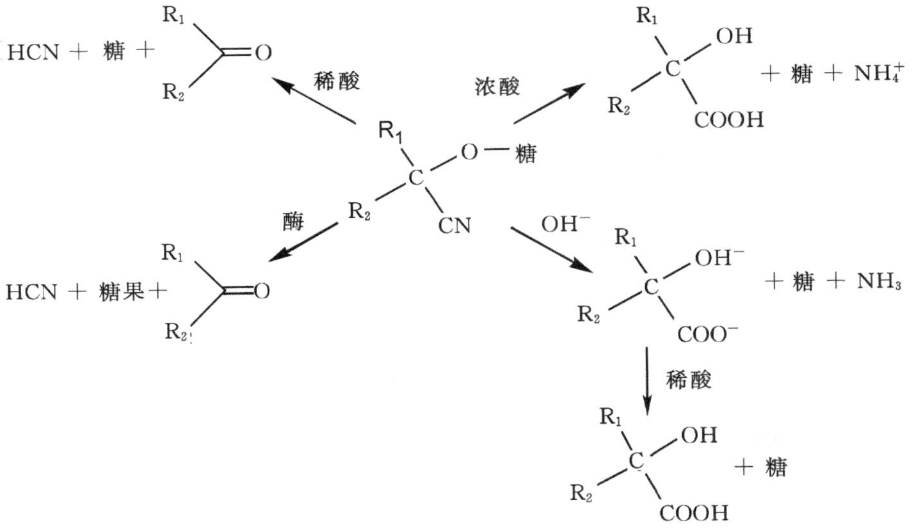

毛茛科和蔷薇科植物种子中含有的 α-羟-α-苯腈苷,苦杏仁中含有的苦杏仁苷(amygdalin),属于芳香族氰苷,苦杏仁苷在人体内会在酶及弱酸的作用下缓缓分解,生成 α-羟基苯乙腈,进一步再分解为具有苦杏仁味儿的苯甲醛和氢氰酸(HCN)。小剂量服用苦杏仁,由于释放少量 HCN,对呼吸中枢产生一定的抑制作用而镇咳。但大剂量口服会因 HCN 使延髓生命中枢先兴奋而后麻痹,并能抑制酶的活性而阻断生物氧化链,从而引起中毒,严重时可能导致死亡。苦杏仁苷在不同的条件下水解,所得到的水解产物不同。

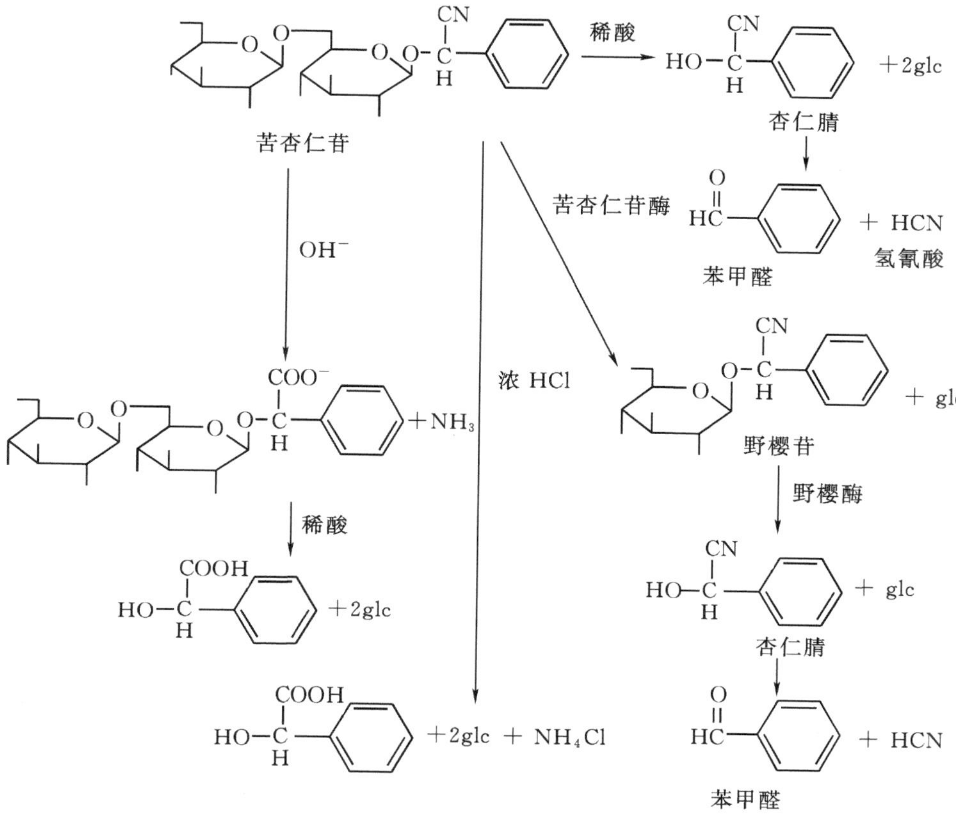

氰苷的苷元多数为 α-羟腈,也有的是 γ-羟腈和氧化偶氮类。这些氰苷经酸或酶水解不产生氢氰酸。垂盆草中具有降低血清谷丙转氨酶作用的垂盆草苷即属于 γ-羟腈苷类,苏铁种子中苏铁苷属于氧化偶氮苷类。

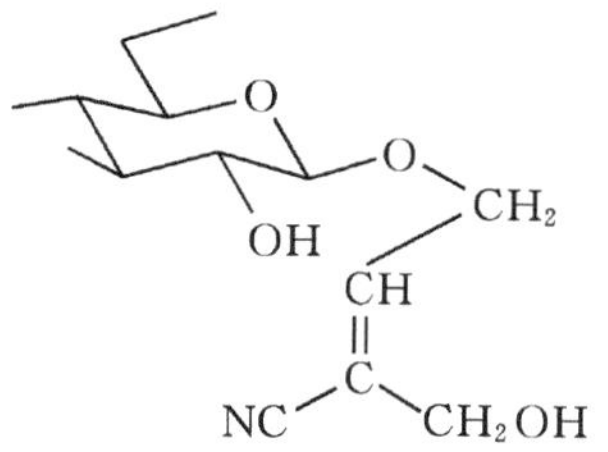

垂盆草苷 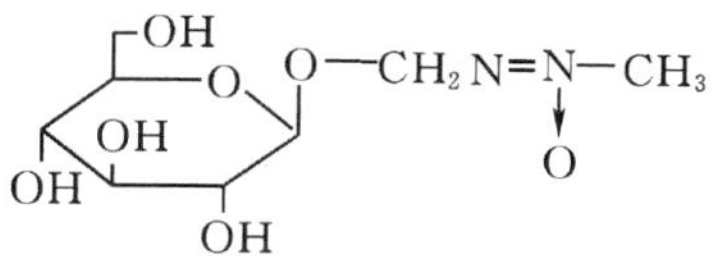　　　　　　　苏铁苷

(2)硫苷(S-苷)　苷元通过硫原子与糖连接而成的苷,即苷元的巯基与糖的半缩醛羟基脱水缩合而成的苷。这类苷数目较少,主要存在于十字花科植物中,如黑芥子中的黑芥子苷(sinigrin)和白芥子中的白芥子苷(sinalbin),以及萝卜中的萝卜苷(glugoraphenin)等。

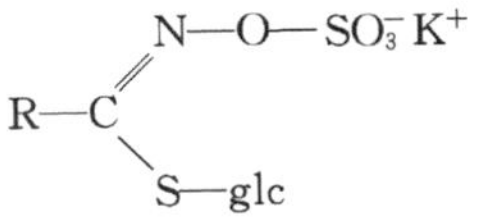

芥子苷通式 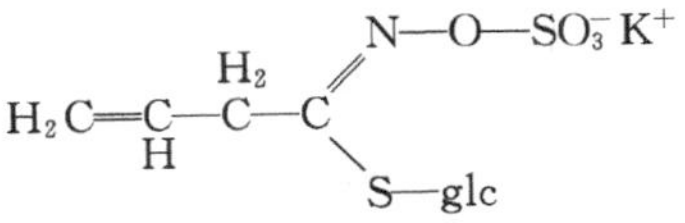　　　　　黑芥子苷

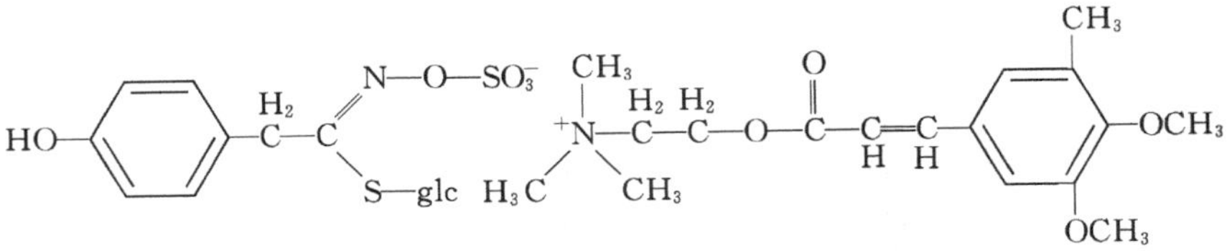

白芥子苷

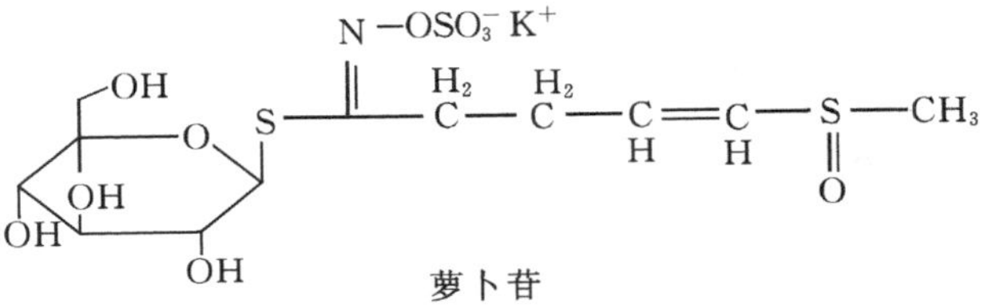

萝卜苷

（3）氮苷（N-苷）　即苷元上氮原子直接与糖的端基碳连接而成的苷。氮苷在生物化学领域中是很重要的化学物质。嘧啶类或嘌呤类与核糖（ribose）或 2-去氧核糖（2-deoxyribose）形成的核苷（nucleosides）类，是核酸的重要组成部分。常见的核苷有腺苷（adenosine）、鸟苷（guanosine）、胞苷（cytidine）、尿苷（uridine）等。

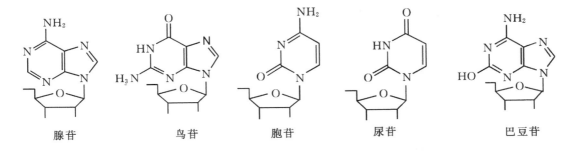

腺苷　　　　　鸟苷　　　　　胞苷　　　　　尿苷　　　　　巴豆苷

（4）碳苷（C-苷）　即苷元上碳原子直接与糖的端基碳连接而成的苷。碳苷常与氧苷共存，碳苷的形成是由于苷元酚羟基邻位或对位的活泼氢与糖的端基碳上的羟基脱水而成。碳苷的苷元多为黄酮类、蒽醌类化合物，尤以黄酮碳苷较为常见。属于黄酮类的碳苷如牧荆素（vitexin）、异牧荆素（isovitexin）、三色堇素（violanthin）等，属于蒽醌类的碳苷如芦荟中的致泻有效成分之一芦荟苷 A 和 B，后二者是苷元 C-10 位的一对非对映异构体，具有不同的旋光性和圆二色性，可以互相转化，是最早从中药中得到的结晶性蒽醌碳苷。

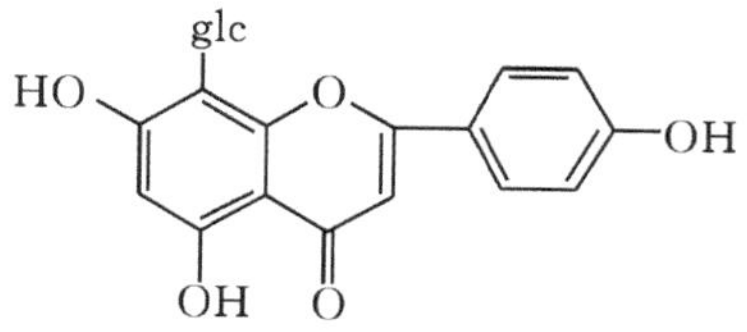

牧荆素

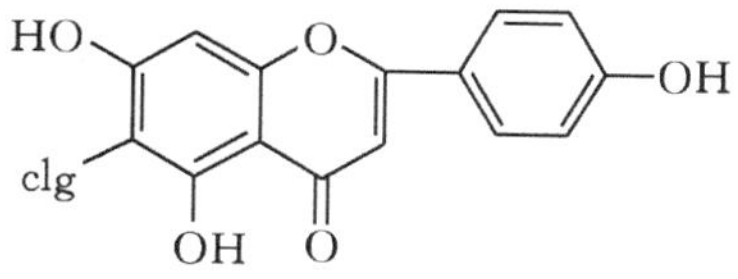

异牧荆素

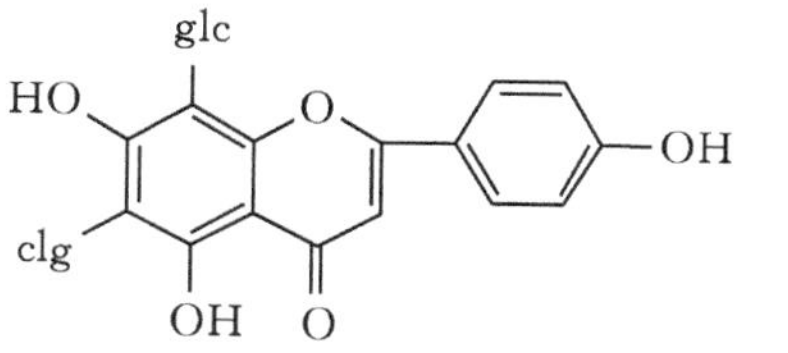

三色堇素

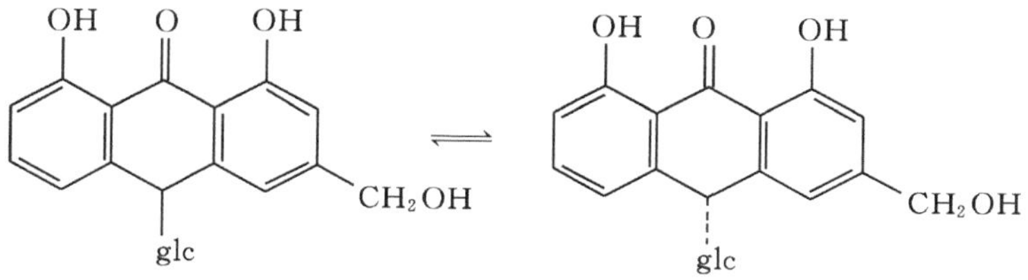

芦荟苷

2. 按照苷元的化学结构类型分类

按照苷元的化学结构类型可分为黄酮苷、蒽醌苷、香豆素苷、强心苷等。

3. 按照是否为原存于植物体的苷分类

(1)原生苷(primary glycosides) 即原存在于植物体的苷。

(2)次生苷(secondary glycosides) 原生苷在一定条件下水解,失去部分糖分子后生成的苷。如苦杏仁苷是原生苷,在酶或酸的水解下,失去一分子葡萄糖,生成的野樱苷属于次生苷。

除此之外,按照苷中所含糖分子的数目可分为单糖苷、双糖苷、三糖苷等;按照苷中所含糖链的数目可分为单糖链苷、多糖链苷等;按照苷中糖的种类或名称可分为葡萄糖苷、去氧糖苷等;按照苷的特殊生理活性可分为强心苷等;按照苷的特殊物理性质可分为皂苷等。

总之,从不同的角度,有不同的分类方法,本教材主要按照苷元的结构类型编排章节系统,再结合各类苷的特殊情况,介绍此类苷的性质特点及变化规律。如黄酮苷类和蒽醌苷类中可见到碳苷、强心苷类中多数为 α-去氧糖苷、皂苷中多见双糖链苷等。

第二节 糖和苷的理化性质

一、物理性质

(一)性状

单糖、低聚糖有甜味,随着糖的聚合度增高,甜味逐渐减弱,多糖无甜味。苷多无味儿,有些呈苦味或甜味,如甜菊苷(stevioside),比蔗糖甜 300 倍,临床上可用于糖尿病患者作甜味剂,无不良反应。苷类化合物的颜色是由苷元的颜色决定的,糖部分本身没有颜色。苷类化合物多数是固体,一般分子中糖的数目少的结晶性好,糖的数目较多时,则往往是具有吸湿性的无定形粉末。

(二)旋光性

苷类化合物的旋光性与苷元和糖的结构、苷元和糖及糖与糖的连接方式有关。多数苷呈左旋,但水解后的糖多为右旋光性的,因此,水解混合物常呈右旋。

(三)溶解性

单糖极性强,水溶性大,易溶于水。随着聚合度的增大,水溶性逐渐减小。多糖难溶于冷水,有些溶于热水呈胶体溶液,不溶或难溶于乙醇等有机溶剂。常利用这一特点,在水提取液中加大量高浓度的乙醇,使淀粉、黏液质、树胶等多糖类物质沉淀,通过过滤除去,这种方法称乙醇沉淀法。

苷的溶解性与苷元的结构大小、苷元上极性基团的种类、极性基团的数目、极性基团的位置有关外,还与所连糖的种类、数目等均有关。一般情况下,苷元属于弱亲水性物质,糖属于亲水性物质。苷元结构大、苷元上基团的极性小、极性基团的数目少、极性基团的位置不利于和水分子产生较大的亲和力,则使苷的亲脂性增大、亲水性减小。而苷元上连接糖的羟基多、糖的数目大,则会使苷的亲脂性减小、亲水性增大。总的来说,由于糖的影响,苷类属于极性较大的物质,在水和甲醇、乙醇、含水正丁醇等极性较大的有机溶剂中有较好的溶解度。但苷元结构较大的单糖苷,由于糖基所占比例小,往往可溶于极性较小的有机溶剂(如乙酸乙酯、氯仿)中。因此,苷类化合物的溶解性变化范围比较宽。当用极性由小到大的溶剂依次提取中药时,除了石油醚等非极性部分外,在极性小、中等极性、极性大的提取部分中,都有可能存在苷类化合物,但一般主要存在于极性较大的部分。

碳苷的溶解性比较特殊,无论在水或其他大多数溶剂中,都不易溶解。

二、化学性质及显色反应

(一)斐林试剂反应

斐林试剂(Fehling)反应是指还原糖可以与碱性酒石酸铜试剂反应,生成砖红色的氧化亚铜(Cu_2O)沉淀。

(二)托伦试剂反应

托伦(Tollen)试剂反应,又称银镜反应,是指还原糖可以与氨性硝酸银试剂反应,生成银镜。

(三)氧化反应

单糖分子中有醛(酮)基、醇羟基、邻二醇结构等,可以和一定的氧化剂发生反应。其中过碘酸和四醋酸铅只选择性的作用于邻二羟基上。

(四)糠醛形成反应

单糖与浓硫酸作用,脱去三分子水,生成具有呋喃结构的糠醛或糠醛衍生物;多糖和苷类化合物在浓酸的作用下,首先水解成单糖,继而脱水生成糠醛或糠醛衍生物。生成的糠醛或糠醛衍生物可以和一些酚类(α-奈酚、苯酚、间苯二酚等)、芳胺(苯胺、二苯胺、氨基酚等)及具有活性次甲基的化合物缩合,生成有色物质。常用于检测糖类和苷类化合物的 Molish 反应就是基于这一原理(试剂由浓硫酸和 α-萘酚组成,也称之为 α-萘酚-浓硫酸反应)。常用作色谱显色剂的是邻苯二甲酸和苯胺。

第三节　苷键的裂解

苷键具有缩醛的特性,在稀酸或酶的作用下,苷键可发生断裂,水解成苷元和糖。苷键的裂解对于研究苷的结构具有重要意义。通过苷键的裂解,可以了解苷元的结构、糖的种类和组成、糖与糖连接的顺序、苷元与糖及糖与糖的连接位置与方式等重要信息。苷键的裂解方法主要有酸催化水解、酶催化水解、碱催化水解和氧化开裂反应等。

一、酸催化水解

苷键具有缩醛的结构特点,对酸比较敏感,易被酸催化水解。反应多在水或稀醇中进行,常用一定浓度的盐酸、硫酸、乙酸和甲酸等。酸催化水解的反应机制是:苷键原子首先发生质子化,随后苷键断裂生成苷元和糖的阳碳离子中间体,在水中阳碳离子经溶剂化,再脱去 H^+ 形成糖分子。下面是葡萄糖氧苷酸催化水解的反应历程:

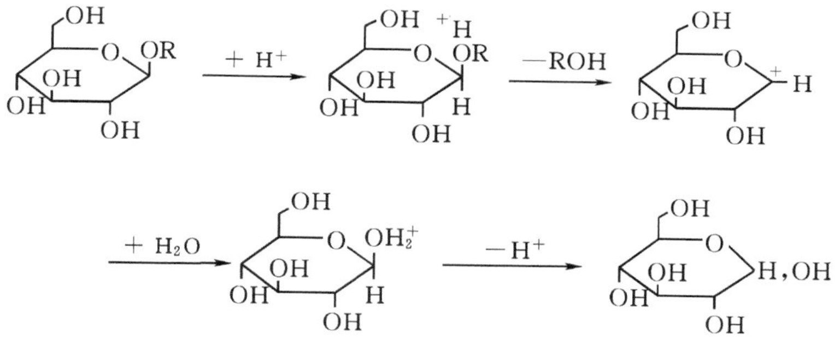

从反应机理可以看出,酸催化水解的难易与苷键原子的碱性,即苷键原子的电子云密度以及其空间环境有直接的关系。苷键原子质子化很关键,只要是有利于苷键原子质子化的因素,对水解都是有利的。在此基础上,存在以下酸催化水解的难易规律。

(1)按苷键原子的不同,水解的难易程度不同　一般酸催化水解的难易顺序为:N -苷＞O-苷＞S-苷＞C-苷。氮原子碱性强,易于给出电子或接受质子,故氮苷的苷键原子最容易质子化,因此氮苷最容易发生酸水解。碳原子上无游离电子对,不能质子化,因此碳苷很难发生水解。

(2)呋喃糖苷较吡喃糖苷容易水解　这是由于五元呋喃环的张力较六元吡喃环大,更易于形成水解中间体,更有利于水解。

(3)酮糖苷较醛糖苷更易水解　这是因为酮糖多数为呋喃糖结构。

(4)在吡喃糖苷中,吡喃环 C_5 位上的取代基越大,越难发生酸水解　按照 C_5 位上取代基的大小不同,水解难易顺序为:五碳糖苷＞甲基五碳糖苷＞六碳糖苷＞七碳糖苷＞糖醛酸苷。

(5)去氧糖较羟基糖易水解,羟基糖又较氨基糖易水解 尤其 2 位取代情况影响最为显著。具体规律为:2,3-去氧糖苷＞2-去氧糖苷＞3-去氧糖苷＞2-羟基糖苷＞2-氨基糖苷。

(6)芳香族苷比脂肪族苷(如萜苷、甾苷)容易水解 如有些酚苷如香豆素苷、蒽醌苷不用加酸,只加热就能发生水解。

酸催化水解常采用稀酸,如果是难水解的苷,则需采用较为剧烈的水解条件,如酸的浓度增大,水解的温度增高,水解的时间增长,甚至于在加压的情况下进行,但这又可能导致苷元发生脱水、双键转位等结构变化。为防止苷元结构发生变化,可采用双相酸水解法,即在反应混合液中加入与水不相混溶的有机溶剂,水解生成的苷元可以很快转溶于有机溶剂相,避免与酸长时间接触,从而获得结构不被破坏的苷元。

二、酶催化水解

苷类化合物也可以在酶的催化下,进行水解。酶水解的特点之一是条件比较温和,水解温度一般在 30~40 ℃。因此,苷元的结构不容易发生变化,可以得到真正的苷元。酶水解的另一个特点是专属性强,即 α-苷酶只能水解 α-苷键,β-苷酶只能水解 β-苷键,而且某些酶的专属性和糖及苷元的结构都有关系。如麦芽糖酶(maltase)是一种 α-苷酶,只能水解 α-葡萄糖苷键,苦杏仁酶(emulsin)是 β-苷酶,主要水解 β-葡萄糖苷键,但专属性稍差,对其他一些六碳糖的 β-苷键,也有水解作用。

由于酶水解的专属性,酶水解产物中会有次生苷或低聚糖。因此,通过酶水解,可以得知糖的种类、苷键及糖苷键的构型、连接方式等信息。

由于水解酶纯化的困难,除少数酶外,要获得适合各种苷水解的特定酶比较困难。一般多用混合酶进行酶解,如淀粉酶(amylase)、陈皮苷酶(hesperidinase)、纤维素酶(cellulase)等。也有用微生物的培养法水解苷类,即在微生物的培养液中加入苷,利用微生物体内的酶促反应,将苷键水解。另外,含苷类化合物的中草药中都含有相应的水解酶,因此在中草药的采收、加工及提取分离等过程中,需要考虑酶对苷的影响。

三、碱催化水解

由于多数苷键属于缩醛结构,对碱比较稳定,不易被碱催化水解。因此,很少使用碱催化水解苷类,多数采用酸催化水解或酶水解。但如果是酯苷或酚苷、苷元有羰基共轭的烯醇类及成苷的羟基 β-位有吸电子取代基时,其苷键具有酯的性质,遇碱可以发生水解。

四、乙酰解反应

在低聚糖苷的结构研究中,常应用乙酰解反应开裂一部分苷键,保留另一部分苷键,再用薄层色谱或气相色谱鉴定水解产物中乙酰化单糖和乙酰化低聚糖,并与标准品对照,由此得知苷分子中糖的连接顺序及连接方式。

反应用的试剂为乙酸酐与不同酸的混合液,常用的酸有硫酸、高氯酸、三氟乙酸或路易斯(Lewis)酸(如氯化锌、三氟化硼等)。反应的机理与酸催化水解相似,以 CH_3CO^+ 为进攻基团。

苷的乙酰解速度与糖苷键的位置有关,如果苷键的邻位有可乙酰化的羟基,或苷键邻位有环氧基,则由于电负性作用,可使乙酰解的速度减慢。从 β-苷键的葡萄糖双糖的乙酰解研究中可了解到苷键乙酰解的难易规律为:$(1\rightarrow6)\gg(1\rightarrow4)>(1\rightarrow3)>(1\rightarrow2)$,即 $1\rightarrow6$ 苷键最易乙酰解,$1\rightarrow2$ 苷键最难断裂。

乙酰解的操作较为简单,首先将苷溶于乙酐与冰乙酸的混合液中,加入 3％～5％量的浓 H_2SO_4,室温放置 1～10 天,然后将反应液倒入冰水中,以 Na_2CO_3 中和至 pH 3～4,再用三氯甲烷萃取其中的乙酰化糖,最后通过色谱柱分离,就可获得不同的乙酰化单糖或乙酰化低聚糖,并用 TLC 加以鉴定。

下面是一个五糖苷乙酰解的示例,糖部分有 2 分子 D-木糖、D-葡萄糖、D-鸡纳糖和 D-葡萄糖-3-甲醚组成。当用乙酐-$ZnCl_2$ 乙酰解后,以标准品作对照,用 TLC 检出了单糖、三糖和四糖的乙酰化物,苷的糖部分结构由此得到确定。

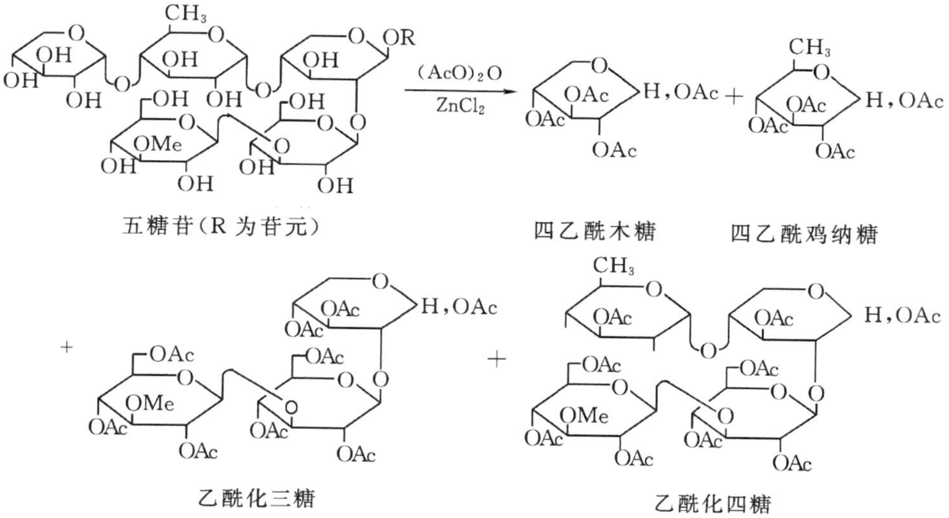

五糖苷(R 为苷元)　　四乙酰木糖　　四乙酰鸡纳糖

乙酰化三糖　　乙酰化四糖

五、氧化开裂反应

氧化开裂反应(Smith 裂解法)是在室温下进行的,条件比较温和,故对苷元结构容易改变的苷及碳苷的水解特别适合。

苷在水或稀醇溶液中,其糖基可被 $NaIO_4$ 在室温条件下氧化开裂为二元醛,继而用 $NaBH_4$ 将二元醛还原成二元醇,此时,只需将溶液调节至 pH 2 左右,室温放置,苷键即可发生水解,得到真正的苷元。

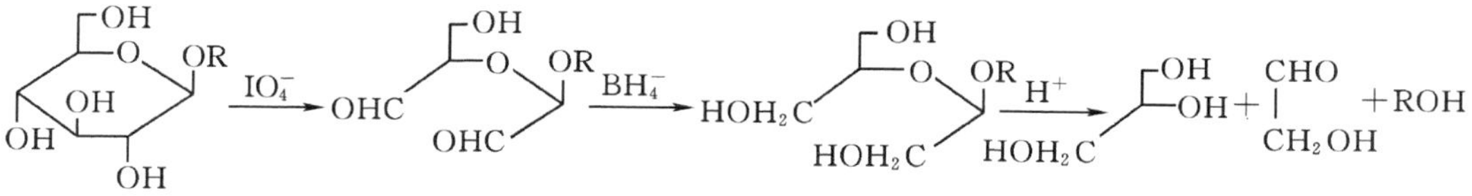

人参皂苷 Rb_1 用不同方法水解,可得到不同的水解产物,但只有 Smith 裂解法可以获得保

持原有构型的苷元,即 20(S)-原人参二醇(20 - S - protopanaxadiol)。

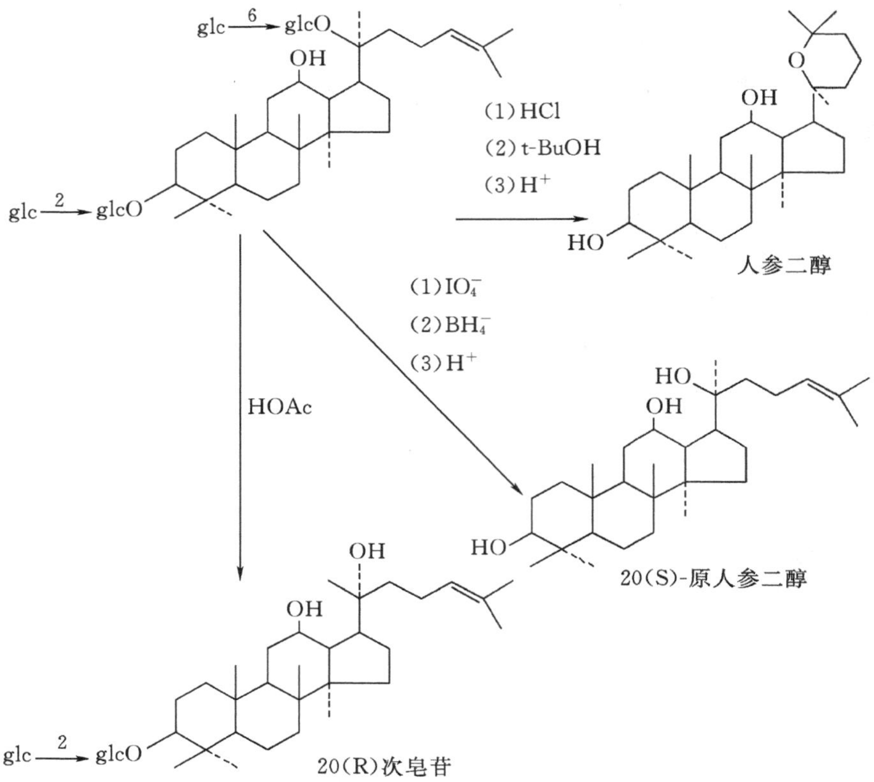

碳苷很稳定,很难发生酸水解。但用 Smith 裂解,可获得连有一个醛基的苷元。

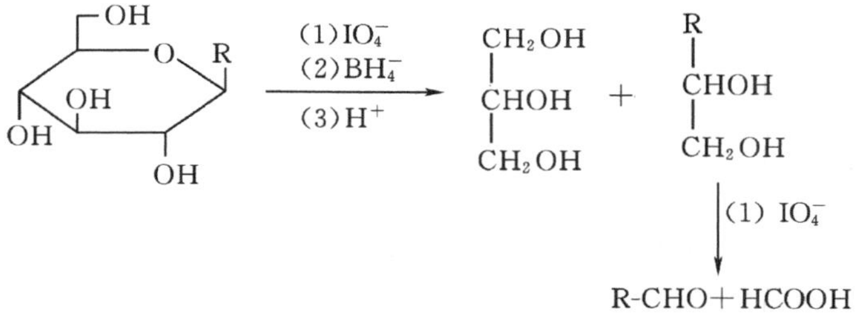

知识链接

　　对于糖醛酸苷类化合物的苷键,很难用稀酸进行水解,需要采用一些特殊的选择性水解反应,如紫外光照射法、四醋酸铅分解法、醋酐-吡啶法等。

第四节　糖及苷的提取与分离

一、糖和苷的提取

(一)糖类的提取

单糖羟基多,极性大,易溶于水,难溶于低极性有机溶剂。低聚糖的溶解性类似于单糖;黏液质、树胶、菊淀粉、肝糖原等多糖的溶解性与单糖相差很大,在冷水中难溶,如溶于热水则呈胶体溶液,不溶于乙醇。常用水、稀醇从中草药中提取单糖和低聚糖类化合物。

由于植物中有水解糖的酶共存,必须采用适当的方法破坏或抑制酶的活性,才可能获得原存形式糖。具体方法包括新鲜药材的迅速低温干燥、提取时须用沸水或醇,或提取之前先用碳酸钙拌药材粗粉,再用沸水提取等方法。下面是提取单糖、低聚糖的一般方法:

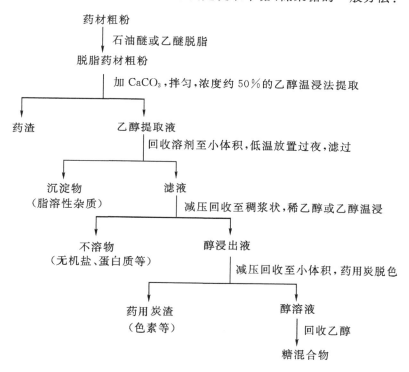

多糖及分子量较大的低聚糖可用水提取,也常根据多糖的性质特点,选用稀醇、稀碱、稀酸、稀盐溶液等进行提取。欲除去与多糖共存的杂质,可利用不溶于乙醇、丙酮等性质,在提取液中加乙醇、甲醇、丙酮等,使多糖沉淀后过滤以除去杂质。从中药中提取纯化多糖的一般方法如下:

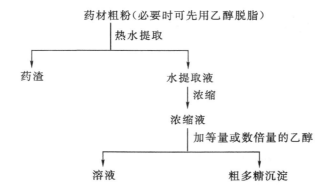

采用醇沉法获得的多糖,常与蛋白质混在一起,一般常用酚、三氯甲烷、鞣酸等试剂处理,使蛋白质选择性的沉淀而多糖不沉淀,除去蛋白质。为避免糖的结构发生改变,在操作中温度要低,酸性试剂处理的时间要短。具体方法有:

1. Sevag 法

按粗多糖溶液:CHCl₃:丁醇(25:5:1)的比例,将 CHCl₃、丁醇加入多糖溶液中,剧烈振摇 20 min,离心后,分去两层溶液交界处的变性蛋白,重复处理五次左右,可除去大部分蛋白质。

2. 酶解法

在粗多糖溶液中加入胃蛋白酶或胰蛋白酶、木瓜蛋白酶、链霉蛋白酶等蛋白质水解酶,使蛋白质降解。

3. 三氟三氯乙烷法

按 1:1 的比例,将三氟三氯乙烷加入到多糖溶液中,搅拌 10 min,离心后保留水层,依法再处理两次,可除尽蛋白质。

4. 三氯乙酸法

在多糖溶液中逐渐滴加30％三氯乙酸,直到不再产生浑浊为止,5～10 ℃放置过夜,离心,除去沉淀,得到不含蛋白质的上清液。

(二)苷类的提取

各种苷类化合物,由于苷元的结构不同、苷元上所连接糖的种类和数目等也往往不同;再加上中药中原生苷、次生苷、苷元往往共存,因而,很难用统一的方法提取苷类。在实际工作中,用系统溶剂提取苷类化合物时,不同极性的溶剂提取部分,均有可能存在苷类化合物。但多用甲醇、乙醇、水或乙酸乙酯作为苷的提取溶剂,对于某些亲脂性较强的苷,也可用氯仿作为提取溶剂。

在植物体内,苷类化合物往往与水解苷的酶共同存在于同一个植物的不同细胞中,如果将药材粗粉用冷水浸提,会使苷与酶接触而发生酶解反应,生成次生苷或苷元。当需要提取原生苷时,就应设法破坏或抑制酶的活性。具体的做法包括新鲜植物药材的迅速低温干燥(晾干或晒干)、用沸水和 50％以上的乙醇进行提取,或将药材粗粉用一定量的 CaCO₃ 拌匀后再用沸水提取、对新鲜药材加(NH₄)₂SO₄水溶液研磨促使酶变性后再选择合适的溶剂提取、提取过程中防止与酸碱的接触等措施。下面是用系统溶剂提取苷类化合物的流程图。

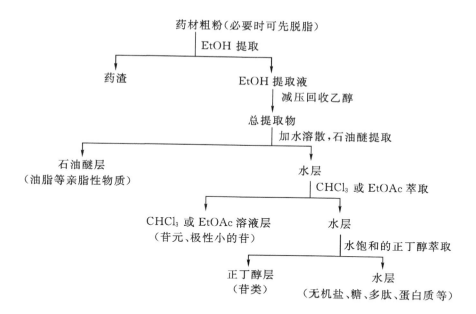

（三）苷元的提取

如果是提取苷元，须用适当的方法把苷水解，以释放出苷元来，再选择极性小的溶剂（如氯仿、乙酸乙酯、苯等）提取苷元。通常可以采用酸水解法，也可以在酶解（有适当水分，在30～40 ℃的条件下，放置12～24 h）的基础上结合酸水解，如薯蓣皂苷元的提取。有时还可以先提取总苷，再将总苷水解成苷元后，用极性小的溶剂提取苷元。

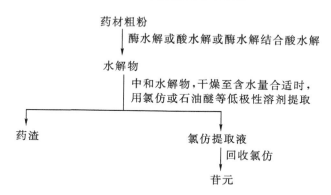

二、糖和苷的纯化和分离

（一）糖的纯化和分离

1. 药用炭柱色谱法

操作时，先将糖的混合物用适量水溶解，加到药用炭的柱顶，以缓慢的流速让糖充分地被吸附。然后，用水洗去无机盐和氨基酸，待单糖洗出后，用浓度递增的乙醇梯度洗脱，大约10％的稀醇可洗下二糖，15％的稀醇可洗下三糖。随着乙醇浓度的增大，分子量更大的糖依次洗下,通常 35%～45% 的稀醇即可以洗下所有的单糖和低聚糖。

2. 分级沉淀法

在混合多糖的浓水溶液中,逐渐加入乙醇或丙酮,收集不同醇(丙酮)浓度下析出的沉淀,再经反复溶解与沉淀处理,直到测得的物理常数恒定(最常测定的是比旋光度)或电泳检查合格即可。此法适合于分离在不同浓度的低级醇或丙酮中,溶解度差异较大的多糖物质。但须注意,在操作中溶液的 pH 应保持在 7,以保证糖的结构不改变。只有酸性多糖在 pH 7 时—COOH是以—COO⁻离子形式存在,需要在 pH 2～4 条件下才能有好的效果,但为了避免苷键发生酸水解,操作要迅速。

还可以将多糖制成甲醚化或乙酰化衍生物,再将衍生物溶于醇中,然后将乙醚等亲脂性有机溶剂分次加入醇溶液中,分批收集产生的沉淀,使多糖类化合物得到分离。

3. 离子交换色谱法

离子交换树脂可除去水提取溶液中的酸、碱性成分和无机离子,留下中性的糖。但为了糖的结构不发生改变,宜采用弱酸弱碱型、交链度比较小的离子交换树脂。

鉴于糖类在纸色谱上分离效果好的事实,将纤维素改性,使离子交换和纤维素色谱结合制成一系列离子交换纤维素,用于分离多糖效果良好。常用的阳离子交换纤维素有 CM-cellulose、P- cellulose、SE- cellulose、SM- cellulose 等,阴离子交换纤维素有 DEAE-cellulose、ECTEOLA- cellulose、PAB - cellulose、TEAE-cellulose 等。

4. 凝胶滤过色谱法

葡聚糖凝胶(Sephadex G)、聚丙烯酰胺凝胶(Bio-gel P)等广泛用于糖类化合物的分离。低聚糖一般用孔隙小的凝胶分离,如 Sephadex G-25、G-50 等。而多糖纯化分离时,可先用孔隙小的凝胶(如 Sephadex G-15、G-25)除去无机盐和小分子物质,再用大孔隙凝胶(如 Sephadex G-200)进行分离。如直链淀粉与支链淀粉的分离。分离酸性多糖的洗脱剂常用 pH 相同、离子强度不同的缓冲液,分离中性多糖的洗脱剂则多是不同浓度的硼砂溶液。

5. 季铵盐沉淀法

季铵盐及其氢氧化物可与酸性糖形成不溶性沉淀,常用于酸性多糖的分离。当溶液的 pH 调高或加入硼砂缓冲液使糖的酸度增高时,中性多糖也可以与季铵盐及其氢氧化物形成沉淀。常用的季铵盐氢氧化物有十六烷基三甲胺的氢氧化物(cetyl trimethyl ammonium hydroxide,CTA-OH)和十六烷基吡啶的氢氧化物(cetyl pyridium hydroxide,CP-OH)。操作时,在搅拌下向 0.1%～1%(W/V)的多糖溶液中,滴加浓度为 1%～10% 的 CTA-OH 或 CP-OH,酸性多糖可以首先出来,与中性多糖相分离。需要强调的是,多糖溶液的 pH 不能高于 9,避免中性多糖一同沉淀。

CTA-OH

CP-OH

6. 纤维素柱色谱法

纤维素柱色谱法对多糖的分离,兼具吸附色谱和分配色谱的性质,一般可获得良好的分离效果。洗脱剂可以是水、稀乙醇、稀丙酮、水饱和的正丁醇或异戊醇等。但对酸性多糖,应在溶剂系统中加适量的乙酸或甲酸,避免拖尾。

(二)苷的纯化和分离

苷类属于极性较大的成分,分离纯化比较困难。苷类在提取后,需要先纯化精制,除去混存的杂质,再用适当方法将混合苷进行分离。

1. 溶剂处理法

提取液经回收溶剂后,浓缩物选用合适的溶剂溶出苷类化合物,尽量少溶或不溶杂质,从而达到纯化的目的。如对于难溶于冷水、易溶于热水的一些苷类,乙醇提取液经浓缩后,加沸水搅拌或加水煮沸使苷类溶解,趁热过滤,除去不溶性杂质,再将滤液放冷,就可以析出较纯的苷。

根据酸性苷可溶于水、碱性水,而难溶于酸水的性质,可采用碱提酸沉法。即可在碱水提取液中加入酸,使苷类化合物析出沉淀,从而与溶液中的杂质相互分离。如黄酮苷、蒽醌苷常可采用此法。

还可以将某些水溶性较大的粗总苷(如粗皂苷)提取物先溶于少量甲醇或水中,再滴加丙酮或乙醚,使苷因溶解性降低而沉淀析出,过滤,即可与溶液中的杂质相分离。

2. 大孔树脂吸附法

大孔吸附树脂近年来广泛用于天然化合物的分离和纯化,尤其对水溶性较大的苷类化合物的分离纯化起到了很好的作用。

大孔吸附树脂是一种具有大孔结构的高分子吸附剂,大孔树脂按照极性的不同可分为非极性、中极性、极性和强极性四类。国产的 GDX-104、GDX-203、DA-101、DA-102 等属于低极性大孔树脂,GDX-401、GDX-501、GDX-601 等属于高极性的大孔吸附树脂。国外商品 Amberilite(美国)、XAD1-12 系列具有高、中、低极性。大孔吸附树脂具有吸附容量大,选择性好,吸附速度快,易于解吸附,机械强度好,再生处理简单等优点。

在提取苷类成分时,往往同时提出水溶性大的糖类、鞣质等物质,将水提取液通过弱极性的大孔树脂柱,先用水将糖等成分洗脱下来,再用浓度递增的乙醇将苷类化合物洗脱下来,起到纯化精制的目的。近年来,大孔树脂用于从苷的水提液中除去无机盐、糖类和肽类等水溶性杂质方面,成为有效的方法,尤其在皂苷的分离纯化中更为常用。

3. 铅盐沉淀法

中性醋酸铅 $Pb(AcO)_2$ 能与具有邻二酚羟基或具有羧基的苷类化合物反应,生成沉淀。碱式醋酸铅 $Pb(AcO)_2 \cdot Pb(OH)_2$ 可沉淀具有一元酚或多元酚结构特点的苷以及中性皂苷等,即沉淀范围更广。

中草药中某些杂质,如黏液质、树胶、树脂、蛋白质、鞣质等,也可以和 $Pb(AcO)_2$ 或 $Pb(AcO)_2 \cdot Pb(OH)_2$ 作用,生成沉淀。

在苷类化合物的纯化分离中,可利用中性醋酸铅或碱式醋酸铅与苷或共存杂质的反应关系,或者沉淀杂质,使苷类留在溶液中,或者沉淀苷类,使杂质留在溶液中,通过过滤使苷类与杂质或一些苷与另一些苷相互分离。

沉淀反应一般在水溶液或醇溶液中进行。铅盐和苷生成的沉淀需要分解,分解的方法主要有三种:通入 H_2S 气体法、阳离子交换树脂法和加入 Na_2SO_4 或 $(NH_4)_2SO_4$ 法。

方法一:

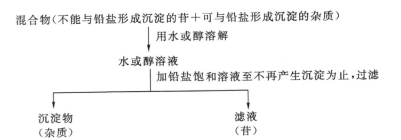

方法二:

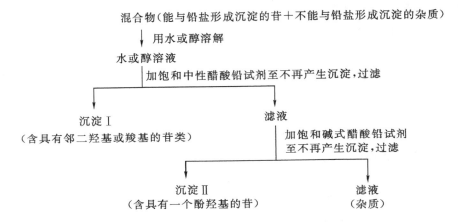

沉淀Ⅰ、沉淀Ⅱ分别用适当的方法脱铅,则得到纯度较好的、酚羟基分布不同的两类苷。

4. 柱色谱分离法

经初步纯化处理的苷的混合物,往往需要经过合适的柱色谱分离才能获得苷的单体化合物。具体操作时,可利用不同苷的极性、分配系数或分子量等的不同,采用吸附柱色谱、分配柱色谱、凝胶柱色谱和聚酰胺柱色谱等方法进行分离。

(1)吸附色谱法 此处是专指以硅胶、氧化铝为吸附剂的吸附色谱法。一般极性较小的苷和苷元,常采用硅胶吸附柱色谱等。

(2)分配色谱法 根据苷类化合物的极性大小,可选择正相分配柱色谱或反相分配柱色谱法进行分离纯化。①正相分配柱色谱:极性较大的苷类采用正相分配色谱法效果较好,常用硅胶、纤维素作支持剂,以水饱和的溶剂系统作流动相。②反相分配柱色谱:对于正相分配色谱分离效果不好的成分(如皂苷),用反相分配柱色谱往往可以获得良好的分离效果。反相柱色谱常用的固定相有 Rp−18、Rp−8、Rp−2 等(Rp 为 Reversed phase 的缩写),是将硅胶表面的硅醇基与含有 18 个碳原子(或 8 个碳原子或 2 个碳原子)的链状烷基键合而成。流动相常为含水-醇、水-甲腈或水-乙腈的混合溶剂。反相柱色谱需要有反相薄层色谱配合应用,以适时检查洗脱液中成分的洗脱情况。

（3）凝胶色谱法　凝胶色谱分离法也常用于苷类化合物的分离，根据苷类化合物的极性变化，可选择葡聚糖凝胶（Sephadex G）或羟丙基葡聚糖凝胶（Sephadex LH－20），常用的洗脱剂为逐渐增加醇浓度的水－醇溶剂系统。一般化合物洗出的先后顺序是大分子先出，小分子后出。如在 Sephadex LH－20 柱上，用甲醇作洗脱液分离黄酮苷类化合物时，黄酮的三糖苷先被洗下，二糖苷其次，单糖苷最后被洗脱下来。

（4）聚酰胺柱色谱　可以根据苷元上酚羟基的数目和位置、苷元的芳香化程度不同，采用聚酰胺柱色谱分离苷类化合物。如黄酮苷、蒽醌苷的分离。洗脱剂如果是醇－水系统时，一般苷较相应的苷元先被洗下。如果用非极性溶剂如 $CHCl_3$－MeOH 系统时，往往是苷元较相应的苷先被洗下。即聚酰胺色谱具有"双重色谱"的性质。

总之，对于组成复杂的苷类混合物，采用一种柱色谱往往无法完成相互之间的彻底分离，需要反复上柱分离，或综合应用各种色谱法，包括离心薄层色谱和高效液相色谱等，才能获得理想的分离结果。

第五节　糖和苷类化合物的鉴定

利用糖类化合物的还原性及在一定条件下脱水后的产物糠醛及其衍生物，可以与许多芳胺、酚类缩合成有色物质而进行鉴定

苷类化合物的共性是分子中含有糖基。因此，通过检查分子中是否含有糖基类判断被检查物是否属于苷类化合物。如果想鉴定出是哪种苷，则需要进一步鉴定苷元的类型，这部分相关内容将在有关章节中具体介绍。

一、理化方法

（一）α-萘酚-浓硫酸反应

单糖、多糖和苷均能通过 α-萘酚-浓硫酸反应（Molisch 反应）进行鉴定。单糖在浓硫酸的作用下，生成糠醛或糠醛的衍生物，再遇到某些酚类、芳胺类及具有活性次甲基基团的化合物，可生成有色物质而显色。而多糖类及苷类化合物遇到浓硫酸先水解生成单糖，之后也发生同样的显色反应。因此，α-萘酚-浓硫酸反应阳性只能说明样品溶液中含有单糖或结合的糖，但无法区分具体是游离的单糖、低聚糖、多糖还是苷。

操作时，将样品的水溶液，加 3％的 α-萘酚乙醇溶液，振摇后，沿着倾斜的试管壁滴加浓硫酸约 1 ml，两层溶液的界面处有紫红色的环。

（二）费林试剂反应

单糖具有还原性，可以与费林试剂（Fehling）发生反应，产生砖红色的氧化亚铜沉淀。非还原性的多糖、苷类化合物需要先进行水解，使其产生还原性的单糖后，再与 Fehling 试剂反应，才能产生砖红色的沉淀。

多糖往往不溶于甲醇或乙醇，若将样品的醇溶液进行 Fehling 反应，如出现砖红色沉淀，说明有单糖存在。将反应液中的沉淀滤去，再进行 Molisch 反应，如果出现阳性结果，则说明有苷类化合物。或者将滤去砖红色沉淀的滤液进行酸水解后，再进行 Fehling 反应，如出现砖

红色沉淀,说明有苷存在。

(三)苯胺-邻苯二甲酸反应

还原糖可以与苯胺-邻苯二甲酸试剂发生颜色反应。此反应常作为糖的色谱显色剂。

二、色谱法

糖和苷类化合物的色谱鉴定主要有薄层色谱法和纸色谱法。

1.硅胶薄层色谱法

常用极性较大的含水溶剂系统为展开剂,如氯仿-甲醇-水(65:35:10,下层)、正丁醇-冰乙酸-水(4:1:5上层,BAW)、乙酸乙酯-正丁醇-水(4:5:1,上层)。对一些极性较小的苷类,可采用一定比例的氯仿-甲醇、丙酮-甲醇等溶剂系统。

由于糖的极性大,容易产生拖尾现象,控制点样量(通常小于 5 μg),通常可以改善。还可以通过采用 0.03 mol/L 硼酸溶液或无机盐等水溶液代替水铺板,使载样量增大、分离效果改善。用于调制吸附剂硅胶铺板的无机盐水溶液有 0.3 mol/L 磷酸氢二钠或磷酸二氢钠溶液等。

2.纸色谱法

因为糖和苷类化合物多属于极性较大的物质,纸色谱用的展开剂一般为水饱和的有机溶剂,如正丁醇-冰乙酸-水(4:1:5,上层)、正丁醇-乙醇-水(4:2:1)及水饱和的苯酚等。

糖的薄层色谱和纸色谱显色剂有些是通用的。如硝酸银试剂,使还原糖显棕黑色斑点;而苯胺-邻苯二甲酸盐试剂,使五碳醛糖和六碳醛糖呈现略有不同的颜色。含有硫酸的显色剂,只能用于薄层色谱显色。如茴香醛-硫酸试剂、间苯二酚-硫酸试剂、α-萘酚-硫酸试剂、硫酸-水溶液及硫酸-乙醇溶液等。这些试剂喷雾后需要在 100 ℃左右加热数分钟使斑点颜色出现。但以羧甲基纤维素钠为黏合剂的硅胶薄层,使用含硫酸的显色剂时,加热的温度和时间均需控制。

需要强调的是,苷类化合物的种类多,结构和性质变化很大,其色谱鉴定方法很难有通用的条件。因此,不同苷类化合物的色谱鉴定方法主要放在各具体章节中介绍。

第六节　糖类化合物的研究实例

【实例1】冬青叶(冬青叶多糖)

(1)来源与功效　冬青叶为冬青科植物冬青 *Ilex kudincha* C. J. Tseng 的叶片。由苦丁茶冬青的叶制成的苦丁茶,是民间常用的中草药,苦丁茶苦、甘、凉,具有清热解毒、祛暑的功效。

(2)药理与临床应用　可用于治疗头痛、齿痛、目赤、热病烦渴、痢疾等症。

(3)化学成分类型及主要化合物　主要含有冬青叶多糖。

(4)提取分离方法　其中具有生物活性的多糖的提取纯化方法如下:

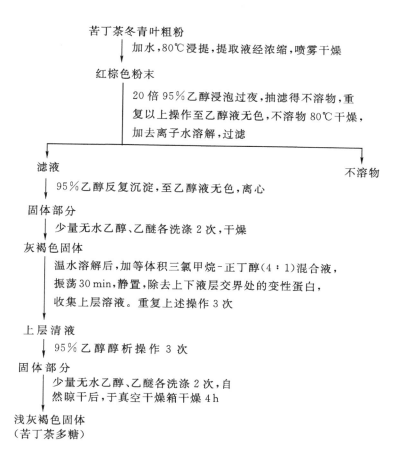

苦丁茶冬青叶粗粉

↓ 加水,80℃浸提,提取液经浓缩,喷雾干燥

红棕色粉末

↓ 20 倍 95％乙醇浸泡过夜,抽滤得不溶物,重
复以上操作至乙醇液无色,不溶物 80℃干燥,
加去离子水溶解,过滤

滤液　　　　　　　　　　　　　　　　不溶物

↓ 95％乙醇反复沉淀,至乙醇液无色,离心

固体部分

↓ 少量无水乙醇、乙醚各洗涤 2 次,干燥

灰褐色固体

↓ 温水溶解后,加等体积三氯甲烷-正丁醇(4∶1)混合液,
振荡 30 min,静置,除去上下液层交界处的变性蛋白,
收集上层溶液。重复上述操作 3 次

上层清液

↓ 95％乙醇醇析操作 3 次

固体部分

↓ 少量无水乙醇、乙醚各洗涤 2 次,自
然晾干后,于真空干燥箱干燥 4 h

浅灰褐色固体
(苦丁茶多糖)

首先用水为溶剂温浸法提取,干燥后的提取物用 95％乙醇浸泡脱色后,不溶物干燥后用去离子水溶解,再反复用乙醇除去残留的色素,并结合 Sevag 法除去蛋白质,得到的上清液再经过乙醇纯化处理,干燥后得到浅灰褐色的苦丁茶多糖。

【实例 2】菟丝子(菟丝子多糖)

(1)来源与功效　菟丝子为旋花科植物菟丝子 *Cuscuta chinensis Lam*. 的种子,是一种常用中药,具有补肝肾、益精、明目、安胎等功能。

(2)药理与临床应用　适用于肝肾不足的腰膝筋骨酸痛,腿脚软弱无力、阳痿遗精、呓语、小便频数、尿有余沥、头晕眼花、视物不清、耳鸣耳聋以及妇女带下、习惯性流产等症。

(3)化学成分类型及主要化合物　主要含生物碱、蒽醌、香豆素、黄酮、苷类、甾醇、鞣酸、糖类等;菟丝子中的多糖是其主要有效成分。

(4)提取分离方法　其重要成分两个杂多糖的提取分离流程如下:

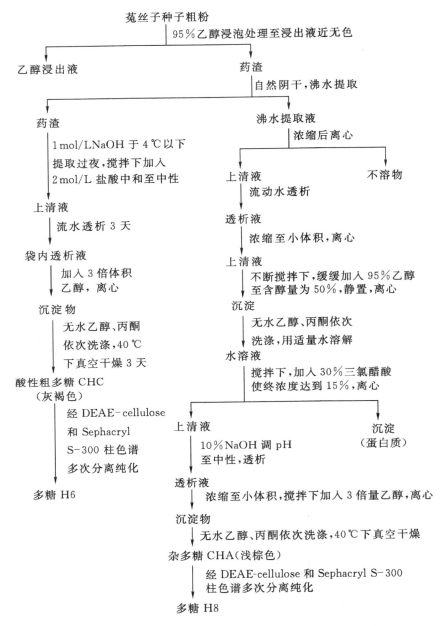

菟丝子种子粗粉
└ 95％乙醇浸泡处理至浸出液近无色

乙醇浸出液 ──── 药渣
                └ 自然阴干,沸水提取

药渣 ──── 沸水提取液
          └ 浓缩后离心

1mol/LNaOH 于 4℃以下
提取过夜,搅拌下加入
2mol/L 盐酸中和至中性

上清液 ──── 不溶物
 └ 流动水透析

上清液
 └ 流水透析 3 天

透析液
 └ 浓缩至小体积,离心

袋内透析液
 └ 加入 3 倍体积
   乙醇,离心

上清液
 └ 不断搅拌下,缓缓加入 95％乙醇
   至含醇量为 50％,静置,离心

沉淀物
 └ 无水乙醇、丙酮
   依次洗涤,40℃
   下真空干燥 3 天

沉淀
 └ 无水乙醇、丙酮依次
   洗涤,用适量水溶解

水溶液
 └ 搅拌下,加入 30％三氯醋酸
   使终浓度达到 15％,离心

酸性粗多糖 CHC
（灰褐色）
 └ 经 DEAE-cellulose
   和 Sephacryl
   S-300 柱色谱
   多次分离纯化

上清液 ──── 沉淀
 │   （蛋白质）
 └ 10％NaOH 调 pH
   至中性,透析

多糖 H6

透析液
 └ 浓缩至小体积,搅拌下加入 3 倍量乙醇,离心

沉淀物
 └ 无水乙醇、丙酮依次洗涤,40℃下真空干燥

杂多糖 CHA（浅棕色）
 └ 经 DEAE-cellulose 和 Sephacryl S-300
   柱色谱多次分离纯化

多糖 H8

    根据多糖溶解性的特点,流程中多次用 95％乙醇沉淀纯化多糖。对于小分子水溶性化合物采用透析法除去,而共存的蛋白质则采用三氯乙酸法加以去除。

 学习小结

    本章内容包括糖和苷的含义,糖在生物体中的作用、糖和苷的生物活性、糖和苷的结构与分类、理化性质、显色反应、糖和苷的提取分离方法、糖和苷类化合物的鉴定及糖类化合物的研究实例等。主要内容如下:

（1）糖和苷的定义,苷键的构型。

（2）糖和苷的结构与分类,要求基本概念要掌握,重点是按照苷键原子进行分类的部分。

（3）糖和苷的物理化学性质中,重点掌握糖和苷的溶解性特点及影响苷类化合物溶解性的结构因素,掌握糖和苷的化学检识方法及苷键的酸水解、酶水解的原理及不同水解条件下的水解产物。熟悉氧化开裂法的优点和反应原理。

（4）糖和苷的提取部分,重点是提取糖和苷时如何选择溶剂,提取原生苷时如何破坏或抑制酶的活性,提取次生苷或苷元时,怎样使原生苷水解得到次生苷或苷元,再选择溶剂进行提取。

（5）糖的纯化分离部分,重点是药用炭柱色谱法、分级沉淀法、离子交换色谱法、凝胶滤过色谱法的原理和每种方法的特点。苷的纯化分离部分,重点是溶剂处理法、大孔树脂吸附法。在柱色谱分离法中,应掌握什么情况下选择吸附柱色谱,什么情况下选择分配柱色谱,正相分配色谱和反向分配色谱各自适合分离什么特点的苷类化合物。

（6）糖和苷类化合物的鉴定部分,重点是 Molisch 反应、Fehling 反应和苯胺-邻苯二甲酸反应的实际运用,以及薄层色谱、纸色谱法在糖类和苷类化合物鉴定中的应用。

（7）通过学习糖类化合物的研究实例,强化对多糖类化合物提取、纯化、分离方法的原理及操作方法的掌握。

 目标检测

一、选择题

1.属于去氧糖的是（ ）

A.D-葡萄糖　　　　B.D-葡萄糖醛酸　　　C.D-洋地黄毒糖　　　D.L-山梨糖

2.属于氧苷的是（ ）

A.巴豆苷　　　　B.红景天苷　　　　C.牡荆素　　　　D.萝卜苷

3.欲沉淀水提取液中的淀粉、黏液质、树胶等多糖类成分,可用（ ）

A.乙醇沉淀法　　　　　　　　　　B.离子交换树脂法

C.通入硫化氢气体法　　　　　　　D.酶解法

4.下列苷键中糖的端基碳原子的绝对构型一致的是（ ）

A.β-D-苷键和α-L-苷键　　　　　　B.α-D-苷键和α-L-苷键

C.α-D-苷键和β-L-苷键　　　　　　D.β-D-苷键和β-L-苷键

5.既能够用于检识糖又能够用于检识苷的化学反应是（ ）

A.Fehling 反应　　　　　　　　　B.Tollen 试剂反应

C.Molish 反应　　　　　　　　　　D.碘化铋钾试剂反应

6.在苷的酸水解反应中,符合水解难易规律的是（ ）

A.去氧糖苷易于羟基糖苷　　　　　B.N-苷＞O-苷＞S-苷＞C-苷

C.吡喃糖苷易于呋喃糖苷　　　　　D.芳香族苷易于脂肪族苷

7.条件比较温和,可以获得真正苷元的水解方法是（ ）

A.剧烈酸水解法　　　　　　　　　B.酶水解法

C.氧化开裂法   D.双相酸水解法

8.粗总糖用药用炭柱色谱分离纯化时,依次用水、浓度递增的乙醇洗脱,洗脱顺序为(　　)

A.四糖→三糖→二糖→单糖   B.四糖→二糖→三糖→单糖

C.单糖→三糖→二糖→四糖   D.单糖→二糖→三糖→四糖

9.欲提取原生苷,抑制或破坏酶的活性的方法有(　　)

A.用冷水为溶剂,浸提所需要的成分

B.沸水作提取溶剂

C.药材粗粉用碳酸钙拌匀后再用沸水提取

D.用乙醇作提取溶剂

10.多数苷类化合物呈左旋,但水解后的混合液一般呈(　　)

A.右旋   B.左旋   C.内消旋   D.没有旋光性

二、问答题

1.简述苷类化合物的溶解性规律。

2.如何鉴别某药材水提取液中是否含有单糖、低聚糖或多糖、苷类化合物?

3.试比较苷的不同水解方法的特点。

4.试述如何选择糖和苷类化合物的提取溶剂。

第五章　苯丙素类化合物

学习目标

【掌握】香豆素类化合物的结构与分类、理化性质、提取分离的方法。

【熟悉】木脂素类化合物的结构与分类、提取分离、初步鉴定等基本知识。

【了解】香豆素类的分布、生物活性和含有香豆素类化合物的常见中草药。

苯丙素类（phenylpropanoids）是一类具有一个或几个 $C_6 - C_3$ 单元的天然产物，广泛存在于高等植物中，具有多方面的生理活性。从生物合成途径来看，苯丙素类是由桂皮酸途径合成而来的。其中由莽草酸合成苯丙氨酸，在苯丙氨酸脱氨酶（pheylalanine ammonialyase，PAL）的作用下，苯丙酸脱去氨基酸生成桂皮酸（cinnamic acid）衍生物，桂皮酸衍生物经羟化、氧化、还原、醚化等反应，生成了苯丙烯、苯丙醇、苯丙醛、苯丙酸等简单苯丙素类化合物。在此基础上，经异构、环合反应生成了香豆素类化合物；经缩合反应生成木脂素类化合物。此外，桂皮酸衍生物还可以通过氧化、脱羧等反应生成 $C_6 - C_2$、$C_6 - C_1$、C_6 等结构单元。

苯丙素类化合物包括简单苯丙素类（simple phenypropanoids）、香豆素类（coumarins）、木脂素（lignans）、木质素类（lignins）和黄酮类（flavonoids）等，本章重点介绍香豆素类和木脂素类。

第一节　香豆素类

香豆素（coumarins）是一类具有苯骈 α-吡喃酮母核的天然产物的总称，在结构上可以看成是顺邻羟基桂皮酸脱水而成的内酯。

香豆素类广泛分布于高等植物花、茎、叶、果实中，尤其是在伞形科、芸香料、豆科、兰科、木樨科、茄科、菊科等植物中分布最为普遍，许多中药如茵陈、秦皮、蛇皮子、补骨脂、白芷、前胡、九里香等均含有香豆素，此外香豆素类在动物和微生物中也有少量存在。

现代研究表明，香豆素类成分具有多方面的生物活性。如抗肿瘤、抗菌、抗病毒、抗氧化、增强人体免疫力等。如秦皮中的七叶内酯及七叶苷治疗痢疾，瑞香内酯对大肠杆菌、金黄色葡萄球菌有抑制作用；蛇床子中的奥斯脑可抑制乙型肝炎表面抗原；茵陈中的滨蒿内酯有解痉利胆等。另外香豆素类化合物还有很强的光学活性，如补骨脂内酯可用于治疗白癜风。

一、香豆素类化合物的结构与分类

香豆素类化合物的基本母核为苯骈 α-吡喃酮，大多香豆素类成分只在苯环一侧有取代，也有少部分香豆素成分在 α-吡喃酮环上有取代。

香豆素的母核上常有羟基、烷氧基、苯基、异戊烯基等取代,其中异戊烯基的活泼双键又与邻酚羟基环合成呋喃或吡喃结构,根据其取代基及连接方式不同,可将香豆素类化合物大致分为四类,既简单香豆素、呋喃香豆素类、吡喃香豆素类、其他香豆素类。

香豆素类化合物的结构类型见表 5-1。

表 5-1 香豆素类化合物的结构类型及特点

结构类型	基本母核	结构特点	实 例
简单香豆素类	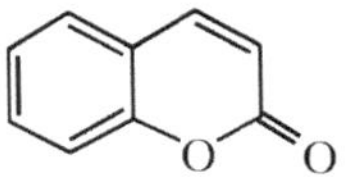	只在苯环上有取代基。常见的取代基有:羟基、烷氧基、苯基、异戊烯基等,7-位一般含有含氧基团,异戊烯基常出现在 C_6、C_8 位上	伞形科植物秦皮中分离出七叶内酯能治疗细菌性痢疾、七叶苷具有利尿、保护血管通透性的作用
呋喃香豆素类	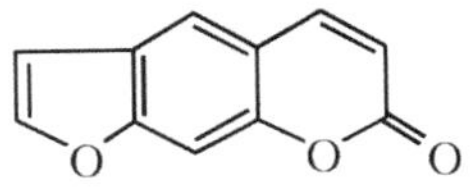 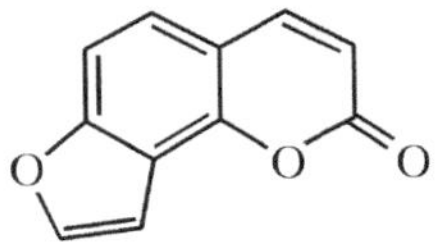	香豆素母核中 7-位羟基与相邻侧链(异戊烯基)环合而成呋喃环。可分为 6、7-呋喃香豆素(又称线性)和 7、8-呋喃香豆素(又称角型)	豆科植物补骨脂中分离出补骨脂内酯能治疗白癜风、异补骨脂内酯能显著扩张冠状动脉
吡喃香豆素类	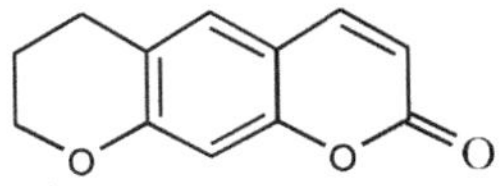 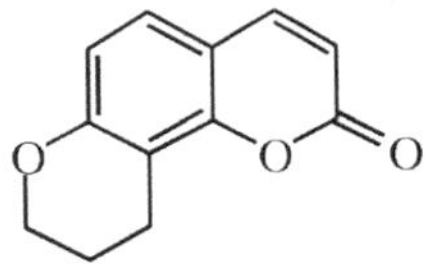	香豆素母核中 7-位羟基与 6(或 8)位取代异戊烯基缩合而成吡喃环。可分为 6、7-吡喃香豆素(又称线性)和 7、8-吡喃香豆素(又称角型)	中药紫花前胡中紫花前胡醇、紫花前胡素具有抗血小板聚集作用,白花前胡中北美芹素,白花前胡丙素具有抗血小板聚集、扩张冠状动脉等活性
其他类香豆素	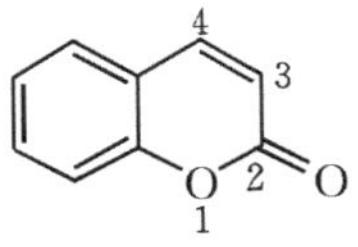	主要是在 α-吡喃酮环上有取代基的香豆素类。一般在 C_3、C_4 常有苯基、羟基、异戊烯基等取代。以及香豆素二聚体、三聚体	从中药茵陈中得到的茵陈内酯具有治疗急性肝炎作用,印度黄檀中得到黄檀内酯具有抗菌、抗氧化作用

二、香豆素类化合物的理化性质

(一)形状

游离的香豆素多有完好的结晶性状,有一定的熔点,多具有香味。分子量小的有挥发性,可随水蒸汽蒸出,具有升华性。香豆素苷,大多无香味、无挥发性,不能升华。

(二)溶解性

游离香豆素为亲脂性化合物,易溶于甲醇、乙醇、氯仿、乙醚、苯等有机溶剂,能溶于沸水,不溶或难溶于冷水。与糖分子结合成苷后,能溶于水、甲醇、乙醇,难溶于氯仿、乙醚、苯等极性小的有机溶剂。

(三)碱水解反应(内酯反应)

香豆素分子中的 α-吡喃酮环具有 α、β 不饱和内酯结构,在稀碱液中逐渐水解开环,生成溶于水的顺式邻羟基桂皮酸盐,顺式邻羟基桂皮酸不宜游离存在,其盐的水溶液一经酸化即闭环恢复为内酯。但香豆素类与碱液长时间放置或紫外线下照射,水解生成的顺式邻羟基桂皮酸盐可转变成稳定的反式邻羟基桂皮酸盐,酸化不再环合恢复成内酯。

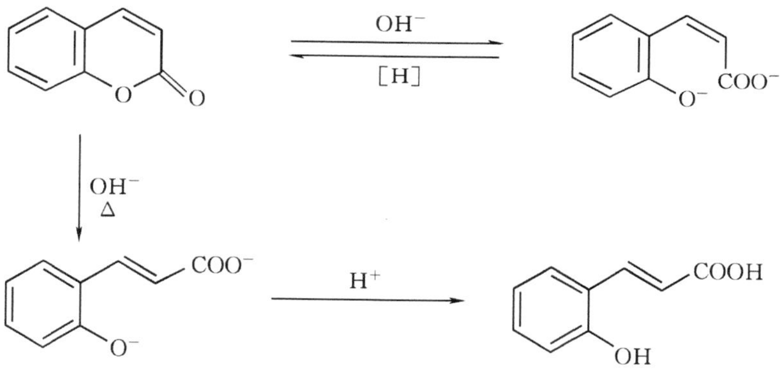

香豆素类成分与浓碱一起煮沸,可导致内酯环破裂,转变为酚类或酚酸类。所以,在用碱液提取香豆素类成分时,必须注意碱液的浓度和加热时间,防止内酯环破裂。

(1)香豆素内酯环发生碱水解的速度与 C_7 位取代基性质有关,其水解难易顺序是:7-OH香豆素 < 7-OCH$_3$香豆素 < 香豆素。

(2)C_8 的适当位置有羰基、双键或环氧结构时,其水解可获得顺式邻羟基桂皮酸的衍生物,而不再闭环成内酯。

(四)与酸反应

1. 环合反应

香豆素成分对酸不稳定,容易发生异戊烯基双键开裂并与邻酚羟基环合等反应。

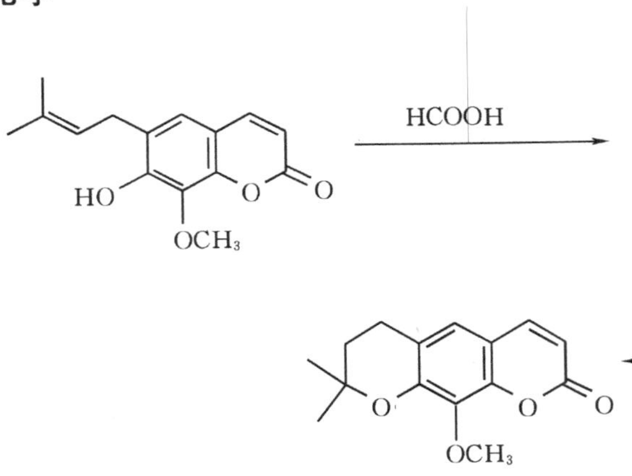

2. 醚键的开裂

烯醇醚基和烯丙醚基遇酸易开裂,如:东莨菪内酯的烯醇醚,室温在稀硫酸作用下生成东莨菪素。

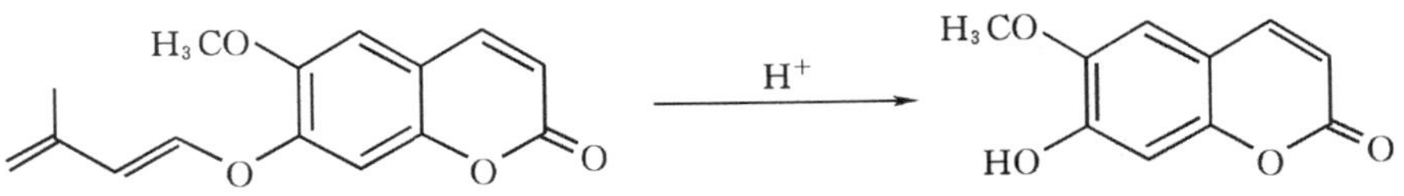

3. 双键性质

香豆素类分子中具有双键结构如 $C_3=C_4$ 双键、呋喃或吡喃双键和侧链双键,在控制条件下氢化,非共轭的侧链活泼双键最先被氧化,然后是和苯环共轭的呋喃或吡喃环上的双键氢化,最后是 $C_3=C_4$ 双键。

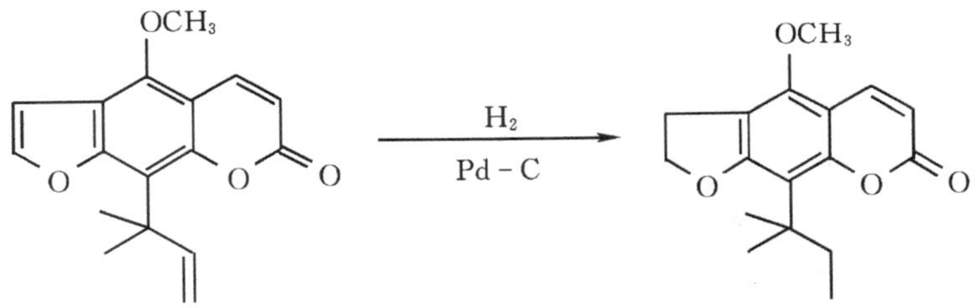

(五)显色反应

1. 异羟肟酸铁反应

香豆素类具有内酯结构,在碱性环境下可开环,与盐酸羟胺缩合成异羟肟酸,在酸性条件下再与三氯化铁作用络合生成异羟肟酸铁而显红色。

2. 三氯化铁试剂反应

含酚羟基的香豆素在酸性条件下与三氯化铁作用产生颜色反应。颜色的深浅与香豆素结构中的酚羟基数目及位置有关,酚羟基数目越多,颜色越深,一般为绿色至墨绿色。

3. 重氮化试剂反应

香豆素结构中酚羟基的邻位或对位未被取代,则能与重氮化试剂反应生成红色或紫红色的偶氮化合物。

4. Gibb's 试剂反应和 Emerson 试剂反应

香豆素结构中酚羟基对位未被取代或 C₆ 位没有被取代，可与 Gibb's 试剂或 Emerson 试剂反应，呈现一定的颜色。Gibb's 试剂为 2,6-二氯苯醌氯亚胺，Emerson 试剂为 4-氨基安替比林-铁氰化钾。利用此反应可判断香豆素分子中是否有游离的酚羟基，且其对位无取代。

三、香豆素类化合物的提取与分离

(一)提取

1. 溶剂提取法

香豆素大多极性较小，具有亲脂性，可用极性较小的有机溶剂如苯、乙醚、乙酸乙酯等提取；香豆素苷极性较大，亲水性强，可用水、醇等溶剂加热提取。一种药材中往往同时含有多种香豆素，也可采用系统溶剂法进行提取，常用石油醚、苯乙醚、乙酸乙酯、丙酮、甲醇依次提取。香豆素在乙醚中溶解度较好，但同时溶出脂溶性杂质亦较多。

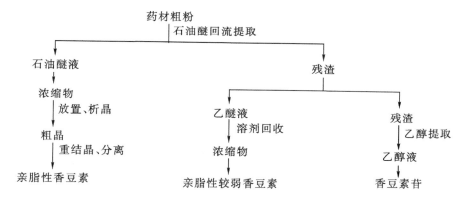

2. 碱溶酸沉法

香豆素类化合物结构中有内酯环，在热碱溶液中内酯环开环成羟酸盐溶于水中，加酸又重新环合成内酯而析出。因此，可先以水从乙醚提取液中萃取酸性成分，再用稀的氢氧化钠水溶液萃取酚性成分，包括酚性香豆素，剩余的中性部分蒸去乙醚后，一般用 0.5% 氢氧化钠水溶液加热提取，提取液冷却后先后用乙醚等亲脂性有机溶剂萃取除去杂质，然后加酸调节到中性，适当浓缩，再酸化，则香豆素及其苷即可析出，再用乙醚萃取香豆素成分。但需要注意加碱液浓度不宜过长，温度不宜过高，以免破坏内酯环。

3. 水蒸气蒸馏法

小分子游离香豆素具有挥发性，可采用水蒸气蒸馏技术进行提取。

(二)分离

1. 溶剂法

香豆素类成分提取后可直接利用化合物的溶解性质进行分离。例如：香豆素在石油醚中溶解度不大，浓缩时即可析出结晶；香豆素苷和苷元的分离可利用其在水和有机溶剂中的溶解度的差异分离。

2. 酸碱法

有酚羟基的香豆素可利用本身的酸性与其他香豆素分离;利用香豆素加碱后内酯开环,加酸能恢复的性质进行分离。

3. 色谱法

(1)柱色谱　分离结构相似的香豆素通常采用的是色谱法。柱色谱常用的吸附剂有硅胶、聚酰胺、中性氧化铝、离子交换树脂、纤维素等。洗脱剂可用石油醚、正己烷、乙醚和乙酸乙酯等混合溶剂依次增加极性进行洗脱。

(2)薄层色谱法　香豆素类成分有荧光性,在薄层上容易定位,所以,也可以制备薄层色谱进行分析,极性较小的香豆素类成分可用环己烷-乙酸乙酯系统,极性较大的香豆素可用氯仿-甲醇系统展开,可获得较好的分离效果。

(3)高效液相色谱法　对于极性很小的多酯基香豆素类、极性较强的香豆素类分离效果好。极性强的香豆素苷类,一般采用反相色谱法(R-8、R-18 等);极性小的香豆素类,一般采用正相色谱或反相色谱。

四、香豆素类化合物的鉴定

(一)理化方法

1. 荧光检识

香豆素类成分在紫外光下显蓝色或紫色荧光,C_7 位有羟基取代的香豆素蓝色荧光最强,加碱后荧光增加,颜色为深绿色;C_7 位羟基甲基化或非羟基基团取代以及 C_7 的邻位 C_6 或 C_8 位有羟基取代时,则荧光减弱或消失。多烷基取代的呋喃香豆素类一般呈黄绿色或褐色荧光。

2. 显色反应

表 5－2　香豆素类化合物常用的显色反应

试剂名称	操作及试剂组成	阳性结果
异羟肟酸铁反应	样品溶于甲醇,加盐酸羟胺和氢氧化钾溶液各 5 滴,水浴加热 4 min,冷却,滴入三氯化铁溶液 2～3 滴	红色络合物
三氯化铁试剂反应	样品溶于乙醇,加三氯化铁试剂 2～3 滴	绿色～墨绿色沉淀
重氮化试剂反应	样品溶于乙醇,加入碳酸钠溶液 1 ml,水浴加热 3 min,冷却,加入对硝基苯胺-亚硝酸钠(1∶1,临用时配制)1～2 滴	红色～紫红色
Gibb's 试剂反应	样品溶于乙醇,加 1% 氢氧化钾溶液至 pH 9～10,再加入 2,6-二溴(氯)苯醌氯亚胺溶液 1～2 滴	蓝色
Emerson 试剂反应	样品溶于乙醇,加 4-氨基安替比林乙醇液 2～3 滴,再加入铁氰化钾溶液 2～3 滴	红色

(二)色谱法

1. 薄层色谱法

常用的吸附剂为硅胶、纤维素和氧化铝。展开剂可采用中等极性的混合溶剂或偏酸性的混合溶剂。显色方法主要是观察荧光，或用氨熏、喷10％氢氧化钠后再观察。其次可选用三氯化铁、盐酸羟胺-三氯化铁、重氮化试剂、Gibb's试剂、Emerson试剂等显色剂显色。

2. 纸色谱法

简单香豆素类常用水饱和的正丁醇、异戊醇、氯仿为展开剂；具有邻二酚羟基或1,2-二元醇结构（如糖部分的结构）的香豆素，滤纸先用0.5％硼砂溶液预处理，使其络合成硼酸酯，再以水饱和的正丁醇或醋酸乙酯为展开剂；对亲脂性较强的呋喃香豆素类可用二甲基甲酰胺为固定相，己烷-苯（8：2）为移动相展开。

五、香豆素类化合物的研究实例

【实例1】秦皮（七叶内酯和七叶苷）

（1）来源与功效　秦皮为木樨科苦枥白蜡树和小叶白蜡树的干燥树皮。具有清热、解毒、明目等功效。

（2）药理与临床应用　主要用于治细菌性痢疾，肠炎，白带，慢性气管炎，目赤肿痛，迎风流泪，牛皮癣。

（3）化学成分类型及主要化合物　主要含有香豆素类，其中七叶内酯和七叶苷为主要有效成分；还含有鞣质、树脂及脂溶性色素等。

（4）提取分离方法　七叶内酯和七叶苷具有内酯通性，符合一般苷及苷元的溶解规律。利用溶剂法进行提取，用系统溶剂法进行部位分离纯化。

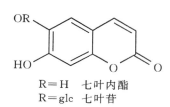

R＝H　七叶内酯
R＝glc　七叶苷

从秦皮中提取七叶内酯、七叶苷的提取流程如下：

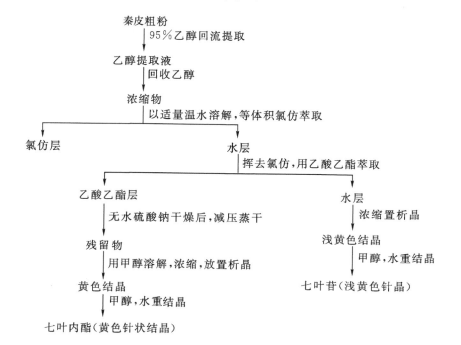

【实例 2】蛇床子(蛇床子素和欧前胡素)

(1)来源与功效　蛇床子为伞形科植物蛇床的干燥成熟果实，具有温肾助阳，祛风，燥湿，杀虫等作用。

(2)药理与临床应用　用于治疗男子阳痿，阴囊湿痒；女子带下阴痒，子宫寒冷不孕；风湿痹痛，疥癣湿疮等证。

(3)化学成分类型及主要化合物　主要成分为香豆素类，如佛手柑内酯，欧前胡素、蛇床子素、异茴芹内酯等。此外，还有蒎烯、莰烯、异戊酸龙脑酯、异龙脑等挥发油成分。

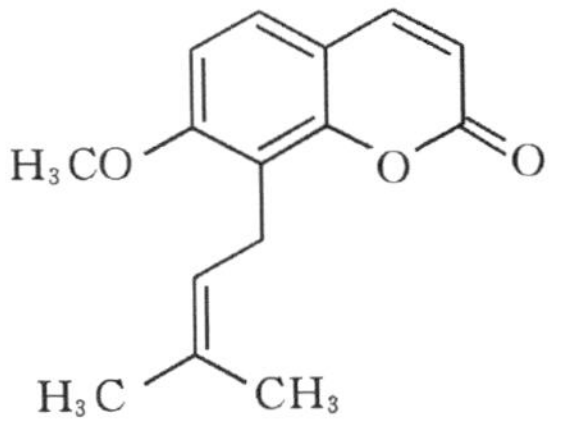

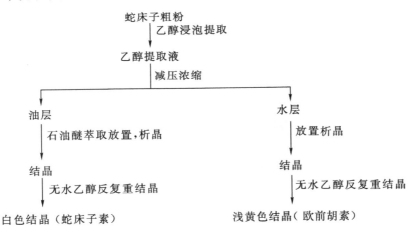

H₃CO
O
O
H₃C
CH₃

蛇床子素

O
O
O
OCH₂＝C(CH₃)₂

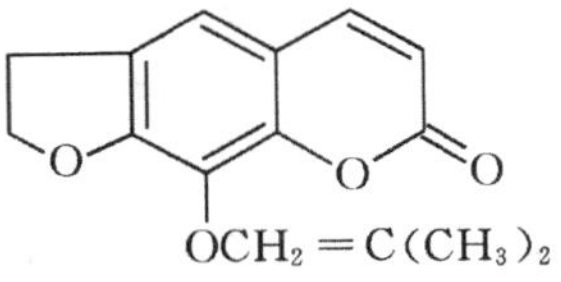

欧前胡素

(4)提取分离方法　采用溶剂法和重结晶法从蛇床子中提取分离和纯化欧前胡素和蛇床子素。

从蛇床子中提取欧前胡素和蛇床子素的流程如下：

蛇床子粗粉
乙醇浸泡提取
乙醇提取液
减压浓缩
油层
石油醚萃取放置，析晶
结晶
无水乙醇反复重结晶
白色结晶（蛇床子素）
水层
放置析晶
结晶
无水乙醇反复重结晶
浅黄色结晶（欧前胡素）

第二节　木脂素类

木脂素(lignans)是一类由两分子苯丙素氧化聚合而成的天然化合物。少数为三聚物和四聚物。

木脂素类在自然界中分布较广，主要存在于植物的木部和树脂中，多数呈游离状态，少数与糖结合成苷。目前已发现 200 多种木脂素类化合物，其中主要来源于五味子属植物。国内外已对二十余种五味子属植物进行了研究，鉴定出 150 多种木脂素成分；从胡椒属植物分离出近 30 种木脂素化合物。

　　木脂素类化合物具有多方面的生物活性,如抗肿瘤、抗病毒、抑制生物体内酶的活性、保肝和抗氧化、降低应激反应和对中枢神经系统的作用等。如小檗科鬼臼属八角莲所含的鬼臼毒素类木脂素具有很强的细胞毒活性,能显著抑制癌细胞的增殖;五味子科木脂素成分五味子酯甲、乙、丙和丁(schisantherin A、B、C、D)能保护肝脏和降低血清 GPT 水平。

一、木脂素类化合物的结构与分类

　　组成木脂素的单体有四种:桂皮酸(cinnamic acid,偶有桂皮醛 cinnamaldeyde)、桂皮醇(cinnamyl alcohol)、丙烯苯(propenyl benzene)和烯丙苯(allyl benzene)。其中前两种单体的侧链 γ-碳原子是氧化型的,后两种单体的 γ-碳原子是非氧化型的。常见的木脂素类型有以下几类。

(一)简单木脂素

　　简单木脂素(simple lignans)由两分子苯丙素仅通过 β 位碳原子(C_8—$C_{8'}$)连接而成。此类化合物也是其他一些类型的木脂素的生源前体。从蒺藜科植物查帕拉尔橡树(Larrea divaricata)中分得去甲二氢愈创木脂酸(nordihydroguaiaretic acid,NDGA),从叶下珠中分得叶下珠脂素(phyllanthin)均属于简单木脂素类化合物。

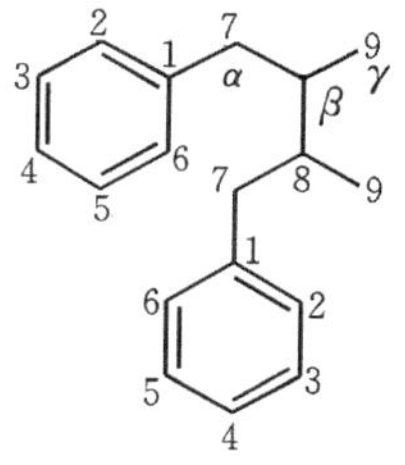

基本母核 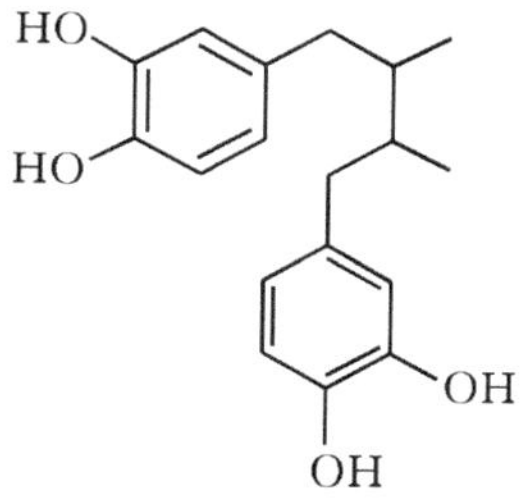　　　　　　　　　叶下珠脂素 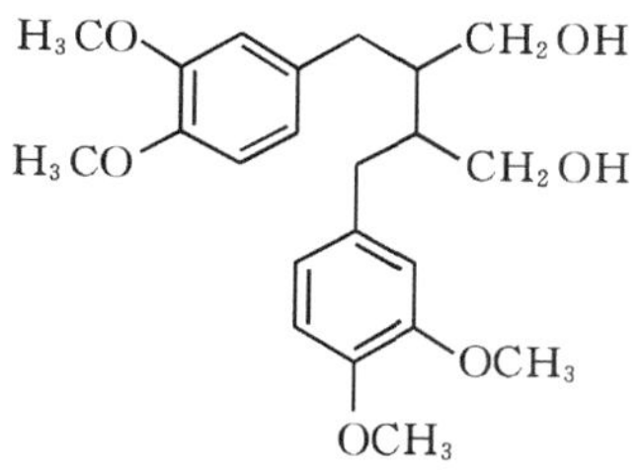　　　　　　　　去甲二氢愈创木脂酸

(二)单环氧木脂素

　　单环氧木脂素(monoepoxylignans)的结构特征是木脂素分子中有一个环氧结构,环氧位置可以在 7-7′、9-9′、7-9′等,形成四氢呋喃环的结构。如恩施脂素(enshizhisu)是从翼梗五味子(Schisandra henryi)中分离得到的 7,7′位环氧;荜澄茄脂素(cubebin)是从荜澄茄(piper cubeba)果实中分得的 9,9′位环氧的单环氧木脂素类;从油橄榄树脂中分离得到橄榄脂素则为7,9′位环氧的单环氧木脂素。

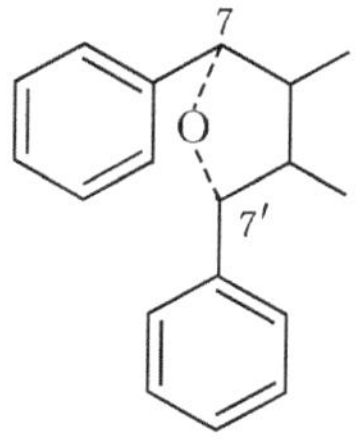

7-O-7′ 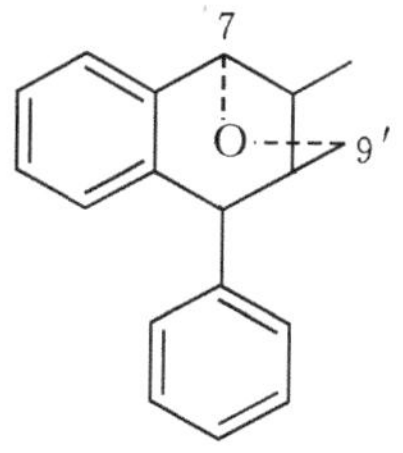　　　　　　　　　　7-O-9′ 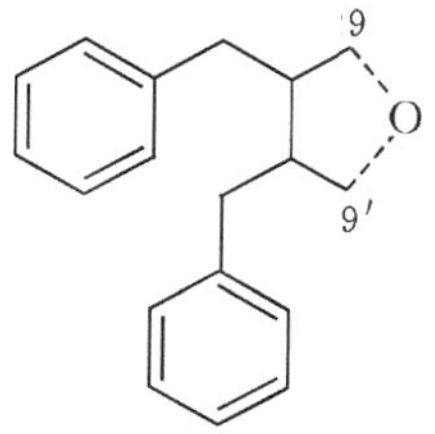　　　　　　　　　　9-O-9′

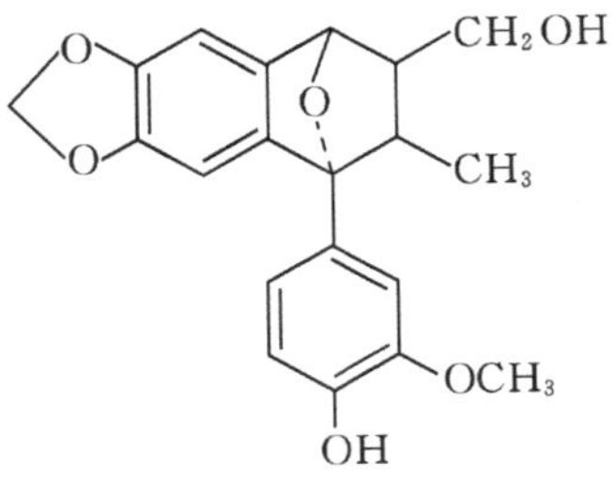

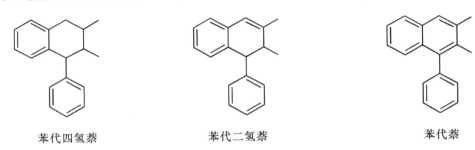

恩施脂素 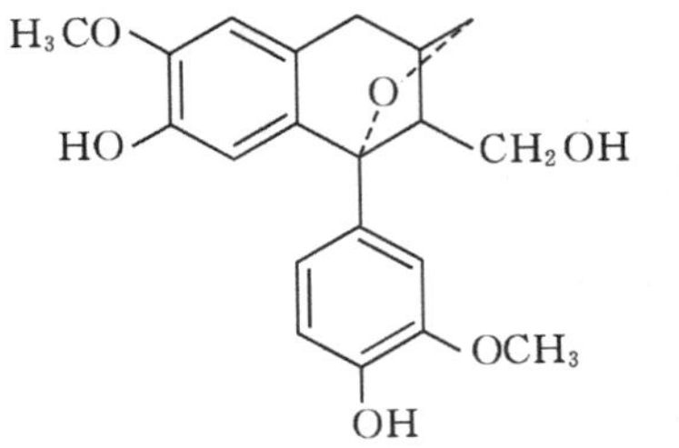　　　　　　橄榄脂素 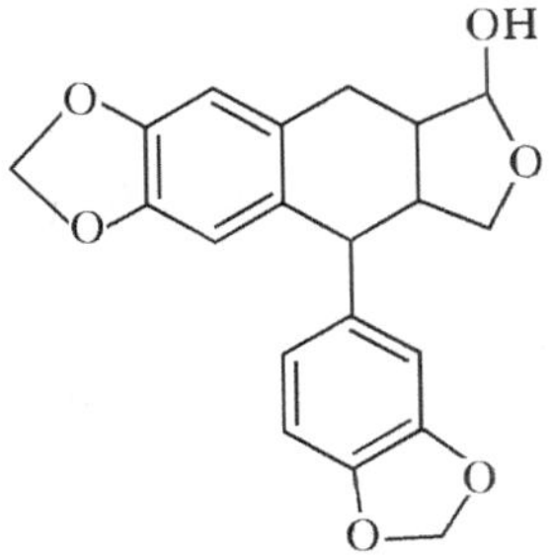　　　　　　毕澄茄脂素

(三)木脂内酯

木脂内酯(lignanolides)的结构特征是木脂素分子有内酯结构,多在 9,9′位形成内酯环,C₉ 为 C=O 基。木脂内酯常与其单去氢或双去氢化合物共存于同一植物中。如从牛蒡子中分得牛蒡子苷元(arctifenin)和松柏中分离得到的台湾脂素 B 均属于木脂内酯。

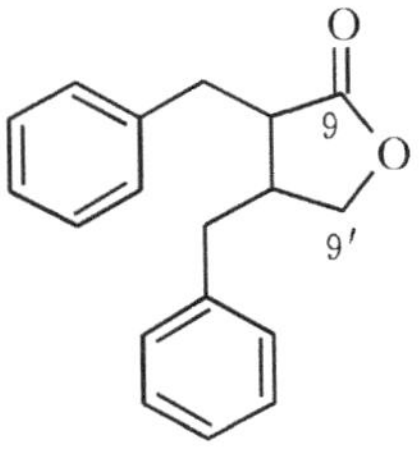

基本母核 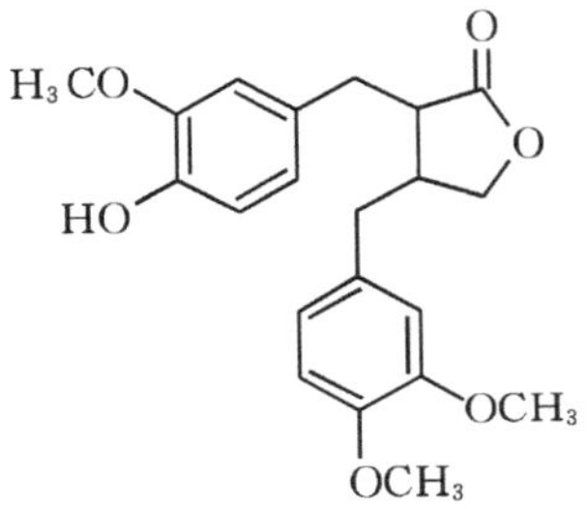　　　　　　牛蒡子苷元 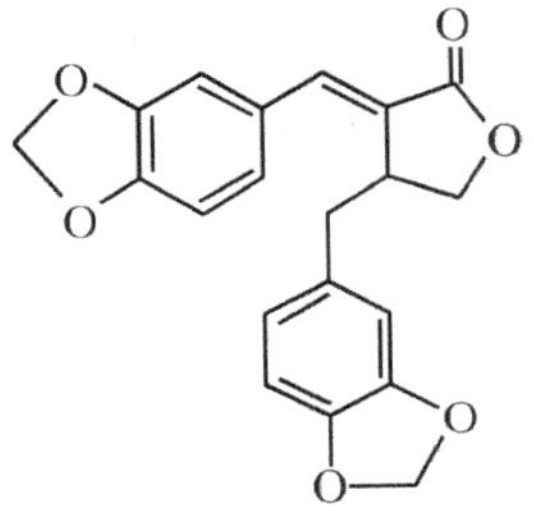　　　　　　台湾脂素 B

(四)环木脂素

环木脂素类(cyclolignans)化合物在简单木脂素的基础上,通过一个苯丙素单位中苯环的6 位与另一个苯丙素单位的 7′位环合而成的木脂素。此类有苯代四氢萘、苯代二氢萘和苯代萘等结构类型,自然界中以苯代四氢萘型居多。如从中国紫杉(Taxus cuspidata)中分得的异紫杉脂素(isotaxiresinol)属于苯代四氢萘的结构;从奥托肉豆蔻(Myristica otoba)果实中得到奥托肉豆蔻脂素羟基衍生物属于苯代二氢萘的结构。

苯代四氢萘　　　　　　苯代二氢萘　　　　　　苯代萘

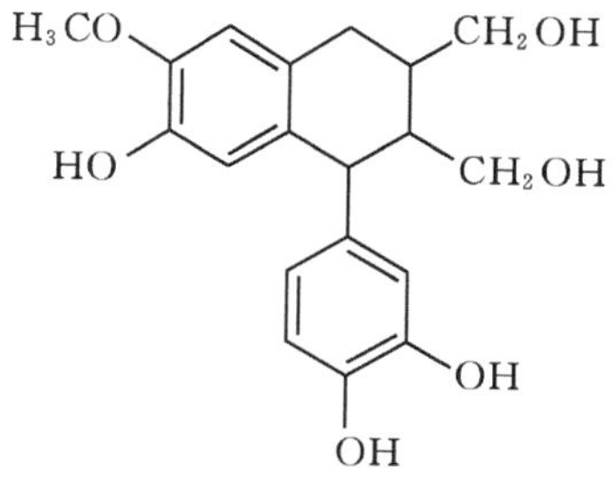

异紫衫脂素

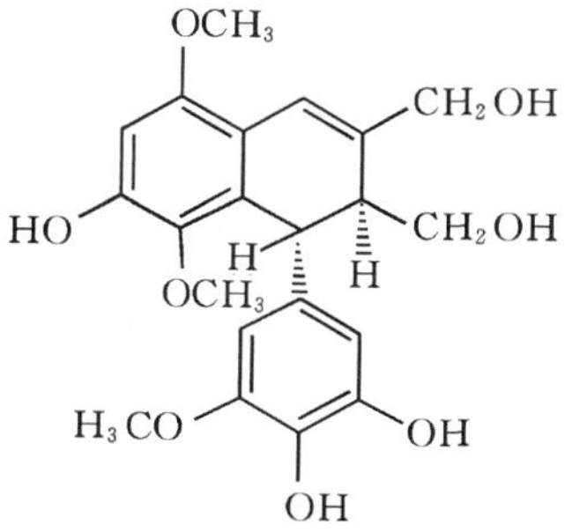

索玛榆脂酸

（五）环木脂内酯

环木脂内酯（cyclolignolides）是环木脂素 C_9-$C_{9'}$ 间环合成内酯环，按其内酯环上羰基的取向可分为上向和下向两种类型。如 1-鬼臼毒脂素（1-podophyllotoxin）及其葡萄糖苷属于 1-苯代-2,3-萘内酯；从爵床科植物爵床中分离得到爵床脂素 C 属于 4-苯代-2,3-萘内酯。

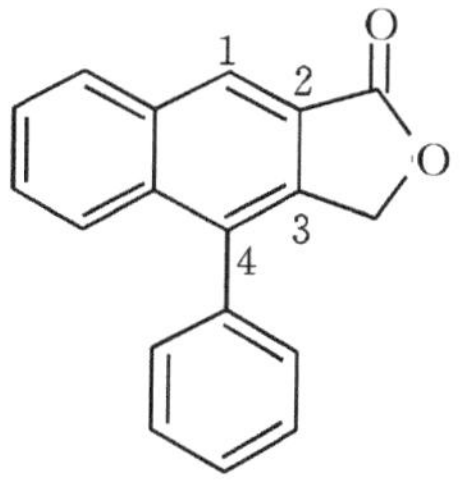

4-苯代萘内酯

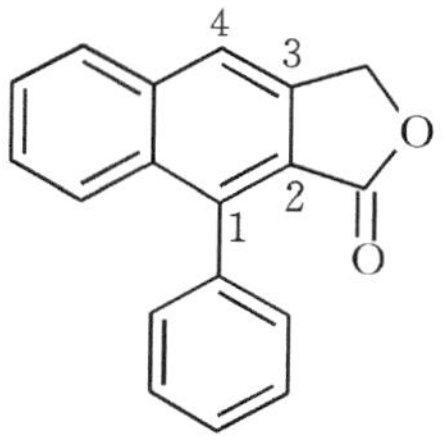

1-苯代萘内酯

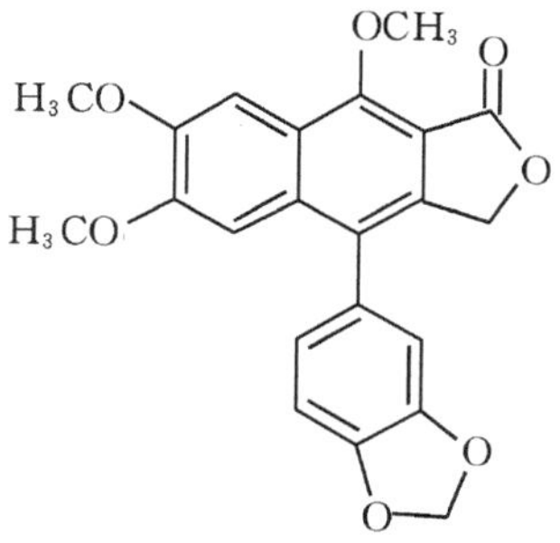

爵床脂素 C

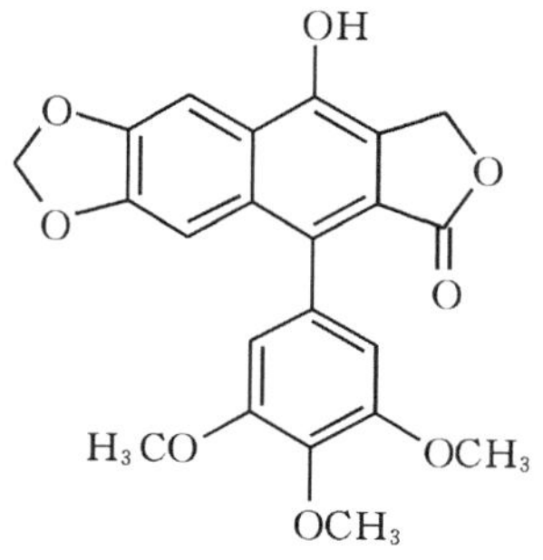

1-鬼臼毒脂素

（六）双环氧木脂素

双环氧木脂素（bisepoxylingnas）是由两分子苯丙素侧链相互连接，在 7-9′ 和 7′-9 之间形成双骈四氢呋喃环。如从连翘中分得的连翘脂素（phillygenol）及连翘苷（phillyrin），刺五加中的丁香脂素（syringaresinol），细辛中的 1-细辛脂素（1-asarinin）都是双环氧木脂素。

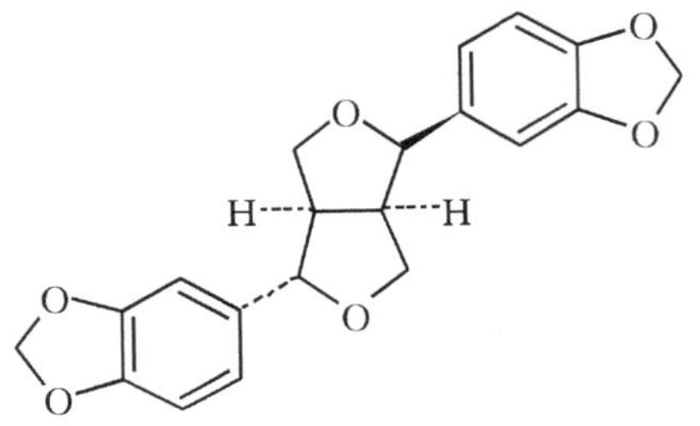

1-细辛脂素

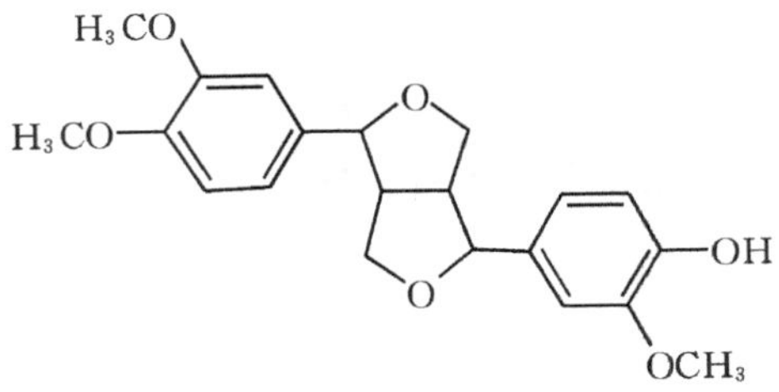

连翘脂素

（七）联苯环辛烯型木脂素

联苯环辛烯型木脂素（divenzocyclooctene）的结构中既有联苯的结构，又有联苯与侧链环合成的八元环状结构。至今已发现 60 多个化合物，其主要来源是五味子属植物，如从五味子属植物五味子中分离得到五味子醇（schizandril）和五味子素（schizandrin）。研究表明五味子的降转氨酶作用与其中所含有的联苯环辛烯型木脂素有关，且其含量与降谷氨酰转肽酶（GPT）作用成正比。

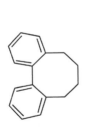

基本母核

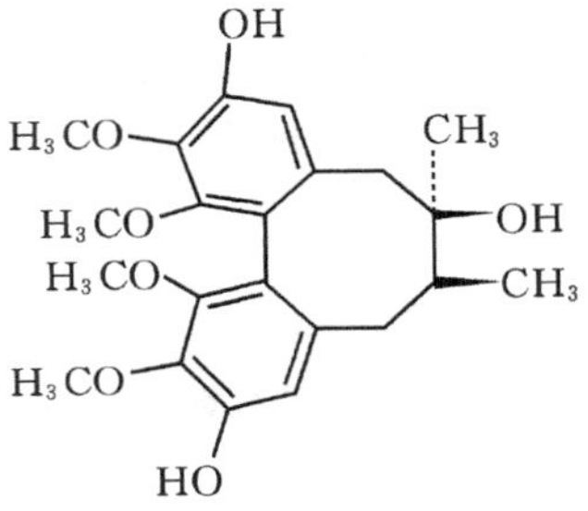

五味子醇

（八）联苯型木脂素

联苯型木脂素（biohenylene lignans）中两个苯环通过 3-3′ 直接相连而成，其侧链为未氧化型。从中药厚朴树皮中分到的厚朴酚（magnolol）及日本厚朴树皮中的和厚朴酚（honokiol）是典型的联苯型木脂素。

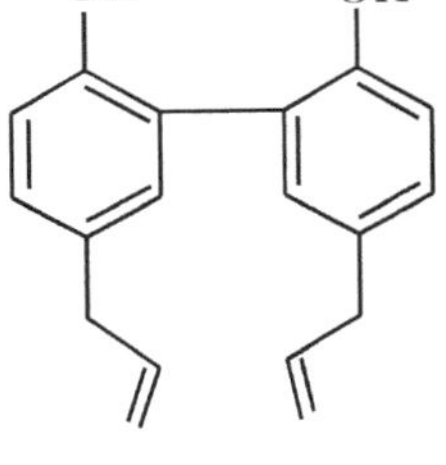

厚朴酚

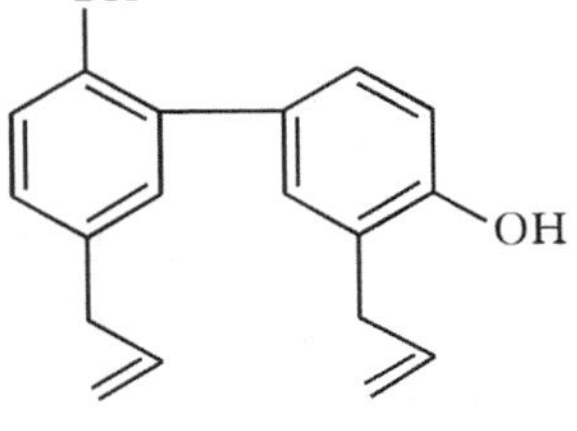

和厚朴酚

（九）其他类

近年来，从中药及天然药物中分离得到的一些化学结构不属于以上八种类型结构的木脂素统称为其他类木脂素。如从樟科植物中分得的 burchellin 与 eupomatenoids 相似，只是呋喃环的形成位置不同；具有保肝作用的水飞蓟素既具有木脂素结构，又具有黄酮结构，作为保肝药物，临床上用以治疗急性、慢性肝炎和肝硬化；从牛蒡子中获得的拉帕酚 A、拉帕酚 B 都是由三分子 C_6—C_3 单元缩合而成，是三聚体的木脂素。

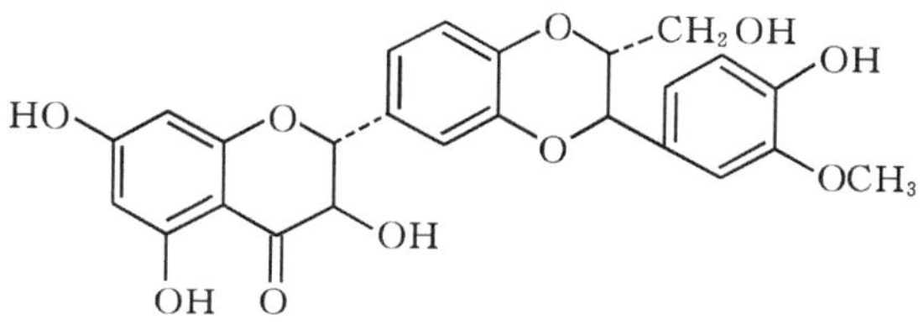

水飞蓟素 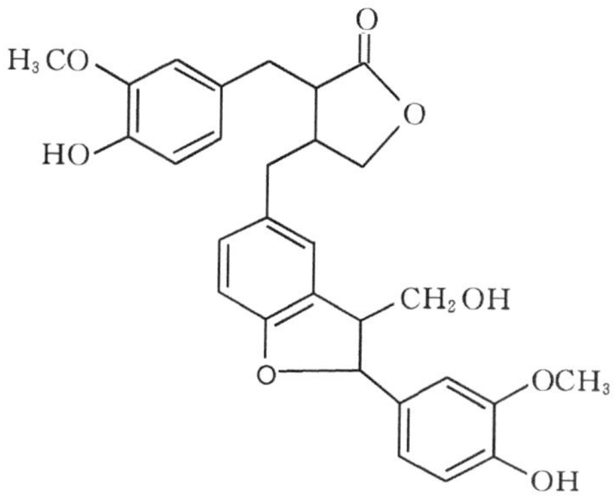　　　　　　　　拉帕酚 A

二、木脂素类化合物的理化性质

（一）性状及溶解度

木脂素化合物多数是无色晶体，一般无挥发性，少数具有升华性，如二氢愈创木脂酸。木脂素多数呈游离型，具有亲脂性，难溶于水，能溶于苯、氯仿、乙醚、乙醇等有机溶剂；少数与糖结合成苷类，水溶性增大；具有酚羟基的木脂素类可溶于水溶液中。

（二）光学活性

木脂素常有多个手性碳原子或手性中心，大多数具有光学活性，其生物活性常与手性碳的构型有关，在提取分离过程中应注意操作条件，以免提取的成分发生结构改变。

（三）酸碱异构化

大多数木脂素的分子结构中具有多个手性碳原子，具有光学活性，遇酸或碱易发生异构化。应尽量避免与酸、碱接触，防止其构型的改变而导致活性减弱或丧失的现象产生。例如从麻油的非皂化物中提取得的右旋 D-芝麻脂素（D-sesamin）在盐酸乙醇中加热时，部分转变为立体异构体 D-表芝麻脂素（D-episesamin），即 D-细辛脂素（D-asarinin）而达到平衡。

三、木脂素类化合物的提取与分离

（一）提取

木脂素多数呈游离型，具有较强的亲脂性，能溶于氯仿、乙醚等低极性溶剂，在石油醚和苯中溶解度比较小。少数木脂素成苷类，极性增大，可用甲醇或乙醇提取。一般常将药材先用乙醇或丙酮提取,提取液浓缩成浸膏后,用石油醚、乙醚、乙酸乙酯等依次萃取,可得到极性大小不同的部位。木脂素在植物体内常与大量的树脂状物共存,在用溶剂处理过程中容易树脂化,这是在提取分离过程中需要注意解决的问题。

(二)分离

1. 碱溶酸沉法

具有酚羟基或内酯环结构的木脂素可用碱水溶解,碱水液加酸酸化后,木脂素游离由沉淀析出,从而达到与其他组分分离的目的。但应注意尽量避免产生异构化而使木脂素类化合物失去生物活性。

2. 色谱法

木脂素的进一步分离还需依靠色谱分离法。常用的吸附剂为硅胶和中性氧化铝,洗脱剂可根据被分离物质的极性,选用石油醚-乙醚、石油醚-乙酸乙酯、氯仿-甲醇等溶剂,可以获得较好的分离效果。

随着新技术的发展,最近有学者用超临界 CO_2 萃取法提取分离五味子中的木脂素成分,超临界 CO_2 萃取法与传统的提取分离法相比,没有有机溶剂残留,而且可大大简化工艺。

四、木脂素类化合物的鉴定

(一)理化方法

木脂素没有特征性的理化检识方法,常用的检识方法主要是针对木脂素结构中一些功能基如酚羟基、亚甲二氧基及内酯结构的检识。

(1)三氯化铁试剂反应　检查酚羟基的有无。

(2)Labat 试剂反应　具有亚甲二氧基的木脂素加浓硫酸后,再加没食子酸,可产生蓝绿色。

(3)Ecgrine 试剂反应　具有亚甲二氧基的木脂素加浓硫酸后,再加变色酸,并保持温度在 $70\sim80℃$ 20 min,可产生蓝紫色。

(二)色谱法

木脂素类化合物一般具有较强的亲脂性,常用硅胶作为吸附剂,用苯、氯仿、氯仿-甲醇、氯仿-二氯甲烷、氯仿-乙酸乙酯和乙酸乙酯-甲醇等亲脂性溶剂为展开剂。

常用的显色剂有:1%茴香醛浓硫酸试剂,5%或 10%磷钼酸乙醇溶液,10%硫酸乙醇溶液,三氯化锑试剂,碘蒸气等。

五、木脂素类化合物的研究实例

【实例】五味子(五味子酯甲)

1. 来源与功效

五味子是木兰科植物华中五味子的干燥成熟果实,具有收敛固涩,益气生津,补肾宁心之功效。

2. 药理与临床应用

五味子常用于久咳虚喘,梦遗滑精,遗尿尿频,久泻不止,自汗,盗汗,津伤口渴,短气脉虚,内热消渴,心悸失眠等症。

3. 化学成分类型及主要化合物

五味子的主要成分为木脂类,含有五味子素、去氧五味子素、五味子醇、γ-五味子素、五味子酚、五味子脂素(A、B、C、D、E、F、G、H、J、K、N、O、P、Q)、当归酰五味子脂素 H、巴豆酰五味子脂素 H 等一系列木脂素化合物。

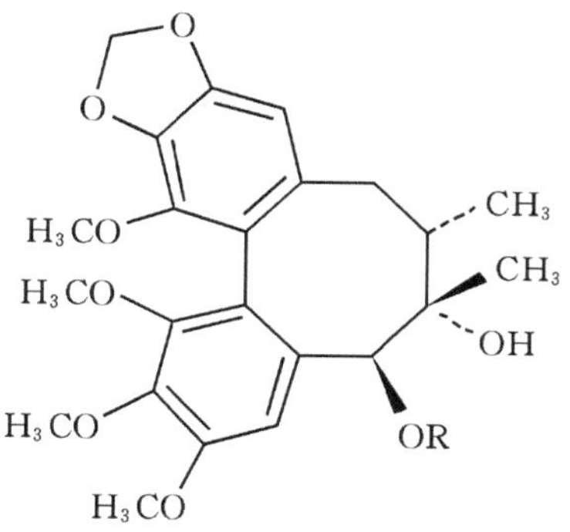

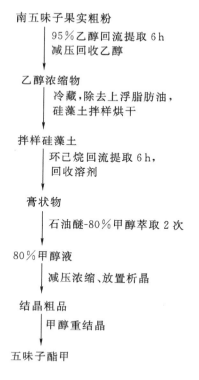

R＝COC₆H₅ 五味子酯甲

R＝ 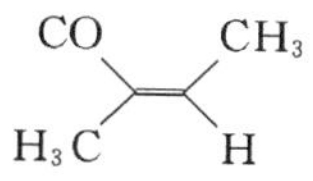 五味子酯乙

R＝ 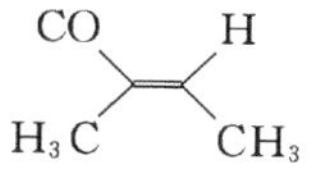 五味子酯丙

4. 提取分离方法

南五味子果实粗粉

| 95％乙醇回流提取 6 h
| 减压回收乙醇

乙醇浓缩物

| 冷藏,除去上浮脂肪油,
| 硅藻土拌样烘干

拌样硅藻土

| 环己烷回流提取 6 h,
| 回收溶剂

膏状物

| 石油醚-80％甲醇萃取 2 次

80％甲醇液

| 减压浓缩、放置析晶

结晶粗品

| 甲醇重结晶

五味子酯甲

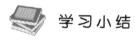 **学习小结**

本章主要围绕香豆素和木脂素的含义、结构特点、分类和理化性质展开,主要内容小结

如下：

(1)香豆素类的结构类型及结构特点。

(2)木脂素类的结构类型及结构特点。

(3)香豆素类化合物的理化性质：性状及溶解性、碱反应、酸反应、显色反应等。

(4)香豆素类成分的提取要根据不同的结构特点及性质选择不同的提取方法。

(5)香豆素类化合物的鉴定包括理化鉴定和色谱鉴定两类。理化鉴定一般通过荧光反应、显色反应来确定香豆素类成分的存在。色谱鉴定包括薄层色谱和纸色谱两种。

(6)皂香豆素类化合物的薄层色谱常用硅胶作吸附剂，以中等极性的混合溶剂或偏酸性的混合溶剂为展开剂，利用荧光、氨熏、喷10％氢氧化钠后观察或用三氯化铁、盐酸羟胺-三氯化铁、重氮化试剂、Gibb's试剂、Emerson试剂等化学显色剂显色。

 目标检测

一、选择题

1. 小分子游离香豆素不具有的性质是（　　）

A. 升华性
B. 可溶于冷水
C. 挥发性
D. 易溶于甲醇

2. 香豆素于高浓度的碱液中长时间加热生成的产物是（　　）

A 顺式邻羟基桂皮酸
B. 反式邻羟基桂皮酸
C. 脱水化合物
D. 脱羧基化合物

3. 可与异羟肟酸铁反应生成紫红色的是（　　）

A. 羟基蒽醌类
B. 查耳酮类
C. 香豆素类
D. 二氢黄酮类

4. 可用于判断香豆素6位是否有取代基团的反应是（　　）

A. 异羟肟酸铁反应
B. Gibb's反应
C. 三氯化铁反应
D. Labat反应

5. Labat反应的试剂组成是（　　）

A. 香草醛-浓硫酸
B. 茴香醛-浓硫酸
C. 浓硫酸-没食子酸
D. 浓硫酸-变色酸

6. 在Ecgrine反应中用到的酸是（　　）

A. 枸橼酸
B. 冰醋酸
C. 没食子酸
D. 变色酸

7. 组成木脂素的单体基本结构是（　　）

A. C_5—C_3
B. C_5—C_4
C. C_6—C_3
D. C_6—C_4

8. 联苯环辛烯型木脂素的主要来源是（　　）属植物

A. 五味子
B. 秦皮
C. 桔梗
D. 叶下珠

9. 下列化合物中具有强烈天蓝色荧光的是（　　）

A. 七叶内酯　　　　　　　　B. 大黄素

C. 大豆皂苷　　　　　　　　D. 大黄酸　　　　　E. 甘草酸

10. 游离香豆素可溶于热的氢氧化钠水溶液,是由于其结构中存在(　　)

A. 甲氧基　　　　　　　　　B. 内酯环

C. 酮基　　　　　　　　　　D. 亚甲二氧基　　　E. 酚羟基的对位活泼氢

二、问答题

1. 香豆素可分为哪几类,其结构特征有哪些?

2. 简述碱溶酸沉法提取分离香豆素类化合物的原理及应注意的问题。

3. 以人参为例,阐述人参皂苷的主要结构特点及理化性质。

第六章　醌　类

学习目标

【掌握】醌类化合物的结构特点、理化性质、提取分离和鉴定的方法。

【熟悉】醌类化合物的分类，常见中药中含有的代表性醌类成分和生物活性。

【了解】蒽醌类化合物的波谱特征。

醌类化合物是指分子中具有不饱和环己二烯二酮结构（醌式结构）或容易转变为这种醌式结构的天然有机化合物。

醌类在植物中的分布非常广泛，多数存在于植物的根、皮、叶及心材中，也可存在于茎、种子和果实中。如蓼科的大黄、何首乌、虎杖，茜草科的茜草，豆科的决明子、番泻叶，鼠李科的鼠李，百合科的芦荟，唇形科的丹参，紫草科的紫草等，均含有醌类化合物。另外在一些低等植物，如地衣类和菌类的代谢产物中也有醌类化合物存在。

在历史上，醌类化合物曾经作为一种天然染料为古埃及人和古波斯人所普遍使用。其实醌类化合物的生物活性是多方面的：如番泻叶中的番泻苷类化合物具有较强的致泻作用；大黄中游离的羟基蒽醌类化合物具有抗菌作用，尤其是对金黄色葡萄球菌具有较强的抑制作用；茜草中的茜草素类成分具有止血作用；紫草中的一些萘醌类色素具有抗菌、抗病毒及止血作用；丹参中丹参醌类具有扩张冠状动脉的作用，用于治疗冠心病、心肌梗死等；还有一些醌类化合物具有驱绦虫、解痉、利尿、利胆、镇咳、平喘等作用。

第一节　醌类化合物的结构与分类

从结构上讲，醌类化合物可分为苯醌、萘醌、菲醌和蒽醌四种类型。在中药中以蒽醌及其衍生物种类较多，生理活性也较广泛。

一、醌类化合物的结构类型

醌类化合物的结构类型见表 6-1。

表 6-1 醌类化合物的结构类型及特点

结构类型	基本母核	实例
苯醌类	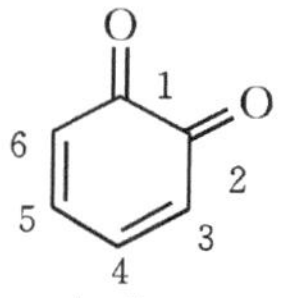 邻苯醌 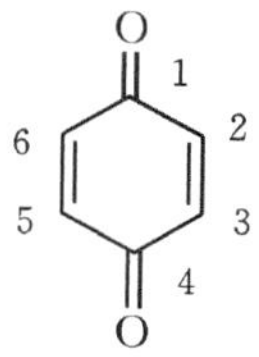 对苯醌	结构不稳定,故天然存在的少见。广泛存在于生物界中的泛醌属于生物氧化反应的一类辅酶,能参与生物体内的氧化还原过程。其中辅酶 Q_{10} 可用于治疗心脏病、高血压及癌症
菲醌类	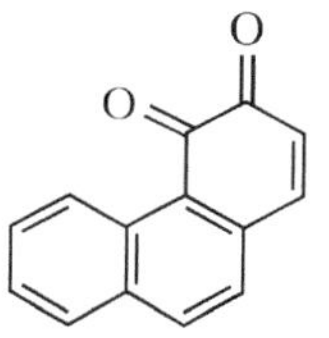 邻菲醌 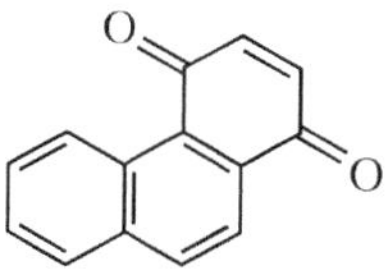 对菲醌	从中药丹参根中可提取得到多种菲醌类成分,其中丹参醌Ⅱa、丹参Ⅱb、隐丹参醌、丹参酸甲酯、羟基丹参醌Ⅱa 等为邻醌类衍生物,丹参新醌甲、丹参新醌乙、丹参新醌丙为对醌类化合物。由丹参醌Ⅱa 制得的丹参醌Ⅱa 磺酸钠注射液可治疗冠心病、心肌梗死
蒽醌类	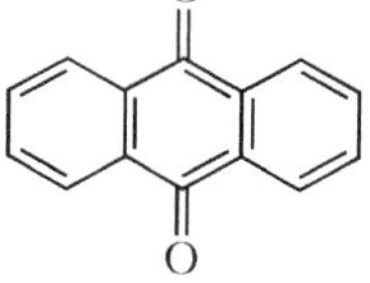	从中药大黄中分离出多种游离羟基蒽醌均属于这个类型。其具有抗菌、抗肿瘤、利胆保肝、利尿等作用

二、蒽醌类

蒽醌类(anthraquinones)是醌类化合物中最重要的一类物质,在植物中多和糖结合成苷,或以游离状态存在。按母核的结构不同可分为单蒽核及双蒽核类。根据氧化还原程度的不同,又可分成蒽醌衍生物、蒽酚(或蒽酮)衍生物、二蒽酮类衍生物等。天然蒽醌以 9,10-蒽醌最为常见,基本结构如下:

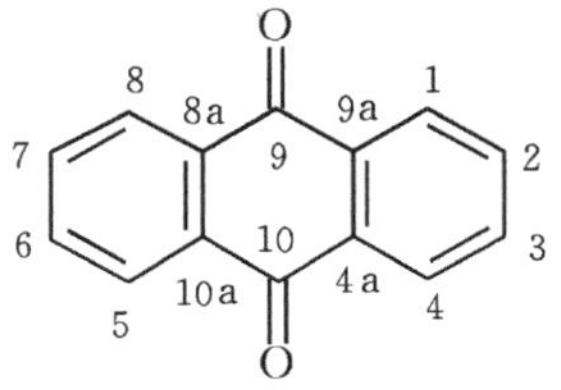

α位——1,4,5,8
β位——2,3,6,7
*meso*位(中位)——9,10

(一)蒽醌衍生物

根据羟基在蒽醌母核上的分布情况,可将羟基蒽醌衍生物分为两种类型。

(1)大黄素型　羟基分布在两侧的苯环上,多数化合物呈黄色。例如大黄中的主要蒽醌成分多属于这一类型。

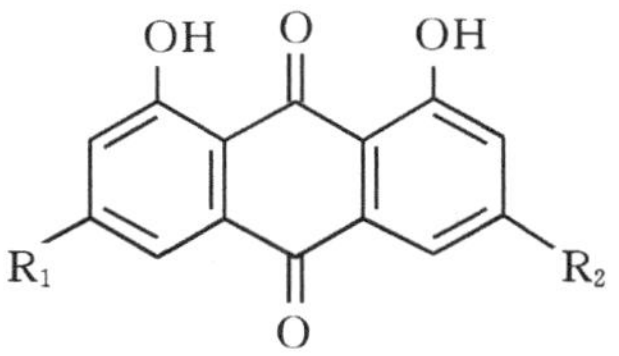

大黄酚	$R_1=H$	$R_2=CH_3$
大黄素	$R_1=OH$	$R_2=CH_3$
大黄素甲醚	$R_1=OCH_3$	$R_2=CH_3$
芦荟大黄素	$R_1=CH_2OH$	$R_2=CH_3$
大黄酸	$R_1=COOH$	$R_2=H$

(2)茜草素型　羟基分布在一侧的苯环上,此类化合物颜色较深,多为橙黄色至橙红色。例如茜草中的茜草素等化合物即属于此型。

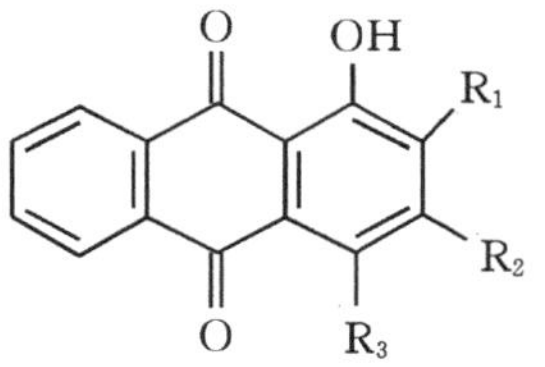

茜草素	$R_1=OH$	$R_2=H$
羟基茜草素	$R_1=OH$	$R_2=H$
伪羟基茜草素	$R_1=OH$	$R_2=COOH$

(二)蒽酚(或蒽酮)衍生物

蒽醌在酸性环境中被还原,可生成蒽酚及其互变异构体蒽酮。蒽酚、蒽酮性质不稳定,故只存在于新鲜植物中。新鲜大黄经两年以上贮存则检识不到蒽酚。蒽酚类衍生物可以游离苷元和结合成苷两种形式存在。当蒽酚 *meso* 位上的羟基与糖结合成苷后,其性质比较稳定,只有在水解去糖后才易于氧化。

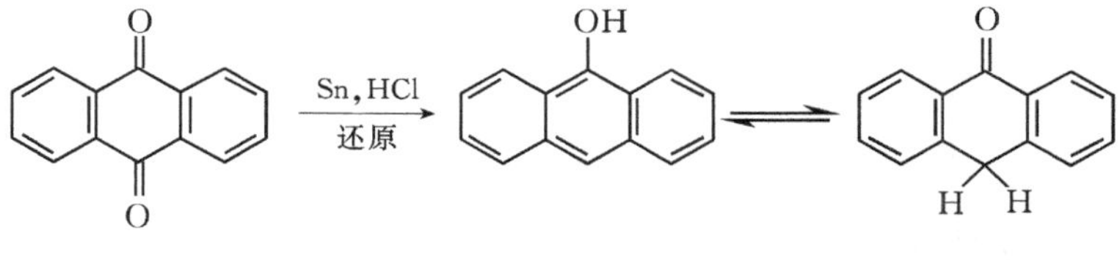

(三)二蒽酮类衍生物

二蒽酮类衍生物是两分子的蒽酮通过 $C_{10}—C_{10'}$ 或其他位脱氢而形成的化合物。例如大黄及番泻叶中致泻的主要有效成分番泻苷 A、B、C、D 等皆为此种类型。

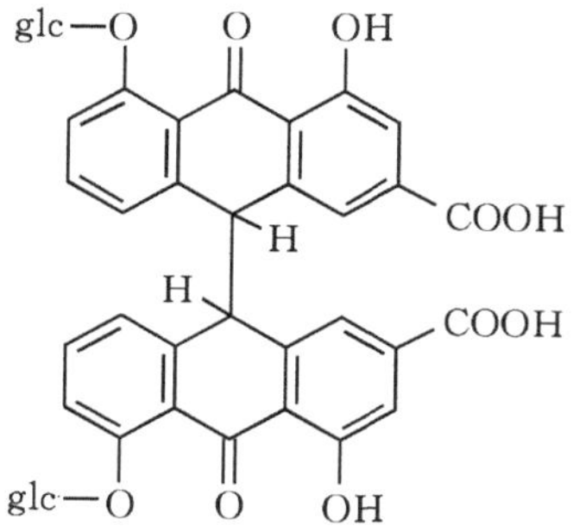

番泻苷 A
（番泻苷 B 的 $C_{10}—C_{10'}$ 为顺式）

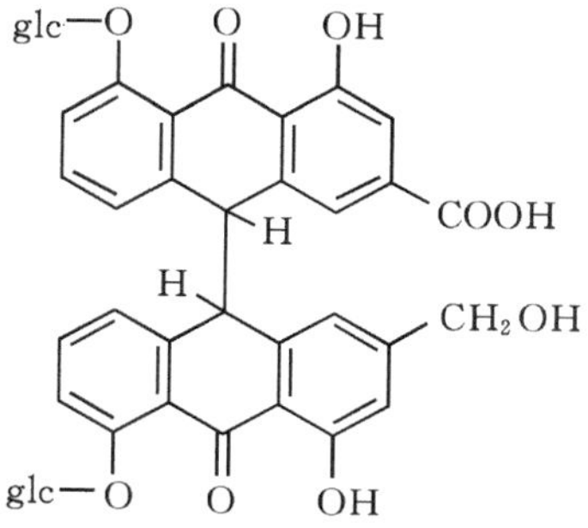

番泻苷 C
（番泻苷 D 的 $C_{10}—C_{10'}$ 为顺式）

　　二蒽酮类化合物的 $C_{10}—C_{10'}$ 键与通常的 C—C 键不同，易于断裂，生成稳定的蒽酮类化合物。番泻苷 A 的致泻作用是因为其在肠内可转变为大黄酸蒽酮。

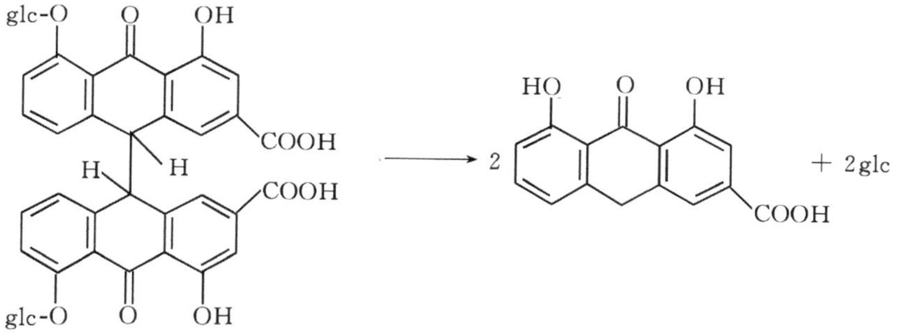

番泻苷 A

$+ 2glc$

大黄酸蒽酮

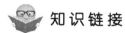 知识链接

大黄采收以后为什么不能直接药用?

　　大黄药材中含有的五种主要的羟基蒽醌类成分,其相应的还原产物蒽酚、蒽酮常与蒽醌同时存在于新鲜的大黄根茎中,且能相互转化。还原型的蒽酚、蒽酮,对黏膜有很强的刺激性,可引起呕吐(副作用)。对药用大黄根中各种蒽醌衍生物追踪的研究证明,贮存三年以上的大黄,就不会检出这些蒽酚类成分了。这就是药典为何要规定新采集的大黄必须储存两年以上才能供药用的原因了。

(四)其他双蒽核类

　　其他双蒽核类化合物的结构及特点见表 6-2。

表 6 - 2　其他双蒽核类的结构及特点

结构类型	基本母核	实例
二蒽醌类	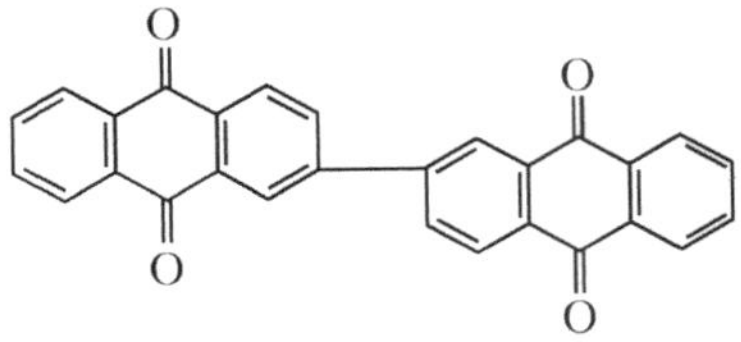	豆科植物野扁豆中分离得到山扁豆双醌，具有抗癌和化学防御作用
去氢二蒽酮类	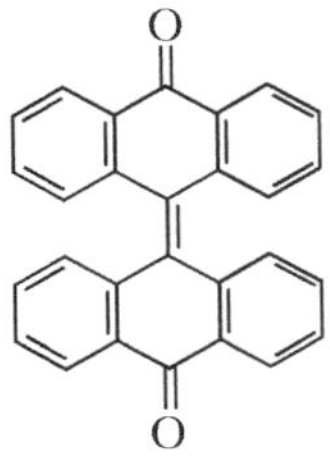	其羟基衍生物存在于自然界中，如金丝桃属植物
中位萘骈二蒽酮类	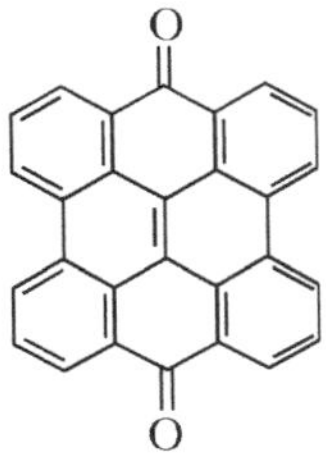	存在于金丝桃属某些植物中，如贯叶连翘、小连翘中，具有抑制中枢神经及抗病毒的作用

第二节　　醌类化合物的理化性质

一、物理性质

（一）性状

天然存在的醌类成分多为有色结晶，并且随着酚羟基助色团数目的增多，颜色加深，呈现出黄、橙、棕红色以至紫红色等。苯醌和萘醌多以游离态存在，而蒽醌一般结合成苷存在于植物中，因极性较大难以得到结晶。

（二）升华性及挥发性

游离的醌类化合物一般具有升华性。小分子的苯醌类及萘醌类还具有挥发性，能随水蒸气蒸馏，利用此性质可对其进行分离和纯化。

（三）溶解度

游离醌类极性较小，一般溶于甲醇、乙醇、丙酮、乙酸乙酯、三氯甲烷、乙醚、苯等有机溶剂，几乎不溶于水。与糖结合成苷后极性增大，易溶于甲醇、乙醇中，在热水中也可溶解，但在冷水中溶解度较小,不溶或难溶于苯、乙醚、三氯甲烷等亲脂性有机溶剂中。

蒽醌的碳苷在水中的溶解度都很小,亦难溶于有机溶剂,但易溶于吡啶中。

二、化学性质

(一)酸碱性

醌类化合物多具有酚羟基和羧基,故具有一定的酸性。酸性的强弱与分子中羧基的有无及酚羟基的数目与位置不同有关,一般来说:

(1)含有羧基的醌类化合物的酸性强于不含羧基者 2-羟基苯醌或在萘醌的醌核上有羟基时,为插烯酸的结构,故表现出与羧基相似的酸性,都能溶于碳酸氢钠水溶液中。

(2)具有 β-羟基蒽醌的酸性强于 α-羟基蒽醌 β-羟基蒽醌可溶于碳酸氢钠水溶液中,而 α-位上的羟基因与相邻羰基形成氢键缔合,降低了质子的解离度,故酸性很弱,只能用氢氧化钠水溶液才能溶解。

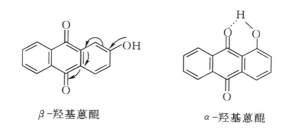

β-羟基蒽醌   α-羟基蒽醌

(3)酚羟基数目增多,酸性增强 但处于相邻二羟基蒽醌的酸性,由于相互产生氢键缔合,比只有一个羟基蒽醌的酸性还弱。

根据醌类酸性强弱的差别,可用 pH 梯度萃取法进行这类化合物的分离工作。以游离蒽醌类衍生物为例,酸性强弱的顺序为:

含—COOH>2 个以上 β—OH>1 个 β—OH>2 个 α—OH>1 个 α—OH

依次可溶于: 5％碳酸氢钠   5％碳酸钠   1％氢氧化钠   5％氢氧化钠

由于羰基上氧原子的存在,蒽醌类成分也具有微弱的碱性,能溶于浓硫酸中成锌盐再转成阳碳离子,同时伴有颜色的显著改变,如大黄酚为暗黄色,溶于浓硫酸中转为红色,大黄素由橙红变为红色,其他羟基蒽醌在浓硫酸中一般呈红至红紫色。

(二)颜色反应

醌类的颜色反应主要基于其氧化还原性质以及分子中酚羟基的性质。

1. Feigl 反应

醌类衍生物在碱性条件下经加热能迅速与醛类及邻二硝基苯反应（Feigl 反应）生成紫色化合物。其反应机理如下：

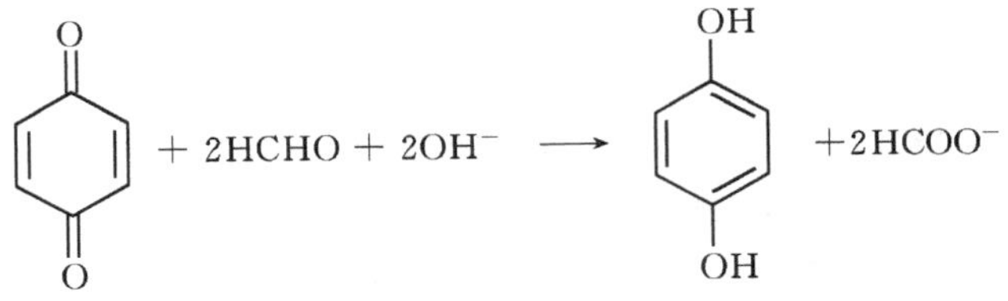

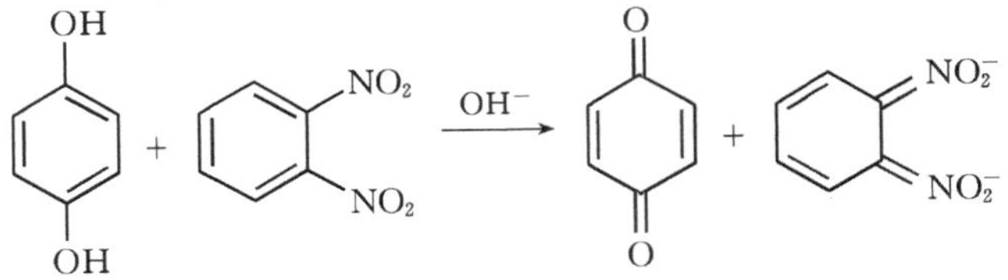

紫色

从上述反应中可知，在反应中醌类在反应前后无变化，仅起传递电子的媒介作用，醌类成分含量越高，反应速度也越快。试验时可取醌类化合物的水或苯溶液 1 滴，加入 25%碳酸钠水溶液、4%甲醛及 5%邻二硝基苯的苯溶液各 1 滴，混合后置水浴上加热，在 1～4 min 内产生显著的紫色。

2. 无色亚甲蓝显色反应

无色亚甲蓝乙醇溶液（1 mg/ml）为苯醌类及萘醌类的专用显色剂。此反应可在 PC 或 TLC 上进行，样品在 PC 或 TLC 的白色背景上显蓝色斑点，可与蒽醌类化合物相区别。

3. 碱性条件下的显色反应

羟基醌类在碱性溶液中发生颜色改变（Bornträger 反应 ），会使颜色加深，多呈橙、红、紫红及蓝色。羟基蒽醌类化合物遇碱显红-紫红色，其机理如下：

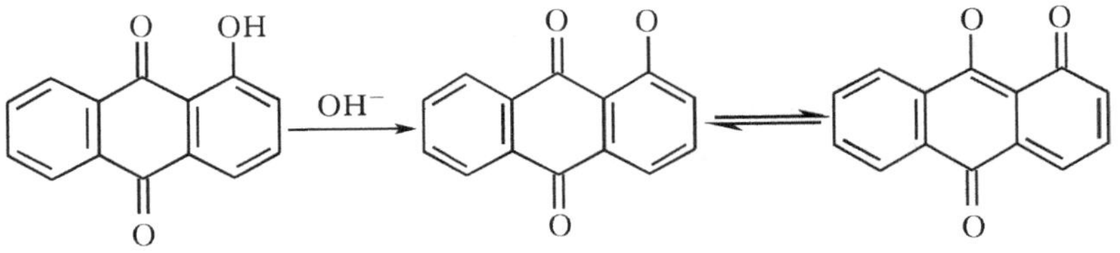

α-羟基蒽醌

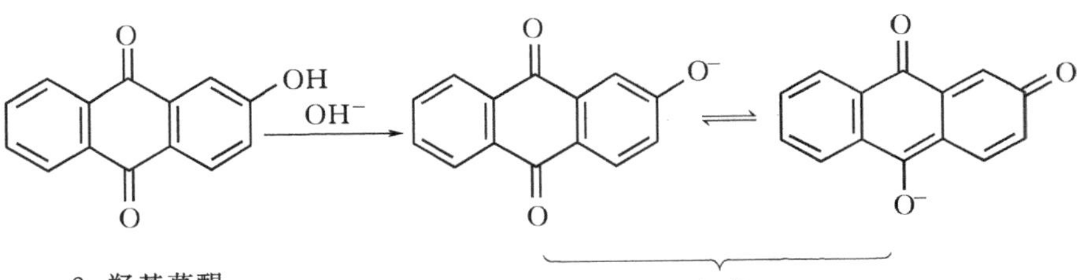

β -羟基蒽醌　　　　红色

该显色反应与形成共轭体系的酚羟基和羰基有关。因此羟基蒽醌以及具有游离酚羟基的蒽醌苷均可呈色,但蒽酚、蒽酮、二蒽酮类化合物则需氧化形成羟基蒽醌类化合物后才能呈现红色。

 知识链接

如何检查中药中是否含有蒽醌类成分?

检查中药中是否含有蒽醌类成分可采用 Bornträger 反应进行鉴别,操作如下:取样品粉末约 0.1 g,加 10％硫酸水溶液 5 ml,置水浴上加热 2～10 min 趁热过滤,滤液冷却后加乙醚 2 ml 振摇,静置后分取醚层溶液,加入 5％氢氧化钠水溶液 1 ml,振摇。如有羟基蒽醌存在,醚层则由黄色褪为无色,而水层显红色。

4. 活性次甲基反应（Kesting-Craven 反应）

当苯醌及萘醌类化合物其醌环上有未被取代的位置时,可在碱性条件下与一些含有活性次甲基试剂(如乙酰乙酸酯、丙二酸酯、丙二腈等)的醇溶液反应,生成蓝绿色或蓝紫色。以萘醌与丙二酸酯的反应为例,反应时先生成产物①,再进一步经电子转位生成产物②而显色。

①   ②

萘醌的苯环上如有羟基取代,此反应即减慢反应速度或不反应。蒽醌类化合物因醌环两侧有苯环,不能发生该反应,故可加以区别。

5. 与金属离子的反应

在蒽醌类化合物中,如果有 α-酚羟基或邻二酚羟基结构时,则可与 Pb^{2+}、Mg^{2+} 等金属离子形成络合物。以醋酸镁为例,生成物可能具有下列结构:

当蒽醌化合物具有不同的结构时,与醋酸镁形成的络合物也具有不同的颜色,如果核上只有一个 α-OH 或一个 β-OH,或两个—OH 不在同环上,显橙黄至橙色;如已有一个 α-OH,并另有一个—OH 在邻位则呈现蓝至蓝紫色,若在间位则显橙红至红色,在对位则显紫红至紫色。此反应可用于羟基位置的确定。

6. 对亚硝基二甲苯胺反应

该反应可作为蒽酮类化合物的定性鉴别反应,蒽酮中羰基对位的亚甲基上的氢很活泼(尤其是 1,8-二羟基衍生物),可与 0.1% 对亚硝基-二甲苯胺吡啶溶液反应缩合而产生各种颜色,如紫色、绿色、蓝色及灰色等,随分子结构而不同。1,8-二羟基者均呈绿色。

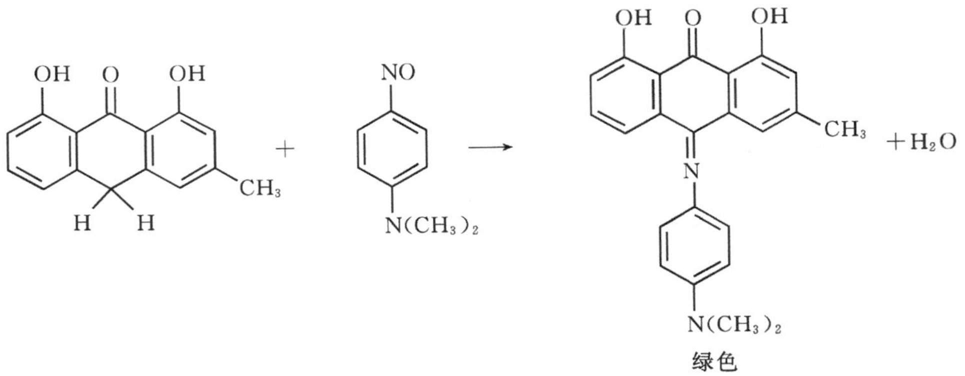

第三节　醌类化合物的提取与分离

一、提取

(一)有机溶剂提取法

游离醌类的极性较小,可用极性较小的有机溶剂提取。苷类极性较苷元大,故可用甲醇、乙醇和水提取。实际工作中,一般常选甲醇或乙醇作为提取溶剂,可以把不同类型、不同存在状态、性质各异的醌类成分都提取出来,所得的总醌类提取物可进一步纯化与分离。

(二)碱提酸沉法

具有游离酚羟基或羧基的醌类化合物,与碱成盐而溶于碱水溶液中可被提取,提取液加酸酸化后酚羟基游离而沉淀析出。

(三)水蒸气蒸馏法

水蒸气蒸馏法适用于分子量小、有挥发性的苯醌及萘醌类化合物的提取。

(四)其他方法

近年来超临界流体萃取法和超声波提取法在醌类成分的提取中也有应用,既提高了提出率,又避免醌类成分的分解。

二、分离

(一)蒽醌苷类与游离蒽醌的分离

蒽醌苷类与游离蒽醌衍生物的溶解性不一样,前者易溶于水,后者易溶于有机溶剂如三氯甲烷,因而常用与水不混溶的有机溶剂萃取或回流提取蒽醌粗提物,即可将两者分开。但应当注意一般羟基蒽醌类衍生物及其相应的苷类在植物体内多以钾、钠、钙盐形式存在,为充分提取出蒽醌类衍生物,必须预先加酸酸化使之全部游离后再进行提取。

(二)游离蒽醌的分离

1. pH 梯度萃取法

pH 梯度萃取法是分离游离蒽醌的常用方法。根据蒽醌的 α 与 β 位羟基酸性的差异及羟基的有无,使用不同碱性的水溶液,从有机溶剂中提取蒽醌类成分。其流程如下:

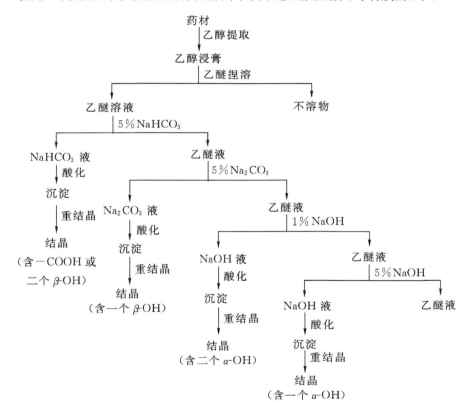

2. 色谱法

色谱法是系统分离羟基蒽醌类化合物的一种有效方法,当药材中含有一系列结构相似、酸性强弱差别不明显的蒽醌类化合物时,采用 pH 梯度萃取法分离常有一定的局限性,必须经过色谱法才能得到满意的分离。柱色谱中常用的吸附剂是硅胶,一般不用氧化铝,尤其是碱性氧化铝,以避免与酸性的蒽醌发生不可逆吸附而难以洗脱。另外,也可采用聚酰胺柱色谱对游离羟基蒽醌进行分离。

(三)蒽醌苷类的分离

蒽醌苷类因其分子中含有糖,故极性较大,水溶性较强,分离和精制都较困难,一般采用色谱法。在进行色谱分离之前,往往采用溶剂法处理粗提物,除去大部分杂质,制得较纯的总苷后再进行层析分离。

1. 溶剂法

在用溶剂法纯化总蒽醌苷提取物时,一般常用乙酸乙酯、正丁醇等极性较大的有机溶剂,将蒽醌苷类从水溶液中提取出来,使其与水溶性杂质相互分离。

2. 色谱法

色谱法过去主要应用硅胶柱色谱。近年来葡聚糖凝胶柱色谱和反相硅胶柱色谱得到普遍应用,使极性较大的蒽醌苷类化合物也能得到有效分离。另外高速逆流色谱、毛细管电泳也已广泛应用于蒽醌苷类的分离。

 知识链接

利用葡聚糖凝胶(sephadex LH-20)柱色谱实现大黄中蒽醌苷类成分的分离

将大黄70%甲醇提取液浓缩后加到 Sephadex LH-20 凝胶柱上,采用70%甲醇洗脱,分段收集,可以依次得到二蒽酮苷(番泻 B、A、D、C),蒽醌二葡萄糖苷(大黄酸、芦荟大黄素、大黄酚的二葡萄糖苷),蒽醌单糖苷(芦荟大黄素、大黄素、大黄素甲醚及大黄酚的葡萄糖苷)和游离苷元(大黄酸、大黄酚、大黄素甲醚、芦荟大黄素及大黄素)。在上述操作中,被分离化合物是以分子量由大到小的顺序流出色谱柱的。

第四节　醌类化合物的鉴定

一、理化方法

醌类化合物的理化检识,一般利用 Feigl 反应、无色亚甲蓝显色反应和 Keisting-Craven 反应来鉴定苯醌、萘醌。利用 Bornträger 反应初步确定羟基蒽醌化合物;利用对亚硝基二甲苯胺反应鉴定蒽酮类化合物。鉴定反应可在试管中进行,也可在 PC 或 TLC 上进行。

二、色谱法

(一)薄层色谱

吸附剂多采用硅胶、聚酰胺,展开剂多采用混合溶剂如:苯、苯-甲醇(9:1)、庚烷-苯-三氯甲烷(1:1:1)等,对蒽醌苷采用极性较大的溶剂系统。

蒽醌及其苷在可见光下多显黄色,在紫外光下则显黄棕、红、橙色等荧光,若用氨熏或以10%氢氧化钾甲醇溶液、3%氢氧化钠或碳酸钠溶液喷之,颜色加深或变色。亦可用0.5%醋酸镁甲醇溶液,喷后90 ℃加温5 min,再观察颜色。

(二)纸色谱

羟基蒽醌类的纸色谱一般在中性溶剂系统中进行,可用水、乙醇、丙酮等与石油醚、苯混合使达饱和,分层后取极性小的有机溶剂层进行展开,常用展开剂如石油醚以甲醇饱和、正丁醇以浓氨水饱和等。显色剂一般用 0.5％醋酸镁甲醇液,根据羟基的不同位置可显不同颜色的斑点,也可用 1％～2％氢氧化钠或氢氧化钾溶液喷雾,显红色斑点。

蒽醌苷类具有较强的亲水性,采用含水量较大的溶剂系统展开,才能得到满意的结果。常用展开剂如苯-丙酮-水(4：1：2)、苯-吡啶-水(5：1：10)、三氯甲烷-甲醇-水(2：1：1 下层)等。

三、波谱法

醌类化合物的结构测定,一般是在进行必要的化学反应,初步判断为醌类化合物之后,再进行波谱分析才能最后确定其化学结构。下面以蒽醌为例进行介绍。

(一)紫外光谱(UV)

蒽醌母核的 UV 光谱有四个吸收峰,分别由苯样结构和醌样结构引起。

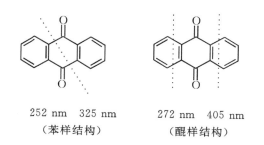

252 nm　325 nm　　　272 nm　405 nm

（苯样结构）　　　　（醌样结构）

羟基蒽醌类有五个主要吸收带,比蒽醌母核多了 230 nm 的强吸收峰。

第 Ⅰ 峰——230 nm 左右

第 Ⅱ 峰——240 ～ 260 nm（苯样结构引起）

第 Ⅲ 峰——262 ～ 295 nm（醌样结构引起）

第 Ⅳ 峰——305 ～ 389 nm（苯样结构引起）

第 Ⅴ 峰—— > 400 nm（醌样结构中 C＝O 引起）

以上各吸收带的具体峰位与吸收强度与蒽醌母核上取代基的性质、数目及取代位置有关。规律大致如下:

(1)峰带 Ⅰ 的具体位置与分子中的酚羟基数目有关。分子中酚羟基数目越多则峰带 Ⅰ 的最大吸收波长越长,与酚羟基的位置无关。峰带 Ⅰ 的具体位置与分子中的酚羟基数目之间的关系如表 6 - 3 所示。

表 6 - 3　羟基蒽醌类紫外吸收光谱(第 Ⅰ 峰)

OH 数	OH 位置	λ_{max}(nm)
1	1-；2-	222.5
2	1,2-；1,4-；1,5-	225
3	1,2,8-；1,4,8-	230± 2.5
	1,2,6-；1,2,7-	
4	1,4,5,8-；1,2,5,8-	236

(2)峰带Ⅲ受 β-酚羟基的影响,β-酚羟基的存在可使该带红移,且吸收强度增加。蒽醌母核上具有 β-酚羟基则第三峰吸收强度 $\log\varepsilon$ 在4.1以上;若低于4.1,表示无 β-酚羟基。

(3)峰带Ⅴ主要受 α-羟基的影响,α-羟基数目越多,峰带Ⅴ红移值也越大,如表6-4所示。

表6-4 羟基蒽醌类峰带Ⅴ的紫外吸收

α-OH 数		λ_{max},nm($\log\varepsilon$)
无		356~362.5(3.30~3.88)
1		400~420
2	1,5-二羟基	418~440(二个峰)
	1,8-二羟基	430~450
	1,4-二羟基	470~500(靠近500 nm处有一肩峰)
3		485~530(二至多个吸收)
4		540~560(多个重峰)

(二) 红外光谱(IR)

醌类化合物 IR 的主要特征是羰基吸收峰与双键和苯环的吸收峰。羟基取代的蒽醌类化合物的红外区域有:$v_{C=O}$(1675~1653 cm^{-1})、v_{OH}(3600~3130 cm^{-1})及 $v_{芳环}$(1600~1480 cm^{-1})的吸收。

1. 羰基的频率

$v_{C=O}$ 吸收峰位与分子中 α-酚羟基的数目及位置有较强的相关性,对推测结构中 α-酚羟基的取代情况有重要的参考价值。无取代的蒽醌,则两个 C=O 化学环境相同,只给出一个吸收峰:1675 cm^{-1};具有一个 α-OH 的蒽醌,将给出两个 C=O 吸收峰,其中一个 C=O 与羟基缔合,吸收峰位明显降低,另一个为未缔合的正常 C=O 的吸收峰,两峰相距约24~38 cm^{-1}。当具有两个以上 α-OH 时,因 α-OH 数量与其取代位置的不同,将对 C=O 的吸收位置产生不同的影响(表6-5)。

表6-5 羟基蒽醌衍生物羰基红外光谱数据

α 羟基数	蒽醌类型	游离 C=O 频率 (cm^{-1})	缔合 C=O 频率 (cm^{-1})	C=O 频率差 Δv
0	无 α-OH	1678~1653	—	—
1	1-OH	1675~1647	1637~1621	24~38
2	1,4-或 1,5-二 OH	—	1645~1608	—
2	1,8-二 OH	1678~1661	1626~1616	40~57
3	1,4,5-三 OH	—	1616~1592	—
4	1,4,5,8-四 OH	—	1592~1572	—

2. 羟基的频率

羟基频率随取代位置的不同而有很大变化。一般 α-酚羟基的吸收频率多在 3150 cm^{-1} 以下,而 β-酚羟基的吸收频率则大于 3150 cm^{-1}。

(三)核磁共振谱(NMR)

1. 芳环质子

蒽醌母核芳氢的核磁共振信号:蒽醌母核共有 8 个芳氢,可分为两类,其中 α-芳氢处于 C=O负屏蔽区,处于较低磁场,中心位置在 δ 8.07 ppm 处,而 β-芳氢则在较高磁场,峰中心位置在 δ 6.67 ppm 左右。

在取代蒽醌中,若有孤立芳氢,则氢谱中出现芳氢单峰。

2. 取代基质子的化学位移及对芳氢的影响

(1)甲基 一般在 δ 2.1～2.9 ppm,为单峰或宽单峰,并使相邻芳氢及间位芳氢的 δ 值均减少 0.1～0.15 ppm 左右。

(2)甲氧基 一般在 δ 4.0～4.5 ppm,为单峰,并使邻位及对位芳氢减少 0.45 ppm。

(3)羟甲基 与苯环相连的—CH$_2$OH,其—CH$_2$—质子的 δ 值约 4.6 ppm 左右(2H,双峰),其—OH 质子的 δ 值约 5.6 ppm 左右(1H)。

(4)酚羟基及羧基 α-酚羟基受 C=O 影响大,δ 值在低磁场区,约 11～12 ppm,为单峰;β-酚羟基 δ 值小于 11 ppm,—COOH 也在此范围内,但酚羟基使邻位及对位芳氢的化学位移减少 0.45 ppm,而—COOH 则使其增大 0.8 ppm。

(四)质谱(MS)

9,10-蒽醌类化合物的 MS 主要特征如下:

(1)对所有游离醌类化合物而言,分子离子峰通常就是基峰。

(2)游离蒽醌依次脱去 2 分子 CO,得到 m/z 180(M-CO)和 152(M-2CO),以及它们的双电荷离子峰 m/z 90 及 m/z 76。

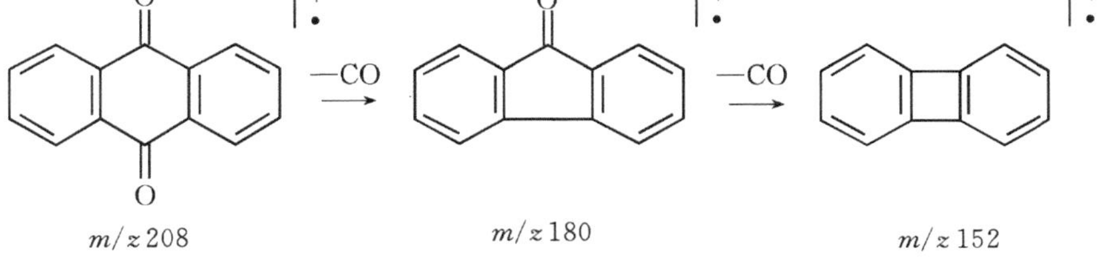

但要注意,蒽醌苷类化合物用常规电子轰击质谱得不到分子离子峰,其基峰一般为苷元离子,需用场解吸质谱(FD–MS)或快原子轰击质谱(FAB-MS)才能出现准分子离子峰,以获得分子量的信息。

第五节　醌类化合物的研究实例

【实例】大黄(5 种游离蒽醌)

1. 来源与功效

大黄来源于蓼科植物掌叶大黄 *Rheum palmatum*、唐古特大黄 *R. tanguticum* 或药用大黄 *R. officinale* 的干燥根及根茎。具有化积、致泻、泻火凉血、活血化瘀、利胆退黄等功效。

2. 药理与临床应用

大黄具有泻下、抗菌作用、抗肿瘤、利胆保肝、利尿、止血作用等。

3. 化学成分类型及主要化合物

主要为大黄酚、大黄素、芦荟大黄素、大黄素甲醚和大黄酸等游离的羟基蒽醌类化合物及其苷及少量的番泻苷 A、B、C、D。此外还含有鞣质、脂肪酸及少量的土大黄苷和土大黄苷元。

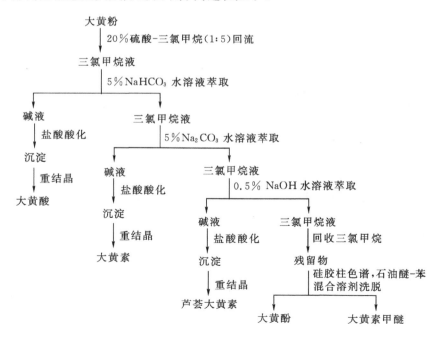

大黄酚	$R_1 = H$	$R_2 = CH_3$
大黄素	$R_1 = OH$	$R_2 = CH_3$
大黄素甲醚	$R_1 = OCH_2$	$R_2 = CH_3$
芦荟大黄素	$R_1 = H$	$R_2 = CH_2OH$
大黄酸	$R_1 = H$	$R_2 = COOH$

4. 提取分离方法

从大黄中提取分离游离羟基蒽醌时,可先用 20％硫酸和三氯甲烷的混合液,水浴回流水解并使游离蒽醌转入有机溶剂中,然后采用不同 pH 的碱液进行分离。

大黄中游离羟基蒽醌类成分的提取分离过程如下:

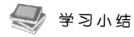 学习小结

　　本章主要介绍了醌类衍生物的结构类型、理化性质、提取分离方法,以及蒽醌结构测定中紫外、红外等的光谱特征,并以大黄、丹参为例对提取分离方法进行了详细的讨论。其中蒽醌类成分是本章学习的重点,学习时,应首先对蒽醌的母核结构有充分的认识,能区分取代基所在的 α 位和 β 位在结构中的具体位置,主要内容小结如下:

　　(1)醌类化合物的母核结构特征及其分类,重点是蒽醌类。

　　(2)根据羟基在蒽醌母核上的分布情况,可将羟基蒽醌衍生物分为大黄素型和茜草素型。

　　(3)醌类化合物的理化性质:性状及溶解性、酸性、显色反应等,学习时应掌握结构与酸性强弱顺序的规律,并能利用该规律,采取 pH 梯度萃取法分离不同酸性的蒽醌类化合物。

　　(4)醌类化合物的提取包括:有机溶剂提取法、碱提酸沉法、水蒸气蒸馏法。

　　(5)蒽醌的分离根据游离蒽醌和蒽醌苷的结构特点选择不同的分离方法。游离蒽醌的分离常用 pH 梯度萃取法及色谱法。

　　(6)蒽醌类化合物的鉴定包括理化鉴定和色谱鉴定两类。

　　(7)理化鉴定一般利用 Feigl 反应、无色亚甲蓝显色反应和 Keisting-Craven 反应来鉴定苯醌、萘醌。利用 Borntrâger 反应可初步确定羟基蒽醌化合物;利用对亚硝基二甲苯胺反应可鉴定蒽酮类化合物。

　　(8)色谱鉴定包括薄层色谱和纸色谱两种。薄层色谱多采用硅胶、聚酰胺,展开剂多采用混合溶剂,如苯、苯-甲醇(9:1)、庚烷-苯-氯仿(1:1:1)等,蒽醌苷采用极性较大的溶剂系统。

　　(9)醌类化合的结构测定常用波谱学的方法,如紫外光谱(UV)、红外光谱(IR)、核磁共振光谱(^{1}H-NMR)、质谱(MS)。

　　(10)实例:大黄中游离蒽醌的提取与分离。

 目标检测

一、选择题

　　1.醌类共有的反应是(　　)

　　A. Borntrager's 反应　　　　B. Feigl 反应　　　　　C. Mg(Ac)$_2$反应　　　　D.三氯化铝反应

　　2.检查中草药中是否有羟基蒽醌类成分,常用(　　)试剂

　　A.无色亚甲蓝　　　　　B.5% 盐酸水溶液　　　C.5%NaOH 水溶液　D.甲醛

　　3.提取大黄中总醌类成分常用的溶剂是(　　)

　　A.水　　　　　　　　　　B.乙醇　　　　　　　　C.乙醚　　　　　　　　D.醋酸乙酯

　　4.下列化合物的酸性强弱顺序是(　　)

1.　　　　　　　　　　2.　　　　　　　　　3.　　　　　　　　　4.

A. 4＞3＞2＞1　　　　　B. 2＞1＞3＞4　　　　C. 4＞2＞3＞1　　　　D. 4＞3＞1＞2

5. 大黄素型蒽醌母核上的羟基分布情况是（　　）

A. 在一个苯环的 β 位

B. 在二个苯环的 β 位

C. 在一个苯环的 α 或 β 位

D. 在二个苯环的 α 或 β 位

6. 中药丹参中治疗冠心病的醌类成分属于（　　）

A. 苯醌类　　　　　　　B. 萘醌类　　　　　　C. 菲醌类　　　　　　　D. 蒽醌类

7. 专用于鉴别苯醌和萘醌的反应是（　　）

A. 菲格尔反应

B. 无色亚甲蓝试验

C. 活性次甲基反应

D. 对亚硝基二甲基苯胺反应

8. 红外光谱中出现两条 C＝O 伸缩振动谱带，且频率差为 24～28，该化合物是（　　）

A. 1,4-二 OH 蒽醌

B. 1-OH 蒽醌

C. 无 α-OH 蒽醌

D. 1,8-二 OH 蒽醌

9. 某中草药水煎剂经内服后有显著致泻作用，可能含有的成分是（　　）

A. 蒽醌苷　　　　　　　B. 游离蒽醌　　　　　C. 游离蒽酚　　　　　　D. 游离蒽酮

10. 在总游离蒽醌的乙醚液中，用 5％Na$_2$CO$_3$ 水溶液可萃取到（　　）

A. 带一个 α-酚羟基的

B. 带一个 β-酚羟基的

C. 带两个 α-酚羟基的

D. 不带酚羟基的

二、问答题

1. 如何检识药材中的蒽醌类成分？不同醌类化合物分别有哪些鉴定方法？

2. 何谓 pH 梯度萃取法，如何应用 pH 梯度萃取法分离游离蒽醌类化合物？

3. 比较下列蒽醌的酸性强弱，并利用酸性的差异分离他们，写出流程。

A. 1,4,7-三羟基蒽醌

B. 1,5-二 OH-3-COOH 蒽醌

C. 1,8-二 OH 蒽醌

D. 1-CH$_3$ 蒽醌

第七章　黄酮类

学习目标

【掌握】黄酮类化合物的结构与分类、理化性质、提取分离的方法。

【熟悉】黄酮类化合物的性状、溶解性及显色反应的基本知识。

【了解】黄酮的分布、生物活性和含有黄酮类化合物的常见天然药物。

　　黄酮类化合物(flavonoids)是广泛存在于自然界的一大类化合物。由于这类化合物大多呈黄色或淡黄色,且分子中亦多含有酮基,因此被称为黄酮。

　　黄酮类化合物经典的概念主要是指基本母核为 2 - 苯基色原酮(2 - phenylchromone)的一系列化合物。现在,黄酮类化合物是泛指两个苯环(A 与 B 环)通过三个碳原子相互联结而成的一系列化合物。其基本碳架为:

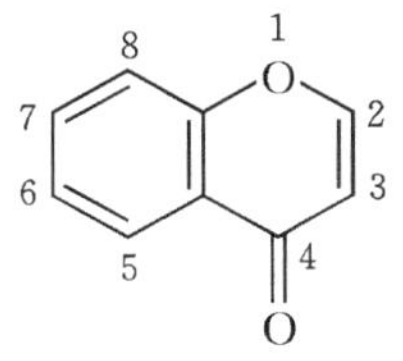

色原酮 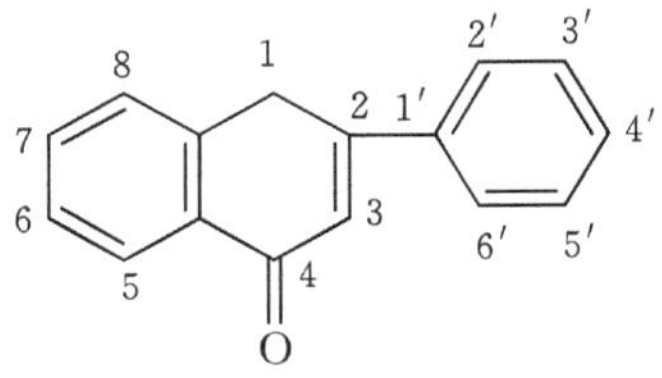　　　　　　　　2-苯基色原酮 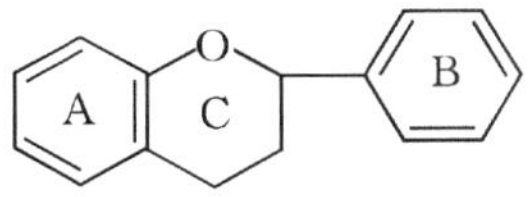　　　　　　$C_6 - C_3 - C_6$

　　许多实验证明,黄酮类化合物在植物体内的生物合成途径是复合型的,即分别经莽草酸途径和乙酸-丙二酸途径,由 1 个桂皮酰辅酶 A 和 3 个丙二酰辅酶 A 在查耳酮合成酶的作用下生成查耳酮,其中,由 3 个丙二酰辅酶 A 形成 A 环,桂皮酰辅酶 A 则构成 B 环和提供 A、B 环之间的三碳链。生成的查尔酮再经过异构化酶的作用形成二氢黄酮。二氢黄酮在各种酶的作用下,经转化而得到其他类型黄酮类化合物。

　　黄酮类化合物类型多样,分布广泛,多存在于高等植物中,最集中分布于被子植物中。如黄酮类以唇形科、玄参科、爵麻科、苦苣苔科、菊科等植物中存在较多;黄酮醇类较广泛分布于双子叶植物,特别是一些木本植物的花和叶中;二氢黄酮类在蔷薇科、芸香科、豆科、杜鹃花科、菊科、姜科中分布较多;二氢黄酮醇类较普遍地存在于豆科植物中;异黄酮类以豆科蝶形花亚科和鸢尾科植物中存在较多。在裸子植物中也有存在,如双黄酮类多局限分布于裸子植物,尤其是松柏纲、银杏纲和凤尾纲等植物中。而在菌类、藻类、地衣类等低等植物中较少见。黄酮类化合物在植物体内大部分以与糖结合成苷的形式存在,一部分以游离形式存在。

　　黄酮类化合物也是中药中一类重要的有效成分,具有多方面的生物活性,如葛根总黄酮及葛根素（puerarin）、银杏叶总黄酮等具有扩张冠状血管作用,临床可用于治疗冠心病;芦丁（rutin）、橙皮苷（hesperidin）、D-儿茶素（D-catechin）等具有降低毛细血管脆性和异常通透性的作用,可用作毛细血管性出血的止血药及治疗高血压、动脉硬化的辅助药;水飞蓟素（silybin）、异水飞蓟素（silydianin）及次水飞蓟素（silychristin）等有肝保护作用,临床上用于治疗急、慢性肝炎,肝硬化及多种中毒性肝损伤等疾病均取得了较好的效果;异甘草素（isoliquiritigenin）及大豆素（daidzein）等具有类似罂粟碱（papaverine）的作用,可解除平滑肌痉挛。杜鹃素（farrerol）、川陈皮素（nobiletin）、槲皮素具有止咳祛痰作用;染料木素（genistein）、金雀花异黄素、大豆素等异黄酮类具有雌性激素样作用,这可能是由于它们与己烯雌酚具有相似的结构部分的缘故;木樨草素（luteolin）、黄芩苷（baicalin）、黄芩素（baicalein）以及槲皮素、桑色素（morin）等具有抗菌、抗病毒的作用;牡荆素（vitexin）、桑色素、D-儿茶素等具有抗肿瘤作用。

第一节　黄酮类化合物的结构与分类

根据黄酮类化合物 A 环和 B 环中间三碳链的氧化程度、三碳链是否构成环状结构、3 位是否有羟基取代以及 B 环（苯基）连接的位置（2 或 3 位）等特点,将主要的天然黄酮类化合物进行分类,如表 7 - 1 所示。

表 7 - 1　黄酮类化合物的主要结构类型

类型	基本结构	类型	基本结构
黄酮类 （flavones）	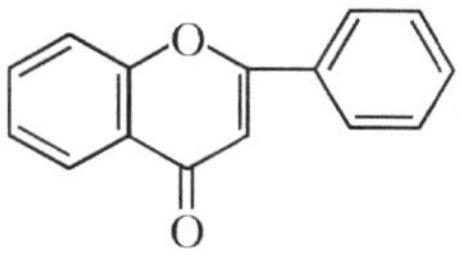	二氢查耳酮类 （dihydrochalcones）	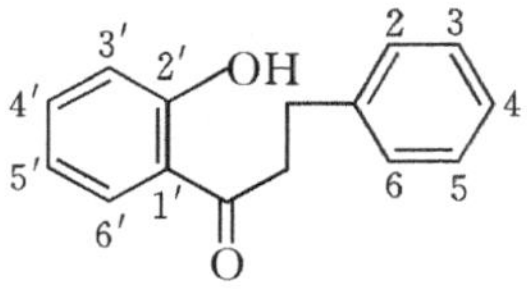
黄酮醇类 （flavonols）	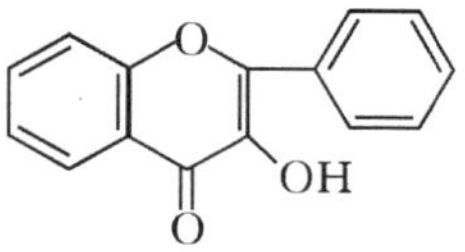	花色素类 （anthocyanidins）	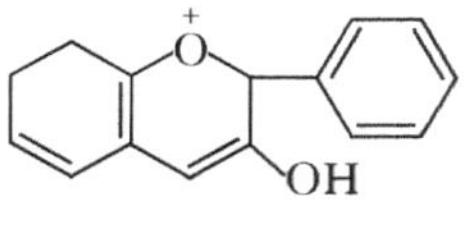
二氢黄酮类 （flavanones）	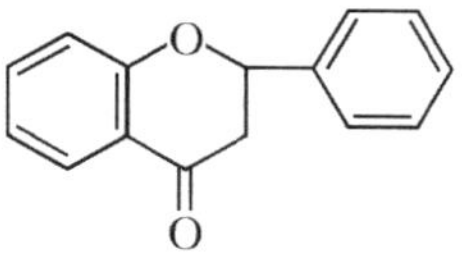	黄烷-3-醇类 （flavan-3-ols）	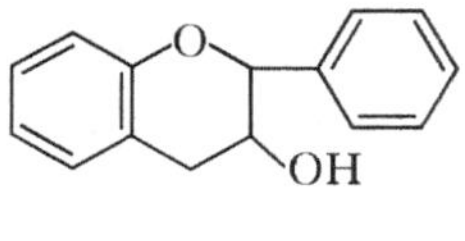
二氢黄酮醇类 （flavanonols）	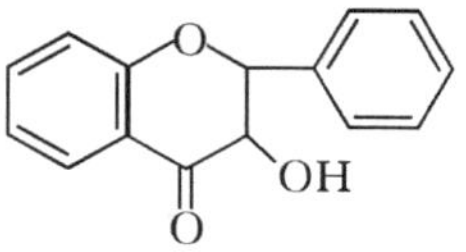	黄烷-3,4-二醇类 （flavan-3,4-diols）	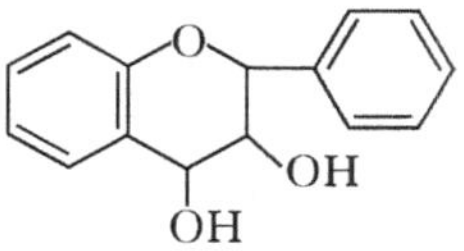

类型	基本结构	类型	基本结构
异黄酮类（isoflavones）		橙酮类（噢口弄类）（aurones）	
二氢异黄酮类（isoflavanones）		口山酮类（双苯吡酮）（xanthones）	
查耳酮类（chalcones）		高异黄酮类（homoisoflavones）	

此外,尚有由两分子黄酮、两分子二氢黄酮,或一分子黄酮及一分子二氢黄酮按 C-C 或 C-O-C 键方式连接而成的双黄酮类化合物(bisflavonoids)。另有少数黄酮类化合物结构复杂,亦难归属于上述类型中,本书将它们归入其他黄酮类中。

在各类型结构中,A、B 环上常见的取代基有羟基、甲基、甲氧基及异戊烯基等。

天然黄酮类化合物多以苷类形式存在,由于苷元不同,以及糖的种类、数量、连接位置和连接方式的不同,使自然界中形成了数目众多、结构各异的黄酮苷类化合物。组成黄酮苷的糖类主要有:

(1) 单糖类 D-葡萄糖、D-半乳糖、D-木糖、L-鼠李糖、L-阿拉伯糖及 D-葡萄糖醛酸等。

(2) 双糖类 槐糖(glc $\beta1\rightarrow2$ glc)、龙胆二糖(glc $\beta1\rightarrow6$ glc)、芸香糖(rha $\alpha1\rightarrow6$ glc)、新橙皮糖(rha $\alpha1\rightarrow2$ glc)、刺槐二糖(rha $\alpha1\rightarrow6$ gal)等。

(3) 三糖类 龙胆三糖(glc $\beta1\rightarrow6$ glc $\beta1\rightarrow2$ fru)、槐三糖(glc $\beta1\rightarrow2$ glc $\beta1\rightarrow2$ glc)等。

(4) 酰化糖类 2-乙酰基葡萄糖、咖啡酰基葡萄糖等。

在黄酮的氧苷中,糖的连接位置与苷元结构类型有关。例如:黄酮、二氢黄酮和异黄酮苷类,多在 7-OH 上形成单糖链苷。黄酮醇和二氢黄酮醇苷类中多在 3-,7-,3'-,4'-OH 上形成单糖链苷或在 3,7-,3,4'-及 7,4'-二 OH 上形成双糖链苷。在花色苷类中,多在 3-OH 上连接一个糖或形成 3,5-二葡萄糖苷。

除常见的 O-苷外,在中草药中还发现有 C-苷。在 C-苷中糖多连接在 6 位、8 位或 6,8 位都连接糖,例如牡荆素、葛根素等。

牡荆素

葛根素

一、黄酮类

黄酮类即以 2 -苯基色原酮为基本母核,且 3 位上无含氧基团取代的一类化合物。天然黄酮 A 环的 5,7 位几乎同时带有羟基,而 B 环常在 4′位有羟基或甲氧基,3′位有时也有羟基或甲氧基。常见的黄酮及其苷类有芹菜素(apigenin)、木樨草素、黄芩苷等。

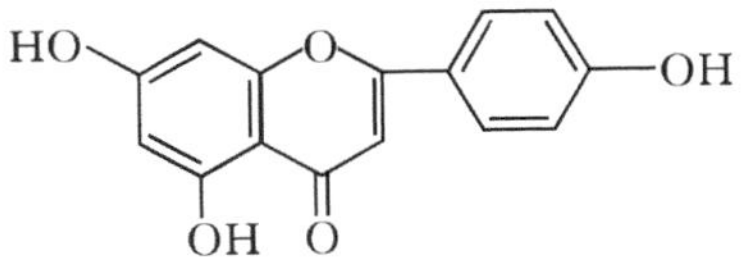

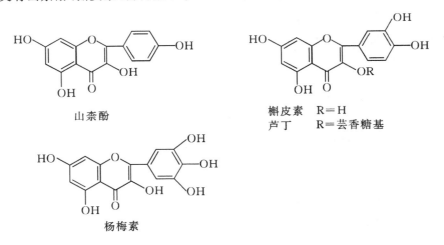

芹菜素 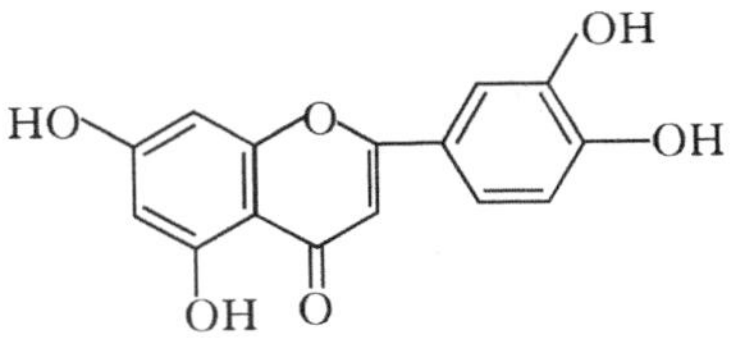   木犀草素

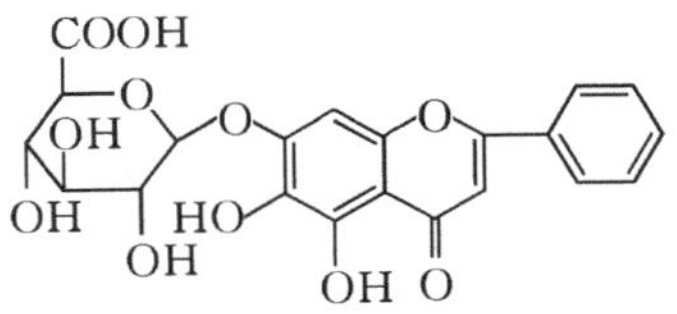

黄芩苷

二、黄酮醇类

黄酮醇类的结构特点是在黄酮基本母核的 3 位上连有羟基或其他含氧基团。常见的黄酮醇及其苷类有山奈酚、槲皮素、杨梅素(myricetin)、芦丁等。

山奈酚

槲皮素   R＝H
芦丁   R＝芸香糖基

杨梅素

三、二氢黄酮类

二氢黄酮类结构可视为是黄酮基本母核的 2,3 位双键被氢化而成。如橙皮 *Citrus aurantiun* 中的橙皮素(hesperitin)和橙皮苷;甘草 *Glycyrrhiza uralensis* 中的甘草素(liquiritigenin)和甘草苷(liquiritin)对消化性溃疡有抑制作用。

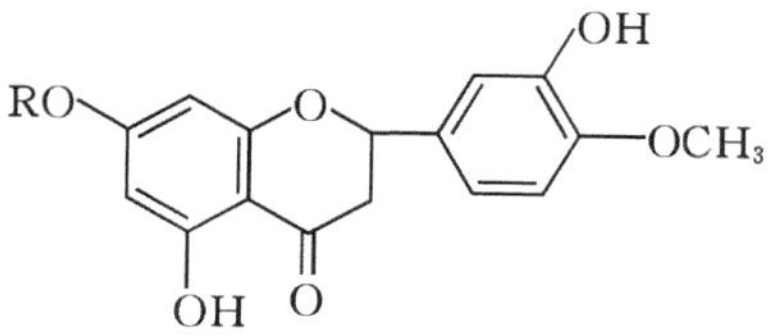

橙皮素　R＝H
橙皮苷　R＝芸香糖基

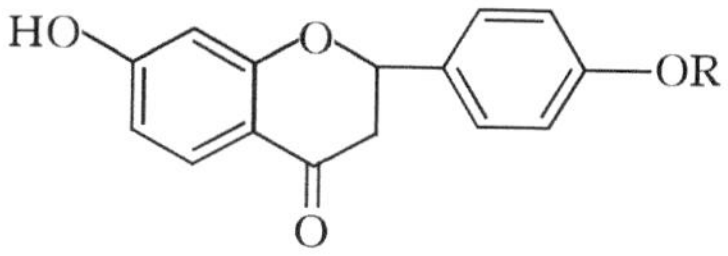

甘草素　R＝H
甘草苷　R＝glc

四、二氢黄酮醇类

二氢黄酮醇类具有黄酮醇类的 2,3 位被氢化的基本母核,且常与相应的黄酮醇共存于同一植物体中,如满山红 *Rhododendron dahuricum* 叶中的二氢槲皮素(dihydroquercetin)和槲皮素共存,桑枝中的二氢桑色素(dihydromorin)和桑色素共存。黄柏 *Phellodendron chinense* 叶中具有抗癌活性的黄柏素-7-O-葡萄糖苷(phellamurin)亦属于二氢黄酮醇类。

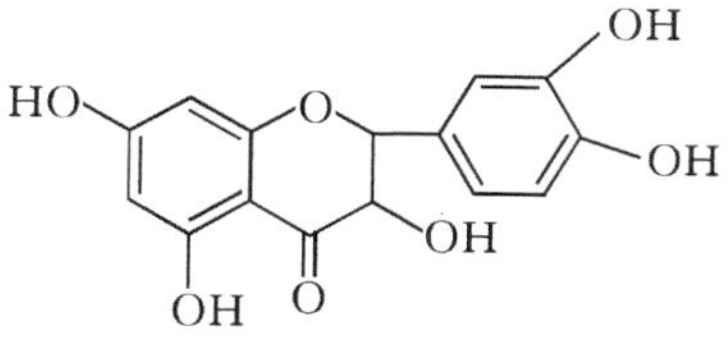

二氢槲皮素

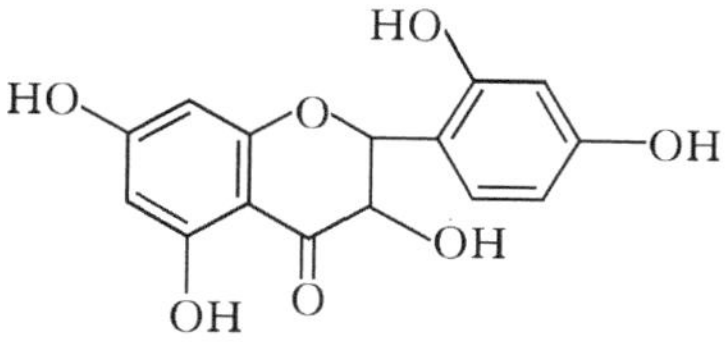

二氢桑色素

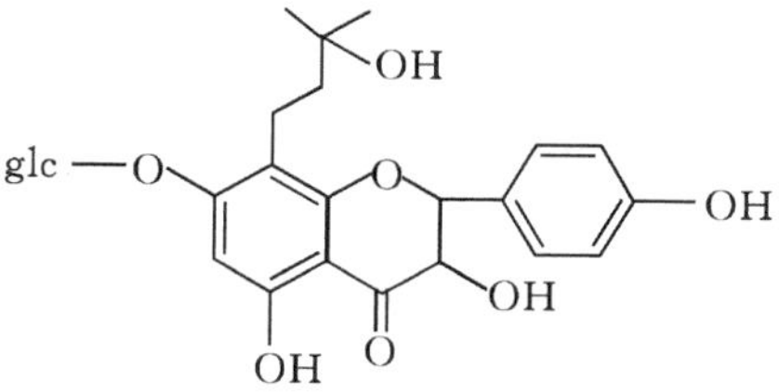

黄柏素-7-O-葡萄糖苷

五、异黄酮类

异黄酮类母核为 3-苯基色原酮的结构,即 B 环连接在 C 环的 3 位上。如豆科植物葛根中所含的大豆素、大豆苷(daidzin)、大豆素-7,4′-二葡萄糖苷(daidzien-7,4′-diglucoside)、葛根素和葛根素木糖苷(puerarin-xyloside)等均属于异黄酮类化合物。

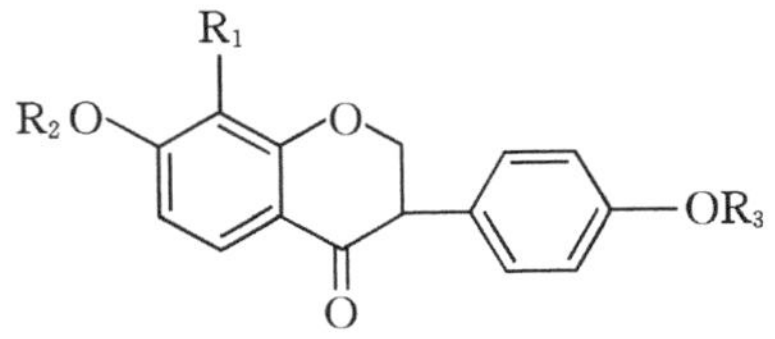

大豆素	$R_1 = R_2 = R_3 = H$	$R_2 = glc$
大豆苷	$R_1 = R_3 = H$	
葛根素	$R_2 = R_3 = H$	$R_1 = glc$
大豆素-7,4'-二葡萄糖苷	$R_1 = H$	$R_2 = R_3 = glc$
葛根素木糖苷	$R_1 = glc \quad R_2 = xyl$	$R_3 = H$

六、二氢异黄酮类

二氢异黄酮类具有异黄酮的 2,3 位被氧化的基本母核。中药广豆根 *Sophora subprostrata* 中所含有的紫檀素（pterocarpin）、三叶豆紫檀苷（trifolirhizin）和高丽槐素（maackiain）等均属二氢异黄酮的衍生物，皆有抗癌活性，其苷的活性强于苷元。毛鱼藤 *Derris elliptica* 中所含的鱼藤酮（rotenone）也属于二氢异黄酮的衍生物，具有较强的杀虫和毒鱼作用。

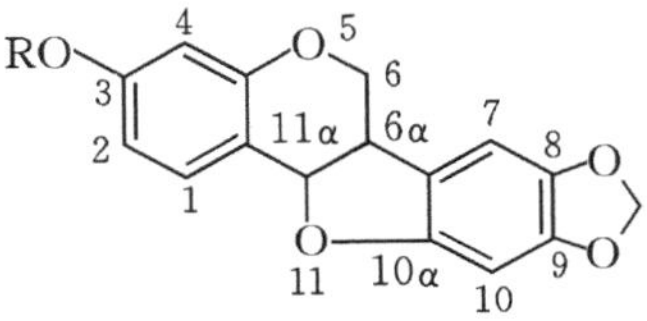

紫檀素	R＝CH₃
三叶豆紫檀苷	R＝glc
高丽槐素	R＝H

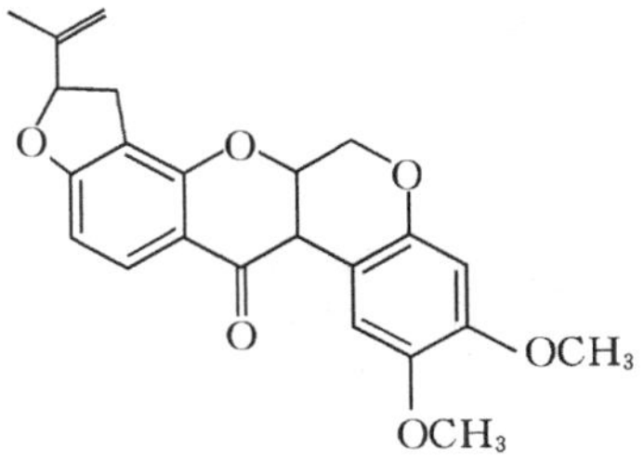

鱼藤酮

七、查耳酮类

查耳酮类的结构特点是二氢黄酮 C 环的 1,2 位键断裂生成开环衍生物，即三碳链不构成环。它的母核碳原子的编号也与其他黄酮类化合物不同。查耳酮从化学结构上可视为是由苯甲醛与苯乙酮类缩合而成的一类化合物，其 2'-羟基衍生物为二氢黄酮的异构体，两者可以相互转化。在酸的作用下查耳酮可转为无色的二氢黄酮，碱化后又转为深黄色的 2'-羟基查耳酮。

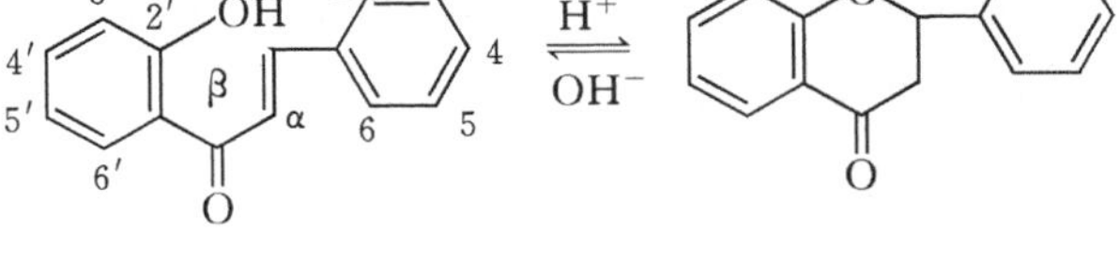

2'-羟基查耳酮	二氢黄酮

红花 *Carthamus tinctorius* 的花中含红花苷（carthamin）、新红花苷（neocarthamin）和醌式

红花苷（carthamone）。当红花在开花初期时，由于花中主要含无色的新红花苷及微量的红花苷，故花冠呈淡黄色；开花中期由于花中主要含的是红花苷，故花冠为深黄色；开花后期则氧化变成红色的醌式红花苷，故花冠呈红色。

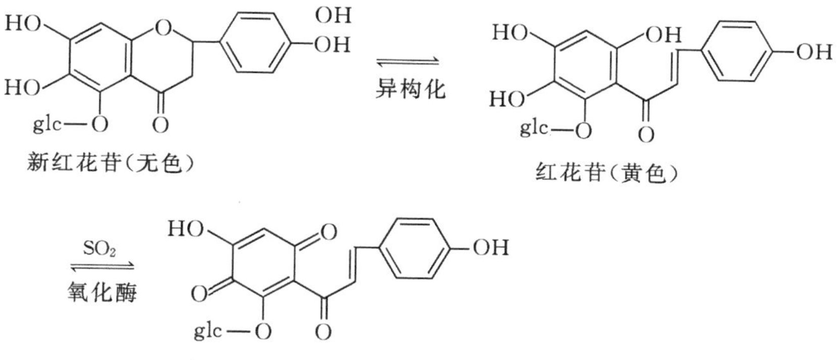

新红花苷（无色）　　　　　　　　　红花苷（黄色）

醌式红花苷（红色）

八、二氢查耳酮类

二氢查耳酮类为查耳酮 α,β 位双键氢化而成。此种类型在植物界分布极少，如蔷薇科梨属植物根皮和苹果种仁中含有的梨根苷（phloridzin）。

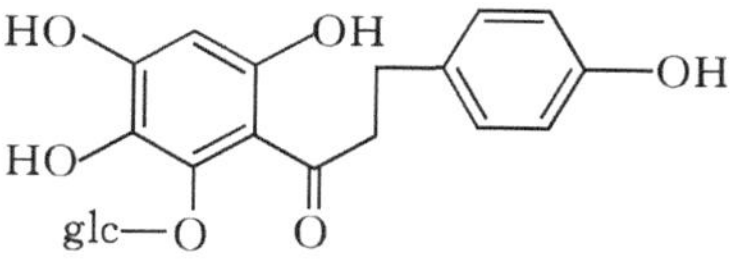

梨根苷 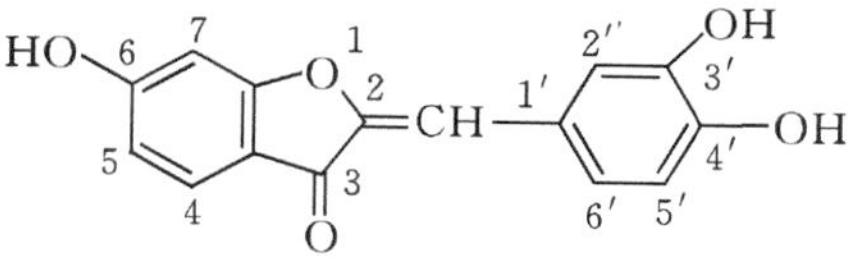　　　　　　　　　　　　硫磺菊素

九、橙酮类

橙酮类又称噢口弄类，其结构特点是 C 环为含氧五元环，它的定位母核碳原子的编号也与其他黄酮类不同。此类化合物较少见，主要存在于玄参科、菊科、苦苣苔科以及单子叶植物沙草科中。例如，在黄花波斯菊花中含有的硫黄菊素（sulphuretin）属于此类。

十、花色素类

花色素类的结构特点是基本母核的 C 环无羰基，1 位氧原子以锌盐形式存在。在中药中多以苷的形式存在。花色素是使植物的花、果、叶、茎等呈现蓝、紫、红等颜色的色素，尤以矢车菊苷元（cyanidin）、飞燕草苷元（delphinidin）和天竺葵苷元（pelargonidin）以及它们所组成的苷最为常见。花色苷（anthocyanin）一般用 20％盐酸煮沸 3 min 即可水解生成苷元和糖类。

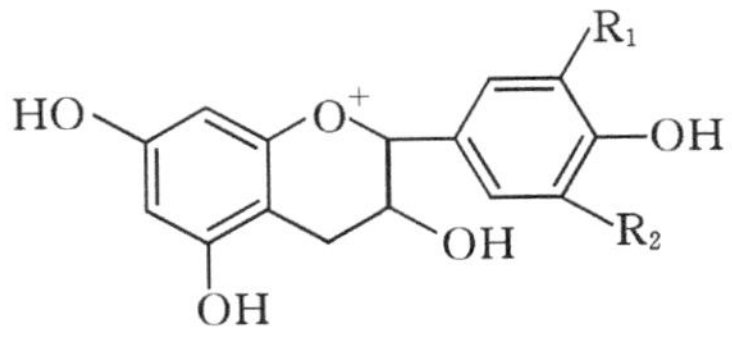

矢车菊苷元　R₁＝OH　R₂＝H
飞燕草苷元　R₁＝R₂＝OH
天竺葵苷元　R₁＝R₂＝H

十一、黄烷醇类

黄烷醇类可根据其 C 环的 3,4 位存在羟基的情况分为黄烷-3-醇和黄烷-3,4-二醇。此类化合物在植物体内可作鞣质的前体,常以分子聚合的形式而生成鞣质。

1. 黄烷-3-醇类

黄烷-3-醇类又称为儿茶素类,在植物中分布较广,主要存在于含鞣质的木本植物中。儿茶素为中药儿茶 *Acacia catechu* 的主要成分,有 4 个光学异构体,但在植物体中的主要异构体有两个,即(＋)-儿茶素和(－)-表儿茶素(epicatechin)。

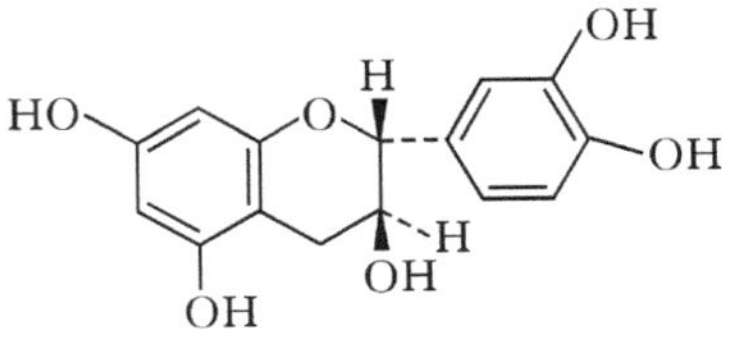

（＋）儿茶素 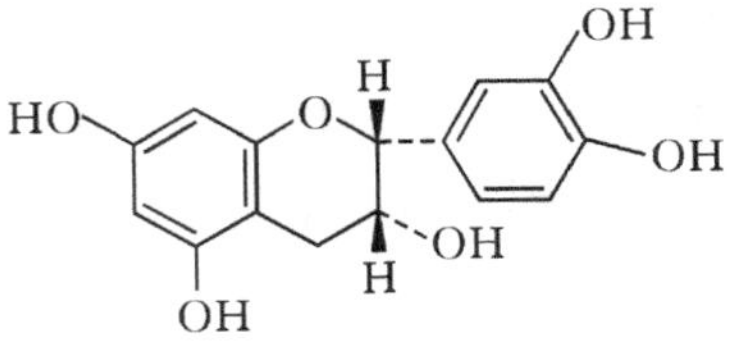　　　　　　　　（－）表儿茶素

2. 黄烷-3,4-二醇类

黄烷-3,4-二醇类又称为无色花色素类,如无色矢车菊素(leucocyanidin)、无色飞燕草素(leucodelphinidin)和无色天竺葵素(leucopelargonidin)等。这类成分在植物界分布也很广,尤以含鞣质的木本植物和蕨类植物中多见。

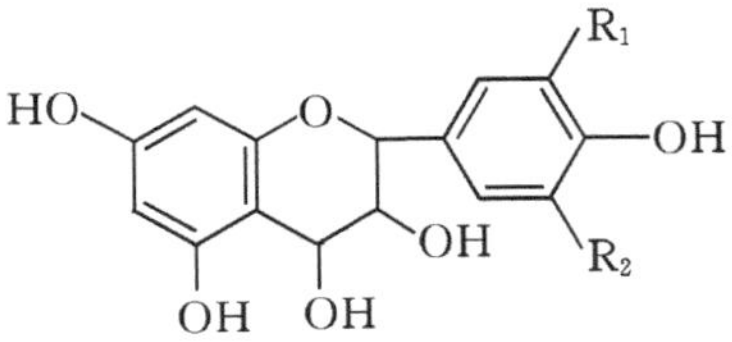

无色矢车菊素　R₁＝OH　R₂＝H
无色飞燕草素　R₁＝R₂＝OH
无色天竺葵素　R₁＝R₂＝H

十二、双黄酮类

双黄酮类(biflavonoids)是由两分子黄酮衍生物聚合而成的二聚物。常见的天然双黄酮是由两个分子的芹菜素或其甲醚衍生物构成,根据它的结合方式可分为三类。

1. 3′,8″-双芹菜素型

例如由银杏叶中分离出的银杏素(ginkgetin)、异银杏素(isoginkgetin)和白果素(bilobetin)等双黄酮即属此型。银杏双黄酮具有解痉、降压和扩张冠状血管作用,临床上用于治疗冠心病。

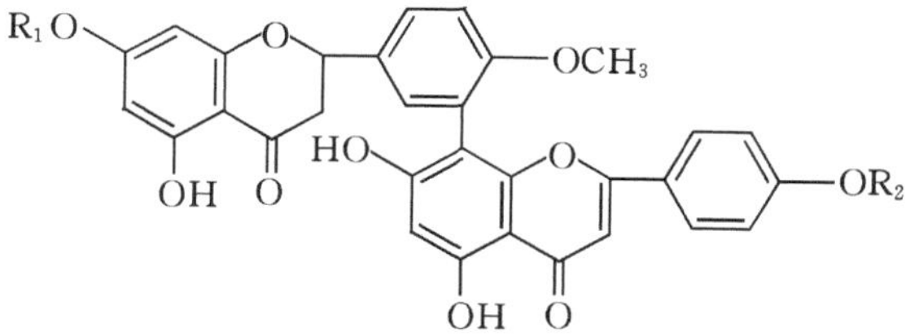

银杏素　　R₁＝CH₃　R₂＝H
异银杏素　R₁＝H　　R₂＝CH₃
白果素　　R₁＝H　　R₂＝H

2.8′,8″-双芹菜素型

例如柏黄酮(cupresuflavone)属于 8′,8″-双芹菜素型。

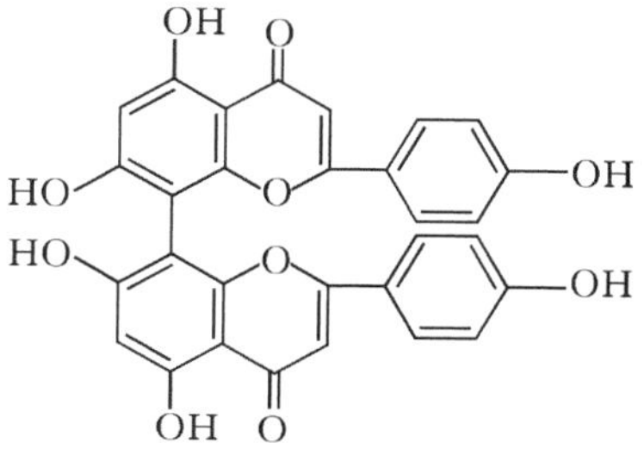

柏黄酮 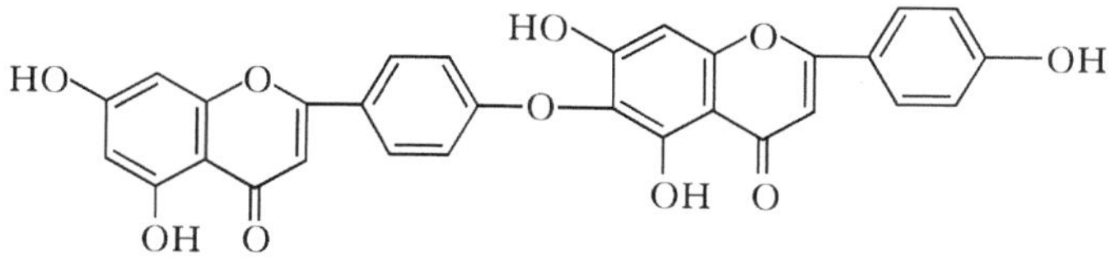　　　　　　　　　　　　扁柏黄酮

3.双苯醚型

例如扁柏黄酮(hinokiflavone)属于双苯醚型，是由二分子芹菜素通过 C₄′—O—C₆″醚键连接而成。

第二节　　黄酮类化合物的理化性质

一、性状

(一)形态

黄酮类化合物多为结晶性固体，少数(如黄酮苷类)为无定形粉末。

(二)颜色

黄酮类化合物大多呈黄色，所呈颜色主要与分子中是否存在交叉共轭体系有关，助色团(—OH、—OCH₃等)的种类、数目以及取代位置对颜色也有一定影响。以黄酮为例来说，其色原酮部分原本无色，但在 2 位上引入苯环后，即形成交叉共轭体系(如下结构所示)，并通过电子转移、重排，使共轭链延长，因而显现出颜色。一般情况下，黄酮、黄酮醇及其苷类多显灰黄～黄色，查耳酮为黄～橙黄色；而二氢黄酮、二氢黄酮醇及黄烷醇因 2,3 位双键被氢化，交叉共轭体系中断，几乎为无色；异黄酮因 B 环接在 3 位，缺少完整的交叉共轭体系，仅显微黄色。

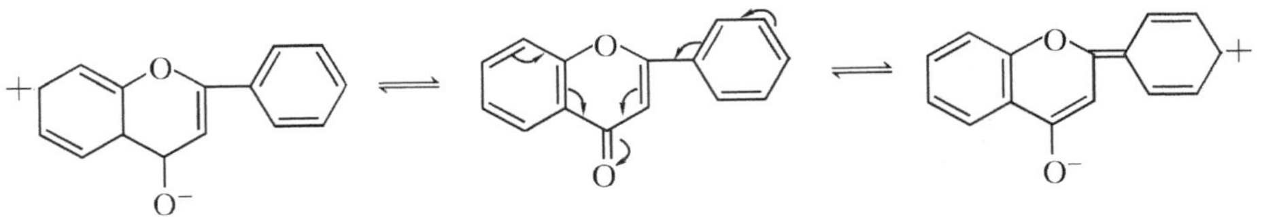

在黄酮、黄酮醇分子中,尤其在 7 位或 4′位引入—OH 及—OCH₃等供电子基团后,产生 p-π 共轭,促进电子移位、重排,使共轭系统延长,化合物颜色加深。但—OH、—OCH₃引入分子结构中其他位置,则对颜色影响较小。

花色素的颜色可随 pH 不同而改变,一般 pH<7 时显红色,pH 为8.5时显紫色,pH>8.5时显蓝色。例如矢车菊苷(cyanin)。

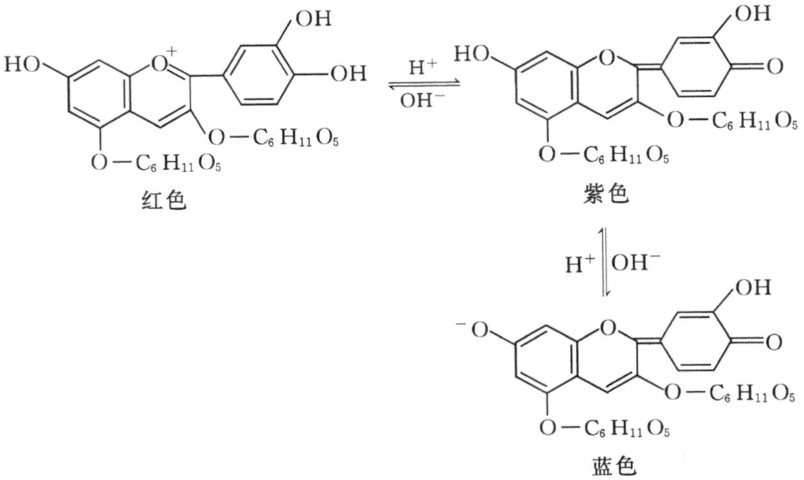

二、旋光性

在游离的黄酮类化合物中,二氢黄酮、二氢黄酮醇、黄烷醇、二氢异黄酮等类型,由于分子内含有不对称碳原子(2 位或 2,3 位),因此具有旋光性。其余类型的游离黄酮类化合物无旋光性。黄酮苷类由于结构中含有糖部分,故均有旋光性,且多为左旋。

三、溶解性

黄酮类化合物的溶解度因结构类型及存在状态(如苷或苷元、单糖苷、双糖苷或三糖苷等)不同而有很大差异。

(一)游离黄酮类化合物

游离黄酮类化合物一般难溶或不溶于水,易溶于甲醇、乙醇、乙酸乙酯、氯仿、乙醚等有机溶剂及稀碱水溶液中。其中,黄酮、黄酮醇、查耳酮等为平面型分子,因分子与分子间排列紧密,分子间引力较大,故难溶于水。而二氢黄酮及二氢黄酮醇等,因分子中的 C 环具有近似于半椅式的结构(如下结构所示),系非平面型分子,故分子与分子间排列不紧密,分子间引力降低,有利于水分子进入,故在水中溶解度稍大。异黄酮类化合物的 B 环受吡喃环羰基的立体阻碍,也不是平面型分子,故亲水性比平面型分子增加。花色素类虽具有平面型结构,但因以离子形式存在,具有盐的通性,故亲水性较强,水溶度较大。

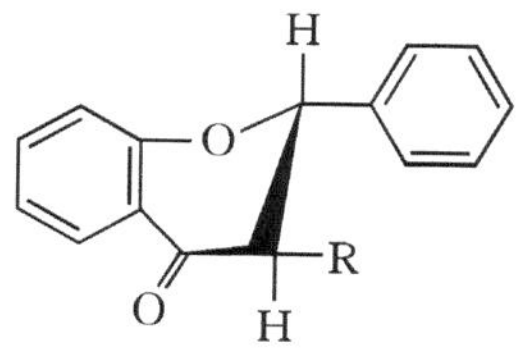

二氢黄酮　　R＝H
二氢黄酮醇　R＝OH

黄酮类化合物如分子中引入的羟基增多,则水溶性增大,脂溶性降低;而羟基被甲基化后,则脂溶性增加。例如,黄酮类化合物大多为多羟基化合物,一般不溶于石油醚中,故可与脂溶性杂质分开,但川陈皮素(5,6,7,8,3′,4′-六甲氧基黄酮)却可溶于石油醚。

(二)黄酮苷类

黄酮类化合物的羟基苷化后,则水溶性增加,脂溶性降低。黄酮苷一般易溶于水、甲醇、乙醇等强极性溶剂中,但难溶或不溶于苯、氯仿、乙醚等有机溶剂中。苷分子中糖基的数目多少和结合的位置,对溶解度亦有一定影响。一般多糖苷比单糖苷水溶性大,3-羟基苷比相应的7-羟基苷水溶性大,例如槲皮素-3-O-葡萄糖苷的水溶性比槲皮素-7-O-葡萄糖苷大,这主要可能是由于 C_3-O-糖基与 C_4 羰基的立体障碍使分子平面性较差。

四、酸碱性

(一)酸性

黄酮类化合物因分子中多具有酚羟基,故显酸性,可溶于碱性水溶液、吡啶、甲酰胺及二甲基甲酰胺中。

黄酮类化合物的酸性强弱与酚羟基数目的多少和位置有关。以黄酮为例其酚羟基酸性由强至弱的顺序是:7,4′-二 OH＞7-或 4′-OH＞一般酚羟基＞5-OH,其中 7-和 4′-位同时有酚羟基者,在 p-π 共轭效应的影响下,使酸性增强而可溶于碳酸氢钠水溶液;7-或 4′-位上有酚羟基者,只溶于碳酸钠水溶液,不溶于碳酸氢钠水溶液;具有一般酚羟基者只溶于氢氧化钠水溶液;仅有 5-位酚羟基者,因可与 4-位的羰基形成分子内氢键,故酸性最弱。此性质可用于提取、分离及鉴定工作。

(二)碱性

黄酮类化合物分子中 γ-吡喃酮环上的 1-位氧原子,因有未共用电子对,故表现出微弱的碱性(全甲基化的多羟基黄酮类化合物碱性较强),可与强无机酸,如浓硫酸、盐酸等生成盐,加水后即分解。

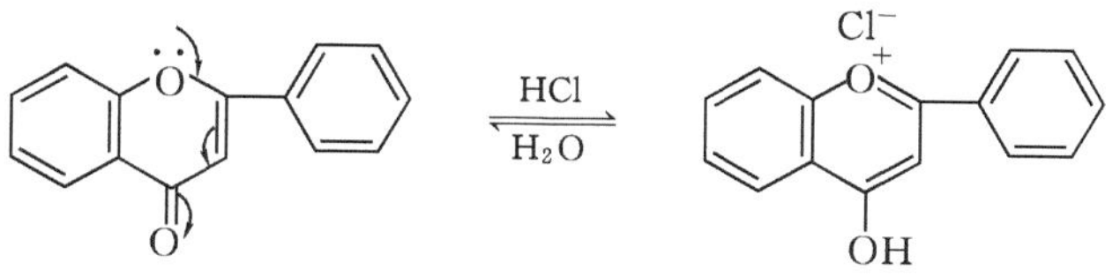

黄酮类化合物常常表现出特殊的颜色,可用于该类化合物结构类型的初步鉴别。例如黄酮、黄酮醇类显黄色至橙色,并有荧光;二氢黄酮类显橙色(冷时)至紫红色(加热时);查耳酮类显橙红色至洋红色;异黄酮、二氢异黄酮类显黄色;橙酮类显红色至洋红色。

五、显色反应

黄酮类化合物的颜色反应主要是利用分子中的酚羟基及 γ-吡喃酮环的性质。

(一)还原反应

(1)盐酸-镁粉反应 此为鉴定黄酮类化合物最常用的颜色反应。方法是将样品溶于甲醇或乙醇 1 ml 中,加入少许镁粉振摇,再滴加几滴浓盐酸,1~2 min 内(必要时微热)即可显色。

 知识链接

多数黄酮、黄酮醇、二氢黄酮及二氢黄酮醇类化合物在该反应中显红~紫红色,少数显蓝色或绿色,分子中特别是当 B-环上有—OH 或—OCH₃取代时,呈现的颜色亦即随之加深。但查耳酮、橙酮、儿茶素类则无该显色反应。异黄酮类除少数例外,也不显色。

利用此反应进行黄酮类化合物的鉴别时,需注意花色素类及部分橙酮、查耳酮类等单纯在浓盐酸酸性下也会发生颜色变化。因此,必要时需预先作空白对照实验,即在供试液中不加镁粉,而仅加入浓盐酸进行观察,若产生红色,则表明供试液中含有花色素类或某些橙酮或查耳酮类。另外,在用植物粗提取液进行预试时,为了避免提取液本身颜色的干扰,可注意观察加入浓盐酸后升起的泡沫颜色,如泡沫为红色,即示阳性。

盐酸-镁粉显色反应机制,曾被解释为是形成花色苷元之故,现在认为是因为生成了阳碳离子所致。

(2)钠汞齐还原反应 在样品的乙醇溶液中加入钠汞齐,放置数分钟至数小时或加热,过滤,滤液用盐酸酸化,则黄酮、二氢黄酮、异黄酮、二氢异黄酮类显红色,黄酮醇类显黄~淡红色,二氢黄酮醇类显棕黄色。

(3)四氢硼钠还原反应 四氢硼钠(NaBH₄)是对二氢黄酮类化合物专属性较高的一种还原剂。此反应可在试管中进行:取样品 1~2 mg 溶于甲醇中,加 NaBH₄ 10 mg,再滴加 1%盐酸;也可在滤纸上进行,即先在滤纸上喷 2‰NaBH₄的甲醇溶液,1 min 后熏浓盐酸蒸气。二氢黄酮类或二氢黄酮醇类被还原产生红~紫红色,若 A 环与 B 环有一个以上—OH 或—OCH₃取代则颜色加深。其他黄酮类均为负反应。故此反应可用于鉴别二氢黄酮类、二氢黄酮醇类和其他黄酮类化合物。

(二)与金属盐类试剂的络合反应

黄酮类化合物分子中若具有 3-羟基、4-羰基,或 5-羟基、4-羰基或邻二酚羟基,则可以与许多金属盐类试剂如铝盐、锆盐、锶盐等反应,生成有色的络合物或有色沉淀,有的还产生荧光。

(1)三氯化铝反应 此反应可在滤纸、薄层上或试管中进行。将样品的乙醇溶液和 1%三氯化铝乙醇溶液反应,生成的络合物多呈黄色,置紫外灯下显鲜黄色荧光,但 4′-羟基黄酮醇或

7,4′-二羟基黄酮醇显天蓝色荧光。

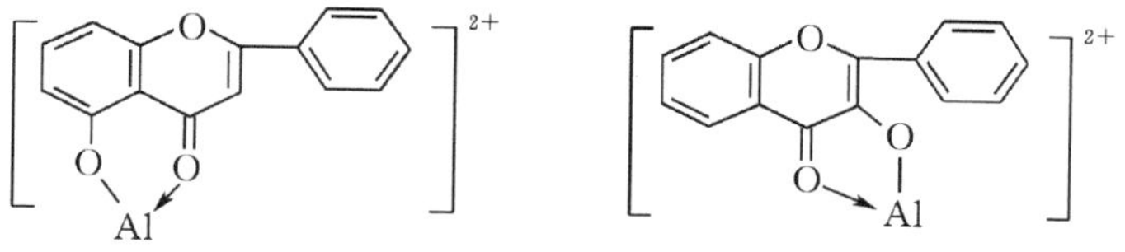

5-羟基黄酮铝络合物   黄酮醇铝络合物

(2)锆盐-枸橼酸反应 可利用此反应鉴别黄酮类化合物分子中 3-或 5-OH 的存在与否。方法是取样品 0.5～1 mg 用甲醇 10 ml 溶解,加 2% 二氯氧锆(ZrOCl₂)甲醇溶液 1 ml,若出现黄色,说明 3-OH 或 5-OH 与锆盐生成了络合物;继之再加入 2% 枸橼酸甲醇溶液,如黄色不减退,示有 3-OH 或 3,5-二 OH;如果黄色显著减退,示无 3-OH,但有 5-OH。因为 5-羟基、4-羰基与锆盐生成的络合物稳定性没有 3-羟基、4-羰基锆络合物稳定,容易被弱酸分解。此反应也可在滤纸上进行,得到的锆盐络合物斑点多呈黄绿色并有荧光。

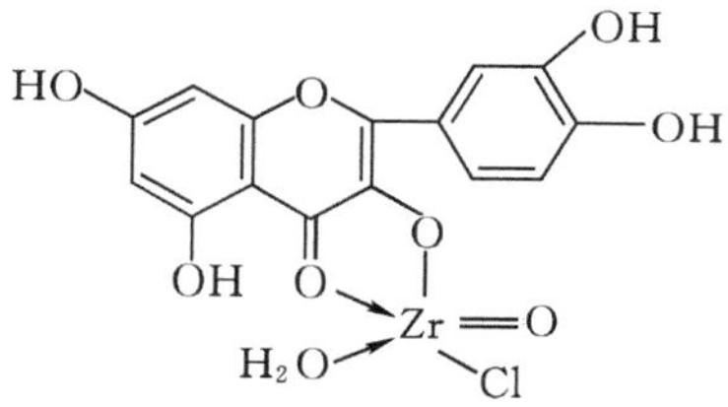

锆络合物

(3)氨性氯化锶反应 黄酮类化合物的分子中如果有邻二酚羟基,则可与氨性氯化锶试剂反应。方法是取少许样品置小试管中,加入甲醇 1 ml 溶解(必要时可在水浴上加热)后,再加 0.01 mol/L 氯化锶(SrCl₂)的甲醇溶液 3 滴和被氨气饱和的甲醇溶液 3 滴,如产生绿色至棕色乃至黑色沉淀,则表示有邻二酚羟基。

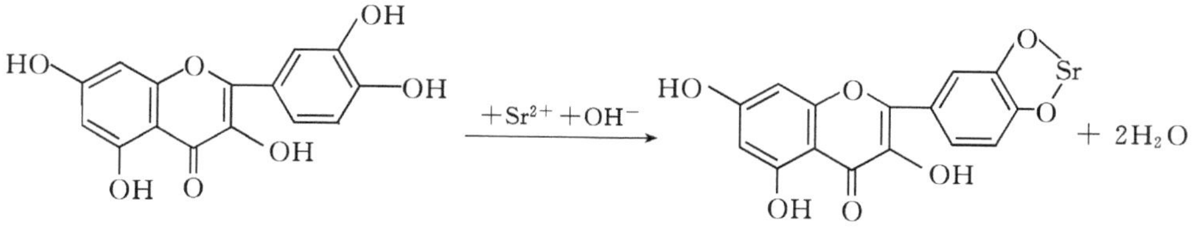

(4)三氯化铁反应 多数黄酮类化合物分子中含有酚羟基,故可与三氯化铁水溶液或醇溶液发生显色反应。并且黄酮类化合物依分子中所含的酚羟基数目及位置的不同,可呈现紫、绿、蓝等不同颜色。

(三)硼酸显色反应

黄酮类化合物分子中含有下列结构时,在无机酸或有机酸存在条件下,可与硼酸反应,产生亮黄色。一般在草酸存在下显黄色并具有绿色荧光,但在枸橼酸丙酮存在的条件下,则只显黄色而无荧光。5-羟基黄酮及 6′-羟基查耳酮类结构符合上述要求,故呈阳性反应,利用此反应可将 5-羟基黄酮、6'-羟基查耳酮类化合物与其他类型的黄酮类化合物相区别。

$$\overset{\hspace{2em}}{\underset{\text{OH}\quad\text{O}}{}}$$

(四)碱性试剂反应

黄酮类化合物与碱性溶液可生成黄色、橙色或红色等,且显色情况与化合物类型有关。因此,观察用碱性试剂处理后的颜色变化情况,对于鉴别黄酮类化合物类型有一定意义。此外,利用碱性试剂的反应还可帮助鉴别分子中某些结构特征。

(1)黄酮类在冷和热的氢氧化钠水溶液中能产生黄~橙色。

(2)查耳酮类或橙酮类在碱液中能很快产生红或紫红色;二氢黄酮类在冷碱中呈黄~橙色,放置一段时间或加热则呈深红~紫红色,此系二氢黄酮类在碱性条件下开环后变成查耳酮之故。

(3)黄酮醇类在碱液中先呈黄色,当溶液中通入空气后,因 3-羟基易氧化,溶液即转变为棕色。

(4)黄酮类化合物当分子中有 3 个羟基相邻时,在稀氢氧化钠溶液中往往能产生暗绿色或蓝绿色纤维状沉淀。

也可将黄酮类化合物与碱性试剂通过纸斑反应,在可见光或紫外光下观察颜色变化情况来鉴别黄酮类化合物。其中用氨蒸气处理后呈现的颜色变化置空气中随即褪去,但经碳酸钠水溶液处理而呈现的颜色置空气中却不褪色。

(五)与五氯化锑反应

将样品 5~10 mg 溶于无水四氯化碳 5 ml 中,加 2% 五氯化锑的四氯化碳溶液 1 ml,若为查耳酮类则生成红或紫红色沉淀,而黄酮、二氢黄酮及黄酮醇类显黄色至橙色,利用此反应可以区别查耳酮类与其他黄酮类化合物。需要注意的是由于在湿空气及含水溶液中颜色产物不稳定,反应时所用溶剂必须无水。

(六)其他显色反应

如 Gibb's 反应也可用于鉴别黄酮类化合物酚羟基对位是否被取代。方法是将样品溶于吡啶中,酚羟基对位未被取代者则加入 Gibb's 试剂后即显蓝或蓝绿色。

第三节　黄酮类化合物的提取与分离

一、黄酮类化合物的提取

黄酮类化合物的提取,主要是根据被提取物的性质及伴存的杂质来选择适合的提取溶剂。大多数游离的黄酮类化合物宜用极性较小的溶剂,如用氯仿、乙醚、乙酸乙酯等提取,而对多甲氧基黄酮,甚至可用苯进行提取。黄酮苷类以及极性较大的游离黄酮(如羟基黄酮、双黄酮、橙酮、查耳酮等),一般可用乙酸乙酯、丙酮、乙醇、甲醇、水或某些极性较大的混合溶剂如甲醇(乙醇)-水(1∶1)进行提取。一些多糖苷类则可以用沸水提取。在提取花色素类化合物时,可加入少量酸(如0.1％盐酸)。但提取一般黄酮苷类成分时,则应当慎用,以免发生水解反应。为了避免在提取过程中黄酮苷类发生水解,也常按一般提取苷的方法预先破坏酶的活性。

(一)乙醇或甲醇提取法

乙醇或甲醇是最常用的提取黄酮类化合物的溶剂,高浓度的醇(如90％～95％)适于提取游离黄酮,60％左右浓度的醇适于提取黄酮苷类。提取方法包括冷浸法、渗漉法和回流法等。例如,葛根总黄酮的提取采用95％乙醇或甲醇冷浸法;橙皮苷的提取采用50％或60％的乙醇渗漉法;银杏叶总黄酮的提取方法为70％乙醇回流提取,收率大大高于水煎法。

(二)热水提取法

热水仅限于提取黄酮苷类。此方法成本低、安全,适合于工业化生产。但是,热水提取出的杂质较多。在提取过程中要考虑加水量、浸泡时间、煎煮时间及煎煮次数等因素。例如淫羊藿 *Epimedium brevicornum* 总黄酮[淫羊藿苷(icariin)及淫羊藿次苷等]的提取方法是加20倍水,浸泡1.5 h,煎煮2次,每次煎煮1 h。

(三)碱性水或碱性稀醇提取法

由于黄酮类成分大多具有酚羟基,因此可用碱性水(如碳酸钠、氢氧化钠、氢氧化钙水溶液)或碱性稀醇(如50％的乙醇)浸出,浸出液经酸化后可使黄酮类化合物游离,或沉淀析出,或用有机溶剂萃取。常用的碱性水溶液为稀氢氧化钠溶液和石灰水。稀氢氧化钠水溶液浸出能力较大,但浸出杂质较多,如将其浸出液酸化,迅速滤去(如在半小时内滤去)先析出的沉淀物(多半是杂质),滤液中再析出的沉淀物可能是较纯的黄酮类化合物。石灰水(氢氧化钙水溶液)的优点是使含有多羟基的鞣质,或含有羧基的果胶、黏液质等水溶性杂质生成钙盐沉淀,不被溶出,有利于浸出液的纯化。例如,从槐米 *Sophora japonica* 中提取芦丁(详见本章第七节实例1)。但其缺点是浸出效果可能不如稀氢氧化钠水溶液,且有些黄酮类化合物能与钙结合成不溶性物质,不被溶出。5％氢氧化钠稀乙醇液浸出效果较好,但浸出液酸化后,析出的黄酮类化合物在稀醇中有一定的溶解度,故可能降低产品的收率。

用碱性溶剂提取时,应当注意所用的碱浓度不宜过高,以免在强碱下加热时破坏黄酮类化合物母核。在加酸酸化时,酸性也不宜过强,以免生成锌盐,致使析出的黄酮类化合物又重新溶解,降低产品收率。当分子中有邻二酚羟基时,可加硼酸保护。

 知识链接

采用超声法提取黄酮苷类成分具有省时、杂质少、提取率高等优点。从槐米等提取其主要成分黄酮类化合物时,以75％乙醇回流为对照,超声提取3次,每次80 min,可明显提高化合物的得率。

二、黄酮类化合物的分离

黄酮类化合物的分离包括黄酮类化合物与非黄酮类化合物的分离,以及黄酮类化合物中各单体的分离。黄酮类化合物的分离主要根据其极性差异、酸性强弱、分子量大小和有无特殊结构等,采用适宜的分离方法。黄酮类化合物的分离方法虽然很多,但单体的分离仍主要依靠各种色谱法。

(一)溶剂萃取法

用水或不同浓度的醇提取得到的浸出物成分复杂,往往不能直接析出黄酮类化合物,需尽量蒸去溶剂,使成糖浆状或浓水液。然后用不同极性的溶剂进行萃取,可能使游离黄酮与黄酮苷分离或使极性较大与极性较小的黄酮分离。例如,先用乙醚自水溶液中萃取游离黄酮,再用乙酸乙酯反复萃取得到黄酮苷。得到的乙醚或乙酸乙酯组分,可进一步用重结晶法进行分离,可得到单体化合物,也可用其他方法继续分离。

利用黄酮类化合物与混入的杂质极性不同,选用不同溶剂进行萃取也可达到精制纯化目的。例如,植物叶子的醇浸液,可用石油醚处理,以便除去叶绿素、胡萝卜素等脂溶性色素。而某些提取物的水溶液经浓缩后则可加入多倍量浓醇,以沉淀除去蛋白质、多糖类等水溶性杂质。

(二)pH 梯度萃取法

pH 梯度萃取法适用于酸性强弱不同的游离黄酮类化合物的分离。根据黄酮类化合物酚羟基数目及位置不同,其酸性强弱也不同的性质,将混合物溶于有机溶剂(如乙醚)中,依次用 5%NaHCO$_3$ 可萃取出 7,4′-二羟基黄酮、5%NaCO$_3$ 可萃取出 7 - 或 4′-羟基黄酮、0.2%NaOH 可萃取出具有一般酚羟基的黄酮、4%NaOH 可萃取出 5 -羟基黄酮,从而达到分离的目的。

(三)柱色谱法

柱色谱的填充剂有硅胶、聚酰胺、氧化铝、葡聚糖凝胶和纤维素粉等,其中以硅胶、聚酰胺最常用。

1. 硅胶柱色谱

此法应用范围较广,主要适宜分离异黄酮、二氢黄酮、二氢黄酮醇及高度甲基化或乙酰化的黄酮及黄酮醇类。少数情况下,在加水去活化后也可用于分离极性较大的化合物,如多羟基黄酮醇及黄酮苷类等。在用硅胶柱分离游离黄酮时,一般选择有机溶剂为洗脱剂,如不同比例的氯仿-甲醇混合溶剂等;分离黄酮苷时常用含水的溶剂系统洗脱,如氯仿-甲醇-水(80∶20∶1 或 65∶20∶2)和(80∶18∶2),也可用乙酸乙酯-丙酮-水(25∶5∶1)等。

2. 聚酰胺柱色谱

聚酰胺对各种黄酮类化合物(包括黄酮苷和游离黄酮)有较好的分离效果,且其容量比较大,适合于制备性分离。

聚酰胺色谱的分离机理,一般认为是"氢键吸附",即聚酰胺的吸附作用是通过其酰胺羰基与黄酮类化合物分子上的酚羟基形成氢键缔合而产生的,其吸附强度主要取决于黄酮类化合物分子中酚羟基的数目与位置等及溶剂与黄酮类化合物或与聚酰胺之间形成氢键缔合能力的大小。溶剂分子与聚酰胺或黄酮类化合物形成氢键缔合的能力越强,则聚酰胺对黄酮类化合物的吸附作用将越弱。黄酮类化合物在聚酰胺柱上洗脱时大体有下列规律:

(1)黄酮类化合物分子中能形成氢键的基团数目,即酚羟基数目越多,则吸附力越强,在色谱柱上越难以被洗脱。例如,聚酰胺柱对桑色素的吸附力强于山柰酚。

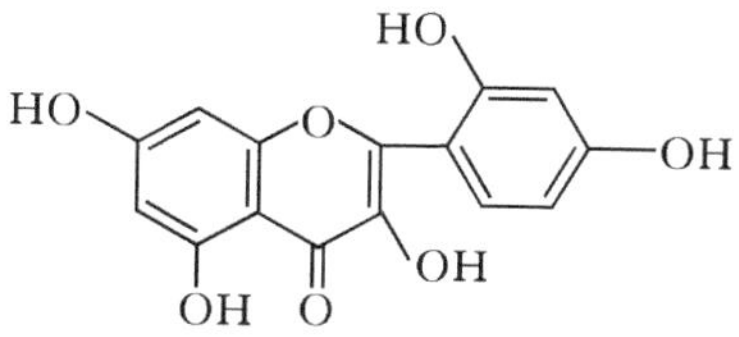

桑色素 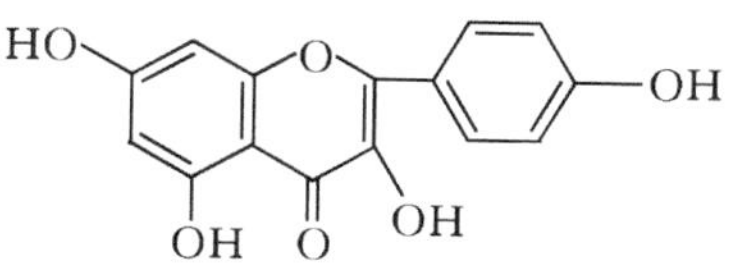　　　　　　　　　　　　　山柰酚

(2)当分子中酚羟基数目相同时,酚羟基的位置对吸附也有影响,如所处位置易于形成分子内氢键,则其与聚酰胺的吸附力减小,易被洗脱下来。故聚酰胺对处于 C_4 羰基邻位的羟基(即 3 -或 5 -位)的吸附力小于处于其他位置的羟基;对具有邻二酚羟基的黄酮的吸附力小于具有间二酚羟基或对二酚羟基的黄酮。此外,当黄酮类分子中的羟基与上述以外的其他基团也能形成分子内氢键时,则聚酰胺对它的吸附力也会降低。例如,聚酰胺柱对大豆素的吸附力强于卡来可新(calycosin)。

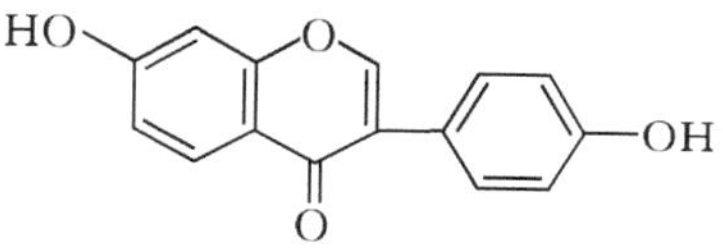

大豆素 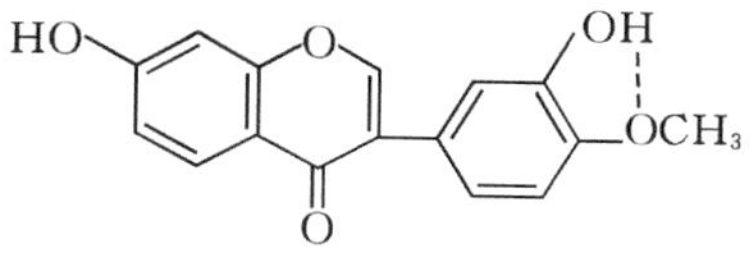　　　　　　　　　　　　　卡来可新

(3)分子内芳香化程度越高,共轭双键越多,则吸附力越强,故查耳酮要比相应的二氢黄酮吸附力强。例如,对橙皮查耳酮的吸附力强于橙皮素。

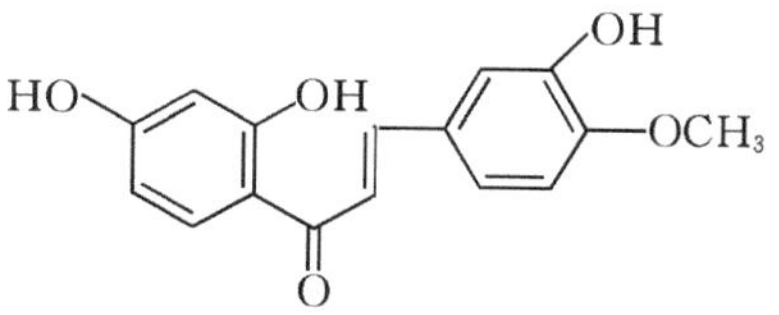

橙皮查耳酮 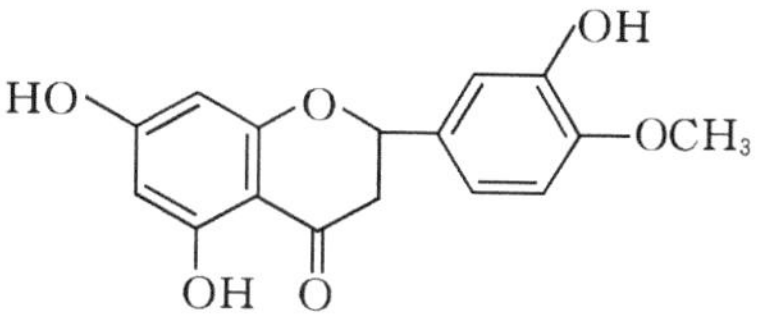　　　　　　　　　　　橙皮素

(4)不同类型黄酮类,被吸附的强弱顺序为:黄酮醇＞黄酮＞二氢黄酮醇＞异黄酮。

(5)游离黄酮与黄酮苷的分离:若以含水移动相(如甲醇-水)作洗脱剂,黄酮苷比游离黄酮先洗脱下来,且洗脱的先后顺序一般是:叁糖苷＞双糖苷＞单糖苷＞游离黄酮;若以有机溶剂(如氯仿-甲醇)作洗脱剂,结果则相反,游离黄酮比苷先洗脱下来。后者是不符合"氢键吸附"规律的。有人认为这是由于聚酰胺具有"双重色谱"性能之故,即其分子中既有非极性的脂肪链,又有极性的酰胺基团,当用极性移动相(如含水溶剂系统)洗脱时,聚酰胺作为非极性固定相,其色谱行为类似反相分配色谱,因黄酮苷比游离黄酮极性大,所以苷比游离黄酮容易洗脱。当用有机溶剂(如氯仿-甲醇)洗脱时,聚酰胺作为极性固定相,其色谱行为类似正相分配色谱,因游离黄酮的极性比黄酮苷小,所以游离黄酮比黄酮苷容易洗脱。上述规律也适用于黄酮类化合物在聚酰胺薄层色谱上的行为。

(6)洗脱溶剂的影响:聚酰胺与各类化合物在水中形成氢键的能力最强,在有机溶剂中较弱,在碱性溶剂中最弱。因此,各种溶剂在聚酰胺柱上的洗脱能力由弱至强的顺序为:水<甲醇或乙醇(浓度由低到高)<丙酮<稀氢氧化钠水溶液或氨水<甲酰胺<二甲基甲酰胺(DMF)<尿素水溶液。

用聚酰胺柱分离游离黄酮时,可用氯仿-甲醇-丁酮-丙酮(40∶20∶5∶1)或苯-石油醚-丁酮-甲醇(60∶26∶3.5∶3.5)等混合溶剂洗脱;从粗制提取物中分离游离黄酮苷时,可用甲醇-水或乙醇-水混合溶剂洗脱。

3. 氧化铝柱色谱

氧化铝对黄酮类化合物吸附力强,特别是具有 3-羟基或 5-羟基、4-羰基及邻二酚羟基结构的黄酮类化合物与铝离子络合而被牢固地吸附在氧化铝柱上,难以洗脱,所以很少应用。但是当黄酮类化合物分子中没有上述结构,或虽有上述结构但羟基已被甲基化或苷化时,也可用氧化铝柱分离。例如葛根中 4 种异黄酮的分离(详见第七节实例3)。

4. 葡聚糖凝胶柱色谱

Sephadex G 型及 Sephadex LH-20 型凝胶常用于黄酮类化合物的分离。其分离原理是:分离游离黄酮时,主要靠吸附作用,因吸附力的强弱不同而分离,一般黄酮类化合物的酚羟基数目越多,与凝胶的吸附强度越大,越难洗脱。分离黄酮苷时,主要靠分子筛作用,黄酮苷的分子量越大,越容易被洗脱。

表 7-2 中 Ve 为洗脱样品时需要的溶剂总量或洗脱体积;Vo 为柱子的空体积。Ve/Vo(相对洗提率)数值越小,说明化合物越容易被洗脱下来。表 7-2 所列数据清楚地表明:游离黄酮的酚羟基数越多,Ve/Vo 越大,越难以洗脱,而黄酮苷分子上连接的糖数目越多,分子量越大,则 Ve/Vo 越小,越容易洗脱。

表 7-2　黄酮类化合物在 Sephadex LH-20(甲醇)上的 Ve/Vo

黄酮类化合物*	取代基	Ve/Vo
芹菜素	5,7,4′-三 OH	5.3
木樨草素	5,7,3′,4′-四 OH	6.3
槲皮素	3,5,7,3′,4′-五 OH	8.3
杨梅素	3,5,7,3′,4′,5′,-六 OH	9.2
山奈酚-3-半乳糖鼠李糖-7-鼠李糖苷	三糖苷	3.3
槲皮素-3-芸香糖苷	双糖苷	4.0
槲皮素-3-鼠李糖苷	单糖苷	4.9

注:* 样品:2.5 mg/0.5 ml,流速 3～5 ml/min。

葡聚糖凝胶柱色谱中常用的洗脱剂有:①碱性水溶液(如 0.1 mol/L NH₃·H₂O),含盐水溶液(0.5 mol/L NaCl)等。②醇及含水醇,如甲醇、甲醇-水(不同比例)、叔丁醇-甲醇(3∶1)、乙醇等。③其他溶剂,如含水丙酮、甲醇-氯仿等。

(四)高效液相色谱法

高效液相色谱法对各类黄酮化合物均可获得良好的分离效果。由于黄酮类化合物大多具有多个羟基,黄酮苷含有糖基,花色素类为离子型化合物,故用高效液相色谱分离时,往往采用反相柱色谱,常用的洗脱剂为含有一定比例的甲酸或乙酸的水-甲醇溶剂系统或水-乙腈溶剂系统。如在 Portisil - 10 - ODS 反相柱上,用水-乙腈(4:1)作移动相可使大豆中的 5,7,4′-三羟基异黄酮、金雀异黄酮和 6,7,4′-三羟基异黄酮分离。对于多甲氧基黄酮或黄酮类化合物的乙酰物可用正相色谱,以苯-乙腈或苯-丙酮等溶剂系统为洗脱剂。例如在 Lichrosorb Si 60 柱上,用庚烷-异丙醇(60:40)作移动相,成功地分离了柑橘属果实中的多甲氧基黄酮类。

第四节　黄酮类化合物的鉴定

一、理化方法

黄酮类化合物的物理鉴定主要根据黄酮类化合物的形态、颜色等。化学鉴定主要利用各种显色反应,用于鉴定母核类型的反应有盐酸-镁粉反应、四氢硼钠反应、碱性试剂显色反应和五氯化锑的反应等;用于鉴定取代基的反应有锆盐-枸橼酸反应、氨性氯化锶反应等。

二、色谱法

黄酮类化合物的色谱鉴定主要有纸色谱法、硅胶薄层色谱法、聚酰胺薄层色谱法。

(一)纸色谱

纸色谱适用于分离各种类型的黄酮化合物,包括游离黄酮和黄酮苷类。混合物的检识常采用双向纸色谱。以黄酮苷来说,一般第一相采用醇性展开剂如正丁醇-乙酸-水(4:1:5 上层,BAW)、叔丁醇-乙酸-水(3:1:1,TBA)或水饱和的正丁醇等,此为正相分配色谱,极性小的化合物比极性大的化合物 R_f 值大。第二相常采用水性展开剂,如水、2%~6%乙酸、3%氯化钠及乙酸-浓盐酸-水(30:3:10)等,其色谱行为类似于反相分配色谱,极性大的化合物比极性小的化合物 R_f 值大。

游离黄酮类化合物的检识,一般宜用醇性展开剂或苯-乙酸-水(125:72:3)、氯仿-乙酸-水(13:6:1)、苯酚-水(4:1)等。而花色素及花色苷的检识则可用含盐酸或乙酸的水溶液作展开剂。

多数黄酮类化合物在纸色谱上用紫外灯检查时,可以看到有色斑点,以氨蒸气处理后常产生明显的颜色变化。此外,还可喷以 2%AlCl₃甲醇溶液(在紫外灯下检查)或 1%FeCl₃-1%K₃Fe(CN)₆(1:1)水溶液等显色剂。

黄酮类化合物在纸色谱展开时,R_f 值与结构之间大致有下列关系:

(1)不同类型的游离黄酮类化合物,当用水性展开剂如 3%~5% 乙酸展开时,平面型分子如黄酮、黄酮醇、查耳酮等,几乎停留在原点不动(R_f<0.02);而非平面型分子如二氢黄酮、二氢黄酮醇、二氢查耳酮等,因亲水性稍强,故 R_f 值较大(0.10~0.30)。

(2)同一类型的游离黄酮类化合物,在用醇性展开剂(如 BAW)展开时,如分子中羟基数目越多,极性越大,则 R_f 值越小;相反,羟基数目越少,则 R_f 值越大。

(3)黄酮苷类如用醇性展开剂展开,因极性较游离黄酮增大,故 R_f 值较后者相应降低,故对同一类型苷元的黄酮苷其 R_f 值依次为:苷元>单糖苷>双糖苷。以在 BAW 中展开为例,多数类型的游离黄酮(花色苷元例外)R_f值在 0.70 以上,而苷则小于 0.70。但在用水性展开剂如水或 2%～8% 乙酸、3% 氯化钠或 1% 盐酸展开时,则上列顺序将会颠倒,游离黄酮几乎停留在原点不动,苷类的 R_f 值可在 0.5 以上,糖链越长,则 R_f 值越大。另外,糖的结合位置对 R_f 值也有重要的影响。

不同类型黄酮类化合物在双向纸色谱展开时常常出现在特定的区域,据此可推测它们的结构类型、判定是否成苷以及含糖数量。

(二)薄层色谱法

薄层色谱法是分离和鉴定黄酮类化合物的重要方法之一。一般采用吸附薄层,吸附剂大多用硅胶和聚酰胺,其次是纤维素分配薄层。

1. 硅胶薄层色谱

硅胶薄层色谱主要用于分离和鉴定极性较小的黄酮类化合物,如大多数游离黄酮,也可用于分离和鉴定黄酮苷。

分离鉴定游离黄酮常用有机溶剂系统展开,如甲苯-甲酸甲酯-甲酸(5:4:1),也可以根据待分离成分极性的大小适当地调整甲苯与甲酸的比例,另外尚有苯-甲醇(95:5)、氯仿-甲醇(8.5:1.5,7:0.5)、苯-甲醇-乙酸(35:5:5)等。苯-乙酸(45:4)或二氯甲烷-乙酸-水(2:1:1)对分离鉴定游离二氢黄酮效果较好。

分离鉴定黄酮苷类则采用极性较大的溶剂系统展开,如分离黄酮 O-苷、黄酮 C-苷和黄酮醇 O-苷类的溶剂系统有正丁醇-乙酸-水(3:1:1)、甲酸-乙酸乙酯-水(9:1:1)、氯仿-乙酸乙酯-丙酮(5:1:4)和氯仿-甲醇-水(65:45:12)等。分离二氢黄酮 O-苷类的溶剂系统有氯仿-乙酸(100:4)、苯-乙酸(100:4)或氯仿-乙酸-甲醇(90:5:5)等。

2. 聚酰胺薄层色谱

聚酰胺薄层色谱适宜分离与鉴定各类型含游离酚羟基的游离黄酮和苷,其色谱行为可参考在柱色谱上的规律。

由于聚酰胺对黄酮类化合物吸附能力较强,因此,需要用展开能力较强的展开剂,展开剂中大多含有醇、酸或水,或兼有两者。分离鉴定游离黄酮常用有机溶剂为展开剂,如氯仿-甲醇(94:6,96:4)、氯仿-甲醇-丁酮(12:2:1)、苯-甲醇-丁酮(90:6:4,84:8:8,60:20:20)等。分离鉴定黄酮苷常用含水的有机溶剂为展开剂,如甲醇-乙酸-水(90:5:5)、甲醇-水(1:1)、丙酮-水(1:1)、异丙醇-水(3:2)、水-乙醇-丁酮-乙酰丙酮(65:15:15:5)和水-正丁醇-丙酮-乙酸(16:2:2:1)等。

3. 纤维素薄层色谱

分离游离黄酮的溶剂系统有苯-乙酸-水(125:72:3)或氯仿-乙酸-水(10:9:1)。经典的溶剂系统即 5%～40% 乙酸、正丁醇-乙酸-水(4:1:5,上层)等亦经常用于分离黄酮类化合物。

第五节　黄酮类化合物的结构研究

一、紫外光谱在黄酮类化合物结构研究中的应用

紫外(UV)光谱在黄酮类化合物结构研究中具有重要的应用价值,这主要是因为黄酮类

化合物化学结构的规律性,能够特征地在其 UV 光谱中得到体现;且 UV 光谱的测定仅需要少量的纯样品,通常在纸色谱上黄酮类化合物的一个斑点,就可以满足做几个 UV 光谱的样品量;此外,使用被称为诊断试剂的一些特殊试剂与黄酮母核上的一个或几个官能团发生反应,由此测得的 UV 光谱在进行结构鉴定时还可以大大地增加结构的信息量。

(一)黄酮类化合物在甲醇溶液中的 UV 光谱特征

在甲醇溶液中,大多数黄酮类化合物在甲醇中的紫外吸收光谱由两个主要吸收带组成。出现在 $300\sim400$ nm 之间的吸收带称为带 I,出现在 $240\sim280$ nm 之间的吸收带称为带 II。带 I 是由 B 环桂皮酰基系统的电子跃迁引起的吸收,而带 II 是由 A 环苯甲酰基系统的电子跃迁引起的吸收,如下式所示。

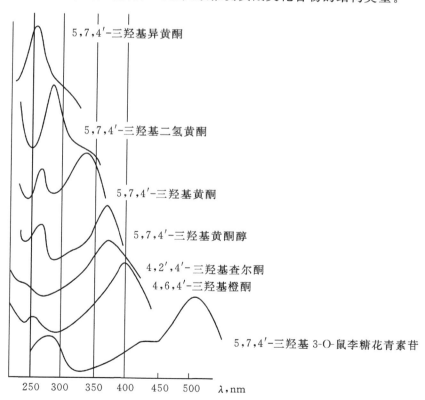

黄 酮 R=H
黄酮醇 R=OH

不同类型的黄酮化合物的带 I 或带 II 的峰位、峰形和吸收强度不同,如图 7-2、表 7-3 所示。因此,根据它们的紫外光谱特征可以大致推测黄酮类化合物的结构类型。

5,7,4′-三羟基异黄酮

5,7,4′-三羟基二氢黄酮

5,7,4′-三羟基黄酮

5,7,4′-三羟基黄酮醇

4,2′,4′-三羟基查尔酮

4,6,4′-三羟基橙酮

5,7,4′-三羟基 3-O-鼠李糖花青素苷

250 300 350 400 450 500 λ,nm

图 7-2 不同类型黄酮类化合物的紫外光谱

表 7-3　黄酮类化合物 UV 吸收范围

带 Ⅱ (nm)	带 Ⅰ (nm)	黄酮类型
250～280	304～350	黄酮
250～280	328～357	黄酮醇(3-OH 取代)
250～280	358～385	黄酮醇(3-OH 游离)
245～270	310～330(肩峰)	异黄酮
270～295	300～330(肩峰)	二氢黄酮、二氢黄酮醇
220～270(低强度)	340～390	查耳酮
230～270(低强度)	370～430	噢口弄
270～280	465～560	花青素及其苷

1. 黄酮及黄酮醇类

从图 7-2 可见,黄酮和黄酮醇的 UV 光谱图形相似,其共同特征是均出现两个主峰,且两峰图形相似,强度相近。但两者的带 Ⅰ 位置不同,黄酮带 Ⅰ 位于 304～350 nm,黄酮醇带 Ⅰ 位于 358～385 nm。据此可以对这两类化合物进行区别。

黄酮、黄酮醇的 B 环或 A 环上取代基的性质和位置不同将影响带 Ⅰ 或带 Ⅱ 的峰位和峰形。例如 7-和 4′-位引入羟基、甲氧基等含氧基团,可引起相应吸收带红移;3-或 5-位引入羟基,因能与 4-位的 C=O 形成氢键缔合,前者使带 Ⅰ 红移,后者使带 Ⅰ 和带 Ⅱ 均红移。B 环上的含氧取代基逐渐增加时,带 Ⅰ 红移值(nm)也逐渐增加(表 7-4),但不能使带 Ⅱ 产生位移。不过,有时可改变带 Ⅱ 的峰形。

表 7-4　B 环上引入羟基对黄酮类化合物 UV 光谱中带 Ⅰ 的影响

化合物	羟基位置		带 Ⅰ (nm)	
	A 或 C 环	B 环		
3,5,7-三羟基黄酮(高良姜素)	3,5,7	—	359	
3,5,7,4′-四羟基黄酮(山柰酚)	3,5,7	4′	367	红
3,5,7,3′,4′-五羟基黄酮(槲皮素)	3,5,7	3′,4′	370	移
3,5,7,3′,4′,5′-六羟基黄酮(杨梅素)	3,5,7	3′,4′,5′	374	

带 Ⅱ 的峰位主要受 A 环氧取代程度的影响,当 A 环上的含氧取代基增加时,使带 Ⅱ 红移(表 7-5),但对带 Ⅰ 无影响,或影响甚微(5-羟基除外)。

表 7-5　A 环上引入羟基对黄酮类化合物 UV 光谱中带 Ⅱ 的影响

化合物	A 环上羟基位置	带 Ⅱ (nm)
黄酮	—	250
5-羟基黄酮	5	268
7-羟基黄酮	7	252

化合物	A 环上羟基位置	带 II（nm）
5,7 -二羟基黄酮	5,7	268
5,6,7 -三羟基黄酮（黄芩素）	5,6,7	274
5,7,8 -三羟基黄酮（去甲汉黄芩素）	5,7,8	281

黄酮或黄酮醇的 3 -,5 -或 4' -羟基被甲基化或苷化后,可使带 I 紫移。如 3 - OH 甲基化或苷化使带 I（328～357 nm）与黄酮的带 I 波长范围重叠（且光谱曲线的形状也相似）,5 - OH甲基化使带 I 和带 II 向紫位移 5～15 nm,4' - OH 甲基化或苷化,使带 I 紫移 3～10 nm。其他位置上的羟基取代对甲醇溶液的 UV 光谱几乎没有影响。黄酮或黄酮醇的酚羟基被乙酰化后,原来酚羟基对 UV 光谱的影响几乎消失。例如,槲皮素五乙酰化物的 UV 光谱与无羟基取代的黄酮极为相似。

2. 异黄酮、二氢黄酮及二氢黄酮醇类

此三类化合物的结构中都有苯甲酰系统,而无桂皮酰系统,所以它们的 UV 光谱特征是带 II 吸收强,而带 I 以肩峰或低强度吸收峰出现（图 7 - 2）。因此,很容易与黄酮、黄酮醇及查耳酮、橙酮相区别。

异黄酮的带 II 通常出现在 245～270 nm,二氢黄酮和二氢黄酮醇的带 II 都出现在270～295 nm,据此可相互区别。当这三类化合物的 A 环含氧取代基增加时,其带 II 红移,但带 II 一般不受 B、C 环含氧取代基增加的影响。

3. 查耳酮及橙酮类

此二类化合物 UV 光谱的特征是带 I 均为主峰且强度很高,而带 II 的吸收弱,为次强峰（图 7 - 2）。利用这一特征可与上述几类黄酮化合物相区别。如表 7 - 3 所示,查耳酮的带 I 通常出现在 340～390 nm 之间,而橙酮的带 I 一般位于 370～430 nm 范围内。与黄酮、黄酮醇类相同,当 B 环引入氧取代基时,也会使相应的带 I 产生红移。

（二）加入诊断试剂的 UV 光谱在黄酮类化合物结构研究中的应用

在测定了黄酮类化合物在甲醇溶液中的 UV 光谱后,可向其甲醇溶液中加入各种诊断试剂,如甲醇钠（NaOMe）、乙酸钠（NaOAc）、乙酸钠/硼酸（NaOAc/H_3BO_3）、三氯化铝（$AlCl_3$）及三氯化铝/盐酸（$AlCl_3$/HCl）等试剂,使黄酮化合物中的不同酚羟基解离或形成络合物等,导致光谱发生变化。将上述各种 UV 光谱图进行分析比较,可以获得更多有关结构的重要信息。

各种诊断试剂对 UV 光谱的影响结果以芦丁为例,见图 7 - 3。

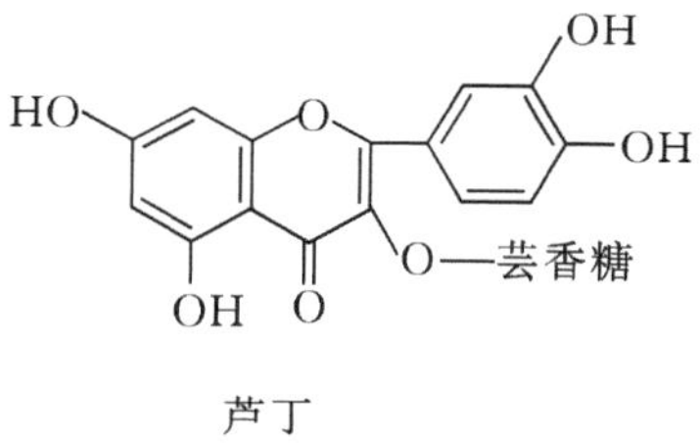

芦丁

紫外光谱数据（λ_{max},nm）

MeOH	259,266sh, 299sh, 359
NaOMe	272,327,410
$AlCl_3$	275,303sh,433
$AlCl_3$/HCl	271,300,364sh,402
NaOAc	271,325,393
NaOAc/H_3BO_3	262,298,387

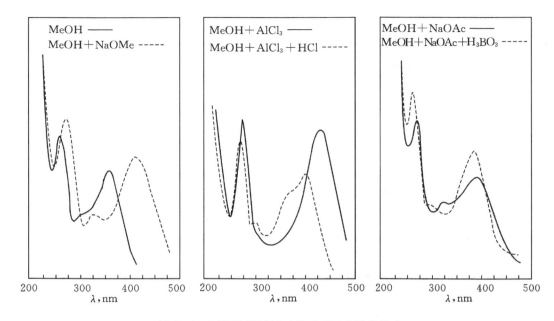

图 7-3　不同诊断试剂对芦丁 UV 光谱的影响

1. 诊断试剂对黄酮、黄酮醇类 UV 光谱的影响

不同类型的黄酮类化合物,都可以利用在其甲醇溶液中加入诊断试剂的方法来获得更多的结构信息,且均有各自的规律性。这里以黄酮、黄酮醇类为例,介绍诊断试剂的加入对其 UV 光谱的影响。

(1)甲醇钠　NaOMe 碱性较强,可使黄酮类化合物母核上所有的酚羟基解离,导致相应吸收带红移。①如带 I 红移 40～65 nm,强度不变或增加,则示有 4′-OH。②如带 I 红移 50～60 nm,强度减弱,则示有 3-OH,但无 4′-OH。③7-OH 如果游离,则一般应在 320～330 nm 处有吸收。如果 7-OH 结合成苷,则该吸收即消失。④含有 3,4′-二羟基或 3,3′,4′-三羟基的黄酮类,在 NaOMe 碱性下容易被氧化分解,故吸收带随测定时间延长而衰退。含有 5,6,7-或 5,7,8-或 5,3′,4′-三羟基黄酮也对 NaOMe 敏感。

(2)乙酸钠　NaOAc 的碱性比 NaOMe 小,只能使黄酮类化合物母核上酸性较强的酚羟基解离,导致相应的吸收带红移。

①如有 7-OH,则带 II 特征性地红移 5～20 nm。但在 6 位和 8 位同时有含氧取代基(如 -OCH₃ 等供电基)的 7-OH 黄酮(不包括黄酮醇),可能由于 7-OH 酸性减低,故上述红移幅度很小或不能辨别。②在 4′-OH 黄酮及黄酮醇类化合物中,7-OH 是否被取代,可以通过比较在甲醇钠及 NaOAc 中光谱带 I 的位移情况而判断。如果 7-OH 被取代,则由 NaOAc 引起的带 I 位移距离与 NaOMe 相同或稍大一些。③黄酮或黄酮醇类化合物如果具有 5,6,7-或 5,7,8-或 3,3′,4′-三羟基或 3,4′-二羟基-3′-甲氧基等,因对 NaOAc 敏感,故加 NaOAc 后得到的光谱图随时间延长而衰退。

(3)乙酸钠/硼酸　黄酮或黄酮醇类化合物的 A 环或 B 环上如果具有邻二酚羟基时(5,6-邻二酚羟基除外),在 NaOAc 碱性下可与 H₃BO₃ 络合,使相应的吸收带红移,B 环有邻二酚羟基时,带Ⅰ红移 12～30 nm,A 环有邻二酚羟基时(不包括 5,6 -邻二酚羟基),带Ⅱ红移 5～10 nm。

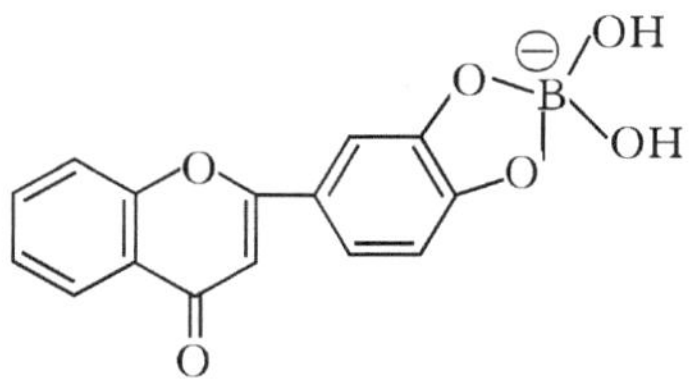

(4)三氯化铝及三氯化铝/盐酸 AlCl₃ 可与具有 3 -羟基、4 -羰基或 5 -羟基、4 -羰基的黄酮或黄酮醇类化合物作用生成络合物,使带Ⅰ或带Ⅱ红移。AlCl₃ 也能与 A 环或 B 环上的邻二酚羟基作用生成络合物,使相应的吸收带红移。但邻二酚羟基与 AlCl₃ 形成的络合物没有 3 -羟基、4 -羰基和 5 -羟基、4 -羰基与 AlCl₃ 形成的络合物稳定,当加入 HCl 后可分解(少数例外),使相应的吸收带紫移。因此,在实际测定中,多数测定样品在 MeOH 中的光谱基础上测定样品 MeOH＋AlCl₃ 光谱,然后加入盐酸,测定样品 MeOH＋AlCl₃/HCl 光谱,再进行比较分析。

与 MeOH 谱比较,当黄酮或黄酮醇类有 5 - OH 而无 3 - OH 时,加入 AlCl₃/HCl 后带Ⅰ红移 35～55 nm;如仅红移 17～20 nm,则表示有 6 -含氧取代。当有 3 -或 3 -和 5 - OH 时,加入 AlCl₃/HCl 后,带Ⅰ红移 50～60 nm。当 B 环上有邻二酚羟基时,将"样品＋AlCl₃"和"样品＋AlCl₃/HCl"光谱比较,则后者带Ⅰ较前者紫移约 30～40 nm;如果仅紫移约 20 nm,则 B 环上有邻三酚羟基。当 A 环上有邻二酚羟基时(不包括能产生氢键的 5 - OH),也可用同法根据带Ⅱ的位移情况作出鉴别,但没有充分的例子来说明 A 环邻二酚羟基系统中紫移的范围。

从上述可以看出,根据这些规律利用 UV 光谱包括各种加入诊断试剂后测得的 UV 光谱,能够判断出黄酮化合物的基本母核和取代基,特别是羟基的取代模式。但是,在实际研究中,仍需结合化学方法及其他波谱方法进行综合分析,才能更为准确地确定被测样品的化学结构。

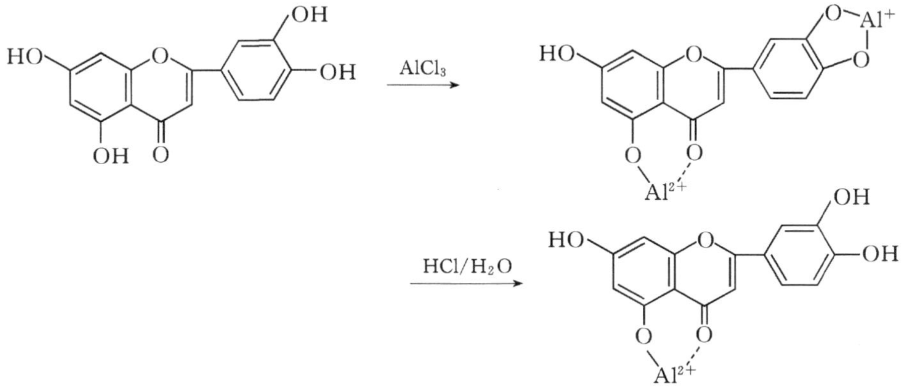

2. 利用紫外光谱解析结构示例

从中药柴胡 *Bupleurum chinense* 分离得到山柰苷,经酸水解后用 PC 检出有鼠李糖,该苷及苷元山柰酚的紫外光谱数据见表 7－6,试解析其结构。

表 7－6　柴胡苷及苷元山柰酚紫外光谱数据

UV λ_{max}(nm)	山柰苷		山柰酚	
MeOH	265	345	267	367
NaOMe	265	388	278	416(分解)
AlCl$_3$	275	399	268	424
AlCl$_3$/HCl	275	399	269	424
NaOAc	265	399	276	387
NaOAc/H$_3$BO$_3$	265	386	267	372

解析如下：

（1）将"山柰酚/MeOH"光谱与"山柰苷/MeOH"光谱比较，带Ⅰ367 nm 位移至 345 nm，紫移 22 nm，示 3－OH 苷化。

（2）将"山柰苷/MeOH"光谱与"山柰苷＋NaOMe"光谱比较，带Ⅰ由 345 nm 位移至 388 nm，红移 43 nm，示苷含有游离 4′－OH。

（3）将"山柰苷/MeOH"光谱与"山柰苷＋AlCl$_3$"光谱比较，带Ⅰ由 345 nm 位移至 399 nm，红移 54 nm，示苷含有游离 5－OH。

（4）"山柰苷＋AlCl$_3$/HCl"光谱与"山柰苷＋AlCl$_3$"光谱相比较，带Ⅰ和带Ⅱ红移相同，示苷的 B 环和 A 环无邻二酚羟基。因已证实有游离 4′－OH，故应无 3′－OH。

（5）将"山柰苷/MeOH"光谱与"山柰苷＋NaOAC"光谱比较，带Ⅱ无变化，示山柰苷无游离 7－OH。而将"山柰酚/MeOH"光谱与"山柰酚＋NaOAc"光谱比较，带Ⅱ向红位移 9 nm，示苷元山柰酚有游离 7－OH，表明山柰苷的 7－OH 苷化。

（6）山柰苷、山柰酚的 NaOAc/H$_3$BO$_3$光谱与它们的甲醇溶液光谱比较带，带Ⅰ和带Ⅱ均未红移，示 A、B 环均无邻二酚羟基。

综上推测山柰苷的结构可能为：

山柰酚-3,7-二鼠李糖苷。

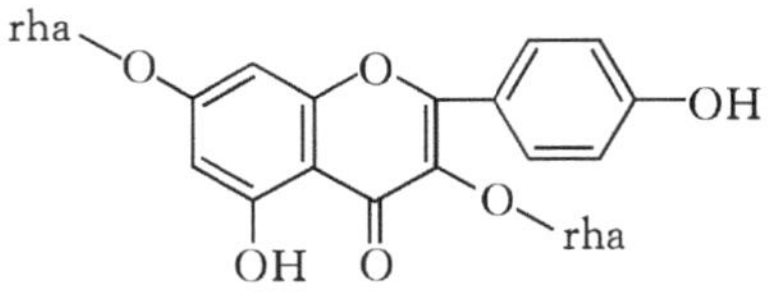

二、核磁共振氢谱在黄酮类化合物结构研究中的应用

核磁共振氢谱（^{1}H－NMR 谱）是黄酮类化合物结构研究的一种重要方法，具有简便、快速且可获得大量极有价值的结构信息等优点。根据黄酮类化合物溶解度的不同，可选用 CDCl$_3$、DMSO－d$_6$ 及 C$_5$D$_5$N－d$_5$、(CD$_3$)$_2$CO 等溶剂进行测定。其中，DMSO－d$_6$ 在黄酮苷及游离黄酮的测定中为常用的理想溶剂。使用 DMSO－d$_6$ 为测定溶剂有很多优点，如大部分黄酮苷及游离黄酮均易溶于 DMSO－d$_6$ 中，可直接测定其 NMR 谱，而不需要制备衍生物；DMSO－d$_6$ 溶

剂信号(δ 2.50)也很少与黄酮类化合物信号重叠;且对各质子信号分辨率高;可分别观察到黄酮类各酚羟基的质子信号等。但是,DMSO－d_6最大的缺点是沸点太高,测定后溶剂的回收一般要经冷冻干燥法才能完成。

早期也将黄酮类化合物制备成三甲基硅醚衍生物,用CCl_4为溶剂进行测定。CCl_4本身不含质子,使测得的光谱易于分析。但此法由于需要制备衍生物,故目前已基本不被采用。需要指出的是,本章以下介绍的各种黄酮类化合物^1H－NMR谱的规律均是从将黄酮类化合物制备成三甲基硅醚衍生物后,溶于CCl_4中进行测定而获得的数据中总结出来的。因此,应用下述规律分析在DMSO－d_6中测定的结果时,应注意其各种质子信号的化学位移值也可能超出本书所述范围,但其各种信号的峰形和在整个NMR谱中的相对位置却是基本一致的。

(一) C 环质子

各类黄酮化合物结构上的主要区别在于C环的不同,且C环质子在^1H－NMR谱中也各有其特征,故可用来确定它们的结构类型和相互鉴别。

1. 黄酮和黄酮醇类

黄酮类H－3常以一个尖锐的单峰出现在δ 6.30处。它可能会与5,6,7－或5,7,8－三氧取代黄酮中的H－8或H－6信号相混淆,应注意区别。黄酮醇类的3位有含氧取代基,故在^1H－NMR谱上无C环质子。

2. 异黄酮类

H－2因受到1－位氧原子和4－位羰基影响,以一个尖锐的单峰出现在δ 7.60～7.80,比一般芳香质子位于较低的磁场。如用DMSO－d_6作溶剂测定时,该质子信号还可向低场移至δ 8.50～8.70处。

3. 二氢黄酮类

H－2因受两个不等价的H－3偶合,故被分裂成一个双二重峰(Jtrans＝Ca. 11.0 Hz,Jcis＝Ca. 5.0 Hz),中心位于约δ5.2。两个H－3各因偕偶(J＝17.0 Hz)和与H－2的邻偶也被分裂成一个双二重峰(Jtrans＝Ca. 11.0 Hz,Jcis＝Ca. 5.0 Hz),中心位于δ2.80处,但往往相互重叠(表7－7)。

4. 二氢黄酮醇类

H－2和H－3为反式二直立键,故分别以二重峰出现(Jaa＝Ca. 11.0 Hz),H－2位于δ 4.80～5.00处,H－3位于δ 4.10～4.30处。当3－OH成苷后,则使H－2和H－3信号均向低磁场方向位移,H－2位于δ 5.0～5.60,H－3位于4.30～4.60间(表7－7)。

表7－7　二氢黄酮和二氢黄酮醇中H－2和H－3的化学位移

化 合 物	H－2	H－3
二氢黄酮	5.00～5.50　dd	接近2.80　dd
二氢黄酮醇	4.80～5.00　d	4.10～4.30　d
二氢黄酮醇-3-O-糖苷	5.00～5.60　d	4.30～4.60　d

5. 查耳酮类

H-α 和 H-β 分别以二重峰(J＝Ca. 17.0 Hz)形式出现,其化学位移分别约为 δ6.70～7.40 和 δ7.00～7.70 处。

6. 橙酮类

C 环的环外质子＝CH 常以单峰出现在 δ6.50～6.70 处,其确切的峰位取决于 A 环和 B 环上羟基的取代情况,增大羟基化作用,使该峰向高磁场区位移(与没有取代的橙酮相比),其中以 C_4-位(-0.19)和 C_6-位(-0.16)羟基化作用影响最明显。

(二)A 环质子

1. 5,7-二羟基黄酮类化合物

5,7-二羟基黄酮类化合物 A 环的 H-6 和 H-8 分别以间位偶合的双重峰(J＝Ca. 2.5 Hz)出现在 δ5.70～6.90 之间,且 H-6 的双重峰总是比 H-8 的双重峰位于较高场。当 7-羟基被苷化后,H-6 和 H-8 信号均向低磁场位移(表 7-8)。

表 7-8　5,7-二羟基黄酮类化合物中 H-6 和 H-8 的化学位移

化 合 物	H-6		H-8	
黄酮,黄酮醇,异黄酮	6.00～6.20	d	6.30～6.50	d
上述化合物的 7-O-葡萄糖苷	6.20～6.40	d	6.50～6.90	d
二氢黄酮、二氢黄酮醇	5.75～5.95	d	5.90～6.10	d
上述化合物的 7-O-葡萄糖苷	5.90～6.10	d	6.10～6.40	d

2. 7-羟基黄酮类化合物

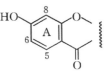

7-羟基黄酮类化合物 A 环的 H-5 因与 H-6 的邻偶,故表现为一个双峰(J＝Ca. 8.0 Hz),又因其处于 4 位羰基的负屏蔽区,故化学位移约为 δ8.0 左右。H-6 因与 H-5 的邻偶和 H-8 的间位偶合,故表现为双二重峰。H-8 因与 H-6 的间位偶合,故表现为一个双峰(J＝Ca. 2.0 Hz)。7-羟基黄酮类化合物中的 H-6 和 H-8 的化学位移值在 δ6.30～7.10 之间,比 5,7-二羟基黄酮类化合物中相应质子的化学位移值大,并且位置可能相互颠倒(表 7-9)。

表 7-9　7-羟基黄酮类化合物中 H-5、H-6 和 H-8 的化学位移

化 合 物	H-5		H-6		H-8	
黄酮、黄酮醇、异黄酮	7.90～8.20	d	6.70～7.10	q	6.70～7.00	d
二氢黄酮、二氢黄酮醇	7.70～7.90	d	6.40～6.50	q	6.30～6.40	d

（三）B 环质子

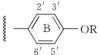

1. 4′-氧取代黄酮类化合物

4′-氧取代黄酮类化合物 B 环的四个质子可以分成 H-2′、H-6′ 和
H-3′、H-5′ 两组，每组质子均表现为双重峰(2H,J＝Ca. 8.0 Hz)，化学位
移位于 δ6.50～7.90，比 A 环质子处于稍低的磁场，且 H-2′、H-6′ 总是比 H-3′、H-5′ 位
于稍低磁场，这是因为 C 环对 H-2′、H-6′ 的去屏蔽效应及 4′-OR 的屏蔽作用。H-2′、H-
6′ 的具体峰位，与 C 环的氧化水平有关（表 7-10）。

表 7-10　4′-氧取代黄酮类化合物中 H-2′、H-6′ 和 H-3′、H-5′ 的化学位移

化 合 物	H-2′、6′	H-3′、5′
二氢黄酮类	7.10～7.30　d	6.50～7.10　d
二氢黄酮醇类	7.20～7.40　d	6.50～7.10　d
异黄酮类	7.20～7.50　d	6.50～7.10　d
查耳酮(H-2、6 和 H-3、5)类	7.40～7.60　d	6.50～7.10　d
橙酮类	7.60～7.80　d	6.50～7.10　d
黄酮类	7.70～7.90　d	6.50～7.10　d
黄酮醇类	7.90～8.10　d	6.50～7.10　d

2. 3′,4′-二氧取代黄酮类化合物

（1）3′,4′-二氧取代黄酮和黄酮醇　该取代模式 B 环 H-5′ 因与 H-6′ 的邻位偶合以双
重峰的形式出现在 δ6.70～7.10(d,J＝Ca. 8.0 Hz)。H-2′ 因与 H-6′ 的
间偶，亦以双重峰的形式出现在约 δ7.20(d,J＝2.0 Hz)处。H-6′ 因分别
与 H-2′ 和 H-5′ 偶合，则以双二重峰出现在约 δ7.90(dd,J＝2.0 和 8.0 Hz)
处。有时 H-2′ 和 H-6′ 峰重叠或部分重叠，需认真辨认（表 7-11）。

表 7-11　3′,4′-二氧取代黄酮类化合物中 H-2′ 和 H-6′ 的化学位移

化 合 物	H-2′	H-6′
黄酮(3′,4′-OH 及 3′-OH,4′-OCH₃)	7.20～7.30　d	7.30～7.50　dd
黄酮醇(3′,4′-OH 及 3′-OH,4′-OCH₃)	7.50～7.70　d	7.60～7.90　dd
黄酮醇(3′-OCH₃,4′-OH)	7.60～7.80　d	7.40～7.60　dd
黄酮醇(3′,4′-OH,3-O-糖)	7.20～7.50　d	7.30～7.70　dd

从 H-2′ 和 H-6′ 的化学位移分析，可以区别黄酮和黄酮醇的 3′,4′-位上是 3′-OH,
4′-OMe 还是 3′-OMe,4′-OH。在 4′-OMe,3′-OH 黄酮和黄酮醇中，H-2′ 通常比 H-6′ 出
现在高磁场区，而在 3′-OMe,4′-OH 黄酮和黄酮醇中，H-2′ 和 H-6′ 的位置则相反。

（2）3′,4′-二氧取代异黄酮、二氢黄酮及二氢黄酮醇　H-2′,H-5′及 H-6′为一复杂多重峰（常常组成两组峰）出现在 δ6.70～7.10 区域。此时 C 环对这些质子的影响极小，每个质子化学位移主要取决于它们相对于含氧取代基的邻位或对位。

3. 3′,4′,5′-三氧取代黄酮类化合物

如果 3′,4′,5′-均为羟基，则 H-2′和 H-6′以一个相当于 2 个质子的单峰出现在 δ6.50～7.50 区域。但当 3′-或 5′-OH 被甲基化或苷化，则 H-2′和 H-6′因相互偶合而分别以一个双重峰（J=Ca. 2.0 Hz）出现。

（四）糖基上的质子

1. 单糖苷类

糖的端基质子（以 H-1″表示）与糖的其他质子相比，位于较低磁场区。其具体的峰位与成苷的位置及糖的种类等有关。如黄酮类化合物葡萄糖苷，连接在 3-OH 上的葡萄糖端基质子与连接在 4′-或 5-或 7-OH 上的葡萄糖端基质子的化学位移不同，前者出现在约 δ5.80 左右，后三者出现在约 δ5.00 处。对于黄酮醇-3-O-葡萄糖苷和黄酮醇-3-O-鼠李糖苷来说，它们的端基质子化学位移值也有较大的区别，但二氢黄酮醇-3-O-葡萄糖苷和 3-O-鼠李糖苷的端基质子化学位移值则区别很小（表 7-12）。当黄酮苷类直接在 DMSO-d_6 中测定时，糖的端基质子（H-1″）有时与糖上的羟基质子信号混淆，但当加入 D_2O 后，羟基质子信号则消失，糖的端基质子（H-1″）可以清楚地显示出来，如木犀草素-7-O-β-D-葡萄糖苷，其 H-1″ 位于 δ5.10 处（图 7-4,7-5）。

黄酮苷类化合物中的端基质子信号的偶合常数，可被用来判断其苷键的构型，详见第三章有关部分。

表 7-12　黄酮类单糖苷中 H-1″的化学位移

化合物	H-1″
黄酮醇-3-O-葡萄糖苷	5.70～6.00
黄酮类-7-O-葡萄糖苷	4.80～5.20
黄酮类-4′-O-葡萄糖苷	4.80～5.20
黄酮类-5-O-葡萄糖苷	4.80～5.20
黄酮类-6-及 8-C-糖苷	4.80～5.20
黄酮醇-3-O-鼠李糖苷	5.00～5.10
黄酮醇-7-O-鼠李糖苷	5.10～5.30
二氢黄酮醇-3-O-葡萄糖苷	4.10～4.30
二氢黄酮醇-3-O-鼠李糖苷	4.00～4.20

在单鼠李糖苷中，鼠李糖上的 C-CH$_3$ 以一个二重峰（J=6.5 Hz）或多重峰出现在 δ0.80～1.20 处，易于识别。

2. 双糖苷类

末端糖的端基质子（以 H-1″表示）因离黄酮母核较远，受其负屏蔽影响较小，它的信号比

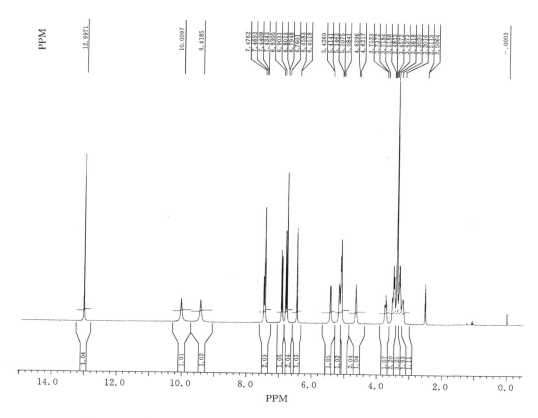

图 7 - 4　木樨草素 - 7 - O - β - D - 葡萄糖苷的 ¹H - NMR 图（DMSO - d₆）

H - 1″处于较高磁场，且其向高场位移的程度因末端糖的连接位置不同而异。例如，由葡萄糖、鼠李糖构成的黄酮类 3 - 或 7 - O - 双糖苷中，常见下列两种类型：①苷元 - 芦丁糖基［即苷元 - O - β - D - 葡萄糖(6→1) - α-L - 鼠李糖］；②苷元 - 新橙皮糖基［即苷元 - O - β - D - 葡萄糖(2→1) - α - L - 鼠李糖］。

　　两种连接方式可依照第三章所述的方法进行确定，有时也可以通过比较鼠李糖上端基质子或 C - CH₃ 质子(H - 6‴)的化学位移来区别，如表 7 - 13 所示。

表 7 - 13　鼠李糖的 H - 1‴ 和 H - 6‴ 的化学位移

化 合 物	H - 1‴	H - 6‴
芦丁糖基	4.20～4.40(d, J=2.0 Hz)	0.70～1.00(d)
新橙皮糖基	4.90～5.00(d, J=2.0 Hz)	1.10～1.30(d)

　　在双糖苷中，末端鼠李糖上的 C - CH₃ 质子以一个二重峰或多重峰出现在 δ 0.70 ～1.30 处。

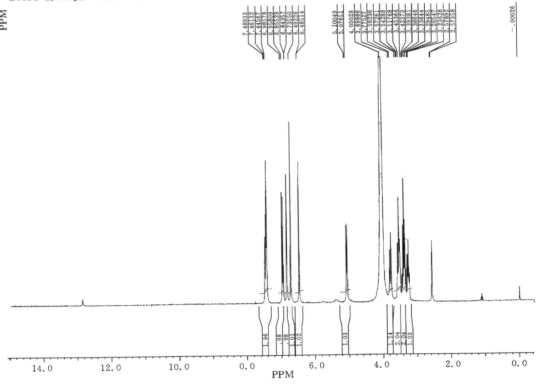

图 7-5　木樨草素-7-O-β-D-葡萄糖苷的 ^{1}H-NMR 图(DMSO-d$_6$+D$_2$O)

(五) 其他质子

1. 酚羟基质子

测定酚羟基质子,可将黄酮类化合物直接用 DMSO-d$_6$ 为溶剂进行测定。例如,在木樨草素-7-O-β-D-葡萄糖苷的 ^{1}H-NMR 谱中,酚羟基质子信号分别出现在 δ 12.99(5-OH)、δ 10.01(4'-OH)和 δ 9.42(3'-OH)处。向被测定的样品溶液中加入 D$_2$O,这些信号即消失(图 7-4,7-5)。

2. C$_6$ 和 C$_8$-CH$_3$ 质子

其中 C$_6$-CH$_3$ 质子比 C$_8$-CH$_3$ 质子出现在稍高磁场处(约 δ 0.2)。如以异黄酮为例,前者出现在 δ 2.04~2.27 处,而后者出现在 δ 2.14~2.45 处。

3. 甲氧基质子

除少数例外,甲氧基质子一般以单峰出现在 δ 3.50~4.10 处。虽然糖基上的一般质子也在此区域出现吸收峰,但它们均不是单峰,故极易区别。

甲氧基在母核上的位置,过去曾采用苯诱导位移技术来判断(表 7-14),现在也可用 NOE 技术或 2D-NMR 技术如 HMBC 谱等确定。

4. 乙酰氧基上的质子

黄酮类化合物有时也作成乙酰化衍生物后进行结构测定。通常糖基上的乙酰氧基质子信

号以单峰出现在 δ 1.65～2.10 处。而苷元上酚羟基形成的乙酰氧基质子信号则以单峰出现在 δ 2.30～2.50 处，两者易于区分。

表 7 - 14　甲氧基质子信号(无邻位取代基时)的苯诱导位移值

甲氧基位置	$\Delta = (\delta\, CDCl_3 - \delta\, C_6H_6)$
C_3	$-0.07 \sim +0.34$
C_5	$-0.43 \sim +0.58$
C_7	$+0.54 \sim +0.76$
$C_{2'}$	$+0.40 \sim +0.53$
$C_{4'}$	$+0.54 \sim +0.71$

三、核磁共振碳谱在黄酮类化合物结构研究中的应用

核磁共振碳谱(^{13}C - NMR 谱)已广泛应用于黄酮类化合物的结构研究中。在过去的 20 年间，通过与简单的模型化合物如苯乙酮、桂皮酸及其衍生物碳谱作比较，或结合经验性的简单芳香化合物的取代基位移加和规律进行计算，以及用已知的黄酮类化合物的碳谱作对照等方法，对大量的各种类型的黄酮类化合物的 ^{13}C - NMR 谱信号已进行了准确的归属，并已阐明了各类型黄酮类化合物碳信号的化学位移的特征。利用这些研究结果，可以比较容易地进行黄酮类化合物的结构确定。

（一）黄酮类化合物骨架类型的判断

在黄酮类化合物的 ^{13}C - NMR 谱中，不同类型的黄酮类化合物，其母核仅根据芳碳的共振信号是难以区别的。但 C 环的三个碳原子信号则因母核结构的不同而各具特征，它的化学位移和裂分情况，能有助于推断黄酮类化合物的骨架类型(表 7 - 15)。

表 7 - 15　黄酮类化合物 C 环三碳核的化学位移

化 合 物	C＝O		C - 2		C - 3	
黄酮类	176.3～184.0	s	160.0～165.0	s	103.0～111.8	d
黄酮醇类	172.0～177.0	s	145.0～150.0	s	136.0～139.0	s
异黄酮类	174.5～181.0	s	149.8～155.4	d	122.3～125.9	s
二氢黄酮类	189.5～195.5	s	75.0～80.3	d	42.8～44.6	t
二氢黄酮醇类	188.0～197.0	s	82.7	d	71.2	d
查耳酮类	188.6～194.6	s	136.9～145.4	d*	116.6～128.1	d*
橙酮类	182.5～182.7	s	146.1～147.7	s	111.6～111.9	d(＝CH-)

注：* 查耳酮的 C - 2 为 C - β，C - 3 为 C - α。

（二）黄酮类化合物取代模式的确定

黄酮类化合物中芳环碳原子的信号，虽然对确定其基本母核的类型不能发挥作用，但它们

的信号特征却可以用于确定母核上取代基的取代模式。例如,无取代基的黄酮的^{13}C – NMR信号被归属如下图。

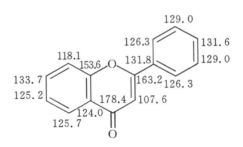

1. 取代基位移的影响

黄酮类化合物,特别是 B 环上引入取代基(X)时,其取代基的位移效应与简单苯衍生物的取代影响基本一致(表 7 – 16)。

表 7 – 16　黄酮类化合物 B 环上的取代基位移效应

X	Zi	Zo	Zm	Zp
OH	+26.0	−12.8	+1.6	−7.1
OCH$_3$	+31.4	−14.4	+1.0	−7.8

由表 7 – 16 可见羟基及甲氧基的引入可使同碳原子(α-碳)信号大幅度移向低场,邻位碳(β-碳)及对位碳则向高场位移。间位碳虽然也向低场位移,但幅度较小。

当 A 环或 B 环上引入取代基时,位移影响通常只限于引入了取代基的 A 环或 B 环。如果一个环上同时引入几个取代基时,其位移影响符合某种程度的加和性。但是,当黄酮类母核上引入 5—OH 时,不但会影响 A 环,而且由于 5—OH 与羰基形成氢键缔合,减少 C_4、C_2 位的电子密度,使 C_4 信号和 C_2 信号分别向低场位移 +4.5 和 +0.87,而 C_3 信号则向高场位移 −1.99。如果 5—OH 被甲基化或苷化,氢键缔合被破坏,上述信号则分别向相反方向位移。

2. 5,7 – 二羟基黄酮中的 C_6 及 C_8 信号特征

多数 5,7 –二羟基黄酮类化合物,C_6 及 C_8 信号一般出现在 δ 90～100 范围内,而且 C_6 信号的化学位移总是大于 C_8 信号。在二氢黄酮中两碳信号的化学位移差别较小,Δδ 约为 0.9,而在黄酮及黄酮醇中它们的差别则较大,Δδ 约为 4.8。

C_6 或 C_8 有无烃基或芳香基取代可以通过观察 C_6 及 C_8 信号是否发生位移而判定。例如,被甲基取代的碳原子信号将向低场位移 6.0～10.0 左右,而未被取代的碳原子其化学位移则无多大改变。同理,C_6-碳糖苷或 C_8-碳糖苷或 C_6,C_8-二碳糖苷也可以据此进行鉴定。

3. 黄酮类化合物-O-糖苷中糖的连接位置

黄酮类化合物形成 O –糖苷后,苷元及糖基的相关碳原子均将产生相应的苷化位移。由于苷元上苷化的酚羟基位置及糖的种类不同,苷元碳原子位移的幅度也不相同,可以利用这些规律判断糖在苷元上的连接位置。

(1) 糖的苷化位移及端基碳的信号　在酚苷中,糖的端基碳信号因苷化向低场位移约

4.0～6.0,其位移的具体数值取决于酚羟基周围的环境。当苷化位置为黄酮类化合物苷元的7或2′,3′,4′位时,糖的端基碳信号一般位于约δ 100.0～102.5 处。如芹菜素－7-O-β-D－葡萄糖苷,糖的端基碳信号位于δ 100.1(图 7－6)。但 5-O-葡萄糖苷及 7-O-鼠李糖苷例外,其端基碳信号在δ 98.0～109.0 范围内。

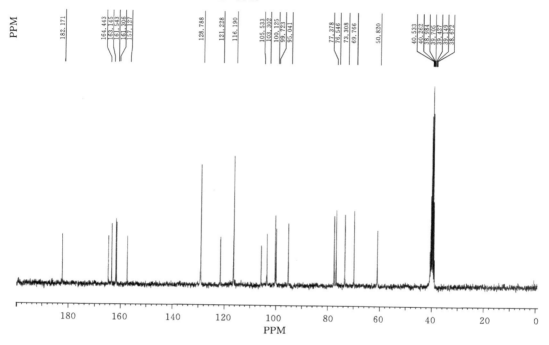

图 7－6　芹菜素－7-O-β-D－葡萄糖苷的 ^{13}C-NMR 谱(DMSO－D$_6$)

　　(2) 苷元的苷化位移　　利用苷元的苷化位移规律可判断黄酮类化合物 O－糖苷中糖的连接位置。通常,苷元经苷化后,直接与糖基相连的碳原子向高场位移,其邻位及对位碳原子则向低场位移,且对位碳原子的位移幅度最大(表 7－17)。

表 7－17　黄酮类化合物 ^{13}C－NMR 谱上的苷化位移

苷化位置	苷元的苷化位移平均值													
	2	3	4	5	6	7	8	9	10	1′	2′	3′	4′	5′	6′
7－O－糖					+0.8	−1.4	+1.1		+1.7						
7－O－鼠李糖					+0.8	−2.4	+1.0		+1.7						
3－O－糖	+9.2	−2.1	+1.5	+0.4					+1.0	−0.8	+1.1	−0.3	+0.7		+1.5
3－O－鼠李糖	+10.3	−1.1	+2.0	+0.6					+1.1						
5－O－葡萄糖	−2.8	+2.2	−6.0	−2.7	+4.4	−3.0	+3.2	+1.4	+4.3	−1.3	−1.2	−0.4	−0.8	−1.0	−1.2
3′－O－葡萄糖	−0.5	+0.4								+1.6	0	+1.4	+0.4	+3.2	
4′－O－葡萄糖	+0.1		+1.0							+3.7	+0.4	+2.0	−1.2	+1.4	0

从表 7-17 中可见，C_3-OH 糖苷化后，对 C_2 引起的苷化位移比一般邻位效应要大得多。这说明 $C_{2,3}$ 双键与一般的芳香系统不同，而是具有更多的烯烃特征。当 C_7-OH 或 C_3-OH 与鼠李糖成苷时，C_7 或 C_3 信号的苷化位移比一般糖苷要大些，据此可与一般糖苷相区别。当 C_5-OH 糖苷化后，因其与 C_4 羰基的氢键缔合被破坏，故对 C 环碳原子也将产生较大影响，使 C_2，C_4 信号明显移向高场，而 C_3 信号则移向低场。

四、质谱法在黄酮类化合物结构研究中的应用

质谱法（MS）在黄酮类化合物结构分析中，能得到大量的有用信息。对于极性较小的游离黄酮类，最常用的是电子轰击质谱（EI-MS），可以得到强的分子离子峰 $[M^+]$，且常为基峰，亦无需作成衍生物即可进行测定。对于极性大、难以气化及对热不稳定的黄酮苷类，在 EI-MS 中往往看不到分子离子峰，须制成甲基化、乙酰化或三甲基硅烷化等适当的衍生物，才能观察到分子离子峰。近年来，由于场解吸质谱（FD-MS）、快原子轰击质谱（FAB-MS）及电喷雾质谱（ESI-MS）等软电离质谱技术的应用，使得黄酮类 O-糖苷类即使不作成衍生物也能直接进行测定，且能获得很强的分子离子峰 $[M^+]$ 或准分子离子峰，同时也能获得有关苷元及糖基部分的重要结构信息，为黄酮苷类化合物的结构确定提供了重要的依据。

（一）游离黄酮类化合物的 EI-MS

游离黄酮类化合物的 EI-MS 中，除分子离子峰 $[M^+]$ 外，在高质量区常可见 $[M-H]^+$、$[M-CH_3]^+$（含有甲氧基者）、$[M-CO]^+$ 等碎片离子峰出现。对鉴定黄酮类化合物最有用的离子，是含有完整 A 环和 B 环的碎片离子。这些离子分别用 A_1^+、A_2^+……和 B_1^+、B_2^+……等表示。特别是碎片 A_1^+ 与相应的碎片 B_1^+ 的质荷比之和等于分子离子 $[M^+]$ 的质荷比，因此，这两个碎片离子在结构鉴定中有重要意义。

黄酮类化合物主要有下列两种基本的裂解方式。

（1）裂解方式 Ⅰ（RDA 裂解）

（2）裂解方式 Ⅱ

这两种裂解方式是相互竞争、相互制约的，B_2^+、$[B_2-CO]^+$ 离子强度几乎与 A_1^+、B_1^+ 离子以及由 A_1^+、B_1^+ 进一步裂解产生的一系列离子（如 $[A_1-CO]^+$、$[A_1-CH_3]^+\cdots$）总强度成反比。

1. 黄酮类基本裂解方式

$[M-28]^+$ m/z 194(54)　　$-CO$　　M^+ m/z 222(100)　　$-H^+$　　$[M-1]^+$ m/z 221(33)

$[A_1+H]^+$ m/z 121　　A_1^+ m/z 120(80)　　B_1^+ m/z 102(12)　　m/z 105(12)

$-CO$　　$[A_1-28]^+$ m/z 92(49)

$-CO$　　$[B_1-28]^+$ m/z 77(14)

大多数游离黄酮的分子离子峰 $[M]^+$ 为基峰，其他较重要的峰有 $[M-H]^+$、$[M-CO]^+$ 和由裂解方式Ⅰ产生的碎片 A_1^+、$[A_1-CO]^+$ 和 B_1^+ 峰。

A 环上的取代情况，可根据 A_1^+ 碎片的质荷比（m/z）来确定。例如，5,7-二羟基黄酮的质谱中有与黄酮相同的 B_1^+ 碎片（m/z 102），但是，它的 A_1^+ 比后者高 32 质量单位，即 m/z 152 代替了 m/z 120，说明 A 环上应有两个羟基取代。同理，B 环上的取代情况可根据 B_1^+ 碎片确定。例如，芹菜素（5,7,4'-三羟基黄酮）和刺槐素（5,7-二羟基,4'-甲氧基黄酮）有相同的 A_1^+（m/z 152），但是刺槐素的 B_1^+（m/z 132）比芹菜素 B_1^+（m/z 118）高 14 个质量单位，说明刺槐素在 B 环上有一个甲氧基。

具有 3,6 及 8 位异戊烯基的取代的黄酮类，除了具有一般黄酮类裂解方式外，侧链还将产生一些新的离子，可用于结构研究。例如，化合物（Ⅰ），产生 m/z 357 碎片离子，因而证明 γ,γ-二甲烯丙基连接在 A 环上，因为只有前者在裂解过程中才能通过重排产生稳定的 m/z 357 䓬鎓离子（Ⅱ）。当然，m/z 357 离子以苄基形式存在也是稳定的。

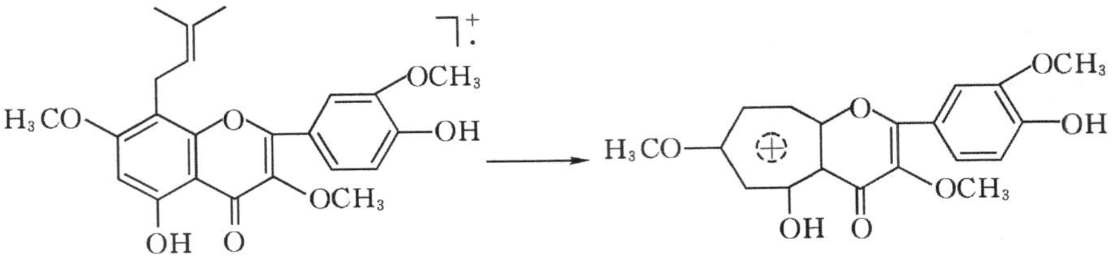

（Ⅰ）   （Ⅱ）$m/z\ 357$

在 6 及 8 位含有甲氧基的黄酮类,在裂解当中可失去甲基,产生一个强的 $[M-CH_3]^+$ 离子峰,继之再失去 CO,产生 $[M-43]^+$ 碎片离子。例如:

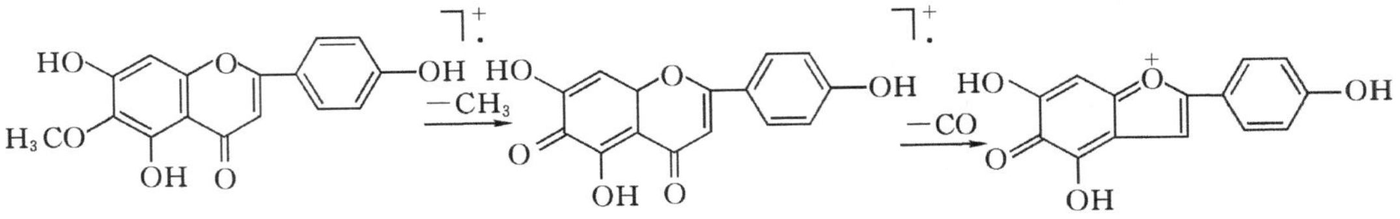

$M^+\ m/z\ 300(100)$ $[M-15]^+\ m/z\ 285(60)$ $[M-43]^+\ m/z\ 257(43)$

2. 黄酮醇类基本裂解方式

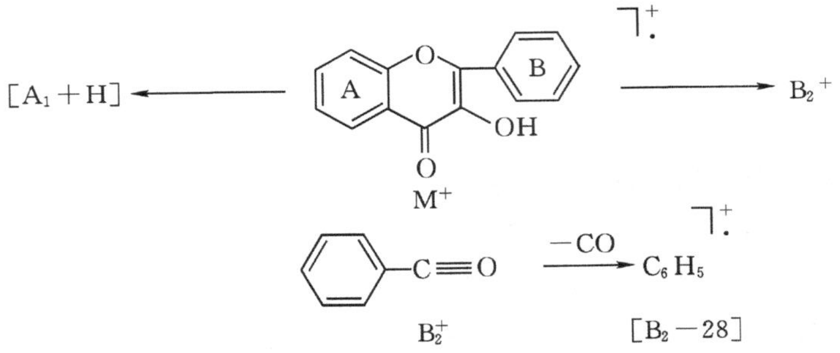

$[A_1+H]$ M^+ B_2^+

B_2^+ $\xrightarrow{-CO}$ C_6H_5 $[B_2-28]$

多数游离黄酮醇类的分子离子峰是基峰,裂解时主要按裂解方式 Ⅱ 进行,得到的 B_2^+ 离子及其失去 CO 而形成的 $[B_2-28]^+$ 离子是具有重要诊断价值的碎片离子。

游离黄酮醇类的质谱上除了 M^+、B_2^+、A_1^+、$[A_1+H]$ 离子外,还可看到 $[M-1]^+$（$M-H$）、$[M-15]^+$（$M-CH_3$）,$[M-43]^+$（$M-CH_3-CO$）等碎片离子,可以为结构分析提供重要信息。

具有 $2'$-羟基或 $2'$-甲氧基黄酮醇有特有的裂解方式,即容易失去该羟基或甲氧基形成新的稳定的五元杂环。

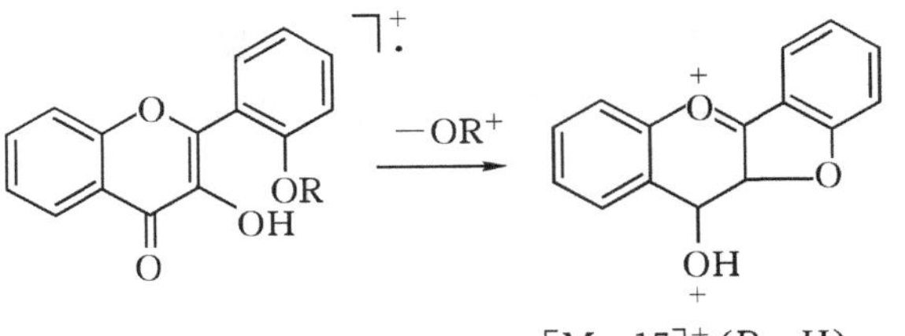

M^+（$R=H$ 或 CH_3） $[M-17]^+$（$R=H$）

                              $[M-31]^+$（$R=CH_3$）

不仅是 $2'$-羟基黄酮醇,而且所有的 $2'$-羟基黄酮类都有这种特有的裂解方式。

（二）黄酮苷类化合物的 MS

过去,黄酮苷类化合物多作成全甲基化(PM)或全氘甲基化(PDM)衍生物再进行 EI-MS 测定,从中获得苷的分子量、糖在母核上的连接位置、糖的种类、糖与糖之间连接方式等信息。

现在,黄酮苷类化合物可直接用 FD-MS、FAB-MS 和 ESI-MS 进行分析,为结构研究提供了方便。FD-MS 可形成很强的分子离子峰$[M]^+$及$[M+H]^+$峰,直接测得分子量,还可以通过调节发射丝电流强度,得到碎片离子峰,为黄酮苷类结构研究提供更多的信息。FAB-MS 主要形成很强的准分子离子峰(QM$^+$),如$[M+1]^+$、$[M+Na]^+$、$[M+K]^+$等,容易测到分子量,通过高分辨质谱(HR FAB-MS),还可以测到精确的分子量,决定分子式。这是研究黄酮苷类结构的常用的重要手段。电喷雾电离质谱(ESI-MS)可提供$[M+H]^+$或$[M-H]^+$离子,而获得样品的分子量,常用于分子量大的黄酮苷类结构分析。

五、结构测定实例

从贡菊花 *Chrysanthemum morifolium* 中分得一化合物 F_1,结构测定如下:

F_1 为淡黄色结晶,m. p. 260～262 ℃,盐酸镁粉反应显红色,示黄酮类化合物,Molish 反应为阳性,酸水解检出葡萄糖。锆盐-枸橼酸反应,黄色减退,示 5-OH 存在。高分辨质谱测得分子量为 446.4065,分子式 $C_{22}H_{22}O_{10}$(计算值:446.4058)。据此计算其不饱和度为 12,并推知 F_1 可能为单葡萄糖苷。F_1 在甲醇中测得的 UV 光谱,最大吸收峰为 267 nm(带 Ⅱ)和 324 nm(带 Ⅰ),为典型的黄酮类化合物的紫外吸收光谱图。F_1 的 EI-MS 谱的主要离子峰如图 7-7 所示。其中 m/z 284(100,苷元),152(A_1^+),132(B_1^+)等,表现为苷元的特征裂解,示 A 环连接 2 个-OH,B 环连接 1 个—OCH_3。IR 光谱(KBr)cm^{-1}:3428(OH),3102(=CH),1657(α、β-不饱和 C=O),1616,1584,1496(苯环),975,832,770(取代苯)。F_1 的 ^{1}H-NMR 谱(DMSO-d$_6$)数据如表 7-17 所示。δ 12.92(1H,s)处的信号为 5-位羟基的质子信号,因其于 C=O 形成氢键而大幅度移向低场,且在加入 D_2O 或乙酰化后,该信号消失。δ 6.95(1H,s)的单峰信号被归属为 C-3 上的质子,此信号亦进一步证明 F_1 苷元的基本母核为黄酮类化合物。δ 8.05(2H,d,J=8.9 Hz)和 7.14(2H,d,J=8.9 Hz)处的二组双峰是典型的 $4'$-氧取代黄酮类化合物 B 环上的 H-$2'$、$6'$和 $3'$、$5'$质子信号。δ 3.87(3H,s)为一个甲氧基的信号,结合 EI-MS 的结果等可推断该甲氧基处于 B 环的 $4'$位。δ 6.86(1H,d,J=1.8 H$_z$)和 6.46(1H,d,J=1.8 H$_z$)处的二组双峰可归属为苷元 A 环的 H-8 和 H-6,示 A 环为 5,7-二氧取代。由于存在 5-羟基,故 7-位一定存在 O-葡萄糖基。F_1 的 ^{1}H-NMR 谱在 δ 5.08 处还可见有一个归属于葡萄糖的端基质子信号(1H,d,J=7.4 Hz),据其偶合常数可知葡萄糖苷键为 β-构型。^{13}C-NMR(DMSO-d$_6$)δ 182.17(C_4羰基碳),163.97(C_2),103.94(C_3),为典型的黄酮类骨架类型。同时也可观察到葡萄糖基的一组碳信号。其全部碳信号的归属见表 7-18。综上述各种结果,鉴定 F_1 为刺槐素-7-O-β-D-葡萄糖苷。

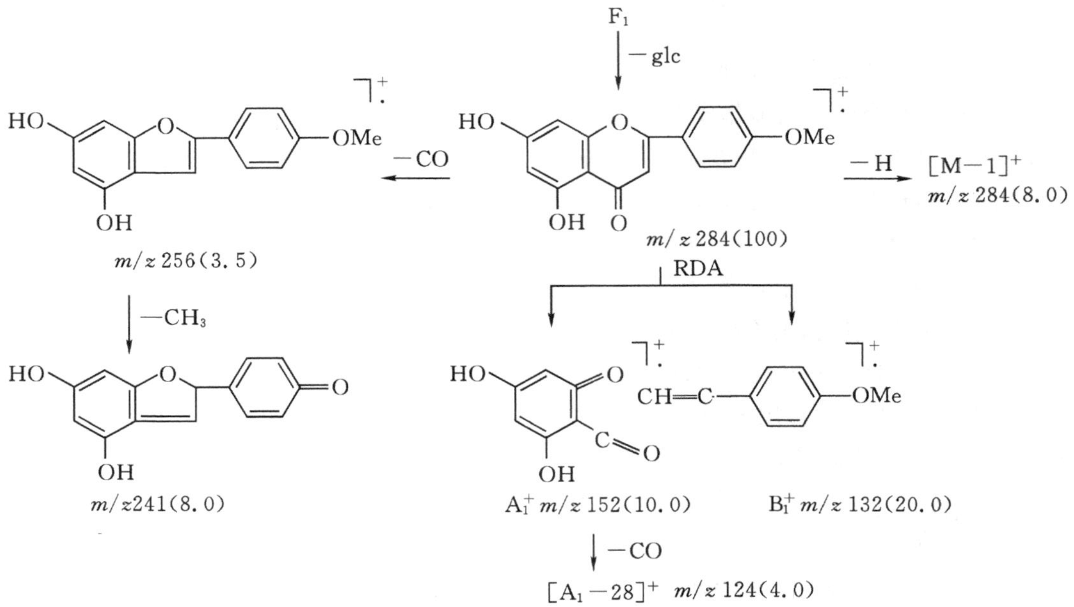

F_1

$-$ glc

HO—[benzofuran]—OMe

$m/z\,256(3.5)$

$-CO$

$-CH_3$

HO—[structure]

$m/z\,241(8.0)$

HO—[chromone structure]—OMe

$m/z\,284(100)$

$-H$ $[M-1]^+$

$m/z\,284(8.0)$

RDA

$A_1^+\ m/z\,152(10.0)$

$B_1^+\ m/z\,132(20.0)$

$-CO$

$[A_1-28]^+$ $m/z\,124(4.0)$

图 7 - 7　化合物 F_1 的 EI - MS 裂解途径

表 7 - 18　化合物 F_1 的 ^{1}H - NMR 和 ^{13}C - NMR 数据（DMSO - d_6）

No.	δ C	δ H	No.	δ C	δ H
2	163.97		1′	122.83	
3	103.94	6.95(1H,s)	2′	128.56	
4	182.17		3′	114.76	2′,6′质子位于 8.05(2H,d,J＝8.9 Hz)
5	162.62		4′	161.27	
6	99.74	6.46(1H,d,J＝1.8Hz)	5′	114.76	3′,5′质子位于 7.14(2H,d,J＝8.9 Hz)
7	163.18		6′	128.56	
8	95.11	6.86(1H,d,J＝1.8Hz)	1″	100.12	5.08(1H,d,J＝7.4Hz)
9	157.12		2″	73.27	
10	105.55		3″	76.57	3.18～3.73(6H,m,糖上其余 6 个质子)
OCH₃	55.73	3.87(3H,s)	4″	69.66	4.60～5.41(4H,m,糖上 4 个 -OH质子,加 D₂O 后消失)
C₅ - OH		12.92(1H,s,加 D₂O 或乙酰化后消失)	5″	77.34	
			6″	60.81	

第六节　黄酮类化合物的研究实例

【实例 1】槐米(芦丁)

1. 来源与功效

槐米为豆科植物槐 *Sophora japonica* 的花蕾,具有凉血止血,清肝泻火的功效。

2. 药理与临床应用

近代研究表明槐米含芦丁可高达 23.5%,槐花开放后降至 13.0%。芦丁可用于治疗毛细血管脆性引起的出血症,并用作高血压辅助治疗剂。

3. 化学成分类型及主要化合物

主要含有芦丁、槲皮素,还含少量皂苷类及多糖、黏液质等。

芦丁为浅黄色粉末或极细微淡黄色针状结晶,含 3 分子结晶水($C_{27}H_{30}O_{16} \cdot 3H_2O$),加热至 185 ℃以上熔融并开始分解。$[\alpha]_D^{23}$ +13.82(EtOH)或 −39.43(吡啶)。UV λ_{max}^{MeOH} nm:259、266sh、299sh、359。芦丁的溶解度,在冷水中 1:10000,沸水中 1:200,沸乙醇中 1:60,沸甲醇中 1:7,可溶于乙醇、吡啶、甲酰胺、甘油、丙酮、冰醋酸、乙酸乙酯中,不溶于苯、乙醚、氯仿、石油醚。

4. 提取分离方法

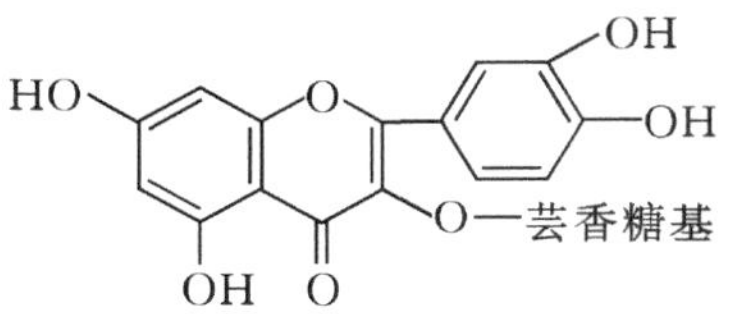

芦丁分子中具有较多酚羟基,显弱酸性,易溶于碱液中,酸化后又可析出,因此可以用碱溶酸沉的方法提取芦丁。

芦丁分子中因含有邻二酚羟基,性质不太稳定,暴露在空气中能缓缓氧化变为暗褐色,在碱性条件下更容易被氧化分解。硼酸盐能与邻二酚羟基结合,达到保护的目的,故在碱性溶液中加热提取芦丁时,往往加入少量硼砂。而在实验室内提取芦丁时,常将槐米直接加水煮沸提取即可。

芦丁的工业生产提取方法如下:

槐米粉末

　　│　加约 6 倍量的水及硼砂适量,煮沸,在搅拌下缓缓加入石灰乳至 pH 8~9。
　　│　在保持该 pH 条件下,微沸 20~30 min,随时补充失去的水分,趁热抽滤,
　　↓　药渣加 4 倍量水,同法再提 2 次

合并提取液

　　│　在 60~70 ℃下用浓盐酸调 pH≈5,搅匀,静置,抽滤,水洗至洗液呈中性,60 ℃干燥
　　↓

芦丁粗品

　　│　热水或乙醇重结晶
　　↓

芦 丁

【实例 2】黄芩(黄芩苷)

1. 来源与功效

黄芩为唇形科植物黄芩 *Scutellaria baicalensis* 的干燥根,具有清热解毒的功效。

2. 药理与临床应用

黄芩中主要有效成分为黄芩苷,具有抗菌、消炎作用,此外还有降转氨酶的作用。黄芩苷元的磷酸酯钠盐可用于治疗过敏、喘息等疾病。

3. 化学成分类型及主要化合物

黄芩中主要含有黄芩苷(4.0%~5.2%)、黄芩素、汉黄芩苷、汉黄芩素、木蝴蝶素 A 及二氢木蝴蝶素 A 等 20 余种黄酮类化合物。其中,黄芩苷为淡黄色针晶,m. p. 223 ℃,$[\alpha]_D^{18}$ −144.9(吡啶+水),UV λ_{max}^{MeOH}:244、278、315。几乎不溶于水,难溶于甲醇、乙醇、丙酮,可溶于含水醇和热乙酸。溶于碱水及氨水初显黄色,不久则变为黑棕色。经水解后生成的苷元黄芩素分子中具有邻三酚羟基,易被氧化转为醌类衍生物而显绿色,这是黄芩因保存或炮制不当变绿色的原因。黄芩变绿后,有效成分受到破坏,质量随之降低。

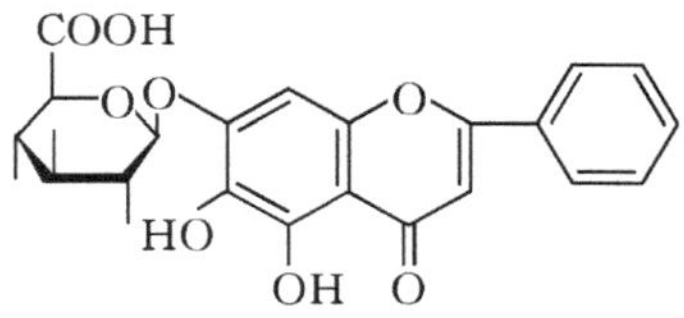

黄芩苷 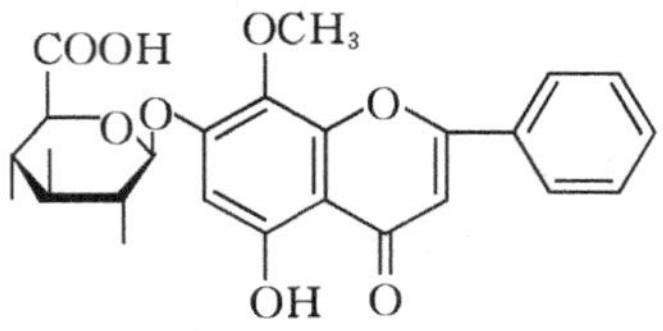　　　　　　　　　　　汉黄芩苷

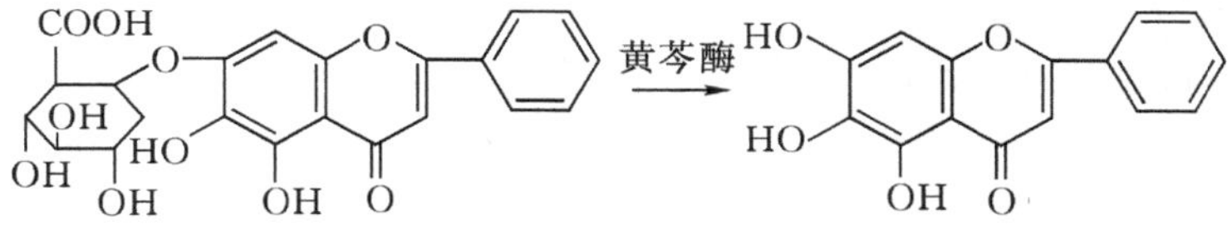

黄芩苷　　　　　　　　　黄芩素(黄色)

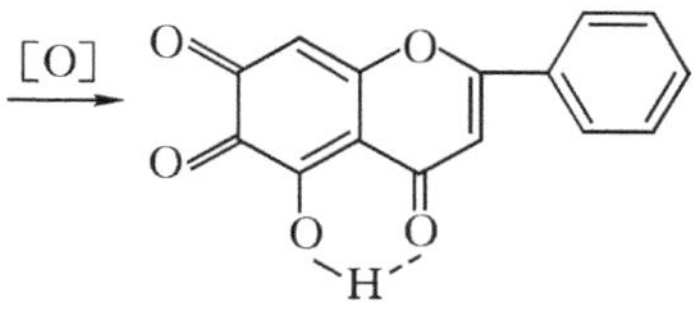

绿色

4. 提取分离方法

黄芩粗粉

分别加 10 倍、8 倍量水煎
煮 2 次,每次 1 h,过滤

药渣　　　滤液

加 HCl 调 pH 1～2,80 ℃保
温 30 min,静置,离心沉淀

沉淀　　　上清液

加适量水搅匀,加 40% NaOH 调
至 pH 7,再加入等量乙醇,过滤

滤渣　　　滤液

加 HCl 调 pH 1～2,充分搅拌,
加热至 80 ℃,保温 30 min,过滤

滤液　　　沉淀
(回收乙醇)

水洗,50% 乙醇洗涤,再
用 50% 乙醇洗涤或重结晶

黄芩苷

【实例 3】葛根（大豆素、大豆苷和葛根素）

1. 来源与功效

葛根为豆科植物野葛 *Pueraria lobata* 或甘葛藤 *Pueraria thomsonii* 的干燥根,具有清凉下火,开胃下食,利尿解酒等功效。

2. 药理与临床应用

葛根中大豆素具有类似罂粟碱的解痉作用,葛根总黄酮具有扩张冠状动脉,增加冠状动脉血流量以及降低心肌耗氧量等作用。

3. 化学成分类型及主要化合物

葛根中主要含有异黄酮类化合物,有葛根素、大豆素、大豆苷等。

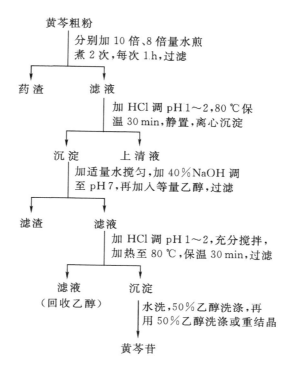

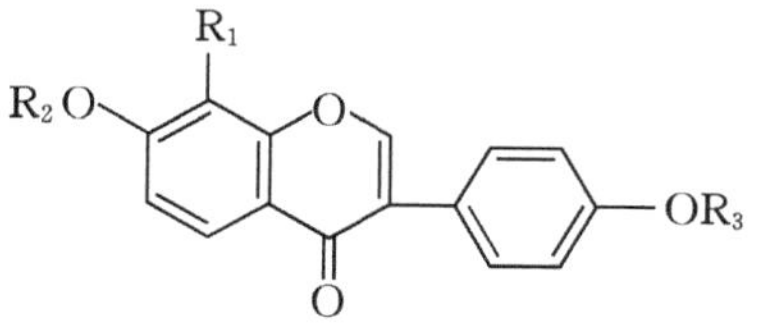

大豆素　$R_1 = R_2 = R_3 = H$
大豆苷　$R_1 = R_3 = H$, $R_2 = $ glc
葛根素　$R_2 = R_3 = H$, $R_1 = $ glc

4. 提取分离方法

葛根中分离大豆素、大豆苷及葛根素流程如下:

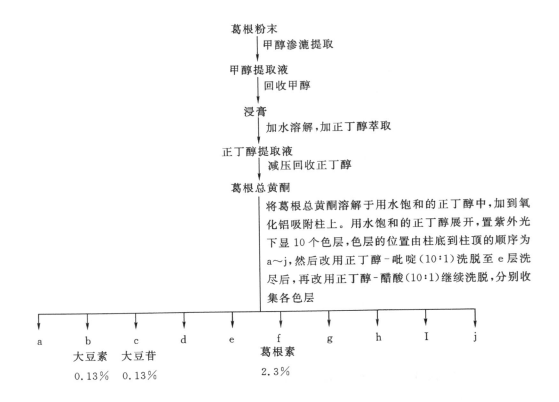

【实例 4】银杏叶(银杏黄酮类)

1. 来源与功效

银杏叶为银杏科植物银杏 *Ginkgo biloba* 的干燥叶,具有润肺、平喘、止咳的功效。

2. 药理与临床应用

银杏黄酮类化合物可以扩张血管,增加冠脉及脑血管流量,降低血黏度,改善脑循环,是治疗心脑血管疾病的有效药物。萜内酯是 PAF 受体特异性拮抗剂。

3. 化学成分类型及主要化合物

其主要化学成分为黄酮类和萜内酯类化合物。黄酮类化合物根据其结构可分为三类:单黄酮类、双黄酮类和儿茶素等。单黄酮类主要为槲皮素、山奈酚和异鼠李素及它们形成的苷类物质。双黄酮类化合物主要有银杏双黄酮、异银杏双黄酮、去甲银杏双黄酮、穗花杉双黄酮、金松双黄酮及 1-5'-甲氧基去甲银杏双黄酮等。儿茶素类主要有儿茶素、表儿茶素、没食子酸儿茶素和表没食子酸儿茶素等。萜内酯类主要有银杏内酯 A、B、C、M、J 和白果内酯等。

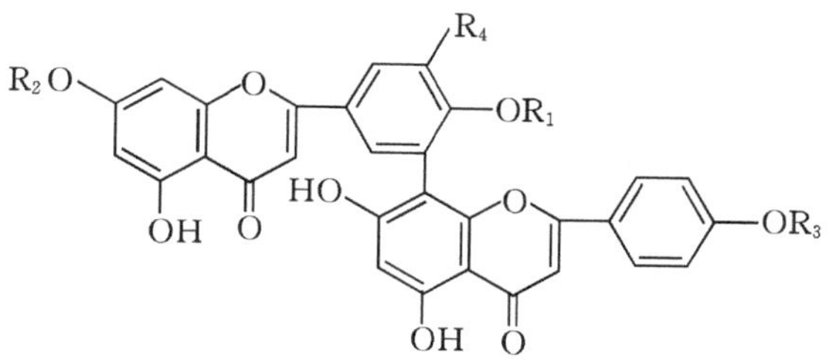

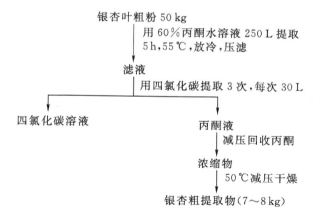

穗花杉双黄酮	$R_1 = R_2 = R_3 = R_4 = H$
去甲银杏双黄酮	$R_1 = CH_3$　$R_2 = R_3 = R_4 = H$
异银杏双黄酮	$R_1 = R_3 = CH_3$　$R_2 = R_4 = H$
银杏双黄酮	$R_1 = R_2 = CH_3$　$R_3 = R_4 = H$
金松双黄酮	$R_1 = R_2 = R_3 = CH_3$　$R_4 = H$
$1 - 5'-$甲氧基去甲银杏双黄酮	$R_1 = CH_3$　$R_2 = R_3 = H$　$R_4 = OCH_3$

4. 提取分离方法

银杏叶现多用其总提取物,提取物中以黄酮类化合物为主,含少量萜内酯。银杏叶总黄酮的提取工艺研究较多,主要的提取方法有以下几种:

(1)丙酮提取法

```
            银杏叶粗粉 50 kg
                │用 60%丙酮水溶液 250 L 提取
                │5 h,55℃,放冷,压滤
              滤液
                │用四氯化碳提取 3 次,每次 30 L
        ┌───────┴───────┐
   四氯化碳溶液          丙酮液
                          │减压回收丙酮
                        浓缩物
                          │50℃减压干燥
                   银杏粗提取物(7~8 kg)
```

(2)乙醇提取、大孔吸附树脂分离法

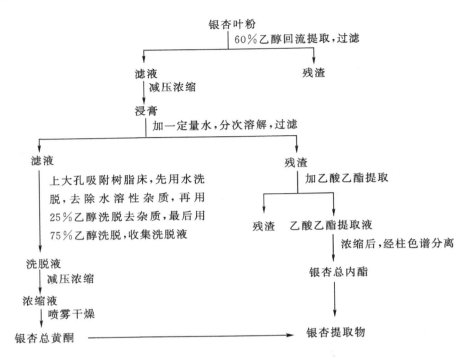

（3）超临界流体萃取　　目前,超临界二氧化碳（SFE-CO₂）提取技术已成功地用于提取银杏叶中的黄酮类化合物,特别是在超临界二氧化碳萃取中加入一定量的乙醇作为夹带剂,提高了萃取能力,得到的银杏提取物色泽好,提取率高,产品总黄酮含量超过 24%,总内酯含量超过 6%,而且没有有机溶剂的残留。

 学习小结

本章主要围绕黄酮类化合物结构特点、分类和理化性质展开的,主要内容小结如下:

（1）黄酮类化合物的结构特点及结构类型。

（2）天然黄酮类的结构特点及结构类型。主要是二氢黄酮类,黄酮类,异黄酮类,黄烷类,花青素类,花色苷类,查尔酮类,橙酮类,双黄酮类及黄酮苷类。

（3）黄酮类化合物的理化性质:性状及溶解性、旋光性、溶解性、显色反应等,了解黄酮类化合物的差异。

（4）黄酮类化合物的提取要根据不同的结构特点选择不同的提取方法。

（5）黄酮类化合物的分离主要根据其极性差异,酸性强弱,分子量大小和有无特殊结构等采取适宜的方法分离。

（6）黄酮类化合物的鉴定包括理化方法和色谱法两类。

（7）理化鉴定分为物理鉴定和化学鉴定,物理鉴定根据黄酮类化合物的形态,颜色等,化学鉴定主要利用各种显色反应。

（8）色谱鉴定包括硅胶薄层色谱,聚酰胺薄层色谱和纸色谱三种。薄层色谱较为常用。黄酮类化合物的薄层包谱常用硅胶作吸附剂,常用氯仿-甲醇-水（65∶45∶12）、正丁醇-乙酸-水

（3∶1∶1）、甲酸-乙酸乙酯-水（9∶1∶1）等为展开剂，常用5％浓硫酸乙醇液和香草醛-硫酸等为显色剂。

（9）实例：槐米、黄芩、葛根和银杏叶中黄酮类化合物的提取分离。

 目标检测

一、选择题

1. pH梯度法适合于下列（　　）类化合物的分离

A. 黄酮 　　　　B. 强心苷 　　　　C. 挥发油 　　　　D. 香豆素

2. 下列化合物（　　）的醇溶液与$NaBH_4$反应，生成紫～紫红色

A. 黄酮醇 　　　　B. 黄酮 　　　　C. 二氢黄酮类 　　　　D. 异黄酮类

3. 在5％$NaHCO_3$水溶液中溶解度最大的化合物是（　　）

A. 3,5,7-三羟基黄酮 　　　　　　B. 7,4′-二羟基黄酮

C. 3,6,-二羟基花色素 　　　　　　D. 2′-OH查耳酮

4. 下列黄酮类化合物中不同位置的取代羟基，酸性最强的是（　　）

A. 6-OH 　　　　B. 3-OH 　　　　C. 5-OH 　　　　D. 7-OH

5. 应用Sephadex-LH 20分离下列化合物，最先洗脱出来的化合物为（　　）

A. 黄酮二糖苷 　　　　　　　　B. 黄酮单糖苷

C. 黄酮苷元 　　　　　　　　　D. 黄酮三糖苷

6. 下列苷类化合物，不能被常规酸催化水解的是（　　）

A. 黄酮碳苷 　　　　B. 香豆素酚苷 　　　　C. 蒽醌酚苷 　　　　D. 人参皂苷

7. 黄酮结构中，三氯化铝与下列（　　）基团形成的络合物最稳定

A. 黄酮5-OH 　　　　　　　　B. 二氢黄酮5-OH

C. 黄酮醇3-OH 　　　　　　　　D. 邻二酚羟基

8. 聚酰胺对黄酮类化合物发生最强吸附作用时，应在（　　）中

A. 85％乙醇 　　　　B. 酸水 　　　　C. 水 　　　　D. 15％乙醇

9. 用聚酰胺色谱分离黄酮类化合物，它的原理是（　　）

A. 离子交换 　　　　B. 分子筛 　　　　C. 分配 　　　　D. 氢键缔合

10. 与四氢硼钠反应呈阳性的为（　　）

A. 黄酮醇 　　　　B. 二氢黄酮 　　　　C. 橙酮 　　　　D. 异黄酮

二、问答题

1. 常见的黄酮类化合物的结构类型可分为哪几类？

2. 试述黄酮（醇），查尔酮难溶于水的原因。

第八章　萜类和挥发油

萜类化合物（terpenoids）是指存于自然界中，分子通式为$(C_5H_8)_n$的烃类及其含氧衍生物，可看成是由异戊二烯以各种方式连结而成的一类天然化合物。其含氧衍生物可以是醇、醛、酮、羧酸、酯等。萜类化合物广泛存在于自然界，是构成某些植物的香精、树脂、色素、皂苷等的主要成分，如玫瑰油、桉叶油、松脂等都含有多种萜类化合物。另外，某些动物的激素、维生素等也属于萜类化合物。

萜类化合物在中药中分布极为广泛，在裸子植物和被子植物中分布最为普遍。其中，单萜类多分布于伞形科、樟科及松科植物中，如樟树中的樟脑等；倍半萜种类数量最多，在木兰科、芸香科及菊科中分布较为集中，如中药黄花蒿中的青蒿素、苍术中的苍术酮等；二萜分布丰富的科属有五加科、马兜铃科、菊科、大戟科、豆科、唇形科及茜草科等，如银杏、穿心莲、大戟中的主要成分均属于此类；其他萜类化合物分布相对较少。近年研究表明，除了在植物中大量存在萜类化合物外，在海洋生物体内也提取出了大量的萜类化合物，据统计，目前已知的萜类化合物的总数超过了 22 000 种。

萜类化合物生物活性广泛。如具有抗肿瘤作用的紫杉醇、雷公藤甲素、莪术醇等；具有抗疟作用的青蒿素；具有抗生育活性的芫花酯甲；具有抗菌作用的穿心莲内酯；芍药苷可抑制血小板凝集、扩张冠状动脉、增强免疫功能；丹参酮治疗冠心病；齐墩果酸能促进肝细胞再生；银杏内酯为治疗心血管疾病的有效药物；甜叶菊苷可作为甜味素等。

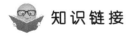 知识链接

萜类化合物的生源途径

早在 1887 年 Wallach 就提出"异戊二烯规则"，认为自然界存在的萜类化合物都是异戊二烯衍变而来。后来随着对萜类化合物深入的研究表明，萜类化合物生物合成甲戊二羟酸，再经数步生成异戊烯基焦磷酸酯（IPP）及异构化产物焦磷酸 γ,γ-二甲基烯丙酯（DMAPP）。IPP 和 DMAPP 均可直接转还为半萜（即天然来源的异戊二烯），或在酶催化下合成为其他萜类化合物。

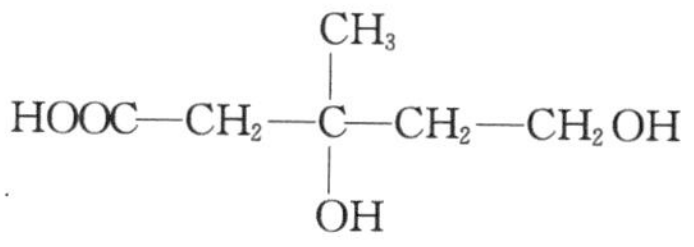

甲戊二羟酸（MVA） 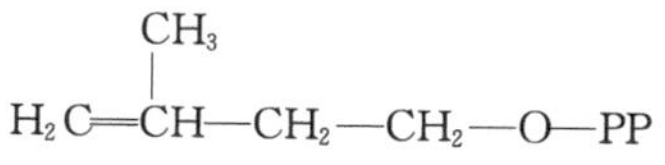　　　　异戊烯基焦磷酸酯（IPP） 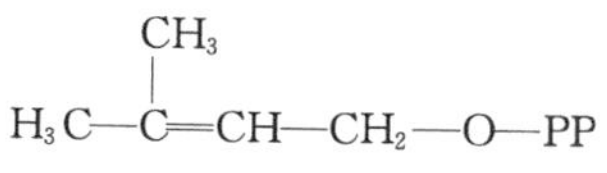　　焦磷酸-γ,γ-二甲基烯丙酯（DMAPP）

第一节　萜类化合物的结构和分类

根据组成萜类化合物的异戊二烯的数目可对萜类化合物分类，由一个异戊二烯单元衍生的萜类化合物为半萜，由两个异戊二烯单位组成的称为单萜，由三个异戊二烯单位组成的称为倍半萜，依此类推，八个以上异戊二烯单位组成的叫多聚萜。

单萜是最常见的萜，有不少同分异构体；倍半萜与单萜一起构成了植物挥发油的主要成分；二萜则构成植物中的树脂；胡萝卜素类植物色素是一种四萜，属于这一类化合物的很多植物色素在光合作用中扮演了重要的角色。

一、单萜

单萜类是指分子中含二个异戊二烯单位的萜类及其含氧衍生物，碳架通式是 $C_{10}H_{16}$。广泛分布在高等植物的分泌组织（腺体、树脂道等）里，如唇形科、伞形科、芸香科、樟科、龙舌兰科、漆树科、天南星科、五加科、马兜铃科、橄榄科、菊科、龙脑香科、杜鹃花科、豆科、禾本科、八角科、鸢尾科、樟科、木兰科、桑科、桃金娘科、茜草科、玄参科等植物中。其中萜烃类多数是挥发油低沸点部分（140～180 ℃）的主要组成成分，其含氧衍生物沸点较高（200～230 ℃），均为挥发油的主要组成成分，多为挥发油中的活性成分，也是医药、食品和化妆品工业的重要原料。有些单萜类化合物以苷的形式存在于植物中，不具有随水蒸气蒸馏出来的性质；还有一些是昆虫或微生物的代谢产物。

（一）单萜类化合物的结构特点

1. 无环单萜

分子由碳链组成，多含不饱和键，末端多被氧化成醇、醛、羧酸等。

2. 单环单萜

单环单萜是由链状单萜经环合作用衍变而来，分子中含一个碳环，且多被不同程度的氧化。由于环合方式不同，产生不同的结构类型，其中䓬酚酮型是单环单萜的一种变形结构，分子中有 1 个七元芳环的基本结构，其碳架不符合异戊二烯规则。

3. 双环单萜

分子中有两个碳环，此类化合物的结构类型较多，多以含氧衍生物的形式存在。其中以蒎烷型和坎烷型最稳定。

4. 环烯醚萜

环烯醚萜是一类特殊的单萜，其结构特点是：①C_1位多数存在羟基、甲氧基或酮基等官能团;而 C_1 - OH 很活泼,易与糖结合成苷,故自然界存在的环烯醚萜多以苷的形式存在。②C_3、C_4 位大多有双键,C_4 - CH_3 易氧化成—CH_2OH、—CH_2OR、—COOH、—COOR 等,此基团亦可被降解。③分子中的环戊烷部分呈现不同的氧化状态。

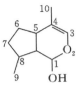

环烯醚萜

(二)单萜类化合物的结构类型

存在于天然界中的单萜类化合物见表 8 - 1。

表 8 - 1 单萜类化合物的结构类型及特点

结构类型	基本母核	结构特点	实例
无环单萜			
月桂烷型	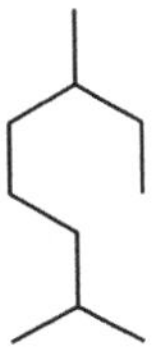	链状化合物	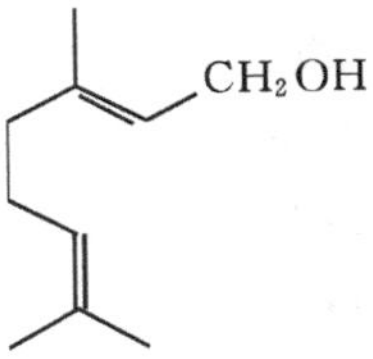 香叶醇:玫瑰油的主要成分,又称牻牛儿醇,广泛用于香料和食品工业
艾蒿烷型	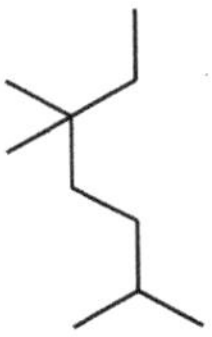	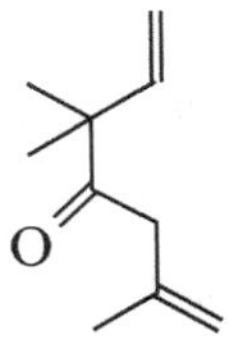	青蒿酮:菊科植物黄花蒿的精油中,用作调香剂
单环单萜			
对-薄荷烷型	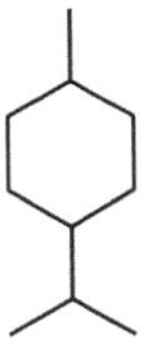	分子中含一个 C 环,一般为六元环,䓬酚酮型分子中含有一个七元环	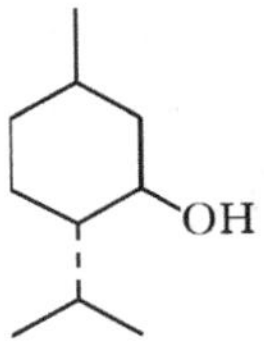 薄荷醇:薄荷油中的主要成分,又称薄荷脑,具有杀菌、清凉作用
环香叶烷型	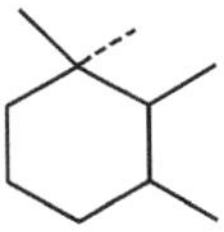	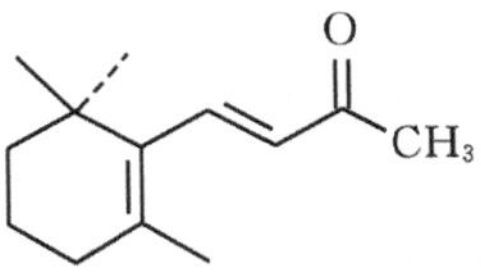	β-紫罗兰酮:千屈菜科指甲花挥发油中,可用于合成维生素 A
䓬酚酮型			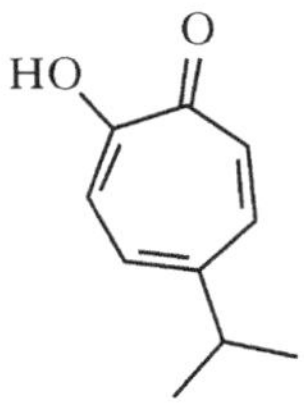 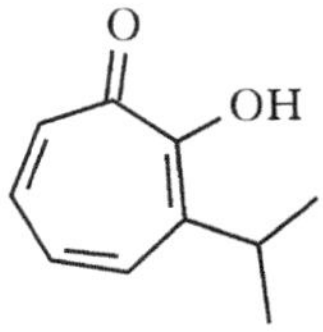 α-崖柏素:欧洲产崖柏及罗汉柏心材中。该类化合物具抗癌活性,但同时大多具有毒性

结构类型	基本母核	结构特点	实例
双环单萜			
蒎烷型	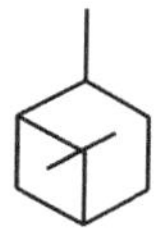	分子中有两个碳环	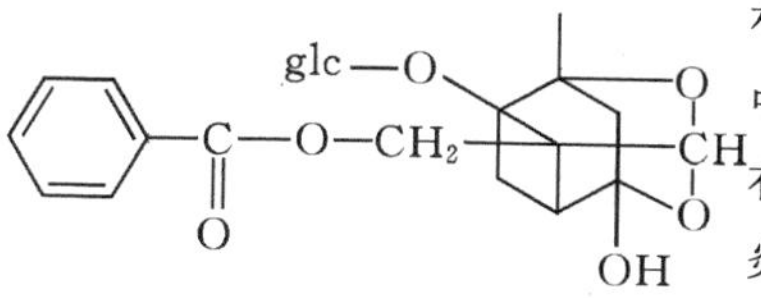 芍药苷:中药芍药中的主要成分,具有镇静、镇痛、抗炎活性,近年报道其还具有防治老年性痴呆的作用
坎烷型			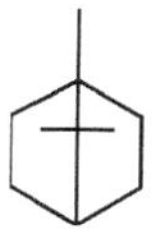 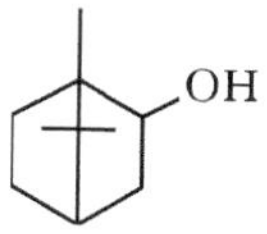 龙脑:存在于龙脑香树的挥发油中,有发汗、兴奋、镇痉和抗缺氧功能
环烯醚萜			
环烯醚萜	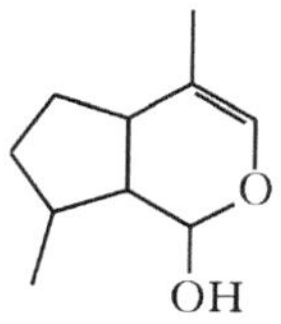	环戊烷不开环,$C_{11}-CH_3$ 多不同程度氧化	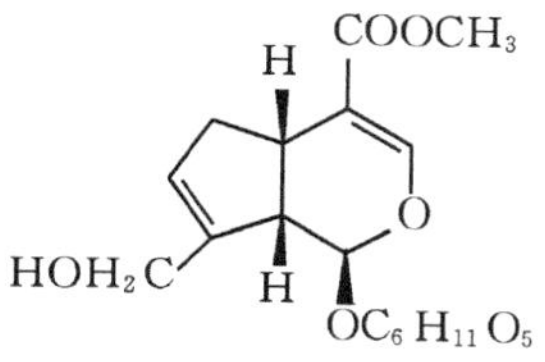 京尼平苷:存在于栀子果仁中,具有泻下作用和利胆作用
4-去甲环烯醚萜	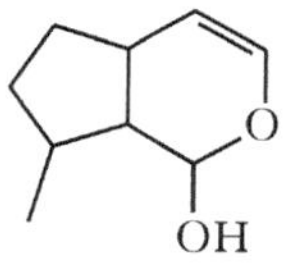	C_{11} 取代基被降解	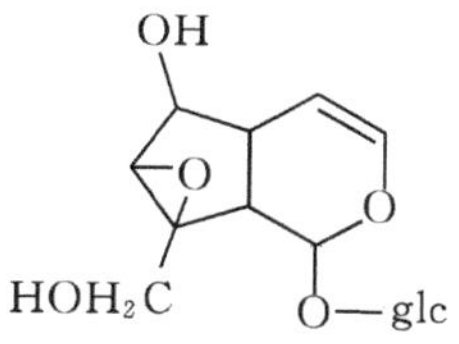 梓醇:地黄中的有效成分,有很好的利尿作用、迟发性的缓下功能和降血糖功效
裂环环烯醚萜	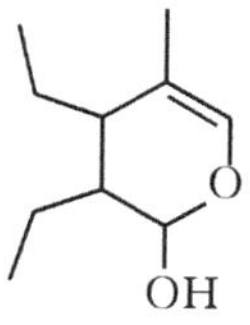	7、8位断裂开环,C_7 常与 C_{11} 形成六元内酯环	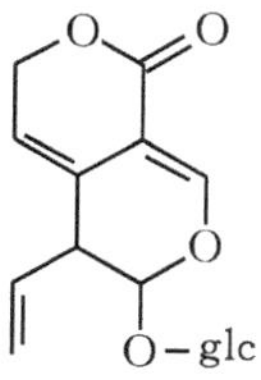 龙胆苦苷:中药龙胆草中泻肝胆实火,除下焦湿热的有效成分之一

二、倍半萜

倍半萜指分子中含 15 个碳原子的天然萜类化合物。倍半萜类化合物分布较广,在木兰目、芸香目、山茱萸目及菊目植物中最丰富。在植物体内常以醇、酮、内酯等形式存在于挥发油中,是挥发油中高沸点部分的主要组成部分。多具有较强的香气和生物活性,是医药、食品、化妆品工业的重要原料。倍半萜类化合物较多,是萜类化合物中最多的一支。

(一)倍半萜类化合物的结构特点

倍半萜化合物结构复杂多样,结构骨架的类型多达 200 种以上,此类化合物根据碳环数可分为无环型、单环型、双环型、三环型等,大多含有不饱和键。其碳环大多为六元碳环,亦有五、七元环,直到十二元大环都有。

(二)倍半萜类化合物的结构类型

存在于天然界中的具有代表性的倍半萜类化合物见表 8 - 2。

表 8 - 2　常见倍半萜类化合物的结构类型及特点

结构类型	基本母核	结构特点	实例
无环倍半萜	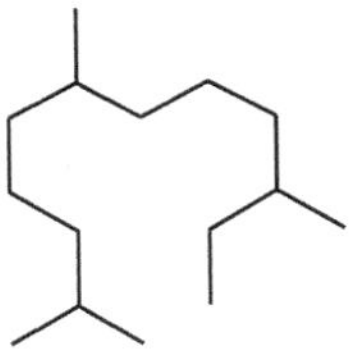	链状化合物	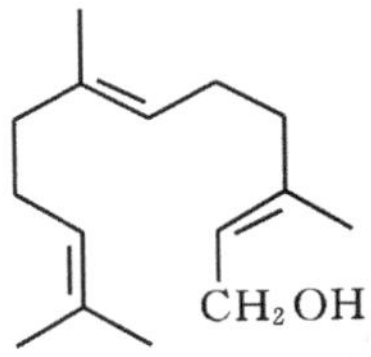 金合欢醇:又称麝子油醇,在金合欢花油、橙花油中含量较多,为重要的高级香料
单环倍半萜 没药烷型		一个碳环,根据环和位置可分为多种类型	姜黄酮:是姜黄根茎挥发油中的主要成分,具利胆作用
蛇麻烷型	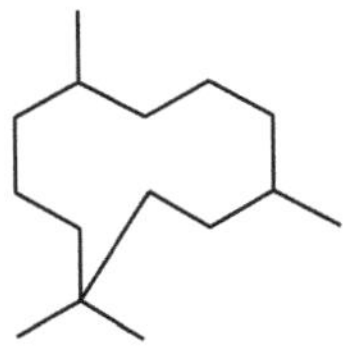	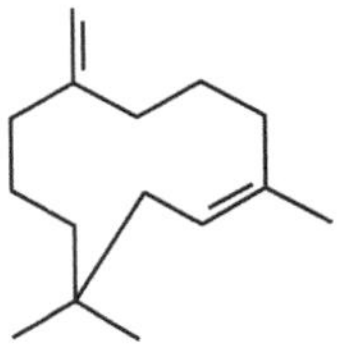	α-蛇麻烯:大麻科蛇麻草中的有效成分,具有健胃消食的作用
双环单萜 桉烷型	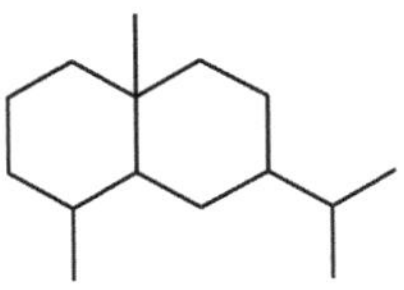	分子中有两个碳环	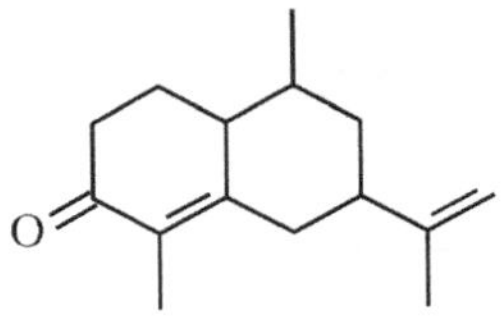 α-香附酮:中药香附挥发油中成分之一,具有理气止痛的作用
薁类衍生物	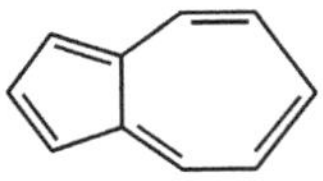	由一个五元环和七元环骈合	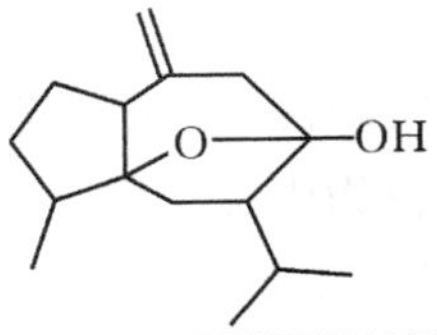 莪术醇:姜科植物莪术挥发油中成分,有抗炎和兴奋子宫的作用,临床用于宫颈癌的治疗

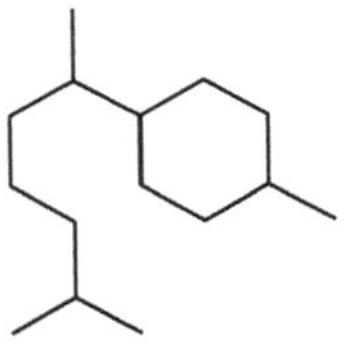

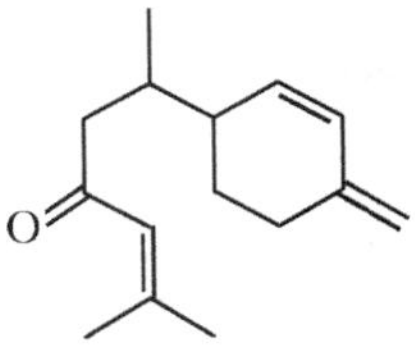

三、二萜

二萜可看作是四分子异戊二烯的聚合物,一般不能随水蒸气蒸馏,只有极少数存在于某些挥发油的高沸点馏分中,故一般不看做是挥发油的组成成分。二萜类化合物多以树脂、内酯或苷的形式存在于自然界。

二萜化合物广泛分布于植物、昆虫、微生物和海洋生物体内的一大类有机化合物,一直以结构多种多样而受到重视。近年研究表明,在天然的二萜类化合物中,有许多具有抗肿瘤活性,因此也愈加受到重视。二萜类的结构类型有链状、单环、双环、三环或四环等。

存在于天然界中的具有代表性的二萜类化合物见表8-3。

表8-3　常见二萜类化合物的结构及生物活性

结构类型	实例1		实例2	
无环二萜	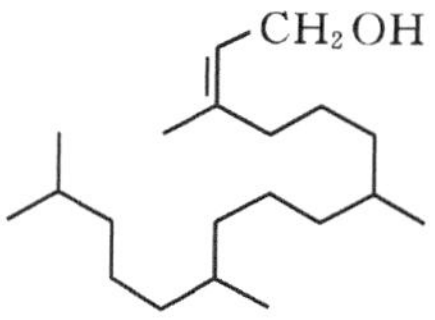	植物醇:叶绿素的组成成分,曾作为合成维生素 E、K_1 的原料		
单环二萜	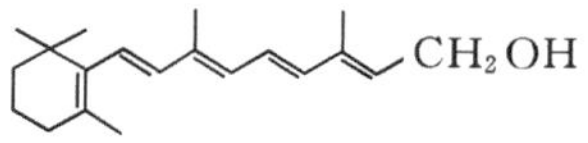	维生素 A 是一种重要的脂溶性维生素,鱼肝油中含量丰富,缺少 VitA 是产生夜盲症的重要原因	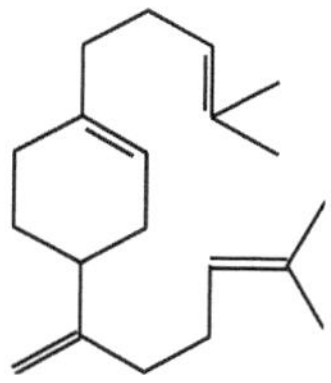	樟二萜烯:樟树树叶嫩枝中提取的挥发油含该成分
双环二萜	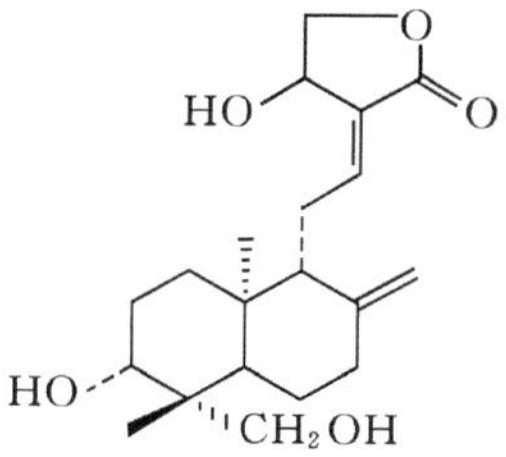	穿心莲内酯:穿心莲的主要有效成分,具有祛热解毒,消炎止痛之功效,对细菌性与病毒性上呼吸道感染及痢疾有特殊疗效	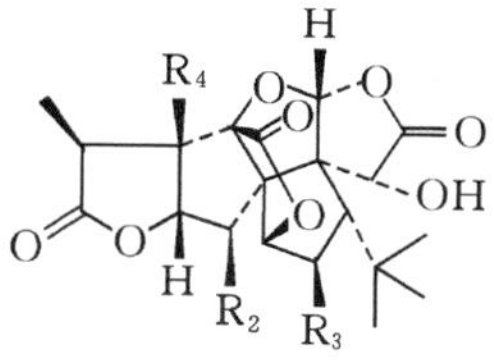	银杏内酯类:银杏树根皮和叶中的成分,已分理出 A、B、C、M、J 等多种成分,对治疗心脑血管疾病有确定的疗效

结构类型	实例 1		实例 2	
其他二萜类	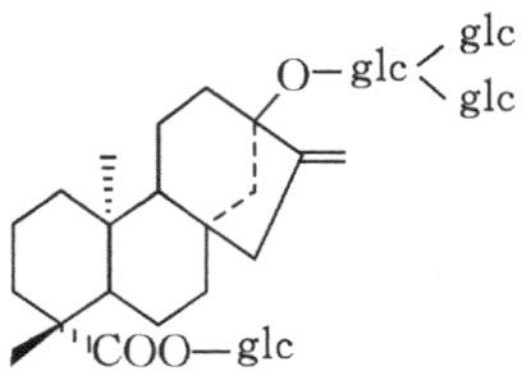	甜菊苷 A：菊科植物甜叶菊枝叶中的成分，甜味是蔗糖的 300 倍，可作蔗糖的代用品	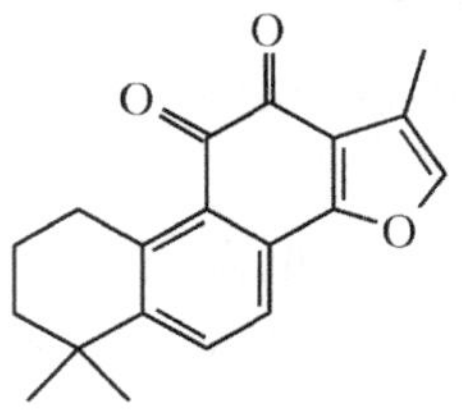	丹参酮ⅡA：分离于中药丹参中，具有强抑菌作用，其结构经修饰为磺酸钠盐后抗心绞痛作用明显，是治疗冠心病的新药
	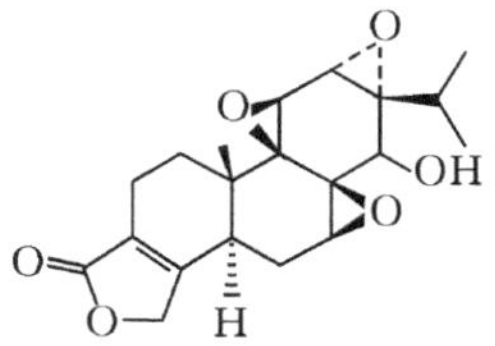	雷公藤甲素：雷公藤中抗白血病、乳腺癌、胃癌等癌症的活性成分之一	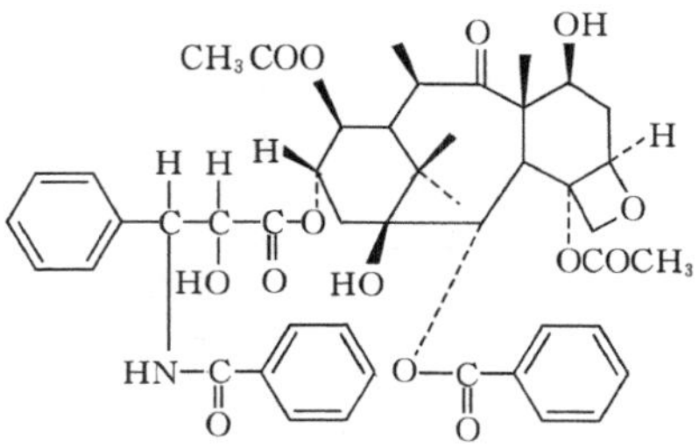	紫杉醇：存在于红豆杉树皮中，对乳腺癌、卵巢癌、肺癌、前列腺癌等均有较好的疗效

四、其他萜类

其他萜类包括二倍半萜、三萜、四萜、多萜。次类化合物结构及生物活性多样，常分布于植物、海洋生物、真菌、地衣及昆虫的分泌物中，其中环状三萜多分布于植物的皂苷中，另章介绍。

存在于天然界中的具有代表性的其他萜类化合物见表 8-4。

表 8-4　常见其他萜类化合物的结构及生物活性

结构类型	实例
二倍半萜	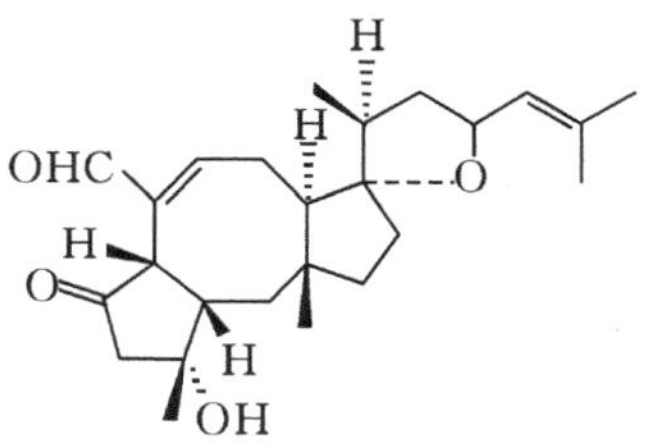 蛇孢假壳素 A：从寄生于稻植物病原菌芝麻枯病菌中分离出的第一个二倍半萜成分，有阻止白藓菌、毛滴虫菌等生长发育的作用
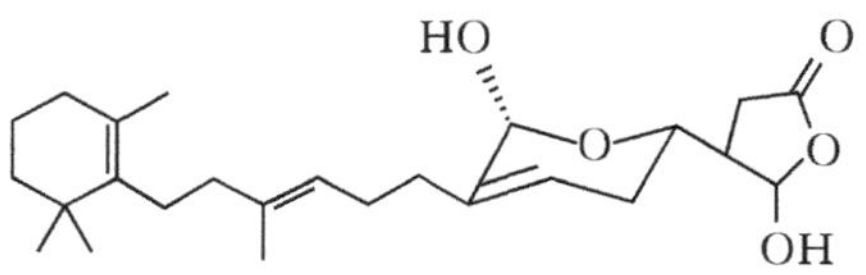	曼诺力得：海绵中的一种抗炎成分，现作为肿瘤抑制剂和银屑病等皮肤增生性疾病的治疗药物试用于临床

结构类型	实例
三萜	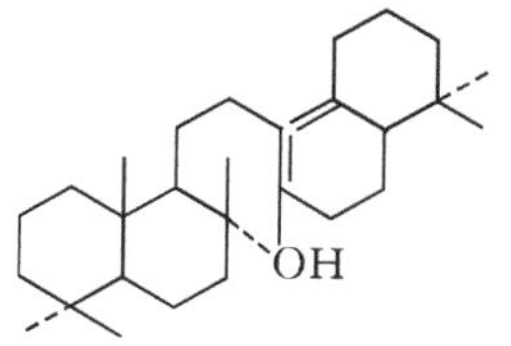 龙涎香醇:是抹香鲸肠道排泄的灰色块状物中的成分之一,本身没有香味,在空气中发生各种变化产生宜人香味而作为贵重香料应用
四萜	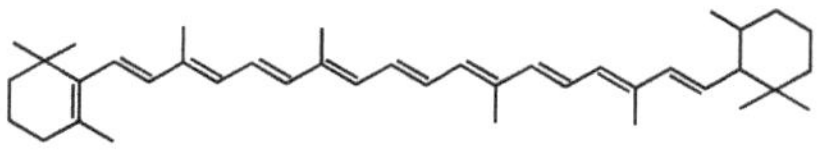 β-胡萝卜素:在人体内可转化为两分子维生素A,可作为营养保健食品的强化剂添加在各类食品中
多萜	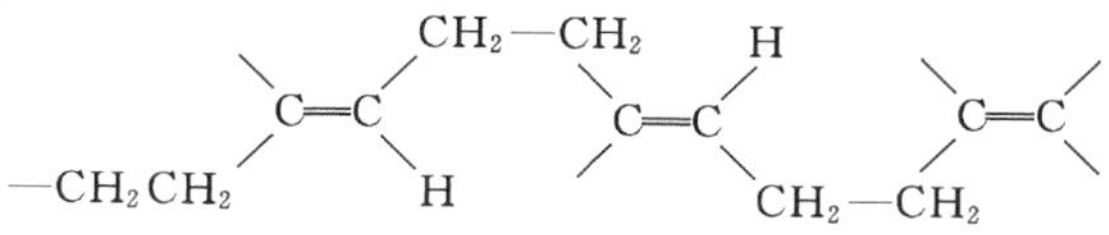 杜仲胶:存在于三橄科植物的乳液中,分子为反式异戊烯高分子化合物,有可塑性,可作齿科填封剂

第二节　萜类化合物的理化性质

一、性状

(一)形态

单萜和倍半萜类分子量小,沸点低,常温下多为具有特殊香气的挥发性油状液体,或为低熔点的固体。二萜和二倍半萜等沸点随结构中 C 原子数、双键数及含氧基团数的增加而规律性的升高,常温下多为结晶性固体。萜苷多为固体结晶或粉末,无挥发性。

(二)味

萜类化合物多为苦味,有的味极苦,早年称为苦味素的一类化合物,实际成分多为萜类。也有少数萜类具有甜味,如甜菊苷。

二、旋光性和折光性

萜类化合物大多数具有不对称碳原子,具有光学活性,且多有异构体存在。低分子萜类具有较高的折光率。

三、溶解度

萜类化合物难溶于水,溶于甲醇、乙醇,易溶于乙醚、三氯甲烷、乙酸乙酯、苯等亲脂性有机溶剂。具羧基、酚羟基及内酯环的萜类化合物还可溶于氢氧化钠水溶液中,加酸使之游离或闭合后,又可自水中析出或转溶于亲脂性有机溶剂,此性质常用于提取或分离具有此类结构的萜类化合物。

萜类化合物生成苷后,随分子中糖的数目的增加,亲水性增强,一般能溶于热水,易溶于甲醇和乙醇,不溶或难溶于亲脂性有机溶剂。

 知识链接

一些特殊萜类化合物的一般性质

- **䓝酚酮** 属于一类变形单萜,具有芳香化合物和酚的性质,组成挥发油的酸性部分。由于结构中羰基吸电子的影响,其酸性增强,酸性强弱介于一般酚羟基及羧酸类化合物之间。
- **薁类** 母核具有芳香性,但自然界的薁类多为氢化产物,大多失去芳香性。薁类除溶于乙醚、乙醇等有机溶剂外,还可溶于 $60\% \sim 65\%$ 的硫酸和磷酸中,此性质可用于提取分离薁类化合物。且薁类往往还呈现美丽的蓝色、紫色或绿色。
- **环烯醚萜** 苷易被水解,所生成苷元中 C_1-OH 为半缩醛结构,性质不稳定,易相互聚合成黑色沉淀。若药材加热变黑,往往预示着含有此类成分。

四、加成反应

含有双键和醛、酮等羰基的萜类化合物,可与某些试剂发生加成反应,其产物往往是结晶性的。这不但可供识别萜类化合物分子中不饱和键的存在和不饱和程度,还可借助加成产物完好的晶型及溶解性的变化,用于萜类的分离与纯化。

(一) 双键加成反应

1. 与卤化氢加成反应

柠檬烯与氯化氢在冰醋酸中进行加成反应,反应完毕加入冰水即析出柠檬烯二氢氯化物的结晶固体。加成产物与苯胺发生分解反应又可复原成原不饱和萜。

$$\text{柠檬烯} + 2HCl \longrightarrow \text{柠檬烯二氢氯}$$

柠檬烯　　　　　　　　　　　　柠檬烯二氢氯

2. 与溴加成反应

萜类成分的双键在冰醋酸或乙醚与乙醇的混合溶液中与溴发生加成反应,在冰冷却下,可滤取析出的结晶性加成物。

$$+ Br_2 \longrightarrow$$

3. 顺丁烯二酸酐加成反应

带有共轭双键的萜类化合物能与顺丁烯二酸酐产生加成反应,生成结晶形加成产物,可借以证明共轭双键的存在。

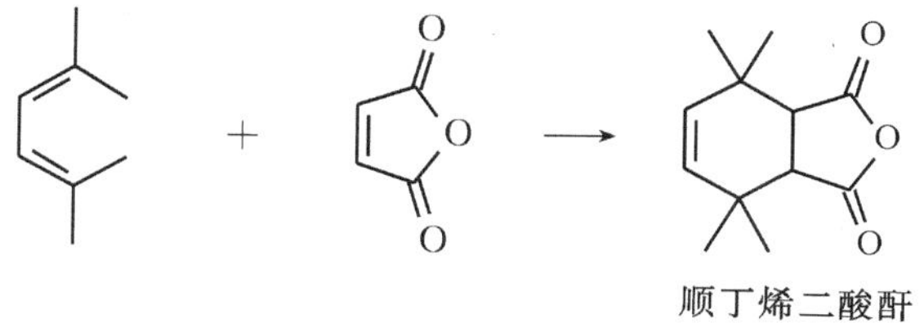

顺丁烯二酸酐

(二)羰基加成反应

1. 与亚硫酸氢钠加成

含羰基的萜类化合物可与亚硫酸氢钠发生加成反应,生成结晶形加成物,加酸或加碱又可使其分解。此性质可用于分离。

含双键和羰基的萜类化合物若反应时间过长或温度过高,可使双键发生加成,并形成不可逆的双键加成物。

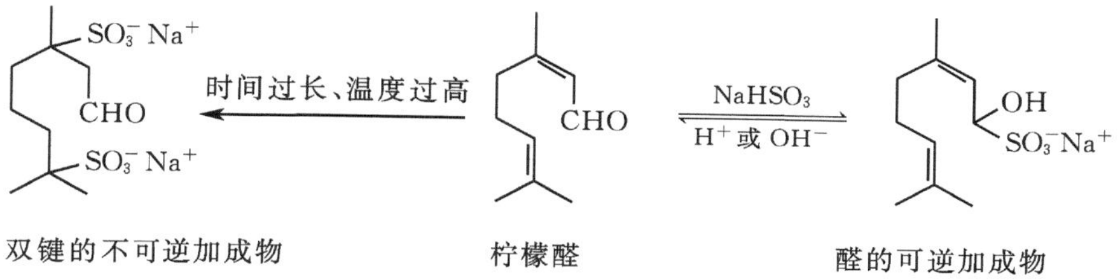

双键的不可逆加成物　　　　柠檬醛　　　　醛的可逆加成物

2. 与吉拉德试剂加成

吉拉德(Girard)试剂是一类带有季铵基团的酰肼,与羰基类化合物加成可生成水溶性加成产物 Girard 腙。常用试剂为 Girard T 和 Girard P。

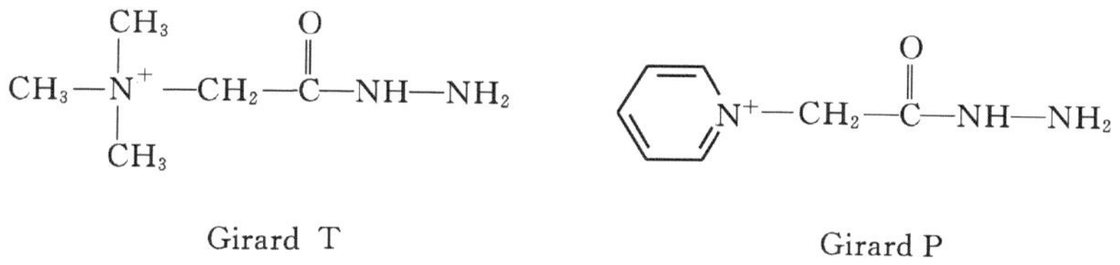

Girard T　　　　　　　　　　Girard P

将吉拉德试剂的乙醇溶液加入含羰基的萜类化合物中,再加入 10% 乙酸促进反应,加热回流。反应完毕后加水稀释,分取水层,加硫酸或盐酸酸化,再用乙醚萃取,蒸去乙醚后复得原羰基化合物。

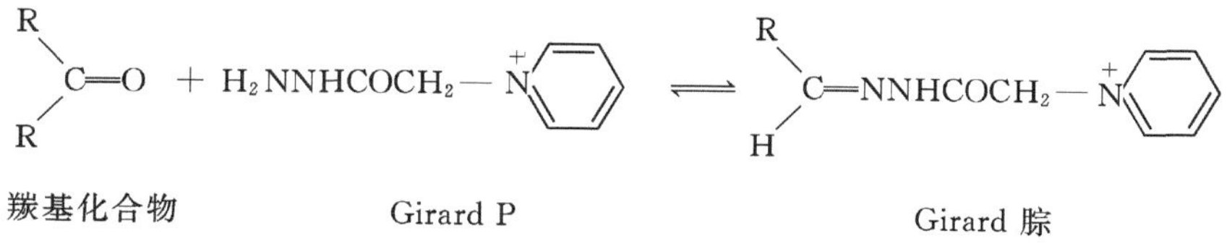

羰基化合物　　　　Girard P　　　　　　　　Girard 腙

第三节 萜类化合物的提取与分离

萜类化合物种类繁多,理化性质差异大,同分异构体多,结构稳定性差,所以提取分离难度较大。一般多根据此类成分的挥发性、溶解性、特殊官能团的专属性反应及极性的差异来进行提取分离。

萜类化合物对光、热、酸及碱较敏感,长时间接触,会引起氧化、聚合等反应,如二萜易聚合而树脂化,引起结构的变化。因此,在提取、分离及贮存萜类化合物时,一般宜选用新鲜药材或迅速晾干的药材,并尽量避免这些因素的影响。

一、提取

(一)萜烯类化合物的提取

小分子单萜及倍半萜可利用其挥发性选择水蒸汽蒸馏法提取外,还可用甲醇或乙醇为溶剂进行提取,醇提取液经减压回收醇液至无醇味,残留液再用乙酸乙酯萃取,回收溶剂得总萜类提取物;或用不同极性的有机溶剂按极性递增的方法依次分别萃取,得不同极性的萜类提取物,再行分离。

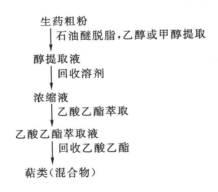

```
            生药粗粉
              │ 石油醚脱脂,乙醇或甲醇提取
            醇提取液
              │ 回收溶剂
            浓缩液
              │ 乙酸乙酯萃取
         乙酸乙酯萃取液
              │ 回收乙酸乙酯
          萜类(混合物)
```

若药材富含油脂和叶绿素等,可将纯浓缩液的含醇量调制 70%～80%,用石油醚萃取脂溶性杂质后,再分步萃取总萜,如药材中含极性较大的萜类(如多羟基萜内酯),也可先用石油醚脱脂后,再用醇提取。

(二)萜苷类化合物的提取

萜苷由于含有糖分子,极性较强。溶剂法提取时多用甲醇、乙醇为溶剂,可采用渗漉法和回流法。提取前可在药粉中拌入碳酸钙或氢氧化钡中和植物酸、抑制酶的活性,防止提取过程中苷类被水解。提取液回收溶剂后,加水转溶,滤除树脂等杂质或用石油醚、乙醚萃取,水层再经正丁醇多次萃取,分取正丁醇层,回收溶剂可得总苷。

萜苷也可采用水提取,水提液用药用碳吸附或大孔树脂吸附,经水洗除去水溶性杂质后,再选用适当的有机溶剂如稀醇、醇依次洗脱,回收溶剂,可以得到被提取物粗品,如从传统中药

帝皇中提取桃叶珊瑚苷,流程如下:

· 醇提取

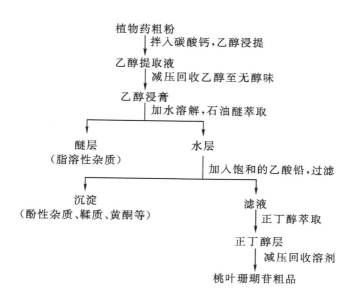

· 水提取

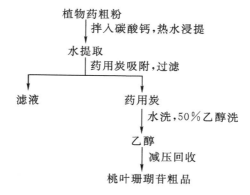

(三)萜内酯类化合物的提取

利用内酯化合物在热碱液中,开环成盐而溶于水中,酸化后又闭环,析出原内酯化合物的特性来提取萜类内酯化合物,如从蛔蒿草中提取具有驱蛔虫作用的山道年即选此方法。但是当用酸、碱处理时,可能引起构型的改变,应加以注意。

蛔蒿草
    │ 氢氧化钙浸煮,pH>10
提取液
    │ 酸化,过滤
沉淀物
    │ 氢氧化钙热提
山道年酸钙液
    │ 酸化,pH=1～2
山道年精品

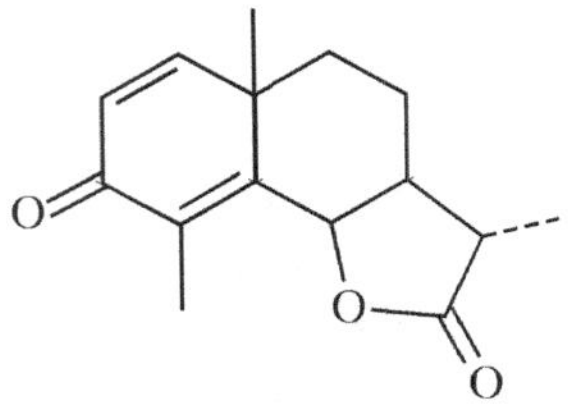

山道年

二、分离

(一)结晶法分离

某些萜类化合物的粗提物,选择合适的溶剂溶解或萃取后,其纯度会明显提高,若将此溶液适当浓缩,常会析出晶体,有的提取物不经浓缩即可析晶,滤取晶体,再选择相同或不同的溶剂重结晶,有时会得到纯度很高的晶体。如薄荷醇、樟脑、野菊花内酯等均可用结晶法分离。

(二)利用结构中特殊官能团进行分离

萜类化合物中常见的官能团为双键、羰基、内酯环、羧基、碱性氮原子(萜类生物碱)及羟基等,可有针对性的用加成、酸碱成盐、形成酸性内酯等反应,使具有相同官能团的萜类化合物的溶解性发生改变,以固体形式析出或选择合适溶剂萃取转溶的形式从总萜中分离出来,如含羧基、内酯类萜类及萜类生物碱可用酸碱法分离。不饱和双键、羰基等可用加成的方法制备衍生物加以分离,具体方法在挥发油的分离中介绍。

(三)柱色谱分离

柱色谱法是分离萜类化合物的主要方法,许多难以用其他方法分离的萜类异构体均可以用吸附柱色谱进行分离。常用的吸附剂为硅胶、中性氧化铝,洗脱剂常用石油醚、正己烷、环己烷等单一溶剂分离萜烯,或混以不同比例的乙酸乙酯分离含氧萜类化合物,对于多羟基萜醇还需加入不同比例的乙醇或用乙醇-三氯甲烷洗脱。

对于单纯用氧化铝或硅胶难以分离的萜类化合物,可用硝酸银-硅胶或硝酸银-氧化铝作吸附剂进行络合吸附,其分离机制主要是利用硝酸银可与双键形成π络合物,而双键数目、位置及立体构型不同的萜在络合程度及络合物稳定性方面有一定差异,利用此差异可进行分离。萜苷类化合物一般选择分配色谱或高效液相色谱进行分离,有时还需要制成衍生物,如乙酰化合物才能达到有效的分离。萜类化合物分离的常用色谱法见表8-5。

表 8-5　萜类化合物分离的常用色谱法

方法	特点	适用范围	备注
吸附色谱法	吸附剂:硅胶、中性氧化铝 硝酸银-硅胶(氧化铝) 洗脱剂:混合低极性有机溶剂	游离萜类化合物	
高效液相色谱法	多用反相色谱法,流动相为乙腈-水或甲醇-水系统	萜苷	极性大的萜苷需制成衍生物
大孔树脂法	样品溶于水,先用水洗去糖、蛋白质等亲水性强的杂质,再用醇洗脱	极性较大的萜苷类	尚需配合其他色谱

第四节　挥发油

挥发油(volatile oil)又称精油,是存在于植物中的一类具有芳香气味、可随水蒸气蒸馏出来而又与水不相混溶的挥发性油状成分的总称。因具有芳香性,又称为芳香油。挥发油大多具有多方面的生物活性,为中药中一类重要的化学成分。

挥发油在中药中分布非常广泛,一般说来,凡是具有芳香或其他特殊气味的中药都含有挥发油。如唇形科中薄荷、紫苏、藿香等,伞形科茴香、当归、芫荽、白芷、川芎等,菊科艾叶、茵陈蒿、苍术、白术、木香等,芸香科橙、桔、花椒等,樟科樟树、肉桂等,姜科生姜、姜黄、郁金等含量都非常丰富。含挥发油的中草药或提取出的挥发油大多具有发汗、理气、止痛、抑菌、矫味等作用。

挥发油存在于植物的不同药用部位,如花蕾、果实、果皮、根、树皮、叶、全草都可能含有挥发油。挥发油在植物中的含量一般在 1% 以下,也有少数含量高的在 10% 以上,如丁香中挥发油含量高达 14% 以上。不同的植物含不同的挥发油,即使同一种植物因生长环境、采集时期不同,挥发油的含量也会有差别,甚至同一植物的不同部位所含挥发油也会不同,如桂树的皮中主含桂皮醛,叶中主含丁香酚,根中主含樟脑。

挥发油具有广泛的生物活性,如柴胡挥发油有退热作用;细辛挥发油有镇咳、镇痛作用;鱼腥草油、桉叶油有消炎、抗菌作用;薄荷油、桂皮油、砂仁油、紫苏油有祛风、健胃、止咳作用;土荆芥油有驱蛔虫、钩虫作用;樟脑油有强心作用;檀香油有利尿降压作用;丁香油有局部麻醉止痛作用等。同时,挥发油也是香料、食品及化学工业上的重要原料。

一、挥发油的组成

挥发油的组成成分十分复杂,往往由十几种到数百种成分组成,如保加利亚玫瑰油中已检出近 300 种化合物。挥发油的来源不同所含的成分也不同,其中常以某种或数种成分为主,组成挥发油的化学成分主要为脂肪族、芳香族、萜类以及它们的含氧衍生物,如醇、酚、醚、醛、酮、羧酸、酯和内酯等,此外还有含硫、含氮的化合物。挥发油的组成具体见表 8-6。

表 8 - 6　挥发油的组成

组成类型	结构特点	实例	
脂肪族化合物	分子量小,多为不饱和含氧衍生物	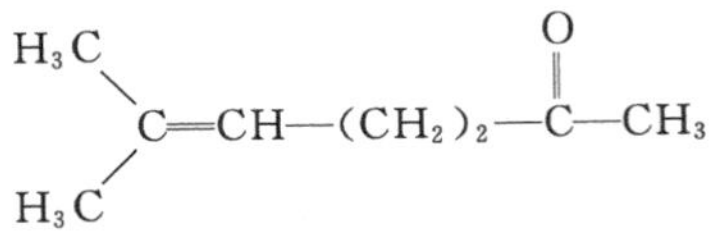 H_3C —C=CH—$(CH_2)_2$—C—CH_3 (H_3C, O)	甲基庚烯酮:存在于玫瑰草油、柠檬油、香茅油、香叶油等一些天然精油中。主要用于调配日化香精
		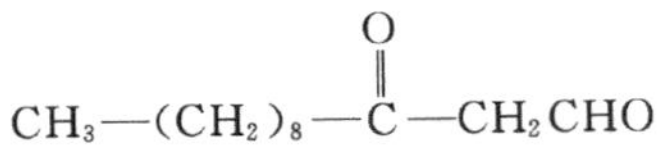 CH_3—$(CH_2)_8$—C—CH_2CHO (O)	鱼腥草素:存在于三白草科鱼腥草中。主要用于消炎抗菌
芳香族化合物	小分子,多为苯丙素类衍生物,具有 C_6-C_3 结构。少数有 C_6-C_2、C_6-C_1 骨架	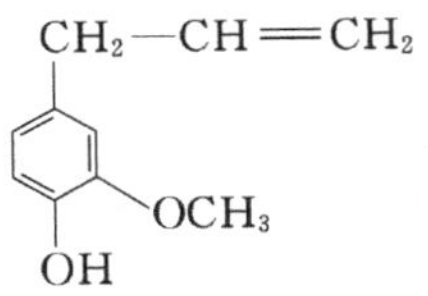 CH_2—CH=CH_2 (苯环, OCH_3, OH)	丁香酚:存在于中药丁香中。主要用于抗菌,降血压;也可用于香水、香精的调配
		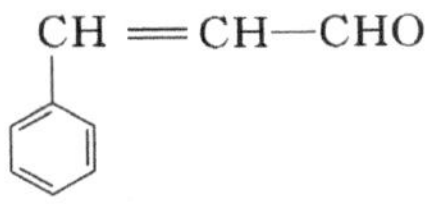 CH=CH—CHO (苯环)	桂皮醛:存在于中药肉桂中。主要有抗菌、抗病毒、抗溃疡、促进脂肪分解、扩张血管及降压作用
萜类化合物	主要为单萜、倍半萜及其含氧衍生物	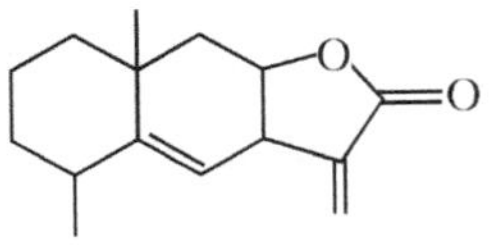 (内酯环结构, O)	土木香内酯:菊科植物土木香中的主要成分,具有驱虫、抗菌、抗真菌作用
		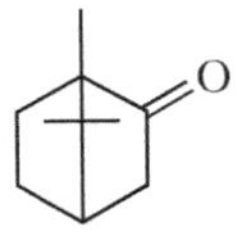 (樟脑结构, O)	樟脑:存在于樟树的挥发油中,具防腐及兴奋中枢神经系统等作用,临床上可作为局部抗炎和止痒涂剂
其他类化合物	分子中含 S、N 等元素	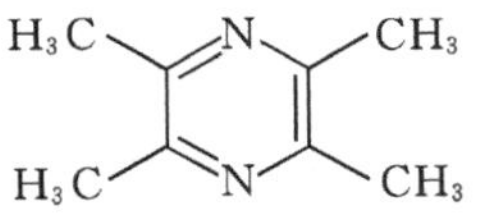 H_3C, CH_3, H_3C, CH_3 (吡嗪环, N)	川芎嗪:存在于伞形科植物川芎根茎中。有抗血小板聚集、扩张小动脉、改善微循环和脑血流的作用。常用于冠心病、心绞痛等疾病的治疗
		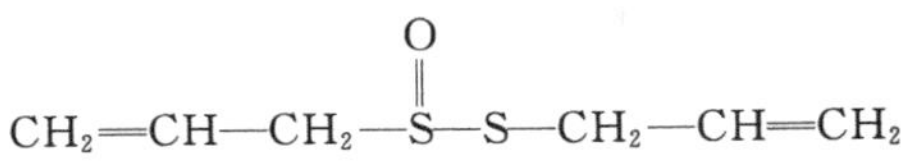 CH_2=CH—CH_2—S—S—CH_2—CH=CH_2 (O)	大蒜辣素:百合科大蒜鳞茎中成分。具有抗菌、抗真菌作用,临床用于痢疾、百日咳、肺结核、头癣及阴道滴虫等

二、挥发油的理化性质

(一)性状

1. 状态

大多数为无色或淡黄色透明油状液体,少数有颜色,如洋甘菊油显蓝色,佛手油显绿色,桂皮油显红棕色。

挥发油在常温下为油状液体,但在低温下某些油会有结晶或固体析出,这种析出物俗称"脑",如薄荷脑(薄荷醇)、樟脑(莰酮)等,滤去脑的油称为"脱脑油"或"素油"。例如,薄荷油的脱脑油习称薄荷素油,但其中仍含有约 50% 的薄荷醇。

2. 气味

大多数具有强烈的芳香气味,少数具有其他特殊气味,如肉桂油具辛辣味,土荆芥油具有臭气,鱼腥草油具有腥气味。

3. 挥发性

挥发油具有挥发性,常温下滴在纸片上可自行挥发不留油斑。

(二)溶解性

挥发油为亲脂性。易溶于石油醚、苯、乙醚、三氯甲烷及无水乙醇,可溶于高浓度乙醇和甲醇,难溶于水。挥发油在水中溶解度虽然很小,但油中极性大的含氧衍生物能部分溶解于水,如薄荷醇在水中的溶解度为 1‰。挥发油的饱和水溶液称为芳香水剂,在药物制剂中作为矫味剂,如薄荷水。

(三)物理常数

折光率、比旋度、相对密度等物理常数是检查挥发油的重要依据。挥发油的折光率一般在 1.43～1.61 之间,相对密度一般在 0.85～1.065 之间,大部分挥发油比水轻,少数比水略重,如丁香油、桂皮油等。比旋度在 +97°～−117°范围内。因每种挥发油是由多种成分组成的混合物,故无确定的沸点,通常其沸点在 70～300 ℃之间。

(四)不稳定性

光线、空气和温度等因素都可加快挥发油氧化变质,使其颜色变深,相对密度增大,失去原有的香气并逐渐聚合成树脂样物质而不能随水蒸气蒸馏出来。因此,挥发油应装于棕色瓶内密闭保存,若保存时间较长,应低温贮存,用氮气或二氧化碳气体驱除瓶中剩余空气。

三、挥发油的提取分离

(一)提取

挥发油的提取方法有水蒸气蒸馏法、溶剂提取法与压榨法等。可根据挥发油的性质及经济效益等因素,选择合适的提取方法。

1. 水蒸气蒸馏法

水蒸气蒸馏法是提取挥发油最常用的方法,分为水蒸气蒸馏和隔水蒸馏、共水蒸馏提取。

具体操作是将切碎的中药预先用水湿润,再通入水蒸气或过热蒸气,使挥发油随同水蒸气蒸馏出来,或在蒸馏器内安装多孔隔板,原料置于隔板上,器底加水,但并不浸泡原料,器底的水受热沸腾,挥发油即随水蒸气一起馏出。共水蒸馏法,即将切碎的药材与水共置于蒸馏器内,直接加热蒸馏,这种方法因原料直接受热,温度较高,可能使挥发油中某些成分分解,有时原料易焦化,影响产品的质量,故不常用。

蒸出的挥发油冷却后可与水分层,如果挥发油在水中溶解度稍大或挥发油含量低不易分层,可采用盐析法,促使挥发油从水中析出,或盐析后用亲脂性有机溶剂萃取。

2. 溶剂提取法

有些挥发油中的成分遇热不稳定,则不宜采用水蒸气蒸馏法提取。可用低沸点的有机溶剂如石油醚(30～60 ℃)、乙醚等,冷浸或连续回流法提取,提取液于低温下蒸发或减压回收溶剂,即得粗制挥发油。此法所得的挥发油黏度大,杂质多,因原料中的其他脂溶性成分如树脂、油脂、叶绿素、蜡等也同时提出,因此还需进一步精制纯化。方法是利用脂溶性杂质在冷乙醇中的溶解度下降,将挥发油粗品用适量热浓乙醇溶解,冷却(−20 ℃左右),放置,滤除析出物,减压蒸去乙醇可得较纯的挥发油。也可将挥发油粗品重蒸馏精制。

3. 压榨法

压榨法适用于提取挥发油含量丰富的新鲜药材(如橙、柠檬、橘的果皮等)。挥发油存在于该类果皮的油囊中,原料经粉碎撕裂,油囊破裂经挤压即可得油-水混合物,然后静置分层或离心机分出油层,即得粗品。压榨法提取挥发油,优点是在常温下进行,成分不致受热分解,保持挥发油的原有新鲜香气。不足之处是产品不纯,可能含有水、叶绿素、黏液质及细胞组织等杂质,因而常呈混浊状态,而且此法不易将挥发油提取完全。因此,常将压榨后的原料再进行水蒸气蒸馏,使挥发油完全提出。

4. 吸收法

对于少数对热敏感的名贵挥发油,如玫瑰油、茉莉花油等,多用此法提取。此法需用一种特制的脂肪(无臭豚脂 3 份与牛脂 2 份的混合物),且耗时长,操作麻烦,但所得挥发油保持原有芳香气味,纯度高。

5. 超临界流体萃取法

该法是利用二氧化碳、氧化亚氮、乙烷等介质通过加压、加温达到超临界流体状态,具有优于液体的浸透性和近于气体的流动性等特性来提取挥发油成分。用这种技术提取挥发油,具有防止氧化、热解及提高挥发油质量等优点,如紫苏油中的紫苏醛以及月见草、桂花、柠檬、生姜等挥发油的提取。虽然该法设备投资较大,但所得产品质量优于其他方法,目前在制药、食品工业已有多种产品问世。

6. 微波辅助提取技术

微波提取是利用微波能进行物质提取的一种新发展的技术。微波提取中药中的有效成分,应用范围已涉及几大类有效成分,如挥发油、生物碱、黄酮、甾体、有机酸等。

微波提取挥发油的报道很多,如薄荷挥发油的提取。将薄荷叶置于盛有正己烷的烧杯中,经微波短时间处理,薄荷油溶解于正己烷中,与传统的乙醇浸提法相比,微波处理得到的挥发油几乎不含叶绿素和薄荷酮。20 s 微波诱导与水蒸气蒸馏 2 h、索氏提取 6 h 相当,且提取物质量优于传统方法的产物。微波处理药材时接近环境温度,萃取时间短,热敏性成分损失也少。总之,微波提取得到的挥发油质量大都优于或相当于传统方法的产品,具有操作简单、提取时间短、提取效率高、产品纯正等特点。

 知 识 链 接

挥发油含量测定

《中国药典》(2010 版)对富含挥发油的中药进行质量检测时,常需对其进行含量测定,测定方法有甲法和乙法两种。甲法适用于相对密度小于 1.0 的药材,而乙法适用于相对密度大于 1.0 的挥发油。

• **甲法** 如图 8-1 所示,称取适量生药(相当于含挥发油 0.5~1.0 ml),精密称取,置于盛有 300~500 ml 水的烧瓶中,加玻璃珠数粒,按要求安装,自冷凝管上端加水,直到水充满挥发油测定器下端的刻度部分,并刚开始溢流入烧瓶时为止。加热,保持微沸 5 h,停止加热,放置片刻,开启测定器下端的活塞,将水缓缓放出,至油层上端到达刻度 0 线上面 5 mm 处为止。放置 1 h 以上,再开启活塞使油层下降至其上端恰与刻度 0 线平齐,读取挥发油量,并计算供试品中挥发油的含量(%)。

样品挥发油含量(%)=测得的挥发油体积(ml)/样品重量(g)×100%

• **乙法** 先不加药材,加热前向挥发油含量测定器中用移液管移取 1 ml 二甲苯,加热时间为 0.5 h,放置 15 min 以上,读取二甲苯的体积。接着按照甲法"取适量生药"起,依法测定。

样品挥发油含量(%)=[油层量(ml)-二甲苯量(ml)]/样品重量(g)×100%

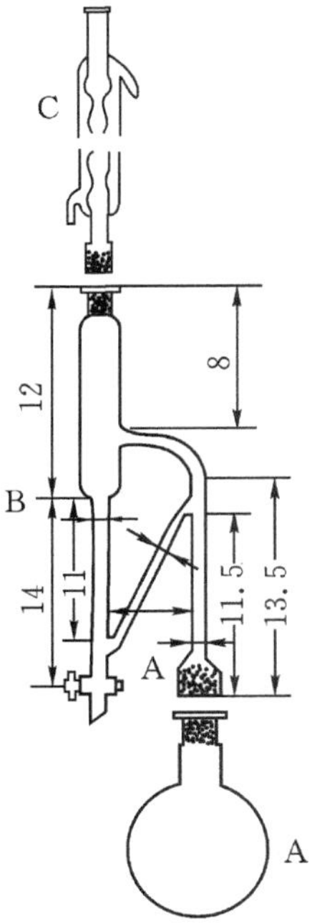

图 8-1 挥发油含量测定装置示意图

A. 圆底烧瓶
B. 挥发油含量测定器
C. 回流冷凝管

(二)分离

经上述各提取法所得的挥发油成分都较复杂,欲得单一的成分尚需进一步分离。常用的分离方法有分馏法、化学法与色谱法,在实际工作中常将几种方法互相配合使用,才可得到较好的分离效果。

1.分馏法

挥发油的组成中大多为单萜和倍半萜,其结构、理化性质接近,但由于分子中 C 原子、双键数目、位置和含氧功能基的不同,沸点也会有一定差距,而且有一定的规律性。各成分的沸点及其结构关系如表 8-7 所示。

表 8-7 萜类的沸点(常压)

分类	沸点(℃)	分类	沸点(℃)
半萜	～130	单萜烯烃(链状三个双键)	180～200
单萜烯烃(双环一个双键)	150～170	单萜含氧衍生物	200～230
单萜烯烃(单环二个双键)	170～180	倍半萜及其含氧衍生物	230～300

一般来讲,挥发油组成中 C 原子越多,沸点越高,即倍半萜＞单萜＞半萜,且分子中双键增加,沸点升高;含氧衍生物的沸点随官能团的极性增大而升高,即酸＞醇＞醛＞酮＞醚。

在实际的操作过程中往往为了避免挥发油受热破坏,需在减压下进行。一般可粗略地分成三个馏程:

低沸点馏程(35～70 ℃/1.333 kPa):为单萜烃类。

中沸点馏程(70～100 ℃/1.333 kPa):为单萜含氧衍生物。

高沸点馏程(80～110 ℃/1.333 kPa):为倍半萜及其含氧衍生物、薁类。

经过分馏所得每一馏分仍可能是混合物,各馏分重复进行分馏,直至各馏分的理化常数如相对密度、折光率及比旋度等恒定为止。并可用薄层色谱及气相色谱等鉴定哪些馏分已初步纯化,哪些馏分尚需再进行分离。

2. 冷冻法析晶法

利用有些挥发油于低温(0～-20 ℃)放置,可析出结晶(脑)的性质,可将脑与油中其他成分分离。例如,将薄荷油冷至-10 ℃,24 h 后析出第一批粗脑,分离后,再将油在-20 ℃冷冻24 h,又析出第二批粗脑,两批粗脑经加热熔解,再在 0 ℃下放置可得较纯薄荷脑。经重结晶,即得纯品。此法虽操作简单,但大部分挥发油不能通过此法获得结晶。

3. 化学法分离法

化学法分离法是根据挥发油中各成分的结构和功能基的特性,用化学方法加以处理,使各成分达到分离的方法。

(1)碱性成分的分离 将挥发油溶于乙醚,用 1% 盐酸或硫酸萃取数次,分取酸水层,再碱化后用乙醚萃取,蒸去乙醚即可得挥发性碱性成分。

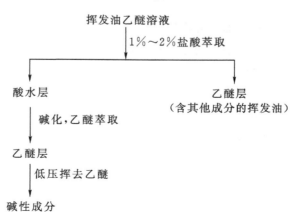

　　（2）酸性成分的分离　　分出碱性成分后的乙醚溶液,用少量水洗 2～3 次以洗去酸,然后用 5％碳酸氢钠溶液萃取数次,则酸性成分转移至碱水层中,分取碱水层,加酸酸化,再用乙醚萃取,分取乙醚层,蒸去乙醚即得较强酸性成分。再将提出酸性成分后的挥发油乙醚溶液以 2％氢氧化钠溶液萃取数次,则弱酸性成分如酚或其他弱酸等转移至碱水层,分取碱水层,酸化后乙醚萃取,蒸去乙醚即得弱酸性成分。

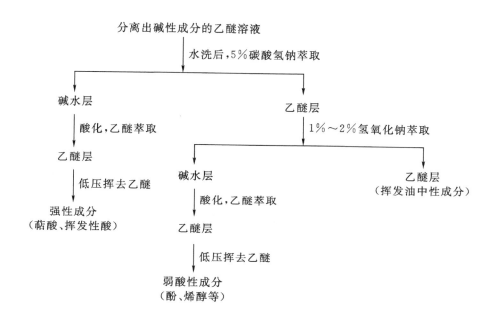

　　（3）羰基成分的分离　　常用的方法有亚硫酸氢钠法与吉拉德(Girard)试剂法,原理是使亲脂性的羰基类成分(醛、酮等)生成亲水性的加成物从而与油中其他成分分离;加成物在酸或碱的作用下分解,还原为原来的羰基成分被亲脂性有机溶剂萃出。亚硫酸氢钠只能与醛和小分子的酮类成分形成加成物,而 Girard 试剂法对所有的羰基成分都适用。

　　亚硫酸氢钠法:提出酸、碱成分后的乙醚溶液,加亚硫酸氢钠饱和溶液,低温下短时间振摇提取,加成物不溶于乙醚,溶于水,常形成很好的晶体,分取加成物后,加酸或碱使加成物分解,乙醚萃取,水洗,蒸去乙醚即得油中醛、酮成分。也可将加成物分解液进行水蒸气蒸馏,蒸馏液乙醚萃取,蒸去乙醚即得。

　　吉拉德试剂法:挥发油的中性部分加 Girard 试剂的乙醇溶液,为促进反应再加 10％乙酸,加热回流,用水稀释,因反应生成的是水溶性缩合物,用乙醚萃取,分出其他不含羰基的中性挥发油。水层加酸酸化,使 Girard 试剂与羰基成分的缩合物分解,用乙醚萃取,羰基成分即溶入乙醚层,回收乙醚即得原羰基成分。

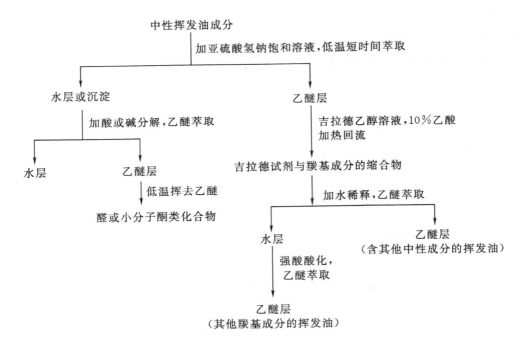

（4）醇类成分的分离　常采用邻苯二甲酸酐、丙二酸单酰氯或丙二酸等试剂与醇反应生成相应的酸性单酯，转溶于碳酸氢钠溶液中，加乙醚萃取出其他中性挥发油成分。分出碳酸氢钠溶液，酸化，用乙醚萃取酸性单酯，分取乙醚层，蒸去乙醚后所得的残液用氢氧化钠皂化，使邻苯二甲酸酐等试剂与挥发油的醇类生成的酸性单酯水解，用乙醚萃取，挥发油的醇类即溶入乙醚层，回收乙醚即得。

```
              分离出羰基类成分的乙醚溶液
                    │加邻苯二甲酸酐酯化,5%碳酸氢钠萃取
        ┌───────────┴───────────────────┐
      碱水层                            乙醚层
        │氢氧化钠皂化,乙醚萃取          (含其他成分)
    ┌───┴───────┐
   水层        乙醚层
  (弃去)         │浓缩
               萜醇
```

（5）其他成分的分离　具有不饱和双键的萜烃可与溴、盐酸或氢溴酸等生成双键加成物结晶析出；薁类能溶于强酸中生成水溶性加成物,可用 60%～65%磷酸或硫酸提取挥发油中的薁类成分,分出的加成物加水稀释即分解,再用乙醚萃取即得。

4. 色谱法

挥发油用分馏法、化学法初步分离后,多数难以得到单体化合物,需结合色谱法才能得到很好的分离。常用的色谱法是硅胶柱色谱和气相色谱法,也可用氧化铝柱色谱。用氧化铝柱色谱,应注意某些醛类衍生物有可能因氧化铝的催化作用而发生结构变化。

硅胶柱色谱是分离挥发油最常用的手段,一般将试样溶于石油醚或己烷中,洗脱剂极性由小到大,如石油醚→乙醚→乙酸乙酯等,或采用混合溶剂梯度洗脱。被分离成分极性小的先流出,故萜烃类先流出,然后是含氧衍生物。如香叶醇和柠檬烯的分离,由于柠檬烯极性小于香叶醇,先洗脱下来,在石油醚中加少量甲醇可继续洗脱香叶醇。

挥发油中萜类成分的异构体较多,用一般色谱法难以分离,可利用双键的构型、数目和位置的不同,与银离子形成 π-配合物难易程度和稳定性的差异,进而采用硝酸银柱色谱进行分离。一般规律是双键数目多、双键位于末端及顺式结构与银离子形成配合物稳定,吸附牢,难洗脱。如 α-细辛醚、β-细辛醚和欧细辛醚的混合物,用 20%硝酸银-硅胶柱分离,苯-乙醚(5∶1)洗脱,流出先后顺序是:α-细辛醚→β-细辛醚→欧细辛醚。因为 α-细辛醚苯环外双键为反式,与硝酸银形成的配合物不牢固;β-细辛醚为顺式与硝酸银配位能力大于 α-细辛醚,而欧细辛醚的双键为末端双键,与硝酸银结合能力最强。

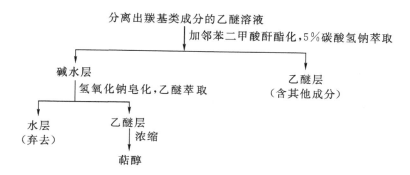

α-细辛醚　　　　　　　　β-细辛醚　　　　　　　　欧细辛醚

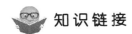 知识链接

分子蒸馏法

分子蒸馏（Molecular Distillation）是近年来开始用于中药产业的高新技术。

分子蒸馏技术的优点：①操作温度低。分子蒸馏的实际操作温度比常规真空蒸馏可低50～100 ℃，较好地保护中药有效成分，尤适宜于不耐热、易氧化成分的提取分离。②受热时间短。一般仅为几秒或几十秒。③蒸馏压强低。④分离程度及产品收率高。如用于桉叶油分离精制时，可使其桉叶醇含量由45.0%提高到90.0%～95.0%；用于山苍子油分离精制时，可使其柠檬醛含量由50.0%提高到85.0%～95.0%；用于大蒜油的精制时可使其大蒜辣素含量由0.5%提高到8.0%。

四、挥发油成分的鉴定

（一）一般检查

将样品制成石油醚溶液点于滤纸上，如在常温下挥发，不留油斑，说明可能是挥发油，如油斑不消失，则可能是油脂。

（二）理化常数的检查

挥发油常用的物理常数有折光率、比旋度、相对密度等。其中测定挥发油的折光率所需的试样极少，操作迅速简便，一般先测折光率，折光率符合规定时，再检查其他物理常数。

挥发油的化学常数主要有酸值、酯值、皂化值等，其中酸值表示挥发油中游离羧酸和酚类成分的含量指标。以中和1 g挥发油中的酸性成分所消耗氢氧化钾的毫克数表示。酯值表示挥发油中酯类成分的含量指标，用水解1 g挥发油中所含的酯需要的氢氧化钾的毫克数表示。皂化值表示挥发油中游离羧酸、酚类和酯类成分总量的指标。以皂化1 g挥发油所消耗氢氧化钾的毫克数表示。皂化值等于酸值和酯值之和。表8-8列出了几种挥发油的物理常数。

表 8-8　常见挥发油的物理常数

挥发油名称	折光率(20 ℃)	比光度(20 ℃)	相对密度(20 ℃)	在95%乙醇中的溶解度
橙皮油	1.472～1.474	+90°～+99°	0.842～0.846	1:4
枸橼油	1.474～1.476	+57°～+66°	0.849～0.855	1:3
薄荷素油	1.456～1.466	−17°～−24°	0.888～0.908	任意混溶
茴香油	1.528～1.538	+12°～24°	0.951～0.975	1:1
桉叶油	1.458～1.468	−5°～+5°	0.895～0.920	1:5(70%乙醇)
八角茴香油	1.553～1.560	−2°～+1°	0.975～0.988	1:3
丁香油	1.530～1.535	−130°以下	1.038～1.060	易溶
桂皮油	1.602～1.614	−10°～+10°	1.055～1.070	1:1

(三)功能基的鉴定

1. 酸碱性

用 pH 试纸测定。如呈酸性,表示含有游离的酸或分类化合物;如呈碱性,则表明含有碱性化合物,如挥发性生物碱类。

2. 酚类

在挥发油的乙醇溶液中,加入三氯化铁的乙醇溶液,如产生蓝、蓝紫或绿色,表明挥发油中有酚性成分存在。

3. 羰基类成分

挥发油与氨性硝酸银试剂发生银镜反应,表明有醛类或其他还原性成分存在;挥发油乙醇溶液与 2,4 -二硝基苯肼等试剂反应产生结晶性沉淀,表明有醛或酮类化合物存在。

4. 不饱和化合物和䓬类衍生物

在挥发油三氯甲烷溶液中,加 5% 溴的三氯甲烷溶液,如出现红色褪去,表明有不饱和化合物;继续滴加溴的三氯甲烷溶液,如出现蓝色、紫色或绿色,则表明挥发油中存在䓬类衍生物。此外,向挥发油的无水甲醇溶液中加入浓硫酸,如产生蓝色或紫色,也表示有䓬类存在。

5. 色谱鉴别

挥发油的色谱鉴别可采用薄层色谱和气相色谱,其中薄层色谱较为常用。

(1)薄层色谱　多采用硅胶 G 和中性氧化铝为吸附剂,分离烃类常用的展开剂为石油醚(30～60 ℃)或正己烷,分离含氧衍生物常用石油醚或正己烷中加入极性较大的溶剂,如石油醚-乙酸乙酯(85：15)。实际工作中常对同一样品进行双向二次展开(图 8 -2)。

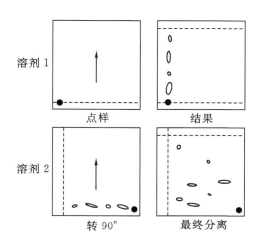

图 8 - 2　薄层色谱双向二次展开示意图

挥发油薄层色谱常用的显色剂见表 8 - 9。

表 8 - 9　挥发油薄层色谱常用的显色剂

类别	显色剂	作用基团	斑点颜色
通用显色剂	香草醛-浓硫酸	各类基团	依化合物官能团不同显不同颜色
	茴香醛-浓硫酸		（需喷后 105 ℃烘烤）
功能基显色剂	2%高锰酸钾水溶液	不饱和化合物	粉红色背景上显黄色斑点
	三氯化铁醇溶液	酚类	绿色或蓝色
	异羟肟酸铁	酯或内酯	淡红色
	2,4-二硝基苯肼	醛类或酮类	黄色
	对二甲氨基苯甲醛	薁类	深蓝色
	硝酸铈铵试剂	醇类	黄色背景上显棕色斑点

　　(2)气相色谱　气相色谱是分离、检测挥发油中成分的一种有效、简便的方法,特别是气相色谱-质谱-微机数据处理系统(GC/MS/DS)联用仪的使用促进了挥发油成分检测的速度和准确度,使其成为目前进行挥发油研究的重要手段。

　　一般的气相色谱主要用于已知挥发油的定性分析,即利用在同一根色谱柱和相同的色谱条件下,同一物质具有相同保留值的原理进行鉴定。而对于挥发油中的未知成分,常需使用气相色谱-质谱-微机数据处理系统联用仪进行分析鉴定。

第五节　萜类和挥发油的研究实例

【实例 1】青蒿(青蒿素)

1. 来源与功效

　　青蒿为菊科植物黄花蒿 *Artemisia annua* L. 的全草。具有清热,祛风,止痒的功效,可用于治疗暑热发痧,潮热,小儿惊风,热泻,皮肤湿痒等。

2. 药理与临床应用

　　研究表明青蒿素具有高效的抗疟疾作用,其复方制剂被世界卫生组织(WTO)批准为世界范围内治疗脑型疟疾和恶性疟疾的首选药物。其次,还有一定的抗肿瘤、抗血吸虫作用,对免疫系统也有一定的作用。故也被用于血吸虫病及系统性红斑狼疮的治疗。

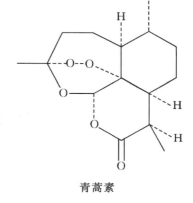

青蒿素

3. 化学成分类型及主要化合物

　　主要含有挥发油、黄酮类及香豆素类成分。青蒿素是挥发油中的一种含有过氧基团的倍半萜内酯成分。除此之外,油中还含有蛔蒿酮、异蛔蒿酮及 π-樟脑等成分。

4. 提取分离方法

青蒿素的提取流程有多种,一般都是利用有机溶剂提取,配合结晶法、柱色谱等方法进行分离纯化。从黄花蒿中提取青蒿素的提取流程如下。

（1）方法一

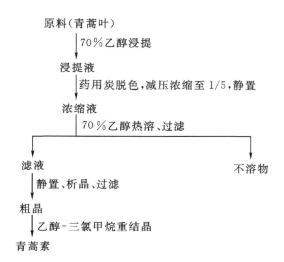

（2）方法二

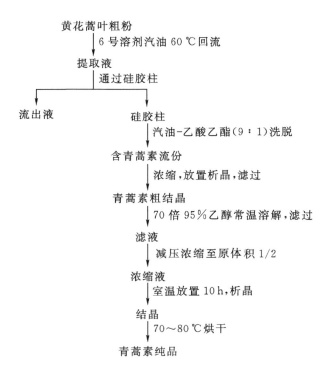

（3）方法三

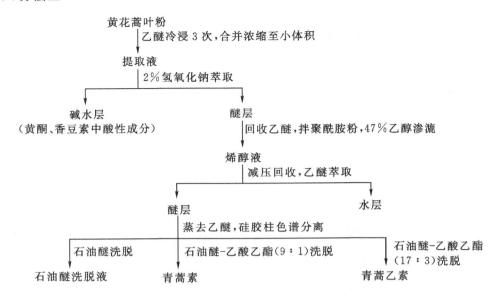

黄花蒿叶粉
↓ 乙醚冷浸 3 次,合并浓缩至小体积
提取液
↓ 2％氢氧化钠萃取
碱水层 —— 醚层
（黄酮、香豆素中酸性成分）
↓ 回收乙醚,拌聚酰胺粉,47％乙醇渗漉
烯醇液
↓ 减压回收,乙醚萃取
醚层 —— 水层
↓ 蒸去乙醚,硅胶柱色谱分离
石油醚洗脱 —— 石油醚-乙酸乙酯(9∶1)洗脱 —— 石油醚-乙酸乙酯(17∶3)洗脱
石油醚洗脱液 —— 青蒿素 —— 青蒿乙素

流程说明：青蒿素结构中含过氧基,受热易破坏,且此结构为青蒿素抗疟疾的有效基团,故无论选择哪种提取方法,其提取和浓缩时的温度均不得过高。

 知识链接

青蒿素的结构改造

青蒿素对恶性疟疾具有很好的疗效,优于传统抗疟药氯喹。我国药学工作者 1965 年首次提得,具有高效、速效等优点,但因其半衰期短、水溶性小、复发率高,影响了临床应用。因此,临床上主要使用进行结构修饰得到的一些青蒿素衍生物。如将青蒿素还原成双氢青蒿素再与丁二酸(琥珀酸)生成水溶性的青蒿琥酯,水溶性增强,可制成针剂,且疗效亦提高 9 倍;若甲基化制成蒿甲醚,抗疟活性提高 6～8 倍,临床复发率大大降低。

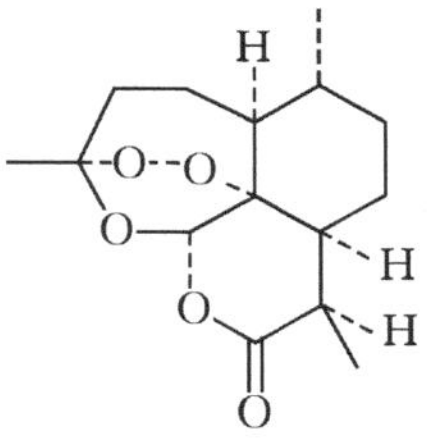

青蒿素 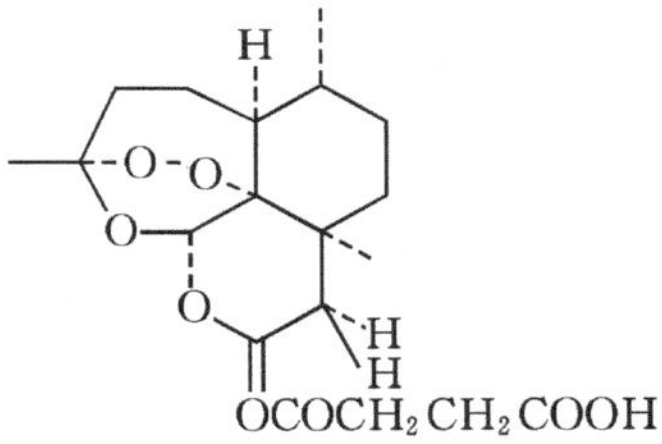　　　　　　　青蒿琥酯 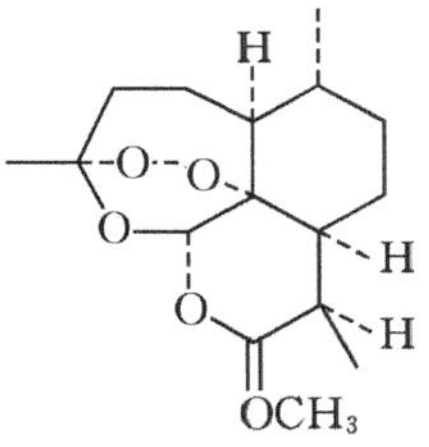　　　　　　　蒿甲醚

【实例 2】薄荷(挥发油)

1. 来源与功效

薄荷为唇形科植物薄荷 *Mentha haplocalyx* 的干燥地上部分。具有疏散风热、清利头目、

利咽、透疹、疏肝解郁之功效。

2. 药理与临床应用

药理作用表明,薄荷具有刺激和抑制神经的作用,消炎和抗菌、止痛的作用,健胃和祛风的作用等。现代医学常将其用于治疗风热感冒、头痛、咽喉痛、口舌生疮、风疹、麻疹、胸腹胀闷和抗早孕等。

3. 化学成分类型及主要化合物

薄荷中所含挥发油组成复杂,主要是单萜及其含氧衍生物,油中主成分为薄荷醇,含量约 $77\%\sim85\%$,其次为薄荷酮,含量为 $8\%\sim12\%$,还含有乙酸薄荷脂、异薄荷酮、薄荷烯酮等多种挥发性萜类成分。此外,还含有树脂及少量鞣质、有机酸、黄酮类化合物等。

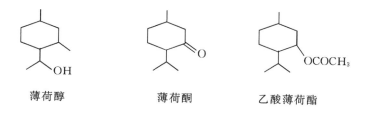

薄荷醇　　　　　　　薄荷酮　　　　　　　乙酸薄荷酯

4. 提取分离方法

从薄荷中提取分离挥发油是根据薄荷中的挥发油具有挥发性,可随水蒸气蒸馏的性质而被提取出来;再利用薄荷油中薄荷醇含量高,且低温放置可析出"薄荷脑"的性质分离薄荷醇。也可以利用色谱进行分离纯化。

从薄荷中提取薄荷挥发油的流程如下:

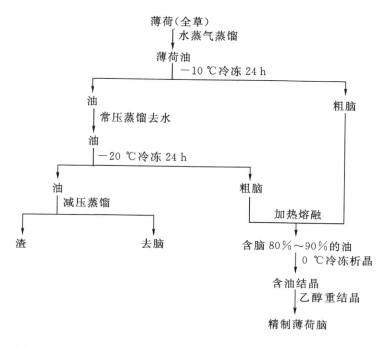

从薄荷中提取挥发油还可以采用如下方法:

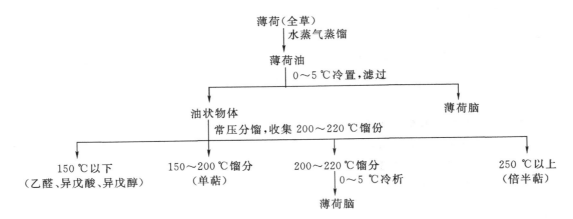

学习小结

本章主要围绕萜类和挥发油的含义、组成,结构特点、分类和理化性质展开的,主要内容小结如下:

(1)萜类化合物的结构特点及结构类型,重点是单萜类化合物(薄荷烷型、䓛酚酮型、蒎烷型、坎烷型、环烯醚萜)和倍半萜类化合物(奠类衍生物、倍半萜内酯类)。

(2)挥发油的组成,重点是脂肪族、芳香族、萜类。

(3)萜类及挥发油的理化性质:性状及溶解性、加成反应、挥发油的物理化学常数及不稳定性。

(4)萜类及挥发油的提取要根据其溶解能力及结构特点选择不同的提取方法。

(5)挥发油的提取方法,重点是溶剂提取法、水蒸气蒸馏法、压榨法等。而萜类化合物的提取要注意提取的对象是游离萜类化合物还是萜苷,两类化合物选择的溶剂不同,注意事项也不同。

(6)挥发油的分离方法,重点是结晶法、分馏法、化学法及色谱法,化学法中需注意根据挥发油中各成分结构的特点选择不同的溶剂和方法,并需注意各种方法的操作注意事项和步骤。色谱法应注意双键异构体应选择硝酸银硅胶柱色谱及化合物结构的不同导致的对吸附剂吸附能力的影响。

(7)挥发油的鉴定包括一般检查、理化常数的测定和功能基的鉴定三类。

(8)一般检查主要通过油斑实验区别油脂和挥发油。理化鉴定一般通过测定物理化学常数判断挥发油的来源和质量。功能基的鉴定主要利用色谱法,并选择合适的显色剂显色。

 ## 目标检测

一、选择题

1.区别挥发油和油脂的方法有(　　)

A.将样品加到水中观察其溶解性

B.将样品滴在滤纸上放置或加热观察油斑是否消失

C.比旋度不同　　　D.折光率不同　　　E.相对密度不同

2.用 $NaHSO_3$ 法分离挥发油中羰基成分时反应条件为(　)

A.弱酸性加热回流　　　B.弱碱性加热回流　　　C.低温短时间振摇

D.低温长时间振摇　　　E.60％～65％的硫酸或磷酸中加热

3.青蒿素属于(　)

A.单萜　　　　　　　B.环烯醚萜　　　　　　C.倍半萜

D.倍半萜含氧衍生物　　E.二萜内酯

4.用硝酸银-硅胶作吸附剂,苯-无水乙醚(5:1)为洗脱剂,下列化合物流出的先后顺序为(　)

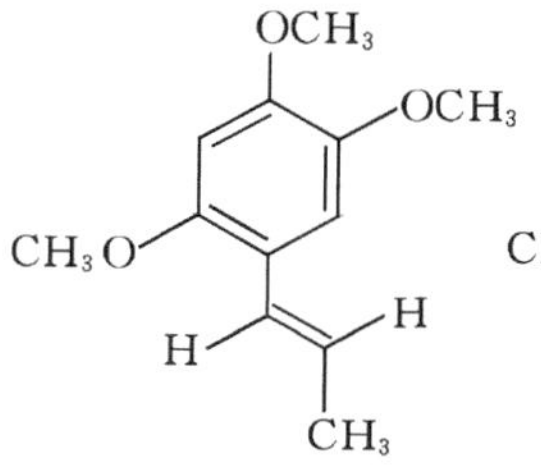

① 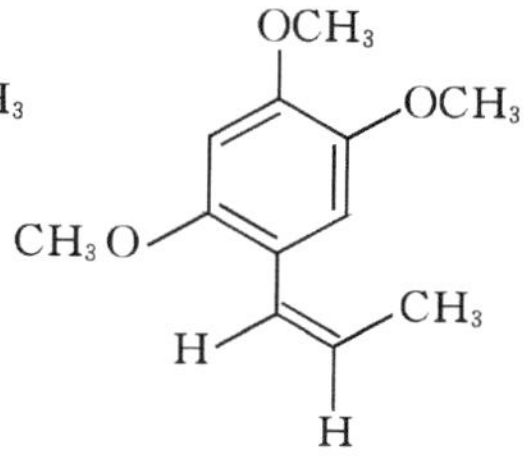 ② 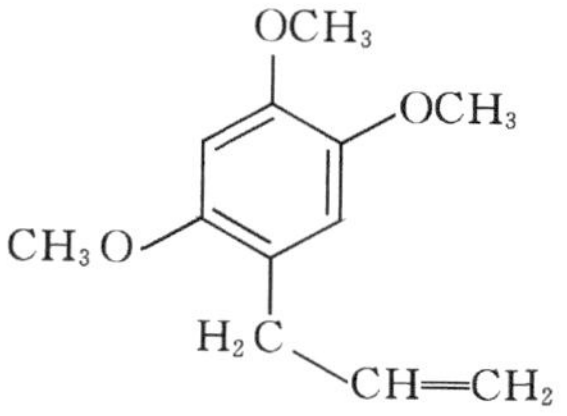 ③

A.①-②-③　　　B.②-③-①　　　C.③-②-①　　　D.②-①-③　　　E.①-③-②

5.二萜分子含有(　)

A.一个半异戊二烯　　　B.两个异戊二烯　　　C.两个半异戊二烯

D.四个异戊二烯　　　　E.一个异戊二烯

6.挥发油的三氯甲烷溶液中加入5％溴的三氯甲烷溶液,如果红棕色褪去,表明油中含有(　)

A.薁类成分　　　　　B.羰基成分　　　　　C.酚类成分

D.不饱和结构　　　　E.醇类成分

7.溶剂法提取环烯醚萜苷时,常在植物药粉中伴入碳酸钙或氢氧化钡的目的是(　)

A.抑制酶活性　　　　B.增大溶解度　　　　C.达到碱水提取的作用

D.促使形成结晶物　　E.可对环烯醚萜苷进行水解

8.不属于挥发油的化学组成的是(　)

A.单萜　　　　　　　B.倍半萜　　　　　　C.脂肪族化合物

D.环烯醚萜苷　　　　E.芳香族化合物

9.下列哪项是环烯醚萜苷的性质(　)

A.脂溶性　　　　　　B.挥发性　　　　　　C.具有旋光性

D.对酸较稳定　　　　E.对碱不稳定

10.属挥发油特殊提取方法的是(　)

A.酸提碱沉　　　　　B.碱提酸沉　　　　　C.溶剂法

D.水蒸气蒸馏　　　　E.煎煮法

二、简答题

1. 什么称"析脑"？举例说明。

2. 挥发油有哪些提取分离方法？比较各法的特点。

第九章 皂苷类

学习目标

【掌握】皂苷类化合物的结构与分类、理化性质、提取分离的方法。

【熟悉】皂苷类化合物的性状、溶解性、表面活性、溶血作用和显色反应的基本知识。

【了解】皂苷的分布、生物活性和含有皂苷类化合物的常见天然药物。

皂苷(saponins)是一类结构比较复杂的苷类化合物。它的水溶液经振摇后能产生大量持久性、似肥皂样的泡沫,故名皂苷。

皂苷广泛存在于自然界,在单子叶植物和双子叶植物中均有分布,尤以薯蓣科、玄参科、百合科、五加科、豆科、远志科、桔梗科、石竹科等植物中分布最普遍。许多天然药物如甘草、人参、三七、桔梗、远志、柴胡、薯蓣、知母、绞股蓝和白头翁等的主要成分都是皂苷类化合物;此外在海洋生物如海参、海星和动物中亦有发现。

皂苷具有很好的表面活性,可以乳化油脂,用作清洁剂和乳化剂。中国传统的天然洗发护发珍果——无患子,即含有大量的皂苷;李时珍《本草纲目》中记载"无患子洗发可去头风(头皮屑)明目,洗面可增白祛斑"。现代研究发现的新皂苷中约三百多个皂苷显示出多种生物活性,如抗肿瘤、抗炎、免疫调节、抗病毒、抗真菌、保肝等。

第一节 皂苷类化合物的结构与分类

皂苷是由皂苷元和糖组成。组成皂苷常见的糖有 D-葡萄糖、D-半乳糖、D-木糖、L-阿拉伯糖、L-鼠李糖、D-葡萄糖醛酸和 D-半乳糖醛酸等,这些糖多以低聚糖的形式与苷元成苷。

根据皂苷分子中糖链的多少,分为单糖链皂苷、双糖链皂苷和叁糖链皂苷。根据皂苷分子中是否含有羧基,分成酸性皂苷和中性皂苷。当皂苷由于水解或酶解,部分糖被降解时,所生成的苷叫次皂苷,次皂苷也可以进一步水解成苷元。目前,最常用的方法是按照皂苷元的化学结构将皂苷分成两大类:甾体皂苷和三萜皂苷。

一、甾体皂苷

甾体皂苷是一类由螺甾烷类化合物与糖结合而成的苷类。该类化合物的皂苷元为含 27 个碳原子的甾体衍生物。基本骨架为螺旋甾烷和异螺旋甾烷(表 9 - 1)。

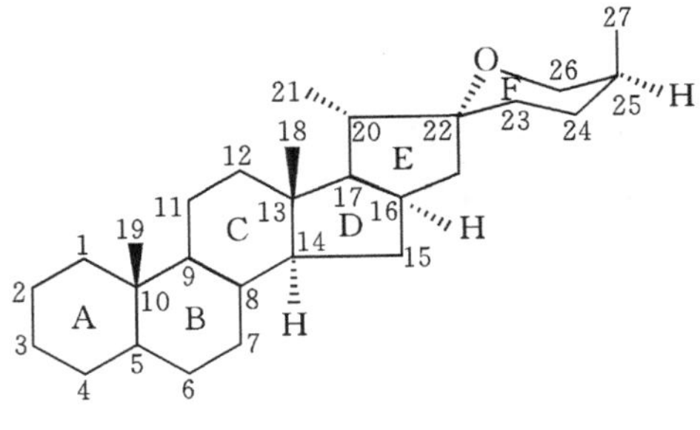

螺甾烷 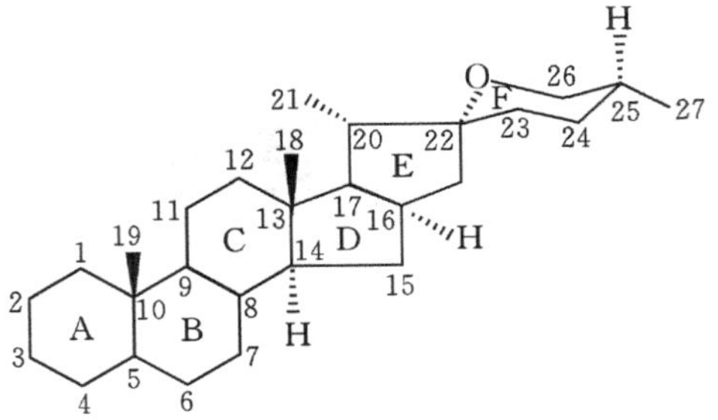   异螺甾烷

(一)甾体皂苷元的结构特点

(1)具有 A、B、C、D、E 和 F 六个环,其中 A、B、C、D 环组成甾体基本母核,E 环和 F 环以螺缩酮形式连接（C_{22} 是螺原子）,它们共同构成了甾体皂苷元的基本骨架。

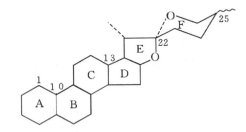

(2)A/B 环有顺、反两种稠合形式,B/C、C/D 环为反式稠合。C_{10},C_{13},C_{17} 位的侧链为 β-构型。

(3)E 环与 F 环中有 C_{20}、C_{22} 和 C_{25} 三个手性碳原子。C_{20} 甲基在 E 环背面,为 α-构型（20αE）；C_{22} 对 F 环也是 α-构型（22αF）；当 C_{25} 上甲基为直立键时,为 β 取向,其绝对构型是 S 构型,为螺旋甾烷类,当 C_{25} 上甲基为平伏键时,为 α 取向,其绝对构型是 R 构型,为异螺旋甾烷类。一般来讲,R 构型比 S 构型化合物稳定。

(4)分子中常含多个羟基,C_3 上连有的羟基多为 β 取向并与糖结合成苷,分子中也常含有羰基和双键。

(5)甾体皂苷结构中一般不含有羧基,呈中性,故甾体皂苷又称中性皂苷。

(二)甾体皂苷的结构类型

甾体皂苷的结构类型见表 9-1。

表 9-1 甾体皂苷的结构类型及特点

结构类型	基本母核	结构特点	实例
螺甾烷类	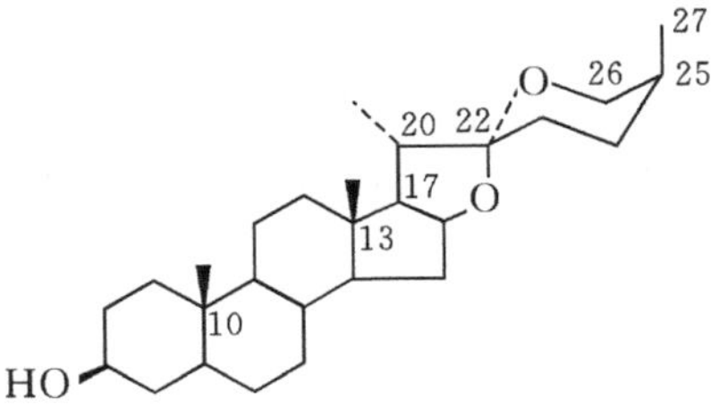	C_{25} 为 S 构型	中药知母中分得知母皂苷 A-Ⅲ,具有清热泻火、生津润燥的功效

结构类型	基本母核	结构特点	实例
异螺甾烷类	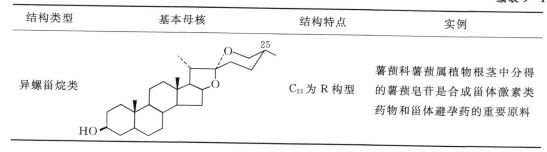	C_{25} 为 R 构型	薯蓣科薯蓣属植物根茎中分得的薯蓣皂苷是合成甾体激素类药物和甾体避孕药的重要原料

二、三萜皂苷

三萜皂苷是由三萜皂苷元和糖组成的。三萜皂苷元是三萜衍生物,由 30 个碳原子组成。三萜皂苷分子中常有羧基,因此,这类皂苷又称为酸性皂苷。根据苷元的结构主要分为四环三萜和五环三萜两大类。

(一)四环三萜皂苷

1. 四环三萜皂苷元的结构特点

基本骨架是环戊烷并多氢菲的甾体母核结构。母核的 17 位上有一个由 8 个碳原子组成的侧链;在母核上一般有 5 个甲基,即 4 位有偕二甲基,10 位和 14 位各有一个甲基,另一个甲基常连接在 13 位或 8 位上。皂苷元除含 30 个碳的化合物外,也有 31 个碳和 32 个碳的衍生物。

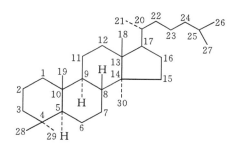

2. 四环三萜苷元的结构类型

存在于天然界中的四环三萜皂苷元主要有三种类型(表 9 - 2)。

表 9 - 2　四环三萜苷元的结构类型

结构类型	基本母核	结构特点	实　例
羊毛脂甾烷型		A/B 环、B/C 环和 C/D 环都是反式,C_{20} 为 R 构型,侧链的构型分别为 10b、13b、14a、17b	多孔菌科真菌茯苓中分得的茯苓酸和块苓酸具有利尿、渗湿、健脾、安神功效

结构类型	基本母核	结构特点	实 例
达玛烷型		在 8 位和 10 位有 b - 构型的角甲基,13 位连有 b - H,17 位的侧链为 b - 构型,C_{20}构型为 R 或 S	鼠李科植物酸枣的成熟种子酸枣仁中分离出酸枣仁皂苷 A 和 B 有镇静、安定等作用
葫芦烷型		基本骨架同羊毛甾烷型,唯 A/B 环上的取代基不同,即有 5b-H、8b-H、10a-H,9 位连有 b - CH$_3$	雪胆属植物小蛇莲根中分出雪胆甲素和乙素,临床上用于急性痢疾、肺结核、慢性气管炎的治疗

(二)五环三萜皂苷

1. 五环三萜皂苷元的结构特点

五环三萜类成分在天然药物中较为常见,主要的结构类型有齐墩果烷型、乌苏烷型和羽扇豆烷型等。

(1)β-香树脂烷型　又称齐墩果烷型,其基本碳架为多氢蒎的五环母核。环的稠合方式为 A/B、B/C、C/D 环均为反式,D/E 环为顺式。母核上有 8 个甲基,其中 C_4 和 C_{20} 位上均为偕二甲基,C_8 、C_{10} 、C_{17} 的甲基均为 β-型,C_{14} 位上的甲基为 α-型。一般 C_3 位上的羟基为 β-型,并与糖结合成苷。

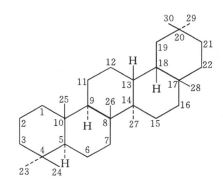

(2)α-香树脂烷型　又称乌苏烷型或熊果烷型。其分子结构与齐墩果烷型不同之处是 E 环上两个甲基位置不同,即在 C_{19} 位和 C_{20} 位上分别各有一个甲基,构型分别是 β 和 α 型。

(3)羽扇豆烷型　羽扇豆烷型与齐墩果烷型的不同点是 C_{21} 与 C_{19} 连成五元环 E 环,且 D/E 环的构型为反式。同时,在 E 环的 19 位有 α-构型的异丙基取代,并有 $\Delta^{20(29)}$ 双键。此种类型数量较少,且大多以苷元形式存在,少数以皂苷形式存在。

2. 五环三萜皂苷元的结构类型

五环三萜皂苷元的结构类型见表9-3。

表9-3　五环三萜皂苷元的结构类型

结构类型	基本母核	实例
β-香树脂烷型		木樨科植物油橄榄的叶中分得齐墩果酸有降转氨酶作用
α-香树脂烷型		蔷薇科地榆属植物地榆的根和根茎中分得的地榆皂苷B和E具凉血止血、解毒敛疮的作用
羽扇豆烷型		毛茛科白头翁属植物钟膜白头翁中含有的白头翁苷A、B具有清热解毒、凉血止痢的功效

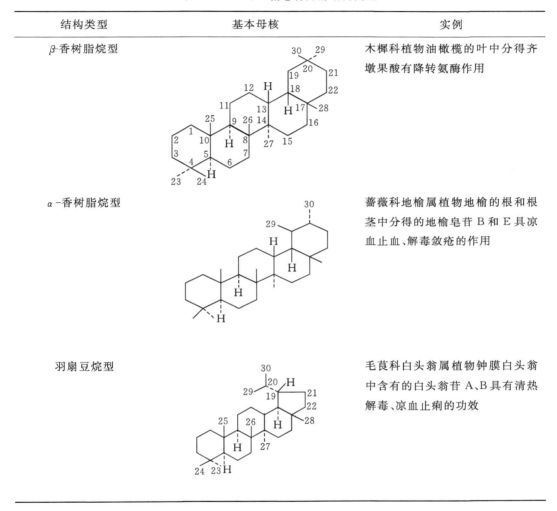

第二节　皂苷类化合物的理化性质

一、性状

皂苷类化合物分子量较大,不易结晶,多为无色或白色无定形粉末,仅少数为结晶;该类化合物极性较大,常具有吸湿性。皂苷类化合物多有苦味和辛辣味,对黏膜有刺激性,产生反射性黏液腺分泌,故可用于祛痰止咳。如桔梗、琵琶叶、紫菀等止咳化痰药均含有皂苷。但有的皂苷无此种性质,例如甘草皂苷有显著的甜味,对黏膜刺激性亦弱。

二、溶解性

皂苷类化合物一般可溶于水,易溶于热水,稀醇、热甲醇和热乙醇中,几乎不溶或难溶于丙酮、乙醚以及石油醚等极性小的有机溶剂。皂苷在含水丁醇或戊醇中溶解度较好,因此常将正丁醇作为提取分离皂苷的溶剂。皂苷水解成次级苷后,在水中的溶解度降低,而易溶于醇、丙酮、乙酸乙酯中,皂苷元能溶于甲醇、乙醇、氯仿、乙醚等有机溶剂,而不溶于水。皂苷有助溶性,可促进其他成分在水中的溶解度。

三、表面活性

多数皂苷水溶液经强烈振摇能产生持久性的泡沫,且不因加热而消失,这是由于皂苷具有降低水溶液表面张力的缘故,因此,有的皂苷也可作为清洁剂、乳化剂应用。皂苷的表面活性与其分子内部亲水性和亲脂性结构的比例相关,只有当两者比例适当,才能较好地发挥出这种表面活性。某些皂苷由于亲水性强于亲脂性或亲脂性强于亲水性,就不呈现这种活性或只有微弱的泡沫反应,如甘草皂苷的起泡性就很弱。

 知识链接

利用发泡试验区别甾体皂苷与三萜皂苷

区别甾体皂苷(中性皂苷)和三萜皂苷(酸性皂苷):取两支试管分别加入 0.1 mol/L 盐酸 5 ml 和 0.1 mol/L 氢氧化钠 5 ml,再各加中药水提液 3 滴,振摇 1 min,如果两管泡沫高度相同,则提取液中含三萜皂苷;如果碱管泡沫比酸管高数倍,保持时间长,则提取液中含甾体皂苷。

四、溶血作用

皂苷的水溶液大多能破坏红细胞而有溶血作用,若将其水溶液注射入静脉中,毒性极大,低浓度就能产生溶血作用,因此皂苷通常又称为皂毒类。皂苷水溶液肌肉注射易引起组织坏死,口服则无溶血作用。

各类皂苷的溶血作用强弱可用溶血指数表示。溶血指数是指在一定条件(等渗、缓冲及恒温)下能使同一动物来源的血液中红细胞完全溶血的最低浓度,例如甘草皂苷的溶血指数为1:4000。

皂苷的溶血作用是因为多数皂苷能与红细胞膜上胆甾醇结合生成不溶性的分子复合物,破坏了红细胞的正常渗透性,使细胞内渗透压增加而发生崩解,从而导致溶血现象。因此,胆甾醇能解除皂苷的溶血毒性。但并不是所有皂苷都能破坏红细胞而产生溶血现象,相反,有的皂苷甚至还有抗溶血作用,例如人参总皂苷没有溶血现象,但经分离后,B 型和 C 型人参皂苷具有显著的溶血作用,而 A 型人参皂苷则有抗溶血作用。

天然药物中其他成分如树脂、脂肪酸、挥发油等亦能产生溶血作用。因此,要判断是否由皂苷引起溶血除进一步提纯后再进行试验外,还可以结合胆甾醇沉淀法,如沉淀后的滤液无溶血现象,而沉淀分解后有溶血活性,则表示确系由皂苷引起的溶血现象。

五、显色反应

皂苷在无水条件下,与浓酸或某些 Lewis 酸作用,会出现颜色变化或显荧光。常用的显色反应有以下几种。

(一)醋酐-浓硫酸反应(Liebermann - Burchard 反应)

试样溶于醋酐中,加入冰冷的醋酐-浓硫酸(20:1)数滴,可出现黄-红-紫-蓝-绿色等变化,最后可褪色。甾体皂苷颜色变化较快,最后显蓝绿色。而三萜皂苷只能显红或紫色。用此法可初步区别甾体皂苷和三萜皂苷。

(二)三氯甲烷-浓硫酸反应(Salkowski 反应)

试样溶于三氯甲烷,加入浓硫酸后,硫酸层显红或蓝色,三氯甲烷层显绿色荧光。

(三)三氯乙酸反应(Rosen - Heimer 反应)

试样的三氯甲烷溶液滴在滤纸上,喷 25% 的三氯乙酸乙醇溶液,甾体皂苷在加热到 60 ℃时即可显示红色,三萜皂苷必须加热到 100 ℃才能显示颜色。此反应可用于纸色谱显色。

(四)五氯化锑反应(Kahlenberg 反应)

五氯化锑属 Lewis 酸,将样品的氯仿或醇溶液点在滤纸上,喷 20% 的五氯化锑的氯仿溶液,干燥后 60~70℃加热,显蓝色、灰蓝色、灰紫色等多种颜色。用三氯化锑结果相同。

(五)冰乙酸-乙酰氯反应(Tschugaeff 反应)

试样溶于冰乙酸中,加乙酰氯数滴及氯化锌结晶数粒,稍加热,呈现淡红色或紫色。

第三节　皂苷类化合物的提取与分离

一、提取

(一)皂苷的提取

常用不同浓度的乙醇或甲醇作为溶剂提取,然后回收溶剂,将残渣溶于水,滤除不溶物,水溶液再用石油醚、苯等亲脂性有机溶剂萃取,除去油脂、色素等脂溶性杂质,然后再用正丁醇对水溶液进行萃取,则皂苷转溶于正丁醇,而糖类等水溶性杂质留在水中,分取正丁醇溶液,回收正丁醇,得粗制总皂苷。

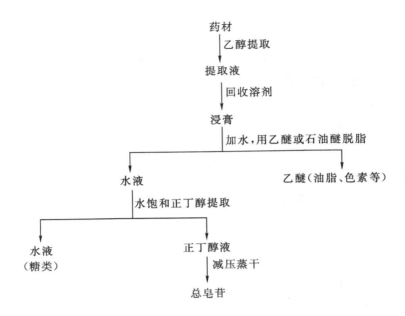

或先用石油醚或苯将药材进行脱脂处理,去除油脂、色素。脱脂后的药材再用乙醇或甲醇为溶剂加热提取,冷却提取液,由于多数皂苷难溶于冷乙醇或冷甲醇,就可能析出沉淀。或将醇提取液适当浓缩,再加入适量的丙酮或乙醚,皂苷就可以析出沉淀。

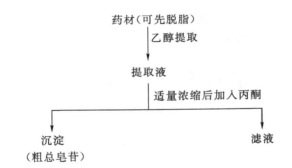

某些皂苷元含有羧基。可用碱水提取。

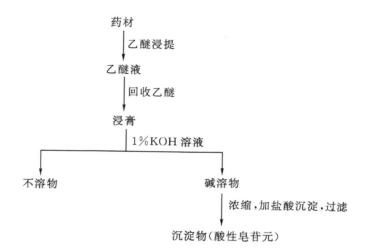

（二）皂苷元的提取

皂苷元易溶于苯、三氯甲烷、石油醚等弱极性有机溶剂而不溶或难溶于水。一般可将粗皂苷加酸水解后,再用弱极性有机溶剂萃取,也可直接将药材加酸水解,使皂苷生成皂苷元,再用有机溶剂萃取（见本章第五节实例 1 人参皂苷元的提取）。

加酸水解皂苷时,要注意在剧烈的水解条件下,皂苷元可能发生变化。这时应降低反应条件或改用温和的水解方法以保证皂苷元结构不被破坏。另外,先用酶解法再用酸水解,可以缩短水解时间,还能提高皂苷元的收率。

 知 识 链 接

采用超声法提取皂苷类成分具有省时、杂质少、提取率高等优点。从长梗绞股蓝中提取其主要有效成分绞股蓝皂苷,以 75％乙醇回流为对照,超声提取 3 次,每次 80 min,可明显提高绞股蓝皂苷的得率;有人从党参中提取党参皂苷,以常规的溶剂浸渍法为对照,党参细粉经超声处理 40 min 后,党参皂苷的提出率高出常规法（甲醇冷浸 48 h）,时间缩短了 98.6％,而且经超声提取的党参皂苷得到的粗品量是常规法的近 2 倍,纯度高。

二、分离

（一）分段沉淀法

利用皂苷难溶于乙醚、丙酮等溶剂的性质,先将粗总皂苷溶于少量的甲醇或乙醇中,然后逐滴加入乙醚或丙酮至混浊,放置产生沉淀,滤过得极性较大的皂苷。母液继续滴加乙醚或丙酮,至析出沉淀得极性较小的皂苷。通过这样反复处理,可初步将不同极性的皂苷分离。

(二)胆甾醇沉淀法

皂苷可与胆甾醇生成难溶性的分子复合物,但三萜皂苷与胆甾醇形成的复合物不如甾体皂苷与胆甾醇形成的复合物稳定。此性质曾被用于皂苷的分离,即先将粗皂苷溶于少量乙醇中,再加入胆甾醇的饱和乙醇溶液,至不再析出沉淀为止(混合后需稍加热),滤过,取沉淀用水、醇、乙醚顺次洗涤以除去糖类、色素、油脂和游离的胆甾醇。然后将此沉淀干燥后,用乙醚回流提取,胆甾醇被乙醚提出,使皂苷解脱下来,残留物即为较纯的皂苷。

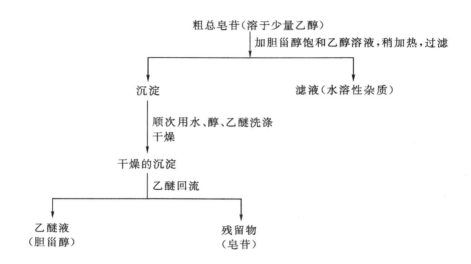

(三)色谱法

用以上方法分离,除少数皂苷获得单体成分外,一般只能除去大部分杂质,获得相对纯的总皂苷,若需更进一步分离出单体,一般采用色谱法(表9-4)。

表9-4 皂苷类化合物分离的常用色谱法

方 法	特 点	适用范围	备 注
吸附色谱法	吸附剂:硅胶、氧化铝 系统:混合低极性有机溶剂	皂苷元	
分配色谱法	固定相:水、稀酸水溶液等 流动相:三氯甲烷-甲醇-水(不同比例)等	皂苷	
高效液相色谱法	多用反相色谱法,流动相为乙腈-水或 甲醇-水系统	皂苷	极性大的皂苷 进行衍生化,用 正相色谱分离
液滴逆流色谱法	三氯甲烷-甲醇-正丁醇-水,下层为固定相, 上层为流动相	皂苷	

方　法	特　点	适用范围	备　注
大孔树脂法	样品溶于水,先用水洗去糖等,再用醇洗脱	极性较大的甾体皂苷	尚需配合其他层析法

1. 分配色谱法

皂苷极性较大,用分配柱色谱分离效果较好。支持剂可用水饱和的硅胶,用三氯甲烷-甲醇-水等极性较大的溶剂系统进行梯度洗脱。

2. 吸附色谱法

吸附剂常用硅胶,适用于分离亲脂性皂苷元,用混合溶剂洗脱。若采用反相硅胶分离皂苷可取得较好效果。

3. 高效液相色谱法

由于皂苷常具有复杂且非常接近的结构,用其他分离方法很难将其纯化,目前在皂苷领域,许多分离工作的最后阶段常采用高效液相色谱。通常采用反相色谱柱,用甲醇-水或乙腈-水等溶剂为洗脱剂分离和纯化皂苷效果良好。

4. 大孔树脂吸附法

用于皂苷分离,可将植物先用甲醇提取,回收甲醇,残渣用水溶解,上树脂柱,先用水洗去糖类杂质,再用乙醇梯度洗脱,得到不同组分的皂苷混合物,初步分离后还需进一步用硅胶柱色谱或高效液相色谱分离得皂苷单体。

第四节　皂苷类化合物的鉴定

一、理化方法

(一)泡沫试验

皂苷水溶液经强烈振摇能产生持久性的泡沫,此性质可用于皂苷的鉴别。其方法是取中药粉末 1 g,加水 10 ml,煮沸 10 min 后滤出水液,振摇后产生持久性泡沫(15 min 以上),则为阳性。

(二)显色反应

通过乙酐-浓硫酸反应(Liebermann - Burchard 反应)等颜色反应和 Molish 反应,可初步推测化合物是否为皂苷类化合物(表 9 - 5)。

表 9 - 5　皂苷类化合物常用显色反应

试剂名称	操作及试剂组成	阳性结果
乙酐反应（Liebermann 反应）	样品溶于乙酐,加浓硫酸 1 滴	呈黄-红-蓝-紫-绿等颜色变化,最后褪色
Liebermann-Burchard 反应	样品溶于氯仿,加乙酐-浓硫酸（20∶1）数滴	甾体皂苷:呈蓝绿色 三萜皂苷:呈红紫色
三氯乙酸反应	样品溶于氯仿,点在滤纸上,喷三氯乙酸试剂,加热	甾体皂苷:加热 60 ℃呈红色 三萜皂苷:加热 100 ℃呈红色
氯仿-浓硫酸反应	样品溶于氯仿,加浓硫酸	氯仿层现红色或蓝色;硫酸层有绿色荧光
五氯化锑反应	五氯化锑氯仿液	蓝紫色
芳香醛-硫酸（高氯酸）反应	香草醛、对-二甲氨基苯甲醛等	随试剂不同而呈色不同

(三)溶血试验

取供试液 1 ml,于水浴上蒸干,用 0.9%的生理盐水溶解,加入几滴 2%的红细胞悬浮液,如有皂苷类成分存在,则发生溶血现象,溶液由混浊变为澄明。

此性质不仅可以用于皂苷的鉴定,还可以推算样品中所含皂苷的粗略含量。例如,某药材浸出液测得的溶血指数为 1∶1M,所用对照标准皂苷的溶血指数为 1∶100M,则药材中皂苷的含量约为 1%。

二、色谱法

(一)薄层色谱

皂苷类化合物常用硅胶为吸附剂,其中,亲脂性皂苷和皂苷元,用苯-甲醇、氯仿-甲醇、氯仿-苯等亲脂性溶剂为展开剂。皂苷常用的展开剂有氯仿-甲醇-水（65∶35∶10,下层）、正丁醇-乙酸-水（4∶1∶5,上层）、乙酸乙酯-吡啶-水（3∶1∶3）、乙酸乙酯-乙酸-水（8∶2∶1）等,也可用反相薄层色谱,将样品点于预制的 Rp - 18、Rp - 8 等反相高效薄层板上,用甲醇-水或乙腈-水进行展开。分离酸性皂苷时,使用中性溶剂系统展开,往往易产生拖尾或分离效果不好,可在展开剂中加入少量甲酸或乙酸加以克服。

薄层色谱常用的显色剂有三氯乙酸、10%浓硫酸乙醇液和香草醛-硫酸等,不同的皂苷和皂苷元显不同的颜色。

(二)纸色谱

对于亲水性强的皂苷,纸色谱中可用水为固定相,移动相的亲水性也相应增大。例如乙酸乙酯-吡啶-水（3∶1∶3）、正丁醇-乙酸-25%氨水（10∶2∶5）、正丁醇-乙醇-15%氨水（9∶2∶9）等,后两种展开剂适用于酸性皂苷的纸色谱。这种以水为固定相的纸色谱法,缺点是不易得到集中的色点。

亲脂性皂苷,一般多用甲酰胺为固定相,用甲酰胺饱和的氯仿溶液为移动相。如果皂苷的亲脂性较弱,则需相应地减弱移动相的亲脂性,如可用氯仿-四氢呋喃-吡啶(10:10:2,下层,预先用甲酰胺饱和)、氯仿-二氧六环-吡啶(10:10:3,下层,预先用甲酰胺饱和)等溶剂系统。

皂苷的纸色谱显色剂有三氯乙酸、五氯化锑试剂等。

第五节　皂苷类化合物的研究实例

【实例 1】人参(人参皂苷元)

1. 来源与功效

人参为五加科植物人参 Panax gingsen C. A. Mey. 的干燥根。人参具有大补元气、复脉固脱、补脾益肺、生津安神等作用。

2. 药理与临床应用

人参可用于体虚欲脱,肢冷脉微,脾虚食少,肺虚咳喘,津伤口渴,内热消渴,久病虚羸,惊悸失眠,阳痿宫冷,心力衰竭,心源性休克等的治疗。

3. 化学成分类型及主要化合物

人参主要含人参皂苷,人参皂苷根据其皂苷元的结构可分人参三醇、人参二醇和齐墩果酸三种类型。

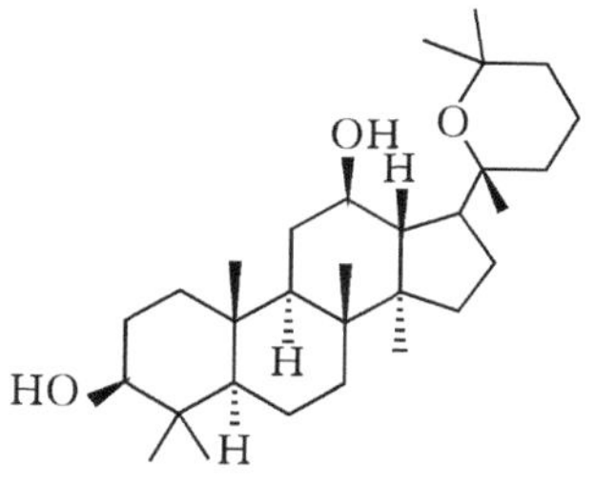

人参二醇

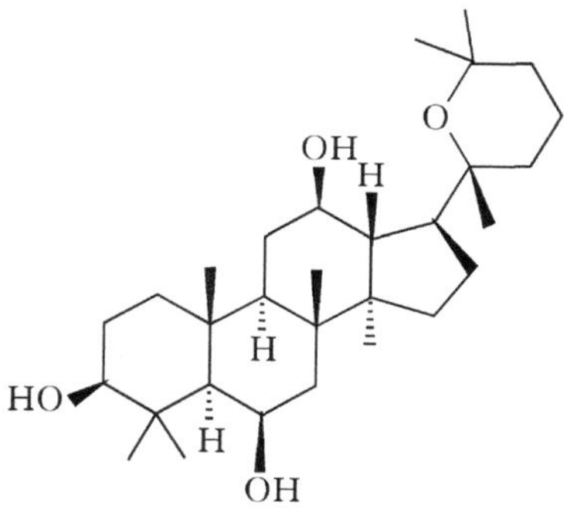

人参三醇

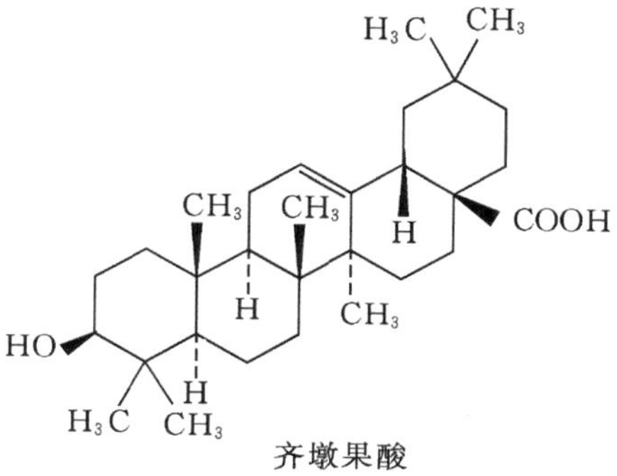

齐墩果酸

4. 提取分离方法

利用正丁醇提取法提取人参中的人参总皂苷,在酸性条件下水解总皂苷得到人参总皂苷元,再利用人参总皂苷元在三氯甲烷中溶解度较大,采用三氯甲烷为溶剂进行提取。然后,利用硅胶柱色谱对人参总皂苷元进行分离得到人参三醇、人参二醇和齐墩果酸等皂苷元。从人参中提取人参皂苷元的流程如下:

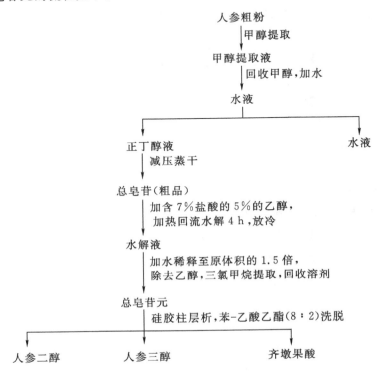

【实例 2】桔梗(桔梗总皂苷)

1. 来源与功效

桔梗为桔梗科植物桔梗 *Platycodon grandiflorum* (Jacq.) A. DC. 的干燥根。桔梗具有宣肺、利咽、祛痰、排脓的功效。

2. 药理与临床应用

桔梗用于咳嗽痰多、胸闷不畅、咽痛、音哑、肺痈吐脓、疮疡脓成不溃。

3. 化学成分类型及主要化合物

桔梗主要含有五环三萜的多糖苷,其他尚含多糖、甾体及其脂肪油、脂肪酸等。

4. 提取分离方法

利用正丁醇萃取法和乙醚沉淀法相结合,提取桔梗中的桔梗总皂苷。

从桔梗中提取桔梗总皂苷的流程如下:

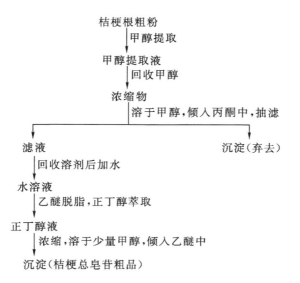

桔梗根粗粉
　　│甲醇提取
甲醇提取液
　　│回收甲醇
浓缩物
　　│溶于甲醇,倾入丙酮中,抽滤
　┌──────────────────────┐
滤液　　　　　　　　　　　沉淀(弃去)
　│回收溶剂后加水
水溶液
　│乙醚脱脂,正丁醇萃取
正丁醇液
　│浓缩,溶于少量甲醇,倾入乙醚中
沉淀(桔梗总皂苷粗品)

 学习小结

　　皂苷由皂苷元和糖组成。按照皂苷元的化学结构将皂苷分成两大类:甾体皂苷和三萜皂苷。甾体皂苷是一类由螺甾烷类化合物与糖结合而成的苷类。三萜皂苷是由三萜皂苷元和糖组成的。皂苷类化合物分子量较大,多为白色无定形粉末;极性较大,一般可溶于水、稀醇中,难溶于丙酮、乙醚以及石油醚等极性小的有机溶剂,在含水丁醇或戊醇中溶解度较好。多数皂苷水溶液经强烈振摇能产生持久性的泡沫,具溶血作用。皂苷在无水条件下,与浓酸作用,会出现颜色变化或显荧光。

　　皂苷常用不同浓度的乙醇或甲醇作为溶剂提取,然后回收溶剂,再用正丁醇对水溶液进行萃取,回收正丁醇,得粗制总皂苷。分离可采用分段沉淀法、胆甾醇沉淀法和色谱法进行分离和纯化。

　　皂苷可采用泡沫试验、溶血试验、Liebermann – Burchard 等颜色反应及 Molish 反应来进行鉴别。也常用薄层色谱和纸色谱进行色谱鉴别。

 目标检测

一、选择题

　　1.大多数甾体皂苷呈（　　）

　　A.酸性　　　　　　B.碱性　　　　　　C.中性　　　　　　D.两性

　　2.提取皂苷常用溶剂（　　）

　　A.甲醇　　　　　　B.乙醚　　　　　　C.丙酮　　　　　　D.正丁醇

　　3.下列皂苷中具有甜味的是（　　）

　　A.人参皂苷　　　　B.甘草皂苷　　　　C.桔梗皂苷　　　　D.柴胡皂苷

4.能产生溶血现象的化学物质是（　　）

A.黄酮　　　　　　　B.香豆素　　　　　　　C.皂苷　　　　　　　D.生物碱

5.皂苷经甲醇提取后常用（　　）沉淀析出皂苷

A.石油醚　　　　　　B.正丁醇　　　　　　　C.乙醚　　　　　　　D.三氯甲烷

6.下列成分的水溶液振摇后能产生大量持久性泡沫,不因加热而消失的是（　　）

A.蛋白质　　　　　　B.皂苷　　　　　　　　C.黄酮苷　　　　　　D.蒽醌苷

7.属于四环三萜皂苷元结构的是（　　）

A.螺旋甾烷型　　　　B.羽扇豆烷型　　　　　C.羊毛脂甾烷型　　　D.齐墩果烷型

8.与醋酐-浓硫酸试剂呈阳性反应的有（　　）

A.黄酮　　　　　　　B.香豆素　　　　　　　C.甾体皂苷　　　　　D.生物碱

9.符合甾体皂苷元结构特点的是（　　）

A.含A、B、C、D、E五个环　　　　　　　B.E环和F环以螺缩酮形式连接

C.E环是吡喃环,F环是呋喃环　　　　　　D.分子中常含羧基,又称酸性皂苷

10.不符合 α-香树脂烷型结构特点的是（　　）

A.属于五环三萜类　　　　　　　　　　　B.C_{29}、C_{30}连接在 C_{20}上

C.C_{29}、C_{30}分别连接在 C_{19}、C_{20}上　　　D.含A、B、C、D、E五个环

二、问答题

1.甾体皂苷分为哪几类,其结构特征有哪些?

2.甾体皂苷的溶解性如何,能用哪些方法进行鉴定?

3.以人参为例,阐述人参皂苷的主要结构特点和理化性质。

第十章 强心苷类

学习目标

【掌握】强心苷类化合物的结构与分类、理化性质、提取分离的方法。

【熟悉】强心苷类化合物的性状、溶解性和显色反应的基本知识。

【了解】强心苷类化合物的分布、生物活性和含有强心苷类化合物的常见中药。

强心苷（cardiac glycoside）是生物界中存在的一类对心脏具有显著生物活性的甾体苷类化合物，是由强心苷元（cardiac aglycone）与糖缩合而成。强心苷类化合物能选择性地作用于心脏，具有正性肌力、减慢心率及抗交感神经作用，临床上主要用来治疗充血性心力衰竭和某些类型的心率失常等心脏疾病。

自 19 世纪初发现洋地黄类强心苷成分以来，已从自然界得到千余种强心苷类化合物。强心苷存在于许多有毒的植物中，主要分布在夹竹桃科、玄参科、萝摩科、卫矛科、百合科、大戟科等十几个科几百种植物中。较重要的植物有黄花夹竹桃、紫花洋地黄、毛花洋地黄、羊角拗、福寿草、杠柳、铃兰、海葱等。

第一节 强心苷类化合物的结构与分类

强心苷由强心苷元和糖缩合而成，其结构特征如下。

一、苷元部分

强心苷元是甾体衍生物，其母核为环戊烷骈多氢菲结构。天然存在的强心苷元是 C_{17} 侧链具有不饱和内酯环的甾体化合物。其结构特点如下：

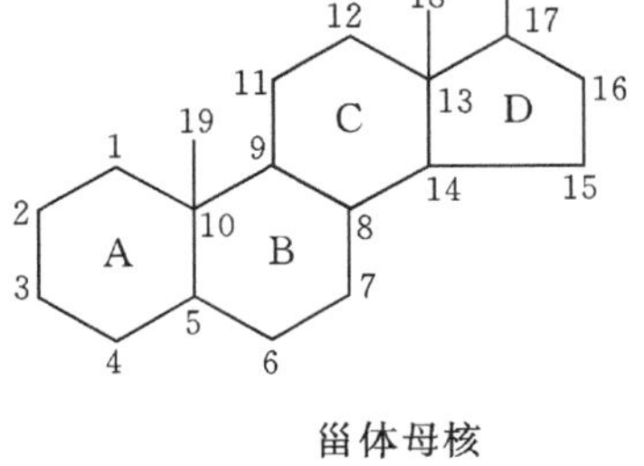

R 为五元或六元不饱和内酯环

甾体母核

甾体母核 A、B、C、D 四个环的稠合方式为：A/B 环多为顺式，B/C 环为反式，C/D 环多为顺式。甾体母核的 C-3 位、C-14 位都有羟基取代，C_3-OH 多数是 β-构型，少数是 α-构型，$C_{14}-OH$ 是 β-构型。甾体母核的其他位置上也可能有羟基、甲基、醛基等取代基。根据 C-17 位上连接的不饱和内酯环不同可将强心苷元分为甲型强心苷元和乙型强心苷元两类（表 10-1）。

（一）甲型强心苷元

甲型强心苷元的 C-17 位连接的是五元不饱和内酯环，即 $\Delta^{\alpha\beta}-\gamma$-内酯，大多数是 β-构型，少数为 α-构型，其母核称强心甾，由 23 个碳原子构成。在已知的强心苷类化合物中，绝大多数苷元都属于甲型。由甲型强心苷元与糖缩合而成的苷称为甲型强心苷。

（二）乙型强心苷元

乙型强心苷元的 C-17 位连接的是六元不饱和内酯环，即 $\Delta^{\alpha\beta,\gamma\delta}-\delta$-内酯，是 β-构型，其母核称海葱甾或蟾蜍甾，由 24 个碳原子构成。在已知的强心苷类化合物中，仅少数苷元属于乙型。由乙型强心苷元与糖缩合而成的苷称为乙型强心苷。

表 10-1　强心苷元的结构类型

结构类型	基本母核	实例
甲型强心苷元	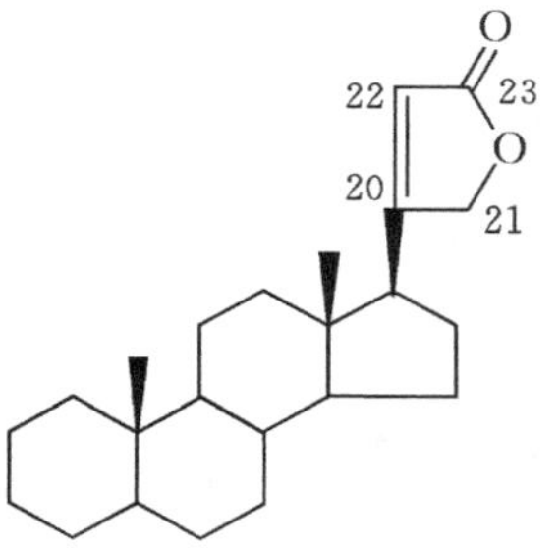 强心甾	玄参科植物洋地黄中分离出的异羟基洋地黄毒苷（地高辛），是临床上常用的强心药物
乙型强心苷元	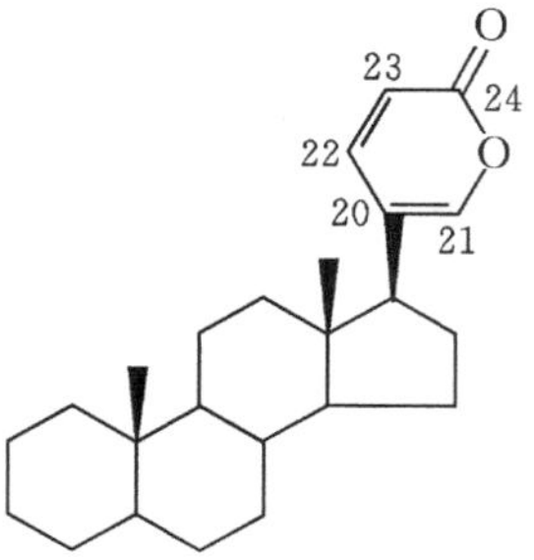 海葱甾	百合科植物红海葱中分得的红海葱苷，作为杀鼠剂使用

二、糖部分

强心苷中糖部分都与苷元 C_3-OH 结合形成苷,构成强心苷的糖有 20 多种。根据它们 C_2 位上有无羟基可以分成 α-羟基糖(2-羟基糖)和 α-去氧糖(2-去氧糖)两类。α-去氧糖常见于强心苷类,是强心苷的一个重要特征,常用于区分强心苷与其他苷类化合物。

1. α-羟基糖

除 D-葡萄糖、L-鼠李糖外,还有 6-去氧糖如 L-夫糖(L-fucose)、D-鸡纳糖(D-quinovose)、D-弩箭子糖(D-antiarose)、D-6-去氧阿洛糖(D-6-deoxyallose)等;6-去氧糖甲醚如 L-黄花夹竹桃糖(L-thevetose)、D-洋地黄糖(D-digitalose)等。

2. α-去氧糖

α-去氧糖有 2,6-二去氧糖,如 D-洋地黄毒糖(D-digitoxose)等;2,6-二去氧糖甲醚,如 L-夹竹桃糖(L-oleandrose)、D-加拿大麻糖(D-cymarose)、D-迪吉糖(D-diginose)和 D-沙门糖(D-sarmentose)等。

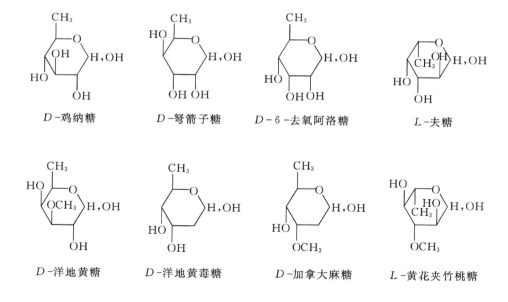

| D-鸡纳糖 | D-弩箭子糖 | D-6-去氧阿洛糖 | L-夫糖 |

| D-洋地黄糖 | D-洋地黄毒糖 | D-加拿大麻糖 | L-黄花夹竹桃糖 |

3. 其他糖

强心苷糖基上还可能有乙酰基,如乙酰洋地黄毒糖。

三、糖和苷元的连接方式

强心苷大多是低聚糖苷,少数是单糖苷。通常按糖的种类以及和苷元的连接方式,可分为以下三种类型。

Ⅰ型:苷元-(2,6-去氧糖)$_x$-(D-葡萄糖)$_y$,如紫花洋地黄苷 A(purpurea glycoside A)。

Ⅱ型:苷元-(6-去氧糖)$_x$-(D-葡萄糖)$_y$,如黄夹苷甲(thevetin A)。

Ⅲ型:苷元-(D-葡萄糖)$_y$,如绿海葱苷(scilliglaucoside)。

植物界存在的强心苷,以Ⅰ、Ⅱ型较多,Ⅲ型较少。

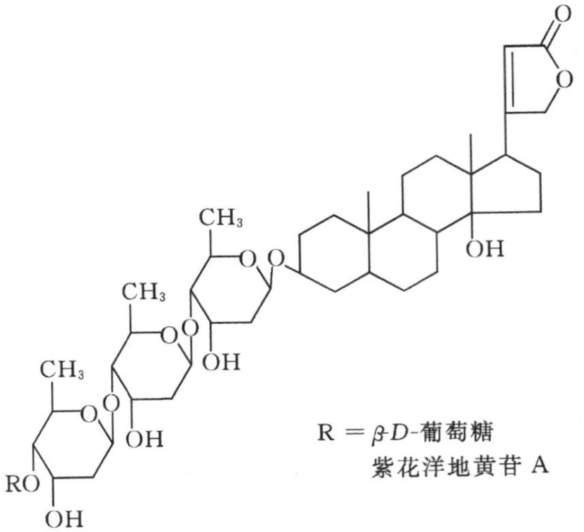

R＝β-D-葡萄糖 　　　 H
紫花洋地黄苷 A 　　　 洋地黄毒苷

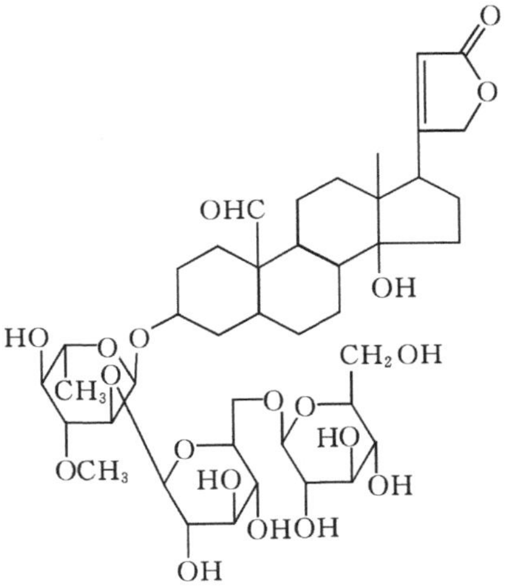

黄夹苷甲

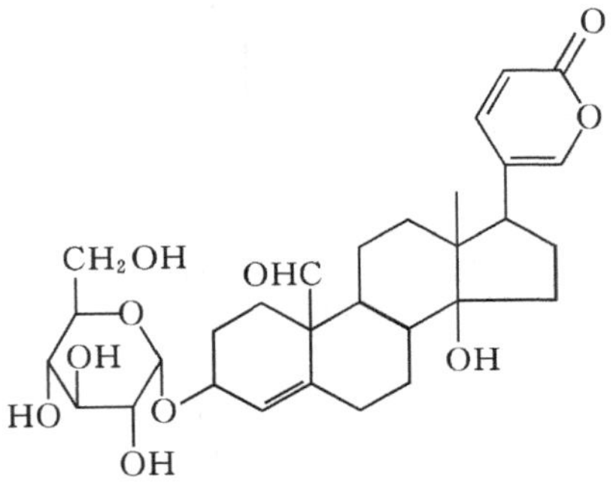

海绿葱苷

第二节　强心苷类化合物的理化性质

一、性状

强心苷类化合物大多为无定形粉末或无色结晶,具有旋光性,对黏膜有刺激性,C-17位上的侧链为 β-构型者味苦,C-17位上的侧链为 α-构型者没有苦味,但无强心作用。

二、溶解性

强心苷类化合物一般可溶于水、甲醇、乙醇、丙酮等极性溶剂,略溶于乙酸乙酯、含醇三氯甲烷,难溶于乙醚、苯、石油醚等非极性溶剂。其溶解度也因糖分子数目和性质以及苷元结构中有无亲水性基团而存在差异,原生苷由于分子中含糖基数目多,而比其次生苷和苷元的亲水性强,可溶于水等极性大的溶剂,难溶于极性小的溶剂。另外,苷元上羟基的数目越多,亲水性则越强,反之则亲脂性较强。

三、水解性

强心苷类化合物的苷键能被酶或酸水解,分子中含有酯键结构的,还能被碱水解。由于强心苷类化合物中糖的结构不同,其水解难易程度各异,水解产物也有所不同。

(一)酸水解

1.温和酸水解

用稀酸(0.02~0.05 mol/L 的盐酸或硫酸)在含水乙醇中经短时间(半小时至数小时)加热回流,可水解 α-去氧糖的苷键(包括苷元与 α-去氧糖之间的苷键、α-去氧糖与 α-去氧糖之间的糖苷键)。非 α-去氧糖的苷键在此条件下难以水解。因此温和酸水解只能将Ⅰ型强心苷水解,产物为苷元和糖(单糖、双糖或三糖)。例如,紫花洋地黄苷 A 在此条件下水解生成洋地黄毒苷元、2 分子洋地黄毒糖和 1 分子洋地黄双糖。

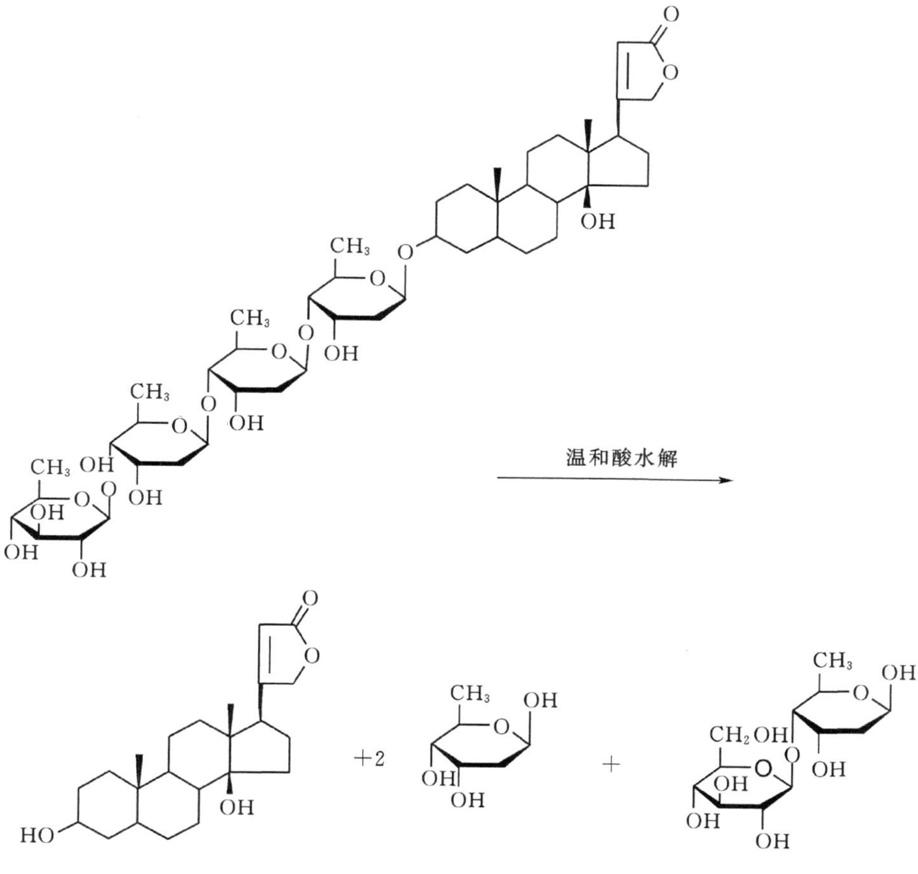

温和酸水解法不能将苷元与 α-羟基糖、α-去氧糖与 α-羟基糖、α-羟基糖与 α-羟基糖之间的糖苷键切断,故不能使Ⅱ型和Ⅲ型强心苷类化合物水解。但此法不宜用于 16 位有甲酰基的洋地黄强心苷类的水解,因 16 位甲酰基即使在这种温和的条件下也能被水解。

2. 强烈酸水解

Ⅱ型和Ⅲ型强心苷与苷元直接相连的均为 α-羟基糖,由于糖的 2 位羟基阻碍了苷键原子的质子化,使水解较为困难,用温和酸水解法无法使其水解,必须增高酸的浓度(3%～5%),延长水解时间或同时加压,才能将苷键全部水解。但由于反应条件较为强烈,常引起苷元脱水形成缩水苷元,C_{14}、C_5 位上的 β 羟基最易发生脱水。例如羟基洋地黄毒苷在此条件下水解生成缩水羟基洋地黄毒苷元、三分子 D-洋地黄毒糖和一分子 β-D-葡萄糖。

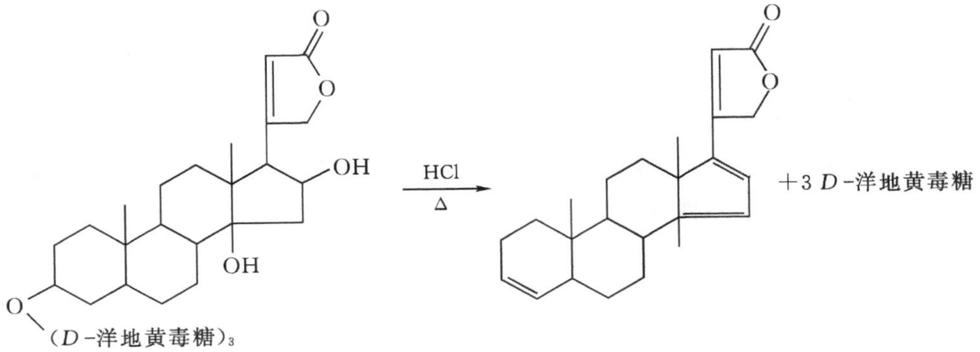

羟基洋地黄毒苷   缩水羟基洋地黄毒苷元

(二)酶水解

酶水解有一定的专属性。不同性质的酶,作用于不同性质的苷键。在含有强心苷类化合物的植物中只存在水解 α-羟基糖的酶,没有水解 α-去氧糖的酶,因此酶水解只能水解除去分子中的葡萄糖而保留 α-去氧糖形成次生苷,例如:

紫花洋地黄苷 A $\xrightarrow{\text{紫花苷酶}}$ 洋地黄毒苷＋D-葡萄糖   (紫花苷酶为 β-葡萄糖苷酶)

含强心苷的植物中均有相应的水解酶共存,故分离强心苷时,常可得到一系列同一苷元的次生苷类,其区别仅在于 D-葡萄糖个数的不同。此外,其他生物中的水解酶亦能使某些强心苷水解。如来源于动物脏器(家畜的心肌、肝等)、蜗牛的消化液、紫苜蓿和一些真菌中的水解酶,尤其是蜗牛消化酶,它是一种混合酶,几乎能水解所有苷键,能将强心苷分子中的糖链逐步水解,直至获得苷元,常用来研究强心苷的结构。

(三)碱水解

强心苷类化合物的苷键不能被碱水解。但是强心苷类化合物受碱的影响会使分子中的酰基水解、内酯环开裂、双键位移及苷元异构化等反应发生。

1. 酰基的水解

强心苷的苷元或糖上常有酰基存在,它们遇碱可水解脱去酰基。用于水解强心苷类化合物中酰基的碱试剂有碳酸氢钠、碳酸氢钾、氢氧化钙、氢氧化钡等。α-去氧糖上的酰基最易脱去，用碳酸氢钠、碳酸氢钾处理即可，而羟基糖或苷元上的酰基须用氢氧化钙、氢氧化钡处理才可。甲酰基较乙酰基易水解，提取分离时，若用氢氧化钙处理，即可水解。碳酸氢钠、碳酸氢钾主要使 α-去氧糖上的酰基水解，而 α-羟基糖及苷元上的酰基往往不被水解；氢氧化钙、氢氧化钡可以使 α-去氧糖上的、α-羟基糖上的、苷元上的酰基水解。氢氧化钠、氢氧化钾由于碱性太强，不但能使糖基和苷元上的酰基全部水解，而且还使内酯环破裂，故不常用。

2. 内酯环的水解

在水溶液中，氢氧化钠、氢氧化钾溶液可使强心苷的内酯环开裂，加酸后可再环合；在醇溶液中，氢氧化钠、氢氧化钾溶液使强心苷的内酯环开环后生成异构化苷，酸化亦不能再环合成原来的内酯环，为不可逆反应。

甲型强心苷在氢氧化钾的醇溶液中，通过内酯环的质子转移、双键转移，以及 C_{14} 位羟基质子对 C_{20} 位的亲电加成作用而生成内酯型异构化苷，再经皂化作用开环形成开链型异构化苷。

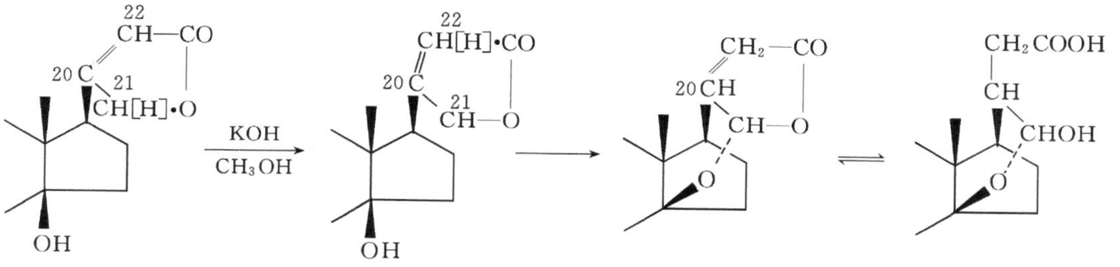

甲型强心苷　　　　　　　　　内酯型异构化苷　　　　　　　开链型异构化苷

甲型强心苷在氢氧化钾醇溶液中，内酯环上的双键由 20(22) 转移到 20(21)，生成 C_{22} 活性亚甲基。该活性亚甲基可以与很多试剂产生颜色反应，这些反应可以用做甲型强心苷的鉴别。

乙型强心苷在氢氧化钾醇溶液中，不发生双键转移，但内酯环开裂生成甲酯异构化苷。

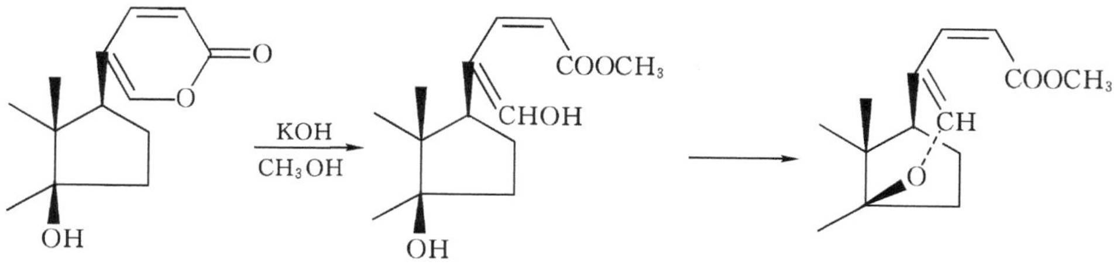

乙型强心苷　　　　　　　　　　　　　　　　　异构化苷

强心苷碱水解的难易次序为：不饱和内酯环＞羟基糖或苷元上的酰基＞α-去氧糖上的酰基。

第三节　强心苷类化合物的提取分离

从中药或天然药物中提取分离强心苷类化合物比较困难，主要原因有：①强心苷的含量较低,且同一植物中常含有许多结构相近、性质相似的强心苷;②强心苷常与糖类、鞣质、皂苷等杂质共存;③在提取分离过程中,强心苷易受酶、酸或碱的影响生成次生苷,与原生苷共存,从而增加了成分的复杂性。

一、提取

强心苷可以用苷类成分提取方法进行。即以不同浓度的醇水溶液进行提取,一般常用甲醇或 70%～80%乙醇作溶剂,提取效率高,且能使酶失去活性,可用于提取原生苷。若要提取次生苷时,一般先利用植物中的酶将原生苷水解,然后再进行提取。常用的方法为:将原料药材粗粉加等量水拌匀湿润,然后在 30～40 ℃条件下放置 12～24 h 进行发酵酶解,再按照提取原生苷的方法提取次生苷。

原料为种子或含脂类杂质较多时,需用石油醚或汽油脱脂后提取;原料为含叶绿素较多的叶或全草时,可用稀碱液皂化法或将醇提液浓缩,保留适量浓度的醇,放置,使叶绿素等脂溶性杂质成胶状沉淀析出,滤过除去。强心苷稀醇提取液经药用炭吸附也可除去叶绿素等脂溶性杂质。

二、分离

混合强心苷可用萃取法和色谱法等方法进行分离。由于混合强心苷的组成复杂,通常需要几种方法配合使用,尤其结合各种色谱法进一步分离。

(一)两相溶剂萃取法

利用强心苷混合物中各单体在两相互不相溶的溶剂间分配系数的不同来进行分离。例如,毛花洋地黄总苷(混合苷)中苷甲、苷乙和苷丙的分离,利用三者在三氯甲烷中溶解度不同,采用甲醇-三氯甲烷-水混合溶剂系统,可将苷丙与苷甲、苷乙分离。

(二)逆流分配法

如黄花夹竹桃苷甲、乙的分离,以三氯甲烷-乙醇-水(10∶5∶3)为溶剂系统,水相为固定相,三氯甲烷为移动相,通过逆流分配法实现了毛花洋地黄总苷中苷甲、乙、丙的分离。

(三)色谱分离法

若需分离出纯度较高的单体,一般采用色谱法。

1. 分配色谱法

极性较大的强心苷,用分配柱色谱分离效果较好。支持剂可用硅胶、硅藻土、纤维素,用三氯甲烷-甲醇-水或乙酸乙酯-甲酸-水等极性较大的溶剂系统进行梯度洗脱。

2. 吸附色谱法

用于分离亲脂性强的强心苷及苷元,一般选用硅胶吸附色谱,用苯-甲醇或三氯甲烷-甲醇为溶剂,进行梯度洗脱。

由于强心苷结构复杂,且多数化合物的结构非常接近,用其他分离方法很难将其纯化,许多分离工作的最后阶段常采用高效液相色谱、液滴逆流色谱、SephadexLH-20 凝胶色谱等方法进行纯化,可获得较好的分离效果。

第四节　强心苷类化合物的鉴定

一、理化方法

强心苷类化合物的理化鉴定主要通过其分子结构中甾体母核、不饱和内酯环及 α-去氧糖的颜色反应来进行。

(一)甾体母核的颜色反应

强心苷类化合物甾体母核的颜色反应见表 10-2。

表 10-2　强心苷类化合物甾体母核的颜色反应

试剂名称	操作及试剂组成	阳性结果
乙酐-浓硫酸反(Liebermann - Burchard 反应)	样品溶于氯仿,加乙酐-浓硫酸(20∶1)数滴	呈黄-红-蓝-紫-绿等颜色变化
氯仿-浓硫酸反应(Salkowaski 反应)	样品溶于氯仿,加浓硫酸	氯仿层显红色或蓝色;硫酸层有绿色荧光
冰乙酸-乙酰氯反应(Tschugaeff 反应)	样品溶于冰乙酸,加乙酰氯数滴及氯化锌结晶数粒,加热。	呈紫-红-蓝-绿等颜色变化,B 环有双键的作用较快
五氯化锑(三氯化锑)反应	样品醇溶液点于滤纸上,喷五氯化锑(三氯化锑)氯仿液,再于 100 ℃加热 5 min	在可见光或紫外光下,各种强心苷类化合物显示出不同颜色的斑点

(二)不饱和内酯环的颜色反应

甲型强心苷在醇性氢氧化钠或氢氧化钾溶液中,通过内酯环的双键转移和质子转移形成 C_{22} 活性亚甲基,是许多颜色反应的基础,可用于甲型强心苷元的鉴别,而乙型强心苷则无此反应。

1. 亚硝酰铁氰化钠反应(Legal 反应)

取样品 $1\sim2$ mg,溶于吡啶 $2\sim3$ 滴中,加 3%亚硝酰铁氰化钠溶液和 2 mol/L 氢氧化钠溶液各 1 滴,反应液呈深红色并渐渐退去。此反应机制可能是由于活性亚甲基与活性亚硝基缩合生成异亚硝酰衍生物的盐而呈色,凡分子中有活性亚甲基者均有此显色反应。

$$[Fe(CN)_5NO]^{-2} + \ H_2C\diagdown \ +2OH^- \longrightarrow [Fe(CN)_5\underset{\uparrow}{\overset{O}{N}}=C\diagdown \ ]^{-4}+2H_2O$$

2. 间二硝基苯试剂反应(Raymond 反应)

取样品约 1 mg,以少量 50%乙醇溶解后加入间二硝基苯乙醇溶液 0.1 ml,摇匀后再加入 20%氢氧化钠 0.2 ml,呈紫红色。本法反应机制是通过间二硝基苯与活性亚甲基缩合,再经过量的间二硝基苯的氧化生成醌式结构而呈色,部分间二硝基苯自身还原为间硝基苯胺。

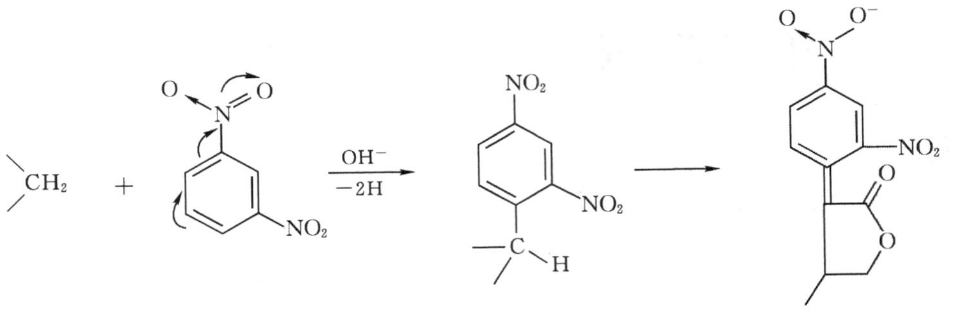

其他间二硝基化合物如 3,5 -二硝基苯甲酸（Kedde 反应）、苦味酸（Baljet 反应）等也具有相同的反应机制,如表 10 - 3 所示。

表 10 - 3　活性亚甲基颜色反应

反应名称	试剂	颜色	λ_{max}（nm）
Legal 反应	$Na_2Fe(NO)CN_5 \cdot 2H_2O$ 亚硝酰铁氰化钠	深红或蓝	470
Kedde 反应	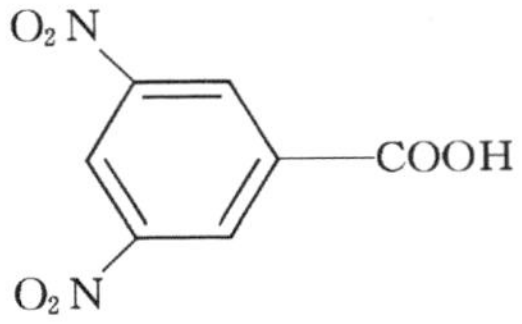 3,5 -二硝基苯甲酸	深红或蓝	590
Raymond 反应	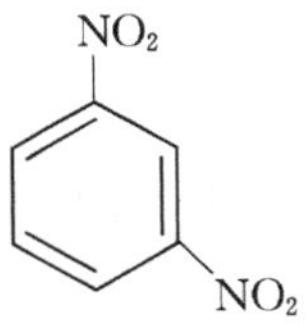 间二硝基苯	紫红或蓝	620
Baljet 反应	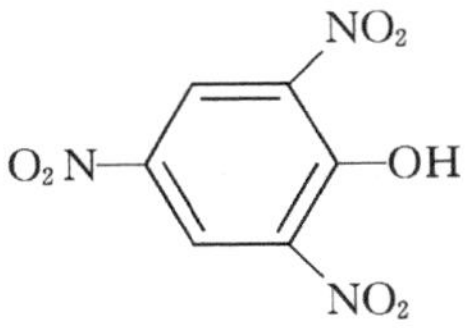 苦味酸	橙或橙红	490

（三）α-去氧糖的颜色反应

1. 三氯化铁-冰乙酸反应（Keller - Kiliani **反应**）

试样溶于冰乙酸，加 1～2 滴三氯化铁试剂，再加浓硫酸，冰乙酸层显蓝绿色。此反应只对游离的 α-去氧糖或在此条件下能水解出 α-去氧糖的强心苷显色。

2. 对二甲氨基苯甲醛反应

试样甲醇或乙醇溶液滴于滤纸上，挥干，喷对二甲氨基苯甲醛（1％对二甲氨基苯甲醛乙醇溶液-浓盐酸，4：1）试剂，90 ℃加热 30 min，显灰红色斑点。此反应可用于薄层色谱与纸色谱显色。

3. 呫吨氢醇反应（Xanthydol **反应**）

试样少量，加呫吨氢醇试剂（10 mg 呫吨氢醇溶于 100 ml 冰乙酸，加 1 ml 浓硫酸），水浴加热，分子结构中含 α-去氧糖的强心苷都能显红色。此反应极为灵敏，分子中的 α-去氧糖可定量地发生反应，故还可用于定量分析。

二、色谱法

（一）薄层色谱

1. 吸附色谱

常用硅胶为吸附剂，用三氯甲烷-甲醇-乙酸（85：13：2）、二氯甲烷-甲醇-甲酰胺（80：19：1）等溶剂系统为展开剂。

2. 分配色谱

分配色谱对强心苷类化合物的分离效果较好。常用硅藻土、纤维素为支持剂，常用甲酰胺为固定相，三氯甲烷-丙酮（2：3）、三氯甲烷、苯（都须用甲酰胺饱和）等为展开剂。

（二）纸色谱

纸色谱是最早应用于分离鉴定强心苷类化合物的色谱方法。对于亲水性强的强心苷，纸色谱可用水为固定相，用丁酮或丁醇-甲苯-水为移动相，可得到较好的效果。

亲脂性强心苷，一般多用甲酰胺为固定相，用苯或甲酰胺饱和的苯溶液为移动相。如果强心苷的亲脂性较弱，则需相应地增强移动相的极性，可用丁酮-二甲苯-甲酰胺（50：50：4）、三氯甲烷-四氢呋喃-甲酰胺（50：50：6.5）等溶剂系统。

强心苷的薄层色谱和纸色谱显常用的显色剂有 2％五氯化锑的三氯甲烷溶液、碱性 3,5 -二硝基苯甲酸试剂、碱性苦味酸试剂等，不同的强心苷类化合物显不同的颜色。

第五节　强心苷类化合物的研究实例

【实例】毛花洋地黄（毛花洋地黄苷丙与毛花苷 C）

1. 来源与功效

毛花洋地黄 *Digitais lanata* 是玄参科植物，在临床应用已有百年历史，至今仍是治疗心力衰竭的有效药物。

2.药理与临床应用

毛花洋地黄 *Digitais lanata* 中富含的强心苷(cardiac glycoside)是一类具选择性强心作用的药物,又称强心甙或强心配糖体。临床上主要用以治疗心功能不全,此外又可治疗某些心律失常,尤其是室上性心律失常。

3.化学成分类型及主要化合物

毛花洋地黄叶富含强心苷类化合物,达 30 余种,多为次生苷。属于原生苷的有毛花洋地黄苷甲、乙、丙、丁和戊(lanatoside A、B、C、D、E),以苷甲和苷丙的含量较高。此外,还含叶绿素、树脂、皂苷、蛋白质、水溶性色素、糖类等杂质和可水解原生苷的酶。毛花苷 C 是毛花洋地黄苷丙的去乙酰化物。

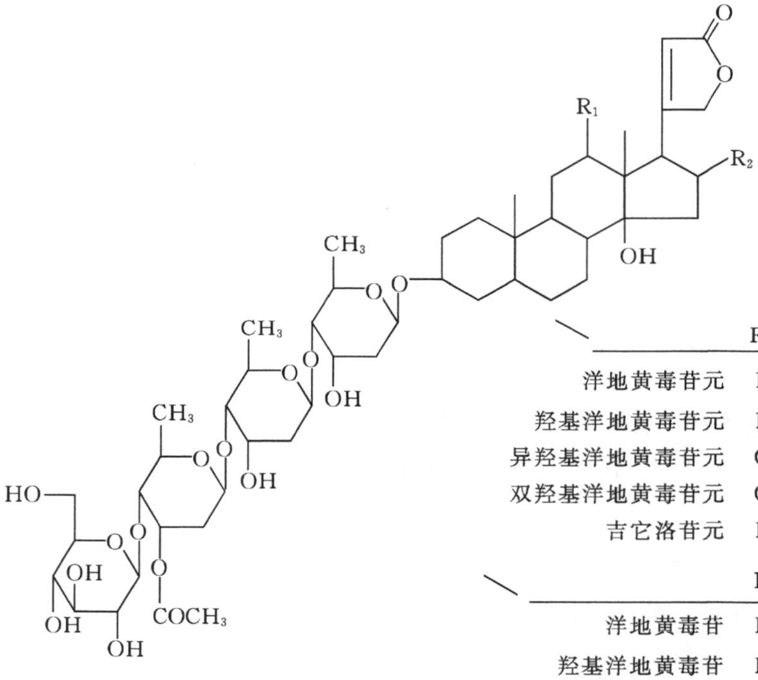

	R_1	R_2
洋地黄毒苷元	H	H
羟基洋地黄毒苷元	H	OH
异羟基洋地黄毒苷元	OH	H
双羟基洋地黄毒苷元	OH	OH
吉它洛苷元	H	—OOCH

	R_1	R_2
洋地黄毒苷	H	H
羟基洋地黄毒苷	H	OH
异羟基洋地黄毒苷	OH	H
双羟基洋地黄毒苷	OH	OH
吉它洛苷	H	—OOCH

毛花洋地黄苷甲	H	H
毛花洋地黄苷乙	H	OH
毛花洋地黄苷丙	OH	H
毛花洋地黄苷丁	OH	OH
毛花洋地黄苷戊	H	—OOCH

4. 提取分离

（1）提取总苷

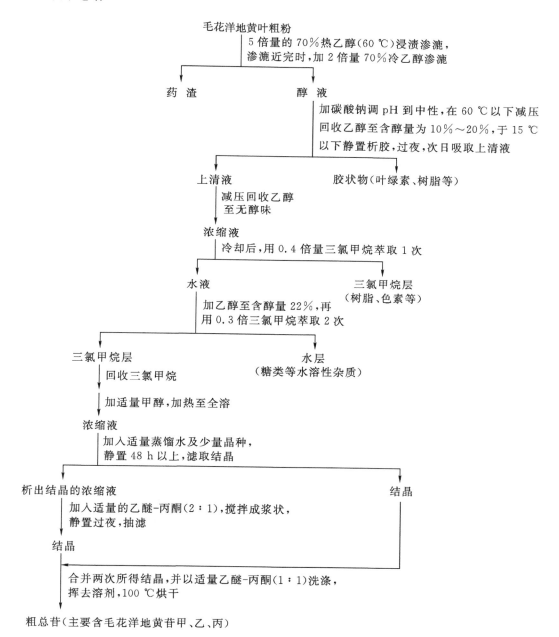

毛花洋地黄叶粗粉
　　5 倍量的 70% 热乙醇（60 ℃）浸渍渗漉，
　　渗漉近完时，加 2 倍量 70% 冷乙醇渗漉

药渣　　　　　　　醇液
　　　　　　　　加碳酸钠调 pH 到中性，在 60 ℃ 以下减压
　　　　　　　　回收乙醇至含醇量为 10%～20%，于 15 ℃
　　　　　　　　以下静置析胶，过夜，次日吸取上清液

上清液　　　　　　　　胶状物（叶绿素、树脂等）
　　减压回收乙醇
　　至无醇味

浓缩液
　　冷却后，用 0.4 倍量三氯甲烷萃取 1 次

水液　　　　　　　　　三氯甲烷层
　　　　　　　　　　　（树脂、色素等）
　　加乙醇至含醇量 22%，再
　　用 0.3 倍三氯甲烷萃取 2 次

三氯甲烷层　　　　　　　水层
　　回收三氯甲烷　　　　（糖类等水溶性杂质）

　　加适量甲醇，加热至全溶

浓缩液
　　加入适量蒸馏水及少量晶种，
　　静置 48 h 以上，滤取结晶

析出结晶的浓缩液　　　　　　　　　　结晶
　　加入适量的乙醚-丙酮（2：1），搅拌成浆状，
　　静置过夜，抽滤

结晶
　　合并两次所得结晶，并以适量乙醚-丙酮（1：1）洗涤，
　　挥去溶剂，100 ℃ 烘干

粗总苷（主要含毛花洋地黄苷甲、乙、丙）

（2）分离苷丙　粗总苷中所含毛花苷甲、乙、丙的苷元由于羟基的数目和位置不同，使得它们的极性和溶解度亦有差别。其极性大小顺序为苷丙＞苷乙＞苷甲，在水中化合物的溶解度情况见表 10-4。

表 10 - 4　毛花苷甲、乙、丙的溶解度

化合物	水	甲醇	乙醇	三氯甲烷
毛花苷甲	不溶(1:16 000)	1:20	1:40	1:125
毛花苷乙	几乎不溶	1:20	1:40	1:550
毛花苷丙	不溶(1:18 500)	1:20	1:45	1:1 750

分离毛花苷丙常采用粗总苷-甲醇-三氯甲烷-水(1:100:500:500)的混合溶剂系统进行。极性小的化合物在非极性溶剂(三氯甲烷)中含量多,极性大者在极性溶剂(稀甲醇)中含量多,据此可使毛花苷甲、乙、丙分离。

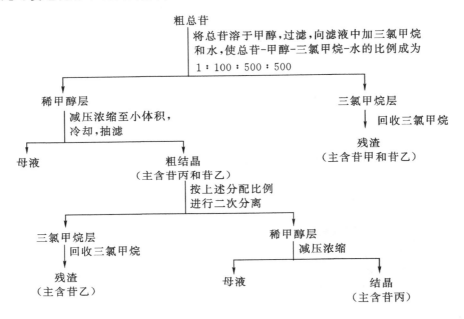

(3)去乙酰基(毛花苷 C 的制备)　毛花苷丙去乙酰基,常采用氢氧化钙或碳酸钾。按苷丙-甲醇-氢氧化钙-水以 1g:33ml:60mg:33ml 的配比,先将苷丙溶于甲醇中,氢氧化钙溶于水中,分别滤清,再混合均匀,静置过夜。水解完毕,以 1% 的盐酸调至中性。滤过,滤液减压浓缩至约 20% 的体积,放置过夜,滤集沉淀或结晶,以 150 倍甲醇重结晶即得毛花苷 C 纯品。

 学习小结

本章的内容包括强心苷的定义、生物活性、结构与分类、理化性质、提取分离方法和显色反应等。

强心苷是生物界中存在的一类对心脏具有显著生物活性的甾体苷类化合物,是由强心苷元与糖缩合而成。强心苷类化合物具有正性肌力、减慢心率及抗交感神经作用,主要用来治疗心脏疾病。

　　强心苷根据甾体母核上 17 位取代基团不同分为两类：连接的是五元不饱和内酯环的为甲型强心苷；连接的是六元不饱和内酯环的为乙型强心苷。强心苷中苷元 C_3 – OH 都与糖部分结合形成苷，构成强心苷的糖可以分成 α-羟基糖（2 –羟基糖）和 α-去氧糖（2 –去氧糖）两类。α-去氧糖是强心苷类成分的一个重要特征。强心苷中糖的连接方式有三种类型，以 Ⅰ、Ⅱ 型较多，Ⅲ 型较少。

　　强心苷类化合物一般可溶于水、甲醇、乙醇、丙酮等极性溶剂，略溶于乙酸乙酯、含醇三氯甲烷，难溶于乙醚、苯、石油醚等非极性溶剂。其溶解度也因糖分子数目和性质以及苷元结构中有无亲水性基团而异。强心苷类化合物的苷键能被酶或酸水解。酸水解有温和酸水解（0.02～0.05 mol/L 稀酸，短时间）可水解 α-去氧糖的苷键；强烈酸水解（3％～5％酸，延长时间），能将苷键全部水解，但常形成缩水苷元；酶水解只能水解除去分子中的葡萄糖；分子中含有酯键结构的，还能被碱水解。

　　强心苷可以用不同浓度的醇水溶液进行提取。分离时通常采用萃取法和色谱法等方法进行。可以通过一些分离实例进行理解掌握。

　　强心苷类化合物的理化鉴别主要通过其分子结构中甾体母核、不饱和内酯环及 α-去氧糖的颜色反应来进行。重点掌握不饱和内酯环的颜色反应及其反应机理；色谱鉴别主要有薄层色谱纸色谱方法。

目标测试

一、选择题

　　1. 甲型强心苷与乙型强心苷的区别是（　　）

　　A. A/B 环稠合方式不同

　　B. C/D 环大小不同

　　C. C – 17 位连接的不饱和内酯环不同

　　D. C – 3 位是否有羟基取代

　　2. 提取强心苷次生苷，原料药可采用的处理方式为（　　）

　　A. 0.02～0.05 mol · L^{-1} 的盐酸或硫酸处理

　　B. 用浓盐酸或浓硫酸处理

　　C. 用碱处理

　　D. 30～40 ℃加水保温放置

　　3. 鉴别甾体皂苷和甲型强心苷的显色反应为（　　）

　　A. Liebermann – Burchard 反应

　　B. Kedde 反应

　　C. Molish 反应

　　D. 1％明胶试剂

　　4. α-去氧糖常见于（　　）

　　A. 强心苷

　　B. 皂苷

　　C. 黄酮苷

　　D. 蒽醌苷

　　5. 下列为 Ⅱ 型强心苷的是（　　）

　　A. 苷元-(2,6 –二去氧糖)$_x$-(D –葡萄糖)$_y$

　　B. 苷元-(6 –去氧糖)$_x$-(D –葡萄糖)$_y$

C. 苷元-$(D-葡萄糖)_y$

D. 苷元-$(D-葡萄糖)_x$-$(6-去氧糖)_y$

6. 下列关于强心苷的溶解性能描述正确的是(　　)

A. 羟基越多亲水性越强　　　　　　　B. 易溶于乙醚、苯

C. 易溶于石油醚　　　　　　　　　　D. 可溶于如水、甲醇

7. 强心苷 α-去氧糖的反应有(　　)

A. Kedde 反应　　　　　　　　　　　B. Legal 反应

C. Keller - Kiliani 反应　　　　　　　D. 对-二甲氨基苯甲醛反应

8. 下列属于 α-去氧糖的是(　　)

A. D-洋地黄毒糖　　　　　　　　　B. L-黄花夹竹桃糖

C. D-加拿大麻糖　　　　　　　　　D. L-夹竹桃糖

9. 强心苷中特殊的糖是(　　)

A. 葡萄糖　　　　　　　　　　　　　B. 6-去氧糖

C. 2,6-二去氧糖　　　　　　　　　　D. 6-去氧糖甲醚

10. 温和酸水解可以切断强心苷中的苷键有(　　)

A. 苷元与 6-去氧糖之间　　　　　　　B. 苷元与 2,6-二去氧糖之间

C. 葡萄糖之间　　　　　　　　　　　D. 2,6-二去氧糖之间

二、问答题

1. 甲型强心苷与乙型强心苷在结构上的区别是什么,可采用何种化学方法鉴别它们?

2. 简述不饱和内酯环的颜色反应的机理和应用范围。

3. 提取强心苷原生苷的方法及注意事项。

第十一章　其他成分

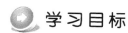 学习目标

【熟悉】鞣质、有机酸、糖类、蛋白质、酶和动物药活性成分的结构特点,一般性质。
【了解】鞣质、有机酸、糖类、蛋白质、酶和动物药活性成分的生物活性。

中药中的化学成分除了以上各章节所介绍外,还含有其他一些成分如鞣质、有机酸、多糖、蛋白质、酶及动物药活性成分等,一并在本章介绍。

第一节　鞣　质

一、概述

鞣质又称单宁(tannins)或鞣酸(tannic acid),是一类结构复杂的多元酚类大分子化合物。

鞣质广泛分布于植物界,尤以高等植物中分布更为普遍,如石榴皮、儿茶树皮和合欢树皮(含鞣质 30%～50%)等。存在于植物的皮部、木部、根部、叶和果实中,某些寄生于植物体的昆虫所形成的虫瘿中含较多量的鞣质,如五倍子中的鞣质含量高达 60%～70%。

 知识链接

鞣质的作用

鞣质具有收敛性,内服可治疗胃肠道出血、水泻等症;能凝固微生物的原生质,具有一定的抗菌作用,也用作止痢药。外用因其能沉淀蛋白质,可凝固创伤组织表面蛋白质而形成痂膜,减少分泌和血浆损失,保护创伤面,防止细菌感染,并能收缩微血管,故可作为创面保护药和局部止血剂,用于治疗烧、烫伤等。

此外,鞣质还具有抗肿瘤作用,抗脂质氧化,清除自由基,抗病毒,抗过敏、疱疹作用等。

二、结构与分类

鞣质按水解情况可分为可水解鞣质和缩合鞣质两类。

(一)可水解鞣质

可水解鞣质(condensed tannine)分子中具有酯键和苷键,在稀酸和酶的作用下,可水解成

比较简单的化合物,从而失去鞣质的性质。根据其水解的主要产物不同,又可分为两个小类:没食子酸鞣质类(gallotannins)和逆没食子酸鞣质类(ellagitannins)。

1. 没食子酸鞣质类

水解后生成没食子酸和糖(或多元醇)。如大黄和五倍子中的鞣质。

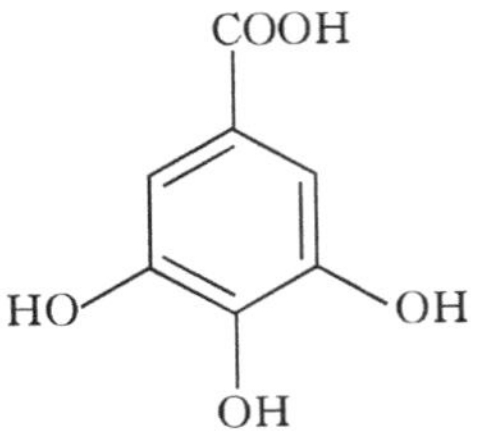

没食子酸

2. 逆没食子酸鞣质类

水解后能生成逆没食子酸和糖或同时有黄没食子酸或其他酸产生的鞣质。

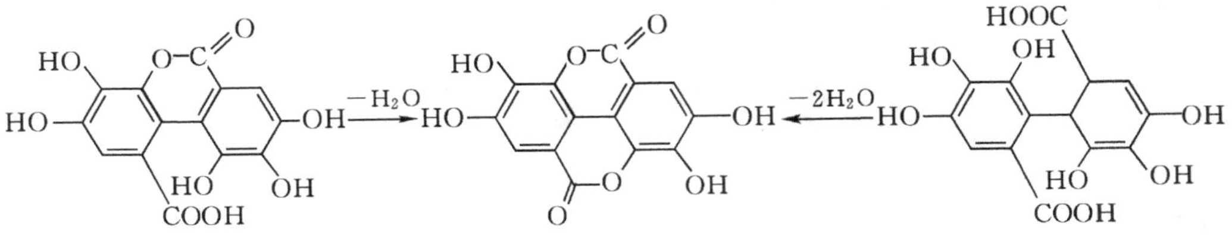

黄没食子酸　　　　　　　逆没食子酸　　　　　　六羟基联苯二甲酸

(二)缩合鞣质

缩合鞣质(condensed tannins)亦称为鞣酐或鞣红,一般不能水解,经酸处理后可缩合成高分子不溶于水的无定形棕红色沉淀。缩合鞣质在中药中分布较广,天然鞣质多属于此类。如茶叶、虎杖、四季青、桂皮等所含的鞣质均属于缩合鞣质。

缩合鞣质的化学结构较为复杂,目前推测,认为其结构与羟基黄烷-3-醇和羟基黄烷-3,4-二醇具有密切的关系,因此,这些羟基黄烷醇类很可能就是缩合鞣质的前体,羟基黄烷醇之间是碳-碳键缩合成鞣质,不能被水解。如儿茶素(catechin)不是鞣质,不具有鞣质的通性,但相互缩合成大分子多聚物后即显现鞣质的特性;双儿茶素为二聚物,只有部分鞣质的性质,随着聚合度的增加,鞣质的性质亦越趋于显著,三、四及五聚物等成为真正的缩合鞣质。

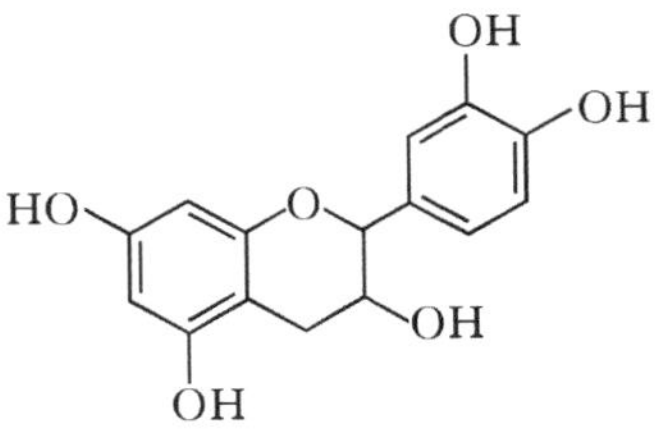

（＋）儿茶素 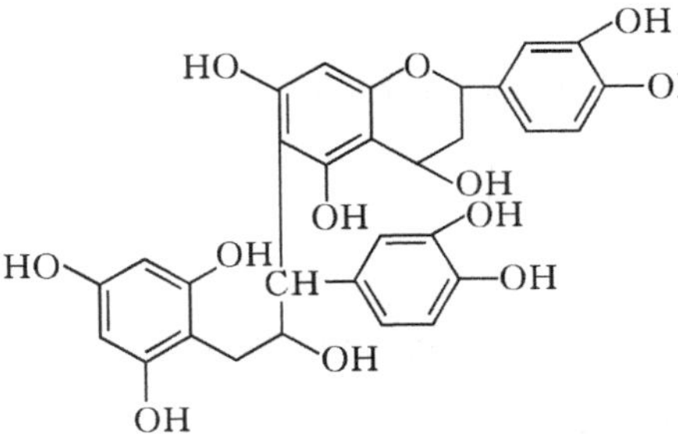　　　　　　　　双儿茶素

三、理化性质

（一）通性

1. 性状

多为无定形粉末，具有吸湿性。

2. 溶解性

鞣质可溶于水、甲醇、乙醇、丙酮、乙酸乙酯、乙醚和乙醇的混合溶剂等，不溶于无水乙醚、三氯甲烷、二硫化碳、四氯化碳和石油醚等。

3. 还原性

鞣质具有强还原性，能还原斐林试剂。

4. 沉淀特性

（1）与蛋白质作用　鞣质能与蛋白质结合生成不溶于水的复合物而沉淀。实验室一般使用明胶试剂。

（2）与重金属盐的作用　鞣质的水溶液能与重金属盐如醋酸铅或碱土金属的氯化物等作用，生成沉淀。

（3）与生物碱的作用　鞣质水溶液可与生物碱生成难溶或不溶性的复盐沉淀，可用作生物碱的沉淀试剂。

5. 显色特性

（1）与三氯化铁的作用　鞣质的水溶液可与三氯化铁生成墨绿或蓝黑色溶液或沉淀。

（2）与铁氰化钾氨溶液的作用　鞣质与铁氰化钾氨溶液反应呈深红色，并很快变成棕色。

（二）两类鞣质的区别

以下几种反应，可用于区别可水解鞣质与缩合鞣质，亦可用于鞣质的鉴别（表 11 - 1）。

表 11 - 1　两类鞣质的鉴别

试剂	可水解鞣质	缩合鞣质
稀酸共沸	无沉淀	暗红色鞣红沉淀
溴水	无沉淀	黄色或橘红色沉淀
石灰水	青灰色沉淀	棕色或棕红色沉淀
甲醛和盐酸	无沉淀	沉淀
三氯化铁	蓝色或蓝黑色（或沉淀）	绿色或绿黑色（或沉淀）

四、提取与分离

1. 提取

鞣质为多元酚类化合物，极性较大，常用的提取溶剂有水、低级醇、水-丙酮、乙酸乙酯等。提取和浓缩过程中应注意以下几点：①为避免受到水分、空气、光线和酶等因素的影响，常选用新鲜植物材料,采用冷浸或渗漉法尽快提取,不使用铁、铜等金属容器;②温度应尽可能低,尤其是对于极不稳定的可水解鞣质,温度应控制在50 ℃以下;③因鞣质在酸、碱或氧化剂的作用下均不稳定,故提取浓缩过程应尽量避免与之接触。

2. 分离

色谱法是目前分离鞣质最主要的方法。常用葡聚糖凝胶滤过柱色谱法,固定相选用 Sephadex LH - 20,洗脱剂选用水、不同浓度的醇和丙酮。此外,硅胶、纤维素和聚酰胺等也可作为色谱分离的固定相。

 知识链接

天然药物注射剂的制备过程中必须注意除尽鞣质。主要原因有两方面:①由于鞣质能与蛋白质结合成水不溶性沉淀,若存在于注射剂中,肌注后往往局部会出现硬结和疼痛;②如果注射剂含有鞣质,在灭菌和贮藏过程中,会使颜色加深,产生混浊继而生成沉淀,对注射剂的澄明度和稳定性产生很大影响。除去鞣质常用的方法如下:

- **热处理法** 鞣质的水溶液是一种胶体溶液,高温处理可使胶粒聚集,沉淀析出,达到除鞣的目的。如天然药物注射剂,常采用两次灭菌法除去鞣质。
- **明胶沉淀法** 将4‰明胶水溶液加入天然药物的水提取液,至沉淀完全,滤过,滤液减压浓缩后,再加3~5倍量乙醇,沉淀去除过量明胶。
- **石灰法** 由于钙离子与鞣质结合能生成沉淀,故可将氢氧化钙加入天然药物水提取液中,使鞣质沉淀除去。亦可在提取前,先将石灰乳拌入天然药物中,使鞣质与钙结合成不溶性化合物而留于药渣中,再选用适宜的溶剂提出有效成分。
- **聚酰胺吸附法** 鞣质分子中含有多个酚羟基,可被聚酰胺吸附,与有效成分分开。此法操作简便,除去鞣质较为彻底。

此外,氨水或氢氧化铝沉淀法、白陶土或药用炭吸附法也常用于除去鞣质。

第二节 有机酸

有机酸是指分子结构中具有羧基(不包括氨基酸)的一类酸性有机化合物。广泛分布于植物界,大多与钾、钠、钙及镁等阳离子或生物碱结合成盐而存在。

中药中含有的有机酸类成分具有较好的生物活性,在抗菌消炎方面表现尤为突出。如鸦胆子中的油酸具有抗癌作用;地龙中的丁二酸具有止咳平喘作用;四季青中的原儿茶酸具有抗菌活性;丹参中水溶性有效成分具有扩张冠状动脉的作用;巴豆酸和巴豆油酸是巴豆致泻的有效成分,土槿皮中的土槿皮酸有很好的抗真菌作用;五味子中含有苹果酸、枸橼酸、酒石酸;山楂中含有酒石酸、枸橼酸、山楂酸等。

一、结构类型

有机酸可分为脂肪族有机酸和芳香族有机酸两类。

1. 脂肪族有机酸

脂肪族有机酸包括饱和脂肪酸、不饱和脂肪酸和含脂环有机酸。按结构中羧基的数目不同又可分为一元酸、二元酸和多元酸。中药中含有此类有机酸较多,如当归酸、乌头酸和延胡索酸等。

$H_3C-C-COOH$
$\|$
$HC-CH_3$

当归酸

$H_2C-COOH$
$C-COOH$
$\|$
$HC-COOH$

乌头酸

$HOOC-CH$
$\|$
$HC-COOH$

延胡索酸

2. 芳香族有机酸(包括多酚酸类)

常见的芳香族有机酸有原儿茶酸、桂皮酸、咖啡酸等。

咖啡酸

桂皮酸

原儿茶酸

知识链接

脂肪族有机酸对于人体具有以下影响:①饱和脂肪酸能促进人体吸收胆固醇,使血中胆固醇含量升高,两者易相互结合,沉积于血管壁,是造成血管硬化的主要原因。②不饱和脂肪酸分为单不饱和脂肪酸和多不饱和脂肪酸。单不饱和脂肪酸存在于陆地动物的脂肪中,对人体胆固醇代谢影响不大。植物油脂中含2或3个双键的脂肪酸,动物的脂肪中含4个以上双键的多不饱和脂肪酸。多不饱和脂肪酸在人体中易于乳化、输送和代谢,不易在动脉壁上沉积,有良好的降血脂作用。常见的多不饱和脂肪酸主要有亚油酸,α-亚麻酸,γ-亚麻酸,花生四烯酸,二十二碳六烯酸和二十碳五烯酸等。其中,亚油酸和α-亚麻酸被称为人体必须脂肪酸,需从食物中摄取。亚油酸进入人体内可转化成花生四烯酸和γ-亚麻酸,花生四烯酸是前列腺素的前体物质,前列腺素具有较广泛的调节机体代谢的重要作用。α-亚麻酸可在人体最后合成二十碳五烯酸和二十二碳六烯酸。二十二碳六烯酸具有提高记忆力,延缓大脑衰老的作用。

二、理化性质

1. 性状

低级脂肪酸(含8个碳原子以下)及不饱和脂肪酸在常温时多为液体,较高级的饱和脂肪酸、多元酸和芳香酸多为固体。

2. 溶解性

低级脂肪酸多易溶于水或乙醇,随分子中所含碳原子数目的增多,在水中的溶解度迅速降低,4 个碳原子以上的酸仅微溶于水;分子中极性基团越多,在水中的溶解度越大。多元酸比一元酸易溶于水,含羟基数目多的有机酸水溶性大;芳香族的酸类难溶于水,而易溶于乙醇和乙醚中;芳香酸易升华,也能随水蒸气蒸馏。

3. 酸性

有机酸具有羧酸的性质,可生成酯、酰胺、酰卤等衍生物。能和碱金属、碱土金属结合成盐,其一价金属盐易溶于水,不溶于有机溶剂和高浓度的乙醇,二价、三价金属盐较难溶于水,如有机酸的铅盐、钙盐。此性质可用于有机酸的提取和分离。

三、提取与分离

1. 有机溶剂提取法

由于游离的有机酸(分子量小的例外)易溶于有机溶剂而难溶于水,有机酸盐则易溶于水而难溶于有机溶剂,故一般可先酸化使有机酸游离,然后选用合适的有机溶剂提取。

2. 离子交换法

可将水提取药液通过强酸性阳离子交换树脂,以除去碱性物质,而酸性和中性物质则通过树脂流出,再将流出液通过强碱性阴离子交换树脂,有机酸根离子即被交换在树脂上,糖和其他中性杂质可流经树脂而被除去,将树脂用水洗净后,用稀酸或稀碱溶液即可将有机酸从柱上洗下。也可将水提取药液先通过强碱性阴离子交换树脂,使有机酸根离子交换在树脂上,而碱性和中性杂质则流经树脂而除去,将树脂用水洗净后,用稀酸洗脱即可得游离的有机酸,但也可用稀氨水洗脱,有机酸即成氨盐而溶于洗脱液中,将此洗脱液减压蒸去过剩的氨水,再加酸酸化,总有机酸即游离析出。

从上述两种方法得到的总有机酸,尚需采用分步结晶法或色谱法进行分离,才能获得单体。

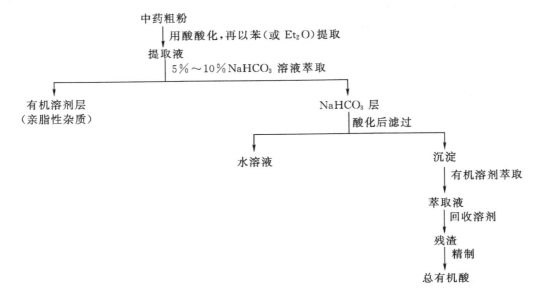

四、鉴定

1. pH 试纸试验

有机酸溶液可使 pH 试纸呈酸性反应。

2. 溴酚蓝试验

将含有机酸的提取液滴在滤纸上,再滴加 0.1％溴酚蓝试剂,立即在蓝色的背景上显黄色斑点。

3. 色谱鉴定

纸色谱和薄层色谱是有机酸常用的鉴定方法。在色谱分离过程中,如果展开剂选择不当,同是一个有机酸可能有呈解离的离子状态和未解离的分子状态,这两种状态的有机酸极性不同,在纸上或薄层板上就可能产生拖尾或斑点不集中的现象。克服此现象常用的方法是调节展开剂的 pH 值,如在展开剂中加入甲酸或醋酸,可抑制有机酸的解离,使有机酸能以分子状态进行展开;如在展开剂中加入浓氨水,有机酸成铵盐的状态进行展开。

(1)纸色谱　①展开剂:正丁醇-冰醋酸-水(4∶1∶5);正丁醇-吡啶-二氧六环-水(14∶1∶1)。②显色剂:0.05％溴酚蓝的乙醇溶液喷雾,于蓝色背景上呈现黄色斑点。

(2)薄层色谱

• 吸附剂　聚酰胺(100 目)-淀粉-水(5∶1∶5)铺板。①展开剂 95％乙醇;氯仿-甲醇(1∶1)。②显色剂 0.05％溴酚蓝水溶液。

• 吸附剂　硅胶-石膏-水(10∶2∶30)湿法铺板,晾干后于 105 ℃干燥半小时。①展开剂:醋酸乙酯-甲醇-浓氨水(90∶5∶3);苯-甲醇-醋酸(95∶8∶4)。②显色剂:0.05％溴酚蓝水溶液。

五、有机酸类研究实例

【实例】金银花(绿原酸及异绿原酸)

金银花为忍冬科忍冬属植物忍冬 *Lonicera japonica* Thund. 的干燥花蕾。具有清热解毒,凉散风热的作用。花及花蕾中除含有异绿原酸和少量绿原酸外,还含有黄酮苷类化合物木樨草素-7-葡萄糖苷。

绿原酸(chlorogenic acid),分子式 $C_{16}H_{18}O_9$,分子量 354.30。半水合物为针状结晶(水),110 ℃变为无水化合物,m. p. 208 ℃,$[a]_D^{26}$ -35.20°。25 ℃水中溶解度为 4％,热水中溶解度较大,易溶于乙醇和丙酮,极微溶于醋酸乙酯。

金银花中异绿原酸和绿原酸提取分离如下:

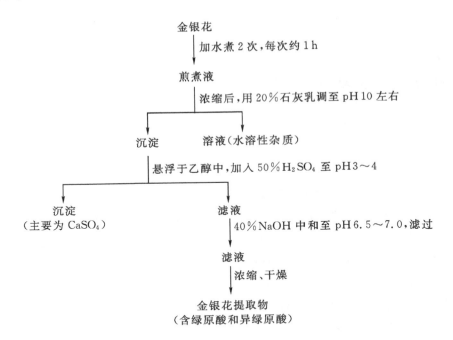

金银花
↓ 加水煮 2 次,每次约 1 h
煎煮液
↓ 浓缩后,用 20％石灰乳调至 pH 10 左右
沉淀　　　溶液(水溶性杂质)
↓ 悬浮于乙醇中,加入 50％H_2SO_4 至 pH3～4
沉淀　　　　　滤液
(主要为 $CaSO_4$)　↓ 40％NaOH 中和至 pH6.5～7.0,滤过
　　　　　　　滤液
　　　　　　　↓ 浓缩、干燥
　　　　金银花提取物
　　　(含绿原酸和异绿原酸)

流程说明:①金银花的水煎液加石灰乳,使异绿原酸及绿原酸成钙盐难溶于水产生沉淀析出。②加 50％硫酸为了分解绿原酸钙盐,产生硫酸钙的沉淀,绿原酸及异绿原酸成为游离酸溶于水中。

第三节　氨基酸、蛋白质、酶

一、氨基酸

氨基酸是一种分子中既含有氨基又含有羧酸的化合物,在动植物体内广泛存在。

(一)结构类型

根据来源可将氨基酸分为以下两类:

(1)由蛋白质水解而来,是构成生物有机体蛋白质的氨基酸。大多为 α-氨基酸,约 20 多种。这类氨基酸大部分已应用于临床,如精氨酸能有效治疗肝性脑病,组氨酸能有效治疗胃、十二指肠溃疡及肝炎,赖氨酸大量用于强化食品和饲料。

(2)天然存在的非蛋白氨基酸,称天然氨基酸。这类氨基酸目前已发现 300 余种。如使君子中的使君子氨酸是驱蛔虫的有效成分,南瓜子中的南瓜子氨酸有抑制血吸虫和绦虫的作用,天冬、棉根皮中的天门冬素(天门冬酰胺)有较好的镇咳作用。

常见氨基酸以组成蛋白质的 30 余种氨基酸为主,都属 α-氨基羧酸,具有 R—CH(NH_2)—COOH 通式,多数是一元氨基一羧酸,也有一元氨基二羧酸、二元氨基一羧酸和含有杂环的氨基酸等。另外,如上述的 γ-氨基丁酸以及某些含羟基的氨基酸则属较为少见的氨基酸。

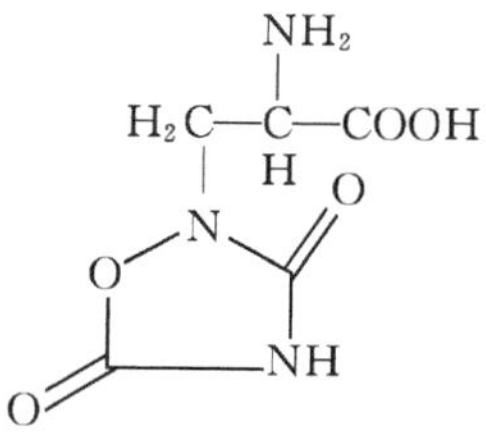

使君子氨酸 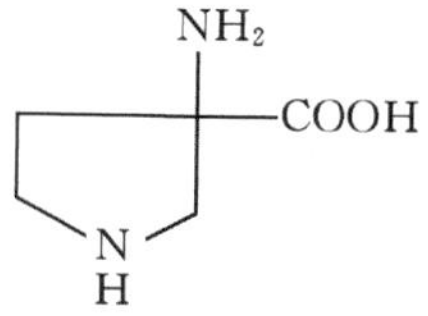   南瓜子氨酸 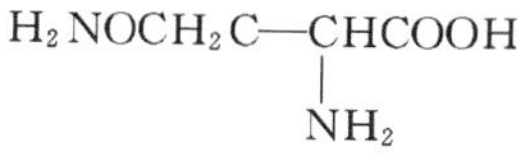   天门冬素

(二)理化性质

1. 性状

氨基酸为无色结晶,熔点较高。

2. 溶解性

氨基酸极性较大,易溶于水、甲醇和乙醇,难溶于其他有机溶剂。

3. 等电点

氨基酸分子中既有羧基又有氨基,呈两性反应,若调节溶液的 pH 到达某值时,此时氨基酸的分子以内盐形式存在,其溶解度最小,可以沉淀析出,该 pH 称为氨基酸的等电点。常利用这一特性进行氨基酸的分离和精制。

4. 显色反应

(1)茚三酮试剂反应　氨基酸样品溶液加入 0.2% 茚三酮乙醇溶液后,加热至显出颜色。一般氨基酸呈紫色,个别氨基酸如脯氨酸和海人草氨酸则显黄色。因氨气亦有反应,故此法操作时应避免实验室中氨气的干扰。

(2)吲哚醌试剂反应　不同氨基酸与吲哚醌试剂会产生不同的颜色。此法不受氨气的影响,但灵敏度不及茚三酮试剂反应。

(3)1,2-萘醌-4-磺酸试剂(Folirn 试剂)反应　氨基酸样品溶液加入 1,2-萘醌-4-磺酸试剂后,室温干燥,不同氨基酸产生各种不同的颜色。

(三)提取与分离

氨基酸属强极性化合物,根据其溶解性,通常选用水或稀乙醇为提取溶剂。提取液经适当处理,可进一步选用离子交换色谱法分离,再结合结晶法、色谱法可获得单体;亦可利用等电点性质,调节提取液 pH,使不同等电点的氨基酸分段沉淀析出,获得分离。

(四)色谱鉴定

1. 纸色谱

常用正丁醇-乙酸乙酯-乙醇-水(4∶1∶1∶2)、甲醇-水-吡啶(80∶20∶4)、水饱和苯酚等作为展开剂。

2. 硅胶薄层吸附色谱

常用正丁醇-乙酸乙酯-水(65∶15∶20)、正丁醇-甲醇-水(75∶15∶10)、乙醇-氨水(4∶1)等作为展开剂。

显色剂均常选用显色反应中的 3 种试剂。

二、蛋白质和酶

蛋白质和酶普遍存在于中药中,蛋白质是由 α-氨基酸通过肽链结合而成的一类高分子多肽化合物,是生物体内各组织细胞的主要成分之一,酶是一种具有专一催化能力的活性蛋白。越来越多的研究表明,中药中所含不同蛋白质和酶具有不同的生物活性。如番木瓜中的木瓜酶可作驱除肠内寄生虫药;凤梨中的凤梨酶(又称菠萝酶)可以消化蛋白质,并作为除肠虫药和抗水肿及抗炎药;蜂毒素中的主要成分蜂毒肽(melitin)有强溶血作用和表面活性,蜂毒明肽(apamin)有兴奋中枢神经作用;低肽类物质如牛黄中的水溶性肽,具有收缩平滑肌和降低血压作用;麝香中的水溶性低肽,具有抗菌消炎作用,目前已作药用。天花粉中的天花粉蛋白可用于中期引产,并具有抗病毒和抑制艾滋病毒作用。

酶是有机体内具有催化能力的蛋白质,它的催化作用具有专一性,通常一种酶只能催化某一种特定的反应,如蛋白酶只能催化蛋白质分解成氨基酸,脂肪酶只能水解脂肪成为脂肪酸和甘油。植物中所含的苷类往往与某种特殊的酶共存于同一组织的不同细胞中,当细胞破裂,酶与苷接触,在温度和湿度适当的情况下,立即使苷水解。酶能溶于水,在加热或用强酸、强碱、乙醇等处理时则变性而失去活性。

(一)理化性质

1. 溶解性

大多数蛋白质能溶于水,不溶于甲醇、乙醇、丙酮等有机溶剂。只有少数蛋白质能溶于稀乙醇中。

2. 分子量

蛋白质属高分子化合物,分子量大,有显著的胶体性质,如扩散速度慢、不能透过半透膜等。常可利用此性质提纯蛋白质。

3. 两性电离和等电点

蛋白质由氨基酸组成,分子中有羧基和氨基为两性电解质,并具有等电点。当溶液的 pH值高于或低于等电点时,蛋白质所带电荷不同,在电场中,带有电荷的蛋白质即向相反的电极移动,并且各种不同蛋白质的移动速度也有区别。利用此性质,可用电泳法来制备和鉴定蛋白质;利用调节等电点的方法来沉淀蛋白质。

4. 蛋白质的变性

在高温、高压、紫外线等物理因素或强酸、强碱、乙醇、丙酮、甲醛、重金属盐等化学因素的作用下,蛋白质的结构和性质发生改变而产生凝聚,溶解度降低,易从水中沉淀析出。此现象称为蛋白质的变性,沉淀出来的蛋白质称为变性蛋白质。在提取中用乙醇沉淀法除去蛋白质类杂质等,都是利用蛋白质变性的原理。

5. 蛋白质的盐析

将大量强电解质(如氯化钠、硫酸铵、硫酸钠等)加入蛋白质溶液中,可使蛋白质沉淀析出。盐析所得的蛋白质沉淀加水后又可溶于水中,常用于提纯有活性的蛋白质。

（二）提取与分离

蛋白质或酶一般用水冷浸提取，提取液中除含蛋白质外，还含有糖、无机盐、有机酸和苷类等杂质，故常加入等量乙醇、丙酮、无机盐或调节 pH，使蛋白质或酶分级沉淀。由于在常温下蛋白质或酶对溶剂的不稳定性，故操作时应在较低温度下迅速进行，并加以搅拌，勿使局部溶剂浓度过高。若尚含有杂质，则经离心后分出沉淀，以水溶解，再用分级沉淀法、透析法、色谱法、凝胶滤过法等进行纯化，可获单体。

（三）蛋白质的鉴定

1. 沉淀试验

蛋白质可与乙醇、重金属盐（如氯化汞、硫酸铜、醋酸铅）、酸性沉淀试剂（如三氯乙酸、苦味酸、鞣酸、硅钨酸）等产生沉淀。

2. 双缩脲试验

蛋白质分子中含有多个肽键和双缩脲结构相似，具有双缩脲的颜色反应。在碱性溶液中与稀硫酸铜溶液作用，生成紫红色。

3. 茚三酮试验

与氨基酸反应相同。

第四节　动物药活性成分

使用动物药对疾病进行防治在我国已有悠久的历史，自《神农本草经》就有记载，沿用至今。目前我国供药用的动物药达 800 余种，在临床上常用的约有 200 多种，其中牛黄、熊胆、麝香、蟾酥、斑蝥等动物药具有显著的疗效。随着动物药临床和药理研究的不断深入，动物药活性成分的研究也获得了迅速发展。几种活性成分化学结构较为清楚的动物药简介如下：

一、牛黄和熊胆

牛黄为牛科动物黄牛 *Bos Taurus domesticus* Gmelin 干燥的胆结石。具有清心，豁痰，开窍，凉肝，熄风，解毒的功效。

熊胆为熊科动物黑熊 *Selenaretos thibetanus* G. Cuvier 或棕熊 *Ursus arctos* Linnaeus 的干燥胆。具有清热、平肝、明目的功效。

牛黄中含有 72%～76.5% 胆红素、4.3%～6.1% 胆汁酸、0.8%～1.8% 胆酸，3.33%～4.3% 脱氧胆酸、3.3%～3.96% 胆汁酸盐及铁、钾、钠、镁等化学成分。熊胆中含有胆酸、去氧胆酸、熊去氧胆酸（ursodesoxycholic acid）、鹅去氧胆酸（chenodeoxycholic acid）、猪去氧胆酸（hyodeoxycholic acid）及石胆酸（lithocholic acid）等化学成分。其中，熊去氧胆酸为熊胆的特殊成分。胆酸类常通过肽键与牛黄酸、甘氨酸相结合而存在于胆汁中。

1. 胆红素、胆酸类的结构

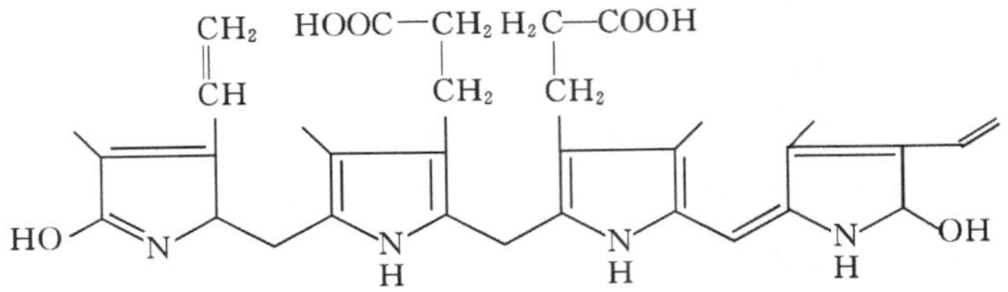

胆红素

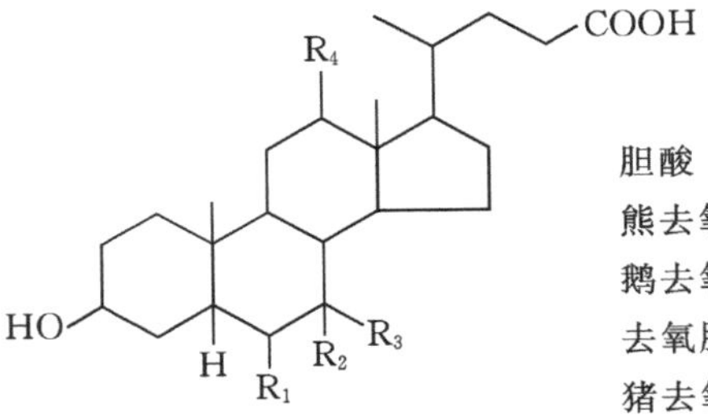

使君子氨酸

	R₁	R₂	R₃	R₄
胆酸	H	H	OH	OH
熊去氧胆酸	H	H	OH	H
鹅去氧胆酸	H	OH	H	H
去氧胆酸	H	H	H	OH
猪去氧胆酸	OH	H	H	H

2. 胆酸类的主要性质及鉴定

(1)性状　胆酸呈结晶状，去氧胆酸、鹅去氧胆酸等一般为非结晶粉末状，味苦。

(2)溶解性　胆酸类多溶于甲醇、乙醇等极性有机溶剂，也能溶于三氯甲烷、乙醚等有机溶剂。不溶于水，但与钠、钾离子结合成胆汁酸盐则具有水溶性。

(3)颜色反应　胆酸类具有甾体母核结构，与三氯乙酸试剂反应呈现红至紫色。与浓硫酸-醋酐试剂反应呈现黄-红-蓝-紫-绿等系列颜色变化。

(4)薄层色谱　硅胶薄层色谱法广泛用于动物胆汁酸的分离和鉴定。展开剂选用异辛烷-乙酸乙酯-乙酸-正丁醇(10∶5∶1.5∶1.5)，以表 11-2 所列显色剂显色时，不同的成分呈现的颜色有差异。

表 11-2　胆酸、去氧胆酸、鹅去氧胆酸、石胆酸的显色反应

试剂	胆酸	去氧胆酸	鹅去氧胆酸	石胆酸
10%磷钼酸乙醇溶液	绿蓝	蓝	蓝黑	蓝
茴香醛试剂	紫红	棕	蓝	蓝绿
三氯化锑试剂	黄绿	黄	绿黄	粉红紫
醋酐-浓硫酸试剂	黄	黄棕	灰绿	紫红
三氯化铁试剂	绿黑	棕	紫红黑	紫红黑

二、麝香

麝香为鹿科动物林麝 *Moschus berezovskii* Flerov，马麝 *Moschus sifanicus* Przewalski，原

麝 *Moschus moschiferus* Linnaeus 成熟雄体香囊内的分泌物干燥而成。具有开窍醒神,活血通经,消肿止痛等功能。麝香含有麝香酮、麝香醇等十多种有大环化合物以及性激素、蛋白质和多肽、脂肪酸、酯和蜡、无机物等化学成分。麝香酮是麝香的有效成分之一,在天然麝香中的含量约为 0.5%～2.0%。

麝香酮　　　　　　　　　　　　麝香醇

　　麝香酮为淡黄色油状液体,具特有的强烈香味。b. p. 142～143 ℃,折光率为 1.485 (18.5 ℃),能溶于无水乙醇、三氯甲烷等有机溶剂,易溶于乙醚,不溶于水。常用硅胶薄层色谱进行检识,吸附剂为硅胶 GF_{254},展开剂为苯-乙醚(1∶9)或苯-乙醇(9∶1),展开后,用 60% 硫酸溶液喷雾,于 115～120 ℃加热显色。

三、斑蝥

　　斑蝥为昆虫纲芫青科(Meloidae)昆虫南方大斑蝥 *Mylabris phalerata* Pallas 或黄黑小斑蝥 *Mylabris cichorii* Linnaeus 的干燥体。在中药中列为辛寒有毒之品,具有破血散结功能,并有强烈刺激作用。临床用于治疗肝癌、肺癌、直肠癌,对牛皮癣、神经性皮炎等均有一定的疗效。

　　斑蝥的有效成分为斑蝥素,含量约 0.9%～1.6%,以一部分游离、一部分成盐的形式存在。呈结晶状,熔点 213～216 ℃,升华点为 110 ℃。能溶于氢氧化钠溶液、丙酮和三氯甲烷等溶剂中。在硫酸溶液中,斑蝥素可与对二甲氨基苯甲醛作用形成紫红色,加浓硫酸稀释后颜色变淡,加水后颜色立即消失。其半合成品羟基斑蝥胺的抗癌作用与斑蝥素相似,但毒性只有斑蝥素的 1/5000。

斑蝥素　　　　　　　　　　　　　　羟基斑蝥胺

$$\xrightarrow{\text{H}_2\text{NOH}}$$

目标检测

一、选择题

　　1.鞣质不能与哪类成分生成沉淀(　　)

　　A.蛋白质　　　　B.生物碱　　　　C.咖啡因　　　　D.铁氰化钾氨

　　2.蛋白质可用下列哪种反应鉴别(　　)

A. 双缩脲反应　　　B. 雷氏铵盐反应　　　C. 茚三酮反应　　　D. 三氯化铁反应

3. 鞣质是（　　）

A. 多元酚类　　　　　　　　　B. 复杂的化合物

C. 具有涩味的化合物　　　　　D. 复杂的多元酚类大分子化合物

4. 检查氨基酸最常用的显色剂是（　　）

A. 氨水　　　　　B. 吲哚醌试剂　　　C. 磷钼酸试剂　　　D. 茚三酮试剂

5. 下列哪种化合物可组成鞣质（　　）

A. 树胶　　　　　B. 纤维素　　　　　C. 逆没食子酸　　　D. 没食子酸

6. 下列哪种化合物不能通过鞣质水解而得到（　　）

A. 没食子酸　　　B. 羟基黄烷-3-醇　　　C. 逆没食子酸　　　D. 葡萄糖

7. 明胶试剂可沉淀下列哪种化合物（　　）

A. 多糖　　　　　B. 有机酸　　　　　C. 蛋白质　　　　　D. 鞣质

8. 下列哪种化合物不属于有机酸（　　）

A. 苯丙氨酸　　　B. 苹果酸　　　　　C. 油酸　　　　　　D. 酒石酸

9. 有机酸可溶解于下列哪种溶剂（　　）

A. 碱水　　　　　B. 酸水　　　　　　C. 水　　　　　　　D. 氯仿

10. 组成蛋白质的氨基酸属于（　　）

A. α-氨基酸　　　B. β-氨基酸　　　C. γ-氨基酸　　　D. δ-氨基酸

二、问答题

1. 从中药提取液中除去鞣质常用的方法有哪些？

2. 如何区别氨基酸与蛋白质？

第十二章 中药化学的研究与应用

 学习目标

【掌握】中药化学在药学领域的主要应用。
【熟悉】中药化学在药物研发、生产和质量控制等方面的应用方法。
【了解】中药药品生产质量管理规范及其相关知识。

中药化学是中药学专业的主干学科,是其他应用学科的重要基础。由于中药化学的研究是以阐明中药防病治病的物质基础为核心的,因此在药物的研发、生产、质量控制、临床应用等方面有着极其广泛的应用。本章就中药化学在中药新药的研发、生产和质量控制等方面的具体应用进行简要的介绍。

第一节　中药化学在中药新药研发中的应用

我国有丰富的中药资源,具有悠久的中药应用历史和独特文化。中药化学的研究是我国创新药物研究的主要途径之一。在我国,通过中药化学研发的新药,可以通过化学药品和中药两种注册申报途径。

一、中药的入药方式

1. 中药饮片

医生可以根据病情发展及个体差异辨证施治,故针对性强,灵活机动,效果较好,可是这种方式存在不易保存、质量难以保证,流通不便等缺点。

2. 提取物

根据传统加工经验,在不明确有效成分的基础上,将中草药(单味或复方)以水或醇为溶剂经提取制成的流浸膏、浸膏或干浸膏。

3. 有效部位

吸取传统加工经验,或在已明确有效部位的基础上,将中草药(单味或复方)经过一定程度的加工提取、去粗取精,制备成某种粗提物或浸膏制剂,作为中成药使用。药品质量有一定保证,且加工生产工艺不太复杂,成本也低,比较适合我国国情。符合新药注册分类第5类。

4. 有效成分

在明确有效成分的基础上,采用现代科学方法从中药或中草药中直接提取、分离出有效化合物单体,再做成适当剂型入药。其生产过程及质量监控均有严格的管理措施,故可确保用药质量。该类药品已经构成了现代医药工业产品的一个重要组成部分。符合新药注册分类第1类。

二、中药新药研发的一般程序

现从中药中开发新药分为两个阶段:临床前研究阶段和临床研究阶段。

临床前研究阶段主要包括:①基于中医辨证理论等医学典籍,民间用药经验,临床实践经验等来选定研究对象;②收集原料,建立适当的体内外药效学模型进行活性筛选,分离追踪活性成分,确认结构,对活性成分进行作用机制研究;③进行系统药效试验,毒性试验(包括急性毒性试验、长期毒性试验、特殊毒性试验,即致畸、致癌、致突变、依赖性等试验)和药代动力学试验;④进行原料保障供应研究,即资源调查、栽培研究、组织培养和人工合成等;⑤制剂工业化研究,即处方及工艺研究、临床及生产用药品质量研究、原料及制剂稳定性研究等。

临床研究主要包括:Ⅰ期临床试验,既初步的临床药理学及人体安全性评价试验阶段。Ⅱ期临床试验,既治疗作用初步评价阶段。Ⅲ期临床试验,既治疗作用确证阶段。Ⅳ期临床试验,即上市后应用研究阶段。最后才能进行正式生产。

三、中药化学研发新药的主要研究方法

中药的研究方法既遵循一般新药的研究方法,又有其自身的一些特点,目前从中药或中草药中研究新药的模式主要有以下几种。

(一)基于有效成分的新药研发

经过文献资料或民间调研,发现某种植物、动物、矿物或微生物具有药用价值,从其中系统分离得到的化学成分,经过生物活性评价,确定该中药发挥药效的有效成分,再经过系统的药效实验和临床试验,将其开发成新药(新药注册分类第1类)。通常采用活性追踪的方法寻找能开发新药的活性成分。在合适的体内外药理模型下的指导下,根据中药中化学成分的性质将其粗分成几个部分,对每个部分均进行活性测试,确定有效部分。合适的药理模型是关键,药理模型包含体外和体内试验两个方面。可以有整体动物、器官、组织、细胞、酶或受体以及体内生物活性物质等不同的测试体系。最常用的粗分方法是根据中药中含有的化学成分的极性大小不同分成几个部分。如将原药材依次用石油醚、二氯甲烷、丙酮、水等提取,获得不同的粗分部位,或先采用水或一定浓度的乙醇提取,然后将水浓缩液或乙醇浓缩液依次用石油醚、三氯甲烷/二氯甲烷、乙醚/乙酸乙酯、正丁醇萃取后分成不同的粗分部分供活性筛选。筛选出活性部位后,可进一步利用各种色谱方法进行分离。将分离得到的各部分再次进行活性测试。活性部分进一步分离和活性测试,直到获得有效单体。有效单体通过药效学和毒理学的系统评价、质量标准的建立以及临床研究等工作最终开发成新药。但开发新药必须满足产业化的要求,可采取以下方式。

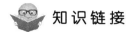 **知识链接**

体外体内测试方法

体外测试方法(in vitro)主要指基于分子生物学的研究进展,观察待测样品分子与蛋白或核酸等生物大分子的相互作用,从而解释待测分子的生物学活性的方法。对于分子生物作用机制明确,体外测试方法的结果能够反映整体动物疗效的,可以采用体外模型作为活性筛选的依据,但多数情况下,由于中药中成分复杂,往往存在着成分之间的相互协同作用,或某些中药的成分需经过体内代谢成代谢产物后方具有活性,因而药理筛选的模型常采用细胞或整体动物进行测试,分析药物分子在体内吸收、分布、代谢等过程中的变化,以及这些变化对其药理活性的影响,也称为体内测试方法(in vivo)。

1. 直接从中药中提取分离

适用于资源丰富和有效成分含量较高的中药开发。通过提取分离和纯化工艺的研究、工艺参数的优化能获得满足产业化要求的有效成分单体。如麻黄素、黄连素、长春碱、紫杉醇等均是直接从中药中提取开发出来的新药,近几十年来,我国在此方面的研究取得了长足的进展,已对500余种常用中药进行过系统的化学成分研究,发现了近万余种化合物,其中活性成分600余个,大多数为生物碱、黄酮、萜类等低极性的化学成分。并从其中成功开发出一批新药。例如,治疗早老性痴呆病的石杉碱甲;改善微循环、治疗有机磷农药中毒的山莨菪碱;镇痛作用的延胡索乙素;治疗青光眼的包公藤甲素;抗肿瘤的斑蝥素、β-榄香烯和冬凌草甲素;治疗心血管病的葛根素等。

2. 根据植物的亲缘关系获取有效成分

已知某种成分具有药用价值或已成为新药,但资源不丰富或有效成分含量很低,难以满足产业化的要求时。此时可根据植物的亲缘关系,寻找含有这种或这类成分的植物替代品,将其开发成新药。例如,来自于毛茛科植物黄连中的有效成分小檗碱具有抗菌、消炎的作用,临床疗效良好,但黄连生长缓慢而资源有限,供不应求。根据植物中的亲缘关系发现同科植物三颗针也含有小檗碱,且资源丰富,小檗碱含量较高,因此改用三颗针中提取小檗碱,从而解决了小檗碱的资源问题。再如,具有良好镇痛作用的延胡索乙素在延胡索中含量很低,而对其全合成的成本又很高,从而限制了延胡索乙素的使用。根据植物亲缘关系研究发现防己科植物黄藤的根和根茎中含有大量的巴马汀,采取一些技术方法可方便的转化成延胡索乙素。

3. 全合成中药有效成分

一些化学结构较为简单的中药有效成分,可进行全合成生产。如中药旋覆花具有显著抗艾滋病病毒功效,经活性追踪分离得到抗病毒单体成分二咖啡酰奎尼酸。由于含量较低,分离纯化工艺复杂,难以进行规模化生产。用化学合成的方法成功制备了二咖啡酰奎尼酸的单体化合物,成为国内第一个具有自主知识产权的抗艾滋病病毒的1类新药,经过动物药效学试验和安全性试验后,正式被国家食品药品监督管理局批准进入临床试验阶段,为治疗艾滋病开辟了新途径。许多原来需要从植物中提取才能得到的有效成分药物,现在也能通过合成得到,大大降低了生产成本,如川芎嗪、小檗碱、麻黄碱等。

(二)基于先导化合物的新药研究

当有效单体成分存在活性不够强、作用特异性低、药代动力学性质不理想或毒副作用大等缺点时,不能直接药用,可将其作为先导化合物(有一定的生物活性,但其活性不够显著或毒副作用较大无法将其开发成新药的化合物),经构效的研究,通过化学法、生物转化法、组合化学等方法进行结构改造或修饰,发现有药用价值的化合物,然后开发成新药。常用方法有以下几种。

1. 合成中药有效成分的类似物

例如,从五味子中发现五味子丙素(schizandrin C)对小鼠四氯化碳引起的肝损伤有明显的保护作用,但五味子丙素含量低于 0.08%,开发新药比较困难,因此以五味子丙素为先导化合物进行了全合成及结构改造研究,合成了一系列五味子丙素的类似物。发现了联苯双酯(bifendate)有明显的抗肝炎病毒作用,对多种化学性肝损伤动物模型有保护作用,增强肝脏对毒物的解毒作用,开发成药物临床应用对病毒性肝炎患者有显著的降低血清谷丙转氨酶作用。在此基础上,进一步优化联苯双酯的化学结构,成功开发了第二代治肝炎新药双环醇。双环醇对乙肝患者有显著降转氨酶作用,兼有一定抗肝炎病毒效果,停药后反跳率低,口服副反应少,已于 2001 年 9 月批准生产上市,是我国第一个拥有自主知识产权的抗肝炎新药。

2. 对中药中有效成分进行结构修饰

例如,喜树碱(camptothecine)显示出很强的细胞水平抗癌活性,70 年代初用于临床,表现出令人难以忍受的副作用,所以该项研究几乎陷于停顿。后来发现喜树碱的作用靶点是拓扑异构酶 I(topo I),各国学者又开始积极投入喜树碱的开发研究,并研究了其构效关系,发现:①5 位引入空间位阻大的基团使活性下降;②A、B 环必须在同一平面;③7、8 位取代活性降低;④9~11 位取代活性增强。在构效关系的指导下合成上百个化合物。开发新药依林诺泰康(irinotecan)和拓扑泰康(topotecan)两个新药。蒿甲醚、普鲁卡因等则都是通过经先导化合物结构修饰开发出来的新药。

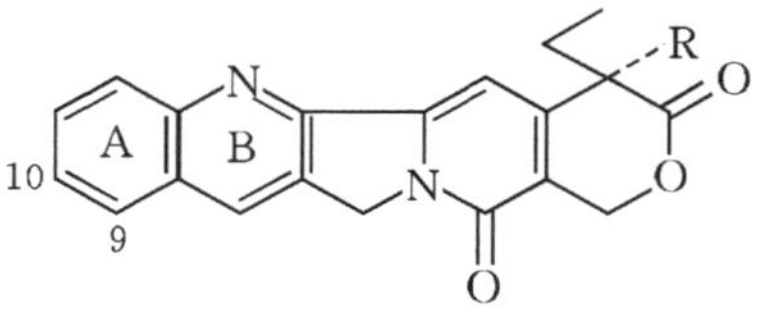

喜树碱 R=OH

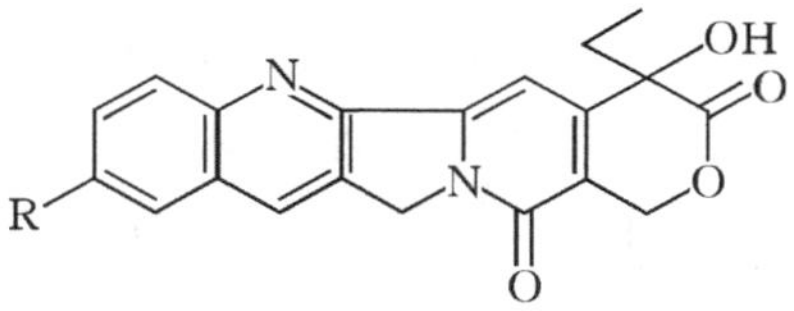

羟基喜树碱 R=OH

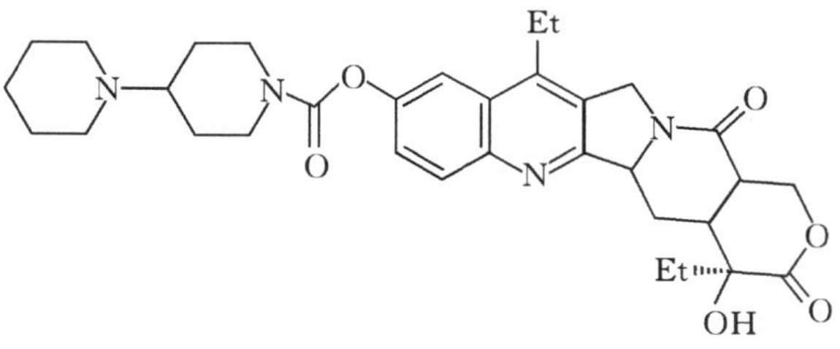

依林诺泰

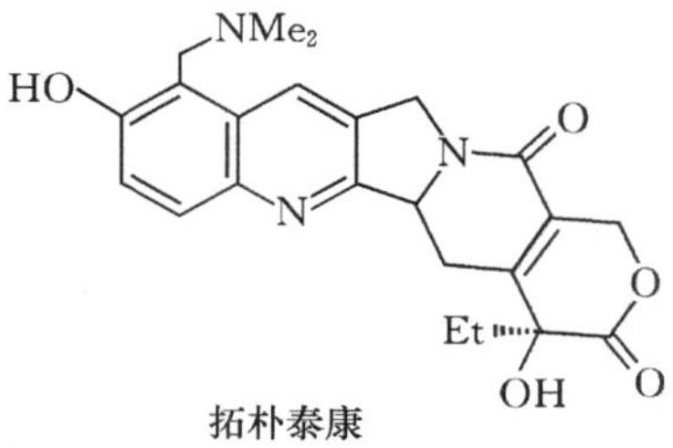

拓扑泰康

3.中药的生物转化

对中药在不同条件下进行生物转化,改变原有药物的许多化学成分而产生大量新的化学物质,自然也就改变了原有药物的生理活性,再经过提取、分离和精制而得到新的有效成分,配合药理筛选,为新药的研发开辟新的途径。该方法通常有提高有效成分提取率、提高有效成分的吸收和利用、产生新化合物和减毒增效等特点。中药的生物转化技术典型的应用成药是片仔癀,是麝香、牛黄、蛇胆、三七等名贵中药的微生物发酵物,临床上用于退黄、消肿效果良好。中药栀子苷提取物(环烯醚萜类化合物)通过生物发酵的方法转化为栀子亮蓝和栀子暗蓝,作为药物和天然蓝色素,应用于药品和食品。

(二)基于有效部位的新药研究

有效部位是指从一味中药或中药复方中提取的一类或几类化学成分的混合体,其含量达到总提取物的 50% 以上,而且这一类或几类已知化学成分应该包含有效成分。中药有效部位新药由于既能体现中药多成分、多靶点、多途径发挥药效的特点,又能使药物有效成分更加富集,药理作用和临床疗效增强,以及利于质量控制水平提高等优势,近年来成为中药新药开发的重要方向之一。采用这种方法开发的新药,药品的均一性较易保证、临床疗效稳定、质量易于得到控制。

中药有效部位在国内一般用作中药 5 类药的原料药。常见的中药有效部位提取物有黄酮、三萜皂苷、二萜、生物碱、多糖、有机酸、挥发油等。从单味中药或复方中提取有效部位是一个较为复杂的过程,一般情况下,原药材经过提取得到粗提物,再经过分离、纯化得到有效部位。必须选用适合大规模工业生产的溶剂和方法。具体方法随各中药有效部位性质的不同而有所差别,一般可以采用溶剂分离法、萃取法、沉淀法、盐析法、透析法、结晶法、色谱法等方法。分离纯化处理得到的提取物,经过含量测定,如果某一类成分或几类成分的含量占总提取物的50% 以上,具有一定的药理活性并经动物实验验证,就可开发中药 5 类新药。例如,地奥心血康胶囊就是从中药黄山药中提取的有效部位制剂,甾体总皂苷是其有效部位,现代药理研究表明甾体总皂苷有扩张冠状动脉、降低心肌耗氧、保护心肌等作用,现已成为心血管疾病的治疗药物。

(三)基于中药复方的新药研究

将临床疗效明显的经典方、经验方或经药效学研究具有开发价值的复方中药开发成新药(新药注册分类为第 6 类),是我国中药新药研究的重要途径。该类新药研究的主要内容是在对中药复方各药味的化学成分研究的基础上,通过中药复方的配伍关系研究,采用合适的提取分离工艺,简化处方、去除杂质,建立质量控制指标,制成现代剂型,使传统中成药得到技术改造提升和产业化开发。采用这种形式开发的药物虽然有效成分不十分明确,药品的质量控制难度也较大,但它具有生产工艺不太复杂、成本较低、比较符合我国国情等特点。目前许多市售中成药即为此类,如健胃消食片、浓缩六味地黄丸、通宣理肺片等。中药复方新药研究方法有如下几种。

1.拆方研究

拆方研究用来说明中药复方的配伍关系及组方理论,通过拆方分析得出的规律性结果,为研制开发新的中成药提供了可靠的依据。

2. 药对研究

药对在药效方面起着相互促进、相互制约、相互依赖和相互转化的作用。作为中药复方的核心部分，研究中药复方有必要重视药对的研究，药对研究有利于探索复方的配伍规律。

3. 有效成分配伍和有效组分配伍

传统中药应用模式是饮片配伍，配伍后形成的方剂是中药应用的基本形式，配伍提高了临床疗效。但其应用方式是草根树皮一锅汤，丸散膏丹大复方，成分复杂、质量难以控制、药效不稳定。近年来，有人提出了有效成分和组分配伍新模式：以传统方剂配伍理论为基础，以系统科学思想为指导，从临床出发，遵循传统方剂配伍理论与原则，保持方剂配伍的特色，通过严谨规划，针对有限适应证，采用药理作用相对明确、成分相对清楚的有效成分和组分组方，使整个复方通过多组分、多靶点、整合调节的作用方式发挥疗效。体现中医药特色、组方合理、疗效确切、工艺先进、质量可控、机理清楚、安全方便的现代中药是有效组分配伍研究的目标，是现代中药研发的方向。

4. 化学物种形态

中药复方中化学物种形态和生物活性关系的研究是中药复方药效物质基础研究的前沿和新的生长点。中药药效物质间的协同和拮抗作用影响和改变中药药效物质的生物活性，其中微量元素和有机成分的配合作用改变了化学物种形态，是决定中药复方药效物质活性的重要环节。

中药化学研究始终贯穿在中药新药研究过程中，尤其是技术含量较高的以有效成分或有效部位为原料药开发的新药研发，包括有效部位的筛选、制备分离、纯化及制剂生产全过程的质量监控等。

 知识链接

中药、天然药物注册新药分类

- 未在国内上市销售的从植物、动物、矿物等物质中提取的有效成分及其制剂　是指国家药品标准中未收载的从植物、动物、矿物等物质中提取得到的天然的单一成分及其制剂，其单一成分的含量应当占总提取物的 90% 以上。

- 新发现的药材及其制剂　是指未被国家药品标准或省、自治区、直辖市地方药材规范（统称"法定标准"）收载的药材及其制剂。

- 新的中药材代用品　是指替代国家药品标准中药成方制剂处方中的毒性药材或处于濒危状态药材的未被法定标准收载的药用物质。

- 药材新的药用部位及其制剂　是指具有法定标准药材的原动、植物新的药用部位及其制剂。

- 未在国内上市销售的从植物、动物、矿物等物质中提取的有效部位及其制剂　是指国家药品标准中未收载的从单一植物、矿物等物质中提取的一类或数类成分组成的有效部位及其制剂，其有效部位含量应占提取物的 50% 以上。

- 未在国内上市销售的中药、天然药物复方制剂。

第二节　中药化学在药物生产中的应用

中药化学成分复杂,为了提高疗效、减小剂量、便于制剂,药材一般需要经过提取、纯化处理。这是中药制剂特有的工艺步骤,提取纯化工艺的合理和技术的正确运用直接关系到药材的充分利用和制剂疗效的充分发挥。有效成分为核心的评价体系是制备工艺技术采用的关键。

一、制备工艺路线的选择

中药的提取应尽可能多地提取出有效成分,或根据某一成分或某类成分的性质提取目的物。提取溶剂选择应尽量避免使用一、二类有机溶剂。中药的分离纯化包括两个方面:一是应根据粗提取物的性质,选择相应的分离方法与条件,以得到药用提取物质;二是将无效和有害组分除去,尽量保留有效成分或有效部位。不同的提取纯化方法均有其特点与使用范围,应依据中药传统用药经验或根据提取物中已确认的一些有效成分的存在状态、极性、溶解性等特性设计科学、合理、稳定、可行的工艺,选择适宜的工艺路线与制备方法,尽可能多地富集有效成分,除去无效成分。同时注意以下问题。

1. 不稳定成分

在制剂生产过程中,由于选用的提取工艺方法不当,可能导致某些成分分解。如三黄泻心汤(大黄、黄连、黄芩)用冷浸法制备,其中番泻苷浸出率比煎煮法约高20%左右。

2. 低沸点成分

含有挥发油或其他挥发性成分的药材,在煎煮浓缩过程中,常致挥发损失,如当归芍药汤中苍术醇和β-桉醇的含量,分别只有原药材的0.8%和1.0%,制成稠浸膏后,含量分别只有0.04%和0.14%。

3. 药材成分间相互作用

复方制剂的溶出成分相互作用产生沉淀,影响疗效。如甘草和含生物碱的药材如黄连、黄柏等配伍时,能产生明显的沉淀反应。应根据配伍目的、药效和制剂工艺稳定性选择合煎或分煎。另外,药材成分相互反应有时也能产生新的物质,如麻黄汤中的麻黄碱与桂皮醛、氰基苯甲醛类成分作用产生新化合物;经典古方生脉散的研究发现,单味人参、麦冬、五味子在煎煮前均不含5-羟甲基-2-糠醛(5-HMF),单味五味子水煎后能产生少量,人参、麦冬的单煎液中均未发现5-HMF的存在,生脉散全方及麦冬与五味子配伍的水煎液中5-HMF的含量显著增高。并且对各配伍组的研究发现,5-HMF是麦冬与五味子共煎过程中生成的,其含量随麦冬的增加而增加,而5-HMF具有抗氧化和心血管保护作用。

二、工艺优化和技术改造

中药或中药的工艺优化和技术改造指标是其中有效成分的得率和含量。有效部位制剂的评价指标除得率、含量等外,还应关注有效部位主要成分组成的基本稳定。单方或复方提取纯化的评价指标应考虑其多成分作用的特点,既要重视传统用药经验、组方理论,充分考虑药物作用的物质基础不清楚的现状;又要尽量改善制剂状况,以满足临床用药要求。

传统的提取分离技术(如溶剂提取、水蒸气蒸馏、酸碱提取、醇沉等)存在提取效率低、成本高、选择性差、分离纯化过程复杂和污染严重等问题;随着中药化学技术的发展,如 CO_2 超临界萃取、树脂分离技术、膜过滤、超滤等的日趋成熟,使它们在中药工艺优化和技术改造中得到广泛的应用。这些先进技术的应用,提高效率和质量,降低消耗,实现中药生产技术的现代化、工艺的工程化、质量的标准化、产品的规范化。常用技术见表 12-1。

表 12-1 中药生产工艺新技术及应用举例

工艺技术	应用举例
大孔吸附树脂分离	银杏叶提取物、大豆异黄酮
离子交换树脂分离	辛弗林、石杉碱甲
吸附色谱	紫杉醇、白果内醋
离速逆流分配色谱	茶叶 GEGC(试生产)
连续逆流萃取	绿茶提取物、红车轴草提取物
超临界萃取	芳香油类、天然维生素 E
酶解	白藜芦醇

第三节　中药化学在质量控制中的应用

中药的化学成分复杂,其种类和含量易受品种、产地、采收时间及加工、炮制等诸多因素的影响,可导致临床疗效不稳定。因此,中药科学标准的建立是中药质量控制的关键。对于保证中药或中药临床应用的安全有效、促进中药走向世界都具有重要的意义。药物的质量标准通常包括性状、鉴别、检查和含量测定等方面的内容,其中鉴别和含量测定等方法的建立与中药化学研究直接相关。

一、药材的质量控制

药材的生产应遵循生产质量管理规范(GAP),促进药材标准化、现代化。药材的质量控制是中药质量控制体系的源头和基础。主要包括以下几方面的内容。

(一)基源控制

长期以来一直存在着一药多名和一名多药的现象,如同一名称的药材来源于不同种的生物体,甚至不同的科属,即使亲缘再近,在不同种的生物体内产生的化学成分含量也不可能一致。如黄柏来源有两种,其小檗碱含量相差数倍。因此,药材基源的真伪鉴别就成为质量研究和品质评价的前提条件。药材基原的鉴定是质量控制的基础。除传统形态组织学方法外,化学分析方法更能反映药材的内在质量。针对不同的质量评价目的,将现代色谱技术应用于中药的质量控制。

(二)产地规范与污染控制标准

同一种药材,产地很多,有野生品、家养品、引种栽培品。其生长的过程中,受气候、地理环境、土壤条件、培育技术等因素的影响不同，化学成分含量也不一致；如广西萝芙木的生物碱含量要比海南岛产的低一半左右。

(三)采收时间

生长年限与采集季节不同，药材中化学成分含量差异明显。如白术的挥发油含量，二年生的比一年生的高出一倍以上；人参生长年限越长，皂苷含量越高；同来源的青皮和陈皮，由于采收时间的不同，橙皮苷和挥发油的含量相差较大。

(四)加工方法

各地传统习惯不同，加工方法也不一致。如菊花，产地加工有晒干和炕干等方法，其挥发油含量，生晒干比炕干品高出一倍以上；槟榔片，换水浸泡切片和不换水浸泡切片和淋后闷润切片相比，槟榔碱率相差达18％以上。

因此，在对药材化学成分研究的基础上，制定有效成分或专属性化学成分为定性定量指标，规范药材的品种，采收时间和加工方法，达到药材质量控制的目的。

二、饮片的质量控制

饮片入药是中医临床用药特点之一。长期以来，我国中药饮片质量标准基础薄弱，存在的问题集中表现为无质量控制标准或质量控制标准低，质量标准不合理，不能反映饮片的药性与药效。大多饮片质量只是依靠眼看、口尝、鼻闻、手摸来判断外观性状或者简单的理化鉴别；此外，也缺乏对重金属、砷盐的限量要求，没有对霉变、虫蛀、掺伪饮片的质控要求，这些也直接影响到了中药饮片的质量。

目前中药饮片比较突出的问题有品种混淆、部分药材的互相代用；掺杂异物、增加重量；非药用部分严重超标；染色掺假；水分、灰分超标，含量差异大等等。在这种情况下，建立中药饮片质量标准成为当务之急。《中国药典》2010版对中药饮片质量标准修订，凸显了两大特色：一是拟新增400多个中药饮片品种的质量标准；二是提高了中药饮片的质量控制指标。

在质量控制上，《中国药典》2010版强调选用专属性强、灵敏度高的鉴别方法；在含量测定上，建立符合中医药特点的质量标准体系，逐步由单一指标性成分定性定量向活性、有效成分及生物测定的综合检测过渡，提高中药检测方法的专属性，建立科学合理的控制指标。保证了饮片的质量。

三、制剂的质量控制

中药制剂特别是中成药多是复方，药味多成分复杂，现行中成药质量控制方法大多采用选择其中某一有效成分或指标成分进行定性或含量测定，虽说起到了一定的作用，但其往往不能全面衡量中药质量，且部分检测指标尚缺乏专属性。由于检测成分相对单一，也使不法分子掺伪造假有了可乘之机，因此建立更为科学有效的中药制剂质量控制方法势在必行。如板蓝根颗粒在《中国药典》2005年版上以靛玉红为鉴定标准。但事实上水煮醇沉的制剂工艺对脂溶性成分靛玉红的提取率极低。中药化学和药理实验证明：靛蓝、靛玉红并非其清热解毒的药效成分，故选靛玉红作为板蓝根及其制剂的质控指标已不适合。现采用高效液相色谱法建立了板蓝根颗粒的 HPLC 指纹图谱分析方法,较好地控制了板蓝根颗粒的质量。目前,通过对中药制剂的各种有效重复的系统研究,然后采用各种色谱及其与计算机联用技术用于中成药的质量研究中,使中成药的质量得以保证。并向在线检测和控制等过程控制技术方向发展,增加生产过程的可控性,为制剂产品质量的精准控制奠定了基础。

四、中药质量控制的关键环节与新技术

中药质量控制的目的是为了保证药物的安全性和有效性的稳定;其质量控制研究的关键环节是化学对照品的运用和分析方法的建立。

(一)对照品的制备

科学质量标准的建立对于保证临床用药的安全有效具有重要意义。现代分析技术的发展为中药品质评价和质量标准制定提供了有力的武器。然而,巧妇难为无米之炊,真正反映中药功效的有效成分不清楚,对照品缺乏,严重制约了中药质量标准的水平。开展系统的中药化学成分研究,以活性为先导,筛选、分离、鉴定与疗效相关的具有种属专一性的活性成分,成为质量控制的主要指标;同时,采用制备色谱等分离制备技术,批量制备目标化合物,为中药国家、地方、企业标准的制定、修订和执行提供充足的标准对照品,是中药化学学科的历史使命。

 知识链接

中药化学对照品研究内容

- 对中药材的化学成分及药理作用进行文献调研。
- 中药化学对照品的提取制备工艺流程:提供标准品的详细提取、分离及纯化方法及收率。
- 性状及理化常数:提供结晶溶剂、晶形、溶解性能、熔点或沸点、旋光度等数据。
- 薄层色谱鉴别:包括所用色谱条件、显色条件、R_f 值及彩色照片。
- 结构测定:对已知化合物,其数据及图谱与文献值或图谱一致;如不一致,按未知物标准处理。未知物要求提供足以确证其结构的化学及物理学数据(IR、UV、NMR、MS 等)。
- 纯度及其检查方法:纯度检查可依所用的色谱类型,如为薄层色谱法,点样量应为所适用检验方法点样量的 10 倍量,选择三个以上溶剂系统展开,并提供彩色照片,色谱中应不显杂质斑点。
- 含量测定:提供含量测定的方法、数据及有关图谱。提供含量测定用的对照品纯度应在 98% 以上,供鉴别用的对照品纯度应在 95% 以上。
- 初步稳定性:根据其稳定性确定储藏条件;申报生产时,提供使用期及确定依据。
- 提供纯度达 98% 以上标准品原则上不少于 500 mg,纯度达 95% 以上标准品原则上不少于 1000 mg。

(二)测定指标

(1)活性成分作为测定指标 通过中药化学工作者的不懈努力,越来越多的中药有效成分被阐明,将反映其药效,又具有专属性的有效成分应用于质量标准制定。使中药的质量控制指

标由测定指标成分逐渐向测定活性成分转变,使制定出的质量标准更加科学合理。例如,独一味为藏药,原标准测定的木樨草素为水解后的黄酮苷元类成分,既无专属性又无质量控制意义,现改测独一味所含环烯醚萜苷类有效成分山栀苷甲酯和 8-O-乙酰山栀苷甲酯,该成分为独一味专属的有效成分。何首乌的质量控制原来是采用大黄素,现在采用与其药效相关,且有高度专属性的二苯乙烯苷;山茱萸原来采用雄果酸,如今修订为马钱苷,使得这些药物的质量控制指标更加科学、合理。《中国药典》2010 年版中新增品种活性成分的测定已经达到 60％以上。

(2)测定成分与功效结合　例如,含大黄的在 11 个处方系列品种中,分清五淋丸中大黄在方中起消炎作用,因此测定游离蒽醌含量;大黄清胃丸等 10 个品种中大黄在方中起泻下作用,因此测定结合蒽醌含量。这样能更有效的控制产品质量。

(三)检测技术

(1)一测多评技术　中药具有多成分、多功效的特点,因此单一的指标成分往往具有很大的片面性,需要针对其功效,研究确定代表不同药性特征的多个指标成分,提高方法的专属性,以全面反映其内在质量。用一个测定方法对多个成分进行定量,也可作为复杂体系量效关系评价的测定方法。

例如,黄连药材及饮片的含量测定:《中国药典》2005 年版薄层扫描中小檗碱不低于 3.6％,但小檗碱在多种植物(如黄柏)中均有大量分布,黄连与黄柏为不同科的植物,功效也不同,但都采用小檗碱作为唯一的测定指标,客观性和专属性较差。2010 年版中采用高效液相色谱法一测多评:小檗碱、药根碱、表小檗碱、黄连碱、巴马汀可控成分达到 10％,整体上体现黄连有别于黄柏等的活性关系。

(2)指纹图谱、特征图谱技术　指纹图谱的建立能够全面地、综合地反映出中药产品的质量变异,有效地进行全过程的质量控制;从药材的生产、粗加工、贮存;制剂的原料、中间品、成品、流通样品等等各角度和方面,进行中药样品的理化分析,通过相似性和相关性对比,发现质量变异和缺陷,从而全面、特异地把握住中药的质量命脉。特征图谱结合专属性鉴别和多指标成分定量分析,是全面控制中药质量的可行模式,适合对复杂物质组成体系的质量稳定性进行评价,符合中医药传统理论的整体观。

指纹图谱和特征图谱检测技术,能更好地控制中药整体质量的变化和均一程度,较全面的控制中药质量的稳定性和有效性。《中国药典》2005 年版收载特征图谱 1 项,2010 年版收载特征图谱 13 项,指纹图谱 9 项。

中药化学研究的进展为新药开发提供了化学多样性的基础,为中药和中药的生产和质量控制提供了科学的依据,促进了中药现代化的进程;面对挑战和机遇,我们必须进一步强化中药化学成分的系统研究,阐明中药的药效物质基础,指导中药或中药的生产和临床应用,构建科学合理的质量控制体系,保证临床用药安全有效,实现中药的产业化、现代化和国际化。

第四节　中药化学的研究与应用实例

【实例 1】青蒿素及其衍生物蒿甲醚的研究

青蒿为菊科植物黄花蒿 *Artemisia annua* L. 的全草。自东晋《肘后备急方》起的诸多中医药典籍中均有其治疟的记载。我国科学工作者从中药青蒿中分到的含过氧桥键的新型倍半萜内酯——青蒿素。它的发现打破了抗疟药必须为含氮化合物的限制。青蒿素对抗氯喹原虫有明显效果,作用快,毒性低,抢救严重的恶性疟有独特的效果,对世界范围内疟疾的治疗起了巨大的作用。

青蒿素在临床应用时发现一些不足的地方,包括口服吸收差,水和油均不溶,难以制成合适的制剂,临床复发率高达48%。为了克服这些不足,需研究其体内代谢过程、构效关系和结构修饰,提高其疗效。

青蒿素经接触催化氢化后得到失去过氧基的氢化青蒿素,无抗疟活性,进一步证明过氧基团是抗疟活性基团。青蒿素在甲醇中用硼氢化钠还原得二氢青蒿素(dihydroartemisine),抗疟效价比青蒿素高一倍。在盐酸催化下得蒿甲醚。蒿甲醚比青蒿素的抗疟作用更为显著,抗疟效果高6倍。口服青蒿素临床近期复发率为50%,而蒿甲醚复发率降为7%。

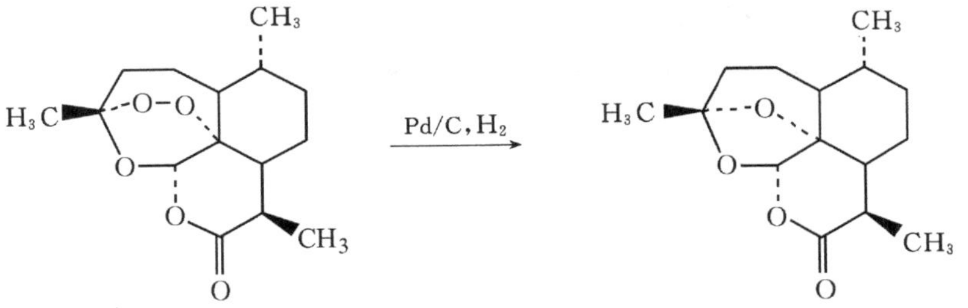

青蒿素   氢化青蒿素

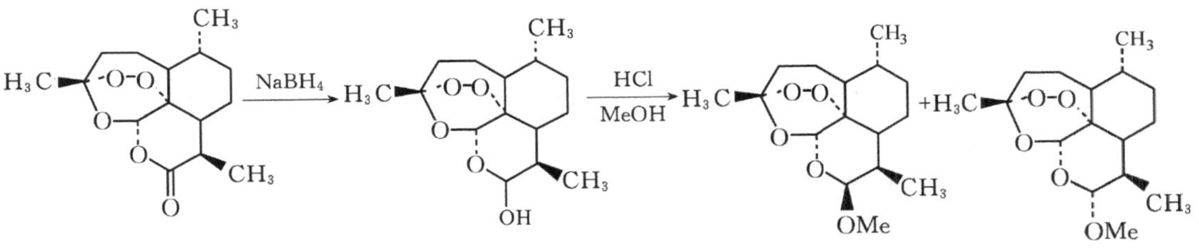

二氢青蒿素   β-蒿甲醚   α-蒿甲醚

蒿甲醚注射剂1987年被批准为一类新药,是治疗各种危重疟疾的高效、速效、低毒的新型抗疟药。

【实例2】中药乌药的专属性成分研究

中药乌药为樟科植物乌药 *Lindera strychnifolia* 的干燥块根,为常用中药,具有顺气止痛,温肾散寒的功效。针对乌药的功效,以抗炎镇痛为指标,对乌药的活性成分进行了系统的筛选、分离、鉴定。证明了以乌药醚内酯为代表的倍半萜内酯和以去甲异波尔定为代表的异喹啉生物碱为其有效成分,也是乌药的特征性成分。乌药醚内酯还是有效区别药用部位(根)和非药用部位(茎)的专属性成分。

乌药醚内酯 去甲异波尔定

【实例 3】中药草珊瑚及其制剂的指纹图谱研究

中药草珊瑚为金粟兰科草珊瑚属植物草珊瑚 *Sarcandra glabra*（Thunb.）Nakai，也叫肿节风、九节茶，被中国药典正式收载，市场上有胶囊、含片、口服液等多种制剂流通，国内几十家药厂生产。目前，草珊瑚有多种制剂，在《中国药典》2005 年版及卫生部标准中主要规定测定异嗪吡啶的含量。HPLC 指纹图谱上也只指认了异嗪吡啶一个化合物，其余各峰均未明确指认，有无活性或者毒性均不清楚。

通过重新测定草珊瑚标准提取物的 HPLC 指纹图谱，并将 HPLC 指纹图谱上的 10 个峰进行确认，指认的峰面积之和已占总峰面积的 89％。将草珊瑚标准提取物与市售的 4 种制剂的指纹图谱进行相似度的比较，结果在 0.662～0.854 之间，可用于中药草珊瑚及其制剂的质量控制。

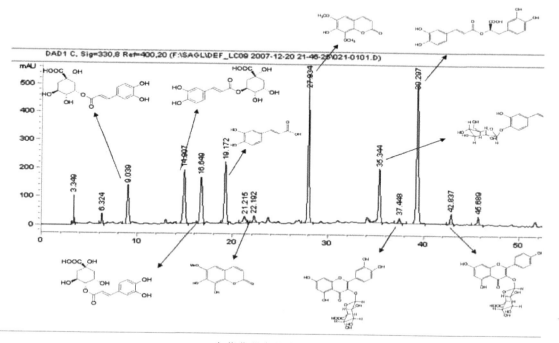

中药草珊瑚的指纹图谱

目标检测

一、选择题

1. 中药化学标准对照品提供纯度达 98% 以上标准品原则上不少于（　　）

A. 500 mg　　　　　B. 100 mg　　　　　C. 200 mg　　　　　D. 1000 mg

2. 中药材生产质量管理规范是指（　　）

A. GCP　　　　　B. GMP　　　　　C. GLP　　　　　D. GAP

3. 大孔吸附树脂技术原理属于（　　）

A. 吸附性和分子筛相结合　　　　　B. 吸附性

C. 分子筛　　　　　D. 化学吸附

4. 中药化学标准对照品提供含量测定用的对照品纯度应在（　　）以上

A. 98%　　　　　B. 95%　　　　　C. 60%　　　　　D. 90%

5. 鉴定药材基原最经济、简便的技术是（　　）

A. 气相色谱　　　　　B. 高效毛细管电泳

C. DNA 分子鉴定技术　　　　　D. 传统形态组织学方法

6. 中药的入药方式有（　　）

A. 提取物　　　　　B. 饮片　　　　　C. 有效部位　　　　　D. 有效成分

7. 中药新药正式生产是在（　　）以后

A. Ⅰ 期临床试验　　　　　B. Ⅱ 期临床试验

C. Ⅲ 期临床试验　　　　　D. Ⅳ 期临床试验

8. 下列提取物属有效部位（　　）

A. 银杏提取物　　　　　B. 大黄总蒽醌

C. 人参总皂苷　　　　　D. 乌头总生物碱

9. 中药制剂选择制备工艺路线时主要考虑（　　）

A. 生产成本　　　　　B. 操作方便　　　　　C. 杂质的多少　　　　　D. 有效成分的含量

10. 一测多评技术是指（　　）

A. 测定多次　　　　　B. 同时对多个成分测定

C. 对一个成分测定　　　　　D. 用多个对照品测定

二、问答题

1. 中药化学研究成果可应用于哪几类中药新药研究？

2. 中药质量控制指标的选择应考虑哪些因素？

下 篇

实验指导

实验一　　预实验

【实验目的与要求】

【掌握】系统预试法的方法和操作;预实验的原理和各部位可能有的化学成分类型。

【熟悉】各类化学成分特有的化学反应如颜色反应、沉淀反应、荧光性质等。

【仪器和试剂】

仪器:单口圆底烧瓶、冷凝管、铁架台、烧杯、电炉、烘箱、水浴锅、三角烧瓶、微量抽滤器、布氏漏斗、滤纸、试管、层析槽、石棉网、毛细管等。

试剂:甲醇,乙醇等。

【实验方法】

(一)概述

同一天然植物药物中往往含有多种化学成分,在着手研究其化学成分时,要大致知道其中含有哪些类型的化学成分,才便于根据各类化合物性质选择合理的研究方法,这就需要有一些比较简单的对各类化学成分的定性预实验方法。天然药物化学成分的预实验可归纳为两类:一类是单项预实验,即为寻找某类成分而做的有针对性的检查;另一类是系统预试法(系统分析),即在未知情况下对植物药中可能含有的各类成分进行比较全面系统的定性检查。

对预实验的方法要求简便快速,并且尽可能准确。提出根据各部位可能有的化学成分类型,选择各类成分特有的化学反应如颜色反应、沉淀反应、荧光性质等作一般定性预试。具体操作一般采用试管实验,如果植物提取液颜色较深,颜色变化在试管内观察有难度时,可采用纸片法或薄层法,即把样品和试剂点在滤纸或薄层上,来观察颜色变化,如果这样还难以肯定,可进一步采用色谱法将各类成分在滤纸或薄层上初步分离后喷洒各类显色剂,再加以判断。

(二)操作方法

1. 样品试液的制备

(1)石油醚提取液　取植物粉末 2 g,加 20 ml 石油醚(沸程 60~90 ℃),放置 2~3 h,过滤,滤液放在表面皿上挥发,残留物进行萜类、甾体、挥发油与油脂等成分的检查。

(2)乙醇提取液　取植物粉末 15 g,加乙醇 150 ml,用水浴加热回流提取 1 h,过滤,滤液可直接进行酚类、鞣质、有机酸等成分的检查。其后将滤液减压浓缩至浸膏状,置于研钵中加少量 5% 盐酸搅拌萃取,分取酸液进行生物碱的预实验。残留浸膏分作两部分,一部分以少量乙醇(约 15 ml)溶解,溶液可作黄酮、蒽醌、苷类成分的检查;另一部分溶于少量乙酸乙酯(约 20 ml)中,溶液转移至分液漏斗中加适量 5% NaOH 振摇,使酚性物质及有机酸等转入下层碱水溶液中,分取乙酸乙酯层,蒸馏水洗掉碱性,则主要含有中等极性非酸性成分,可进行香豆素、萜类及萜类内酯化合物、甾体化合物等成分的检查。

若药材为树叶,大量存在的叶绿素会妨碍实验的进行。应尽量先将叶绿素除去,其方法如下:将植物的95%乙醇提取液用水稀释至70%左右浓度,倒入分液漏斗后加入等体积石油醚或汽油振摇,叶绿素主要进入上层石油醚液中,分出下层醇提液,减压浓缩至浸膏状再如上进行试验。

(3)水浸液 取植物粉末20 g,加水200 ml,室温浸泡过夜(或50~60 ℃水浴加热1 h左右),过滤,滤液供糖类、苷类、有机酸、皂苷、酚类、鞣质、氨基酸、多肽、蛋白质、生物碱成分的检查。

如对同一植物原料一无所知,可顺次作上述三种提取,即石油醚提取后药材挥去石油醚再用95%乙醇提取,药渣再用水提,分别检查各部位的主要成分,见表实验1-1。

表实验1-1 不同溶剂提取液预实验检查的主要成分类型

提取液	石油醚提取液	乙醇提取液	水浸液
检查项目	甾体、三萜、挥发油、油脂	生物碱、黄酮、蒽醌、香豆素、萜类内酯、强心苷、酚类、鞣质、有机酸	氨基酸、多肽、蛋白质、糖类、皂苷、有机酸

对各类成分的检查可选择下述一种或多种方法,尽量排除阴性或假阳性反应,得出合理可靠的结论。

(三)各类成分的预试检查方法与试验试剂的配制

1. 甾体或三萜类

(1)醋酐-浓硫酸反应(Liebermann - Burchard 反应)

试剂:醋酐,浓硫酸。

方法:取提取液蒸干,残渣溶解或悬浮于0.5 ml醋酐中,滴加1 ml浓硫酸,溶液界面初呈红色,试管内逐渐由红→紫→蓝→绿→污绿,则表示有甾醇、甾体皂苷元或三萜类化合物,其中甾体化合物颜色变化较快,最后出现绿色,而三萜化合物颜色变化相对较慢。

(2)磷钼酸反应

试剂:25%磷钼酸乙醇溶液。

方法:将石油醚提取液点在滤纸上,喷洒该试剂后,将纸片放在115~118 ℃烘箱中2 min或吹风机慢慢加热,对油脂、三萜及甾醇等呈蓝色,背景为黄绿色或藏青色。

(3)氯仿-浓硫酸反应(Salkowski 反应)

试剂:氯仿,浓硫酸。

方法:将样品残渣用1 ml氯仿溶解,加1 ml浓硫酸,如氯仿层有红或青色反应,硫酸层有绿色荧光出现,表明含有甾体或三萜。

(4)三氯化锑溶液

试剂:三氯化锑的氯仿饱和溶液,临用时加氯化亚砜(1/10~1/5量)。

方法:将样品点于滤纸上,喷洒该试剂后,甾体可显各种颜色,有些需要加热才能呈现。

(5)间二硝基苯试剂

试剂:2%间二硝基苯乙醇溶液,14%氢氧化钾乙醇溶液,使用前等量混合。

方法:将样品点在纸上,喷洒该试剂后,置空气中干燥约 10 min,如含甾体就呈现黄褐色或紫色。

2. 挥发油和油脂

(1)一般检查 将石油醚提取液滴于滤纸上,如滤纸上的斑点经挥发而消失,就可能含有挥发油。如果油斑不消失,可能含有油脂或类脂体。

(2)荧光素反应

试剂:0.05%荧光素水溶液,溴蒸气或碘蒸气。

方法:将石油醚提取液点在滤纸上,喷洒 0.05%荧光素水溶液后,将纸片暴露在溴蒸气(或碘蒸气中)。含有双键的萜类就呈黄色,背景很快变为淡红色。

原理:可能由于萜类与碘或溴起加成反应,加成产物与荧光素生成黄色物质。

(3)25%磷钼酸乙醇溶液 对油脂、三萜及甾醇等均反应,方法参见甾体检查方法。

(4)2,4-二硝基苯肼 含有羰基的挥发油成分能与该试剂反应而生成有色物质。

3. 生物碱

(1)沉淀反应

原理:大多数生物碱的酸水溶液与生物碱的沉淀试剂反应,生成有色的弱酸不溶性复盐或络合物沉淀。

具体试剂名称、组成及试验结果见表实验 1-2。

表实验 1-2 不同生物碱沉淀试剂与沉淀反应

试剂	组成	沉淀颜色
碘化铋钾(Dragendorff)	$Bi(NO_3)_2 + KI$	橘红
碘化汞钾(Mayer)	$HgCl_2 + KI$	白或淡黄[*]
碘化碘钾(Wagner)	$I_2 + KI$	棕-蓝紫
硅钨酸(Bertrand)	$SiO_2 \cdot WO_3$	灰白
苦味酸(Hager)	$C_6H_3O_7N_3$	黄
氯化金(Chloroauric Acid)	$AuHCl_4$	黄
氯化铂(Platinic Chloride)	H_2PtCl_6	淡黄
磷钼酸(Sonnenschein)	$Na_3PO_4 \cdot 12MoO_3$	黄或褐黄
磷钨酸(Scheibler)	$Na_3PO_4 \cdot 12WO_3$	白或黄

注:[*] 试剂过量沉淀可消失,所生成的沉淀也可溶于10%盐酸、醋酸或多量的乙醇

方法:以常用碘化铋钾试剂[取碱式硝酸铋 0.85 g,加冰醋酸 10 ml 与水 40 ml 溶解后,加碘化钾溶液(4→10)20 ml,摇匀,即得]为例,取水溶液加盐酸至酸性,或取乙醇提取物稀盐酸溶解的部分,加碘化铋钾试剂,立即有橘红色或黄色沉淀出现。

注意:①反应要求在酸性条件下进行,供试水溶液可用盐酸调节至酸性。②要注意排除假阳性或假阴性反应。假阳性是因为具有共轭羰基(酮或醛)或内酯功能基结构的化合物,也可

能以生物碱类的方式进行反应。另有一些非生物碱类物质如蛋白质、嘌呤、甲基化胺、鞣质和某些糖、苷及铵盐等,也能与生物碱沉淀试剂反应。这些化合物可用酸水提→碱化有机溶剂提→酸水提的办法除去,并且要用三种以上的生物碱沉淀试剂进行检查。假阴性反应是由于大多数非氮杂环的生物碱对某些生物碱试剂不反应。如咖啡碱和秋水仙碱与碘化铋钾不反应,需用硅钨酸才能作出判断。麻黄碱不与沉淀试剂反应,而与茚三酮可发生显色反应。另一方面,用碱性有机溶剂提取或酸水提取液碱化后以有机溶剂萃取,季铵生物碱不能被提出而引起假阴性反应。

(2)颜色反应 如 Mendelin 试剂(1‰钒酸铵硫酸溶液)、Macquis 试剂(浓硫酸中含有少量甲醛)、Erdman 试剂(浓硫酸中含有少量硝酸)等能使生物碱样品显示不同的颜色。这类显示反应作用机制大多不清楚,很可能由于发生氧化、脱水、缩合等反应而显色。

(3)色谱法 色谱法不仅能够检出生物碱的有无,而且通过选择性的使用色谱、显色剂,可尝试性的进行生物碱的分类;需要的样品少,并可排除大多数假阳性和假阴性反应,区别仲胺、叔胺、季胺碱。

• 纸色谱 为减少拖尾现象,最好用酸性溶剂展开,可使生物碱全部成盐类,全部离子化后斑点就较集中,而用碱性溶剂展开时,生物碱以难溶于水的游离状态移动,斑点易集中于溶剂的前端;也可将滤纸先以一定 pH 值的缓冲液处理,以控制生物碱在纸上的离子化,克服拖尾现象。但黄嘌呤类则是例外,以碱性溶剂展开,分离的效果较好。纸色谱常用的展开剂为正丁醇-醋酸-水、正丁醇-盐酸-水、醋酸-丁醇。在一定 pH 缓冲液处理的滤纸上用正丁醇-水作展开剂。用甲酰胺代替水作固定相对亲水性较弱的生物碱分离较好,但在显色前必须将甲酰胺除尽,否则干扰显色。斑点的颜色:本身有颜色者在日光下观察,显荧光的物质可在紫外灯下观察,对于本身无色也不显荧光的生物碱则用显色剂显色。最常用的显色剂是改良的碘化铋钾。

• 薄层色谱 吸附色谱常用的吸附剂为氧化铝和硅胶 G。氧化铝因本身带有碱性,故用中性展开剂即可使生物碱很好地分离,硅胶因本身略带酸性,可在展开剂中加入少量碱以克服拖尾现象。在涂铺薄层时,用稀碱溶液做黏合剂,制成碱性硅胶 G 板,用中性展开剂也能获得良好的分离效果。对于结构相近的复杂化合物的分离用分配色谱较为有利。纤维素或硅胶 G 涂甲酰胺做固定相,以有机溶剂做展开剂。显色方法基本上与纸色谱相同,所不同的是可用腐蚀性的显色剂如 Macquis 试剂等。展开剂中有挥发性碱时,必须将薄层加热(60~120 ℃),除尽碱后再显色。

4. 黄酮类

(1)三氯化铝

试剂:1‰的三氯化铝乙醇溶液或三氯化铝水溶液。

方法:将样品点在纸上,喷洒该试剂,干燥后黄色斑点于紫外荧光灯下观察显明显荧光。

(2)浓氨水溶液

方法:将样品点在纸上(斑点浓度要集中),干燥后,将滤纸在浓氨水瓶上熏,立即置于荧光下呈现极明显的黄色荧光斑点。

(3)盐酸镁粉反应

方法:取乙醇提取液 1 ml 于试管中加镁粉或锌粉适量,振摇,滴加浓盐酸数滴(一次加入),1～2 min 内(必要时加热)即可出现颜色。多数黄酮、黄酮醇、二氢黄酮及二氢黄酮醇类化合物显红～紫红色,少数显紫～蓝色。且 B 环上有-OH 或-OCH$_3$ 取代时,颜色即随之加深,但查尔酮、橙酮、儿茶素类则不显反应。异黄酮有可能产生正反应。

注意:由于花青素及部分橙酮、查尔酮等在单纯浓盐酸酸性下也会发生色变,需预先作空白对照试验,才能判断是否发生了镁粉反应。另外,为避免提取液本身颜色的干扰,可注意观察加入盐酸后升起的泡沫颜色。如泡沫为红色,即显示阳性。

(4)醋酸镁试剂

试剂:0.5％醋酸镁甲醇溶液。

方法:将样品点在纸片上,喷洒该试剂,干燥后 90 ℃加热 5 min,在紫外灯下观察,二氢黄酮及二氢黄酮醇类呈现显著的天然色荧光,若有 C$_5$-OH,色泽更为明显。而黄酮、黄酮醇及异黄酮类等则显黄～橙黄～褐色。

4. 醌类

(1)Borntrager′s 反应

试剂:10％氢氧化钾水溶液。

方法:将样品液点在纸片上,喷洒该试剂,羟基蒽醌类就呈黄、橙、红色荧光。

(2)硼酸

试剂:1％硼酸水溶液。

方法:将样品液点于纸片上,喷洒该试剂,醌类就呈黄、橙、红色荧光。

(3)醋酸镁

试剂:0.5％醋酸镁甲醇溶液。

方法:将样品点在纸片上,喷洒该试剂,干燥后 90 ℃加热 5 min,如果显色,说明含有羟基蒽醌类成分,邻位酚羟基的蒽醌,显紫～蓝紫色,对位二酚羟基的蒽醌,显紫红～紫色,每个苯环上各有一个 α-酚羟基或还有间位羟基者,呈橙红～橙色。该反应也可用试管进行。

原理:金属离子络合作用。

(4)Feigl 反应

试剂:25％碳酸钠水溶液,4％甲醛,5％邻二硝基苯。

方法:取样品液 1 滴,加入上述溶液各 1 滴,混合后置于水浴上加热,醌类在 1～4 min 内产生显著的紫色。

原理:醌类的电子传递作用。

(5)无色亚甲蓝显色反应

试剂:取 100 mg 亚甲蓝溶于 100 ml 乙醇中,加入 1 ml 冰醋酸及 1 g 锌粉,缓缓振摇直至蓝色消失,即可备用。

方法:将样品液点于纸片上,喷洒上述试剂,有蓝色斑点出现。

注意:该反应为苯醌与萘醌的专用显色剂,可与蒽醌类相区别。

6. 香豆素与萜类内酯化合物

(1)内酯化合物的开环与闭环反应

原理:内酯类的共同特性就是在碱性水溶液中能够开环,加酸酸化后由于重新闭环为内酯体而使溶液变浑浊,有时还能产生沉淀。

试剂:1%氢氧化钠溶液,2%盐酸。

方法:取样品溶液 1 ml 于试管中,加 1%氢氧化钠溶液 2 ml 在沸水浴中加热 3～4 min,液体比未加热前清晰很多,再加入 2%盐酸酸化后,液体又变为浑浊。

注意:①酚性化合物及有机酸有干扰,可用 5%的盐酸,5%氢氧化钠分别萃取去除酸碱成分后的乙酸乙酯中性部位进行实验;②碱水解加热时间过长,易发生双键异构化,加酸后不能再环合。

(2)Emerson 试剂反应

试剂Ⅰ:2%4-氨基安替比林乙醇溶液。试剂Ⅱ:8%铁氰化钾水溶液。

方法:将样品溶液点于纸片上,干燥后先喷试剂Ⅰ,再喷试剂Ⅱ,然后用氨气熏之,产生红色,说明样品液中含有香豆素或酚类化合物。

原理:

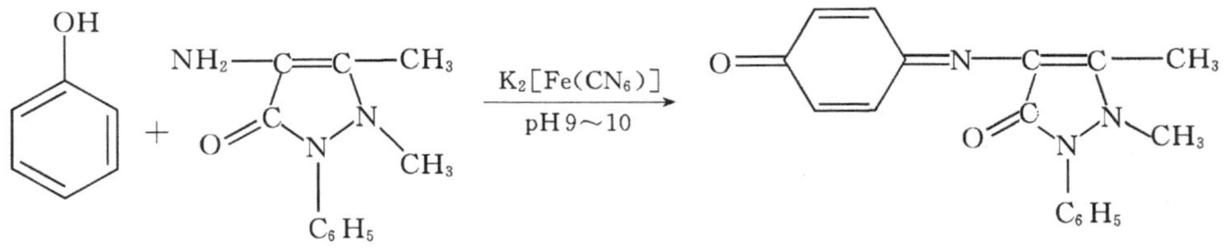

注意:该反应只对 C$_6$ 位(即香豆素开环后酚羟基的对位)无取代的香豆素反应,有局限性。

(3)Gibb's 反应

试剂:2,6-二溴苯醌氯亚胺的乙醇液。

原理:酚类和 2,6-二溴苯醌氯亚胺的乙醇液反应,形成取代的吲哚酚类,在碱性条件下显蓝绿色。

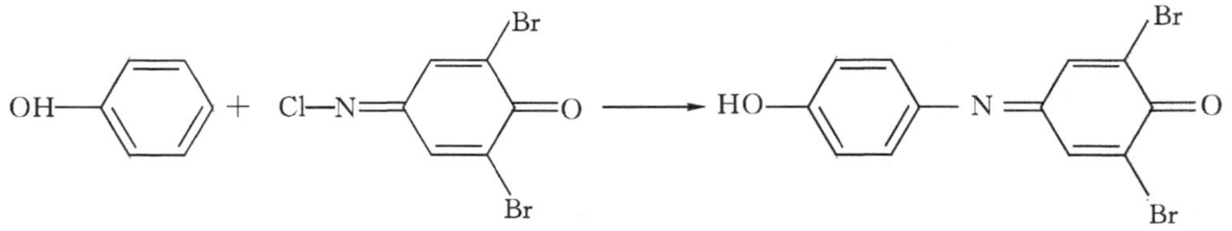

注意:反应最好在 pH 9.0～9.6 进行,用有机溶剂提取可提高反应的灵敏度。该反应只对 C$_6$ 位(即香豆素开环后酚羟基的对位)无取代或取代基易被置换的香豆素反应。对位无取代的酚类亦显正反应。

(4)异羟肟酸铁试验

试剂Ⅰ:7%盐酸羟肟甲醇溶液。试剂Ⅱ:10%氢氧化钾甲醇溶液。试剂Ⅲ:1%三氯化铁乙醇溶液;稀盐酸。

方法:取样品溶液 1 ml 于试管中,加入试剂Ⅰ2～3 滴,试剂Ⅱ2～3 滴,在水浴上微热,冷却后,加稀盐酸调至 pH 3～4,然后加入试剂Ⅲ1～2 滴,如有橙红色或紫色反应,表明含有内酯、香豆素或其苷类。

原理:

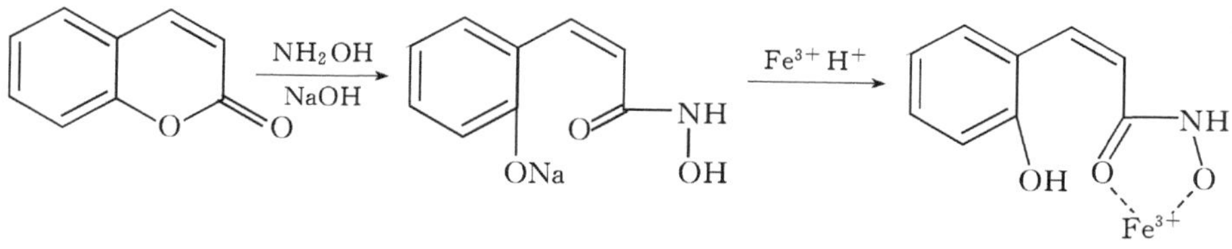

7. 强心苷类化合物

（1）甾体反应

见甾体类化合物的检查方法。

（2）不饱和内酯环反应

1）Legal 反应

试剂：0.5％亚硝酰铁氰化钠水溶液。

方法：取乙醇提取液适量，于水浴上蒸干，加入 1 ml 吡啶溶解残渣，加入该试剂 1 滴，摇匀后再加入 1～2 滴 2 mol/L NaOH 溶液，如呈红色，而后逐渐颜色消失，表示有强心苷。

2）Kedde 反应

试剂：1 g 3,5 -二硝基苯甲酸试剂溶于 50 ml 甲醇中，加入 2 mol/L NaOH 溶液 50 ml，用时新配。

方法：取样品溶液 1 ml 于试管中，加入该试剂 3～4 滴，如产生红色或紫色反应，表明含有强心苷。有时反应缓慢，需放置 15 min 后才起反应。

3）Baljet 反应

试剂：1％苦味酸乙醇溶液和 5％氢氧化钠水溶液用前等量混合。

方法：取样品溶液 1 ml 于试管中，加入该试剂数滴，如有橙色或橙红色反应，表明含有强心苷。反应缓慢，需放置 15 min 后才起反应。

注意：①以上不饱和内酯环反应主要是对 α,β -不饱和五元环内酯强心苷反应，而对 α,β -不饱和六元环内酯强心苷不起反应。其他带有 α,β -不饱和五元环内酯的化合物亦有此反应。②蒽醌类化合物有干扰，应预先除去，可用碱液萃取除去。

（3）α -去氧糖反应

1）Keller - Kiliani 反应

试剂：含有少量三氯化铁或硫酸铁的冰醋酸，浓硫酸。

方法：取样品溶液 2 ml 于试管中，在水浴上挥发至干，残渣加 2 ml 三氯化铁-冰醋酸试剂溶解，摇动，再沿管壁缓缓加入浓硫酸 1 ml，观察界面和醋酸层的颜色变化，界面如呈红棕色逐渐变为绿色、蓝色，最后上层冰醋酸层全变成蓝色或蓝绿色，此系 2,6 -二去氧糖的颜色反应。

2）占吨氢醇（xanthydrol）反应

试剂：含有 1％盐酸的冰醋酸，占吨氢醇乙醇溶液。

方法：将 α -去氧糖或其衍生物的寡糖或苷溶于含有 1％盐酸的冰醋酸中，加入少量占吨氢醇乙醇溶液，加热，能显红色。

注意：吲哚衍生物、酚酸类也可产生类似反应。

(4)过碘酸-对硝基苯胺反应

原理:过碘酸能使 α-去氧糖氧化成丙二醛,再与对硝基苯胺试剂反应得到黄色缩合物。α-去氧糖苷也可出现相同的颜色反应。

(5)对二甲氨基苯甲醛试剂反应

试剂:1% 对二甲氨基苯甲醛乙醇溶液-浓盐酸 4∶1。

方法:将 α-去氧糖或其衍生物的溶液滴在纸上,干燥后,喷洒该试剂,90 ℃ 加热 30 s,α-去氧己糖显灰红色,α-去氧戊糖显蓝灰色至紫灰色。

原理:此反应可能由于 α-去氧糖经盐酸的催化产生分子重排,再与对二甲氨基苯甲醛缩合的结果。

注意:要确证强心苷类的存在,必须以上三组反应都呈阳性,三组试剂均检查,可减少假阳性反应的可能性。当然有少数例外的情况,如乙型强心苷就没有五元不饱和内酯环的反应。

8. 酚类化合物和鞣质

(1)酚类的显色反应

1)三氯化铁反应

试剂:1% 三氯化铁试剂。

方法:样品溶液如有酸性,即可直接进行检查。如有碱性,可加醋酸酸化后再滴加三氯化铁试剂。显蓝、墨绿或蓝紫色,证明可能含有酚类或鞣质。没食子酸系统的鞣质显蓝色,而儿茶酚系统的鞣质呈绿色。

原理:酚取代了溶剂化离子中的溶剂分子而形成铁络合物。

注意:酚类化合物在纸片上单独用三氯化铁显色灵敏度较差,可采用其他试剂。非酚性的芳胺、烯醇、羟亚甲基化合物等也给予正反应。

2)香草醛-盐酸反应

试剂:0.5 g 香草醛溶解于 50 ml 盐酸中。

方法:将样品点在纸上,稍干燥,喷洒上述试剂,立即呈不同程度的红色。

注意:对具有间苯二酚和间苯三酚结构的化合物呈阳性反应。

3)三氯化铁-铁氰化钾反应

试剂Ⅰ:0.5 g 三氯化铁溶解于 50 ml 水中;试剂Ⅱ:0.5 g 铁氰化钾溶解于 50 ml 水中,临用时,两液等体积混合。

方法:将样品点在纸片上,喷洒上述溶液,立即显明显的蓝色斑点。但时间较长后,背景也能逐渐呈蓝色。如欲使纸上的斑点保存下来,当纸片仍湿润时,用稀盐酸洗涤,再用水洗至中性,至室温干燥后即可。

原理:样品中的还原性物质将 Fe^{3+} 还原成 Fe^{2+},再和铁氰化钾反应显色。本反应可检查鞣质、一切酚类化合物,以及还原性化合物。

4)快速蓝盐-B(Fast blue salt-B)试剂

试剂Ⅰ:0.5 g 快速蓝盐-B 溶解于 100 ml 水中;试剂Ⅱ:0.1 mol/L 氢氧化钠溶液。

方法:将样品点在纸上,先喷试剂Ⅰ,再喷试剂Ⅱ,立即呈红色斑点。

原理:本反应检查酚类及胺盐化合物,生成重氮盐。

5)Gibb's 反应

参见香豆素检查项下。

注意:对位无取代或取代基易被置换的酚类呈正反应。

6)Emerson 反应

参见香豆素检查项下。

注意:只用于对位无取代的酚类,在碱性条件下反应。

(2)鞣质的沉淀反应

1)明胶沉淀反应

试剂:0.5%明胶的10%NaCl 溶液(新鲜配制)。

方法:水提液加入该试剂,产生白色沉淀,此时若加入少量0.1 mol/L盐酸则反应更敏感。

原理:明胶和肽键通过氢键吸附与鞣质一起交织在肽键之间,形成高分子化合物而沉淀出来。鞣质与明胶最适当的比例为1:2,明胶过量时,一时生成的沉淀可再溶。

2)生物碱类、胺类的沉淀反应

试剂:0.1%咖啡碱水溶液。

原理:多数鞣酸水溶液和吡啶、喹宁、咖啡因等的稀溶液生成白色沉淀。

注意:利用鞣质与生物碱或明胶能产生沉淀的性质,经沉淀反应去除鞣质后进行多酚检查,可进一步确定化合物为一般酚类还是鞣质。

3)色谱:可选用硅胶G薄层色谱、纸色谱、聚酰胺薄膜色谱等,展开剂中应加酸减少拖尾。

9.有机酸类

(1)反应

1)用pH试纸检查

生药水浸液和乙醇提取液如呈酸性,就有可能含有游离酸或酚性化合物。

2)溴酚蓝反应

试剂:0.1%溴酚蓝溶液(溶于70%乙醇中)。

方法:点试样于滤纸片上,喷洒该试剂,立即在蓝色背景上显黄色的斑点。如果不够确定,可喷洒氨水后暴露在盐酸气体中,背景逐渐由蓝色变为黄色,而有机酸盐的斑点仍为黄色。

(2)色谱

有机酸带有羧基,极性较大,可用硅胶G吸附色谱,展开剂为正丁醇-醋酸-水(4:1:5)等;也可用纤维素分配色谱法。色谱时的拖尾现象可通过制成盐类衍生物或在展开剂中加入一定比例的酸改善。纸色谱时可加入高度挥发性的酸,抑制酸离解,或加入氢氧化铵形成铵盐。双向色谱可选用正丙醇-1mol/L氢氧化铵(7:3或3:2),然后用正丁醇-甲酸-水(10:3:10)展开,单项色谱可选用甲酸正丁酯-甲酸-水(10:4:1)。显色剂为溴百里酚蓝或溴酚蓝。

10.氨基酸、肽和蛋白质类

(1)显色反应

1)双缩脲(Biuret)反应

试剂:1%硫酸铜和40%氢氧化钠溶液等量混合。

方法:取1 ml水浸出液加入上述试剂,摇动,冷时显紫红色,表示可能有蛋白质或肽。

原理:本试剂主要是 Cu^{2+} 与蛋白质或肽分子中肽键-CO-NH-络合呈色。

2)茚三酮(Ninhydrin)反应

试剂:0.2%茚三酮的乙醇溶液。

方法:将样品点在纸片上,滴上或喷洒该试剂后,在100 ℃左右的烘箱中放置2 min,可看到斑点。亦可以在试管中进行,取水提液1 ml,加试剂2~3滴后在沸水浴上加热5 min,冷后有蓝或蓝紫色出现,表明有氨基酸或多肽。

原理:所有的α-氨基酸及含有α-氨基酸的肽类和蛋白质都能和茚三酮反应显蓝紫色或蓝色,少数呈黄色,必要时需加热,反应可在滤纸上进行。

注意:除了上述成分外,脂肪族的伯胺和仲胺也会呈色,γ-氨基酸不反应 。

3)吲哚醌(Isatin 试剂)反应

试剂:100 ml 1%吲哚醌丙酮溶液,加醋酸10 ml 即可。

方法:将样品点在纸上,滴上或喷洒吲哚醌试剂后,用吹风机吹干,待醋酸味不太浓时,放100 ℃烘箱中烘5~10 min 就显出各种颜色。

原理:不同的氨基酸与吲哚醌试剂反应,能显示不同的颜色,从颜色可帮助辨认氨基酸。

注意:本试剂主要对氨基酸、氨基酸衍生物及小分子肽有颜色反应,肽分子越大灵敏度越差。

4)酸性蒽醌紫

试剂:100 ml 0.05%酸性蒽醌紫溶液,加 0.5 ml 硫酸即成。

方法:将水浸出液点在纸片上,喷洒上述试剂,蛋白质就呈紫色。

注意:氨基酸、肽均不显色。

5)溴百里蓝钠盐

试剂:0.1%溴百里蓝钠盐溶液。

方法:将水浸出液点在纸上,喷洒上述试剂,就呈蓝紫色或绿色。若显色不够明显,稍烘一下即可。背景为黄色。

(2)氨基酸的纸色谱

纸色谱是研究氨基酸的有效方法之一。色谱所用的原料,需进行一定的处理,除去一部分杂质,以免影响色谱的效果。氨基酸的分离可用单向或双向色谱,对于组分较复杂的样品,需用双向色谱。

显色可用一种改良的茚三酮-醋酸镉喷雾剂,喷洒试剂后于盛有浓硫酸的干燥器中放置过夜,于白色背景上显深红色斑点,此法的优点是无需加热。用茚三酮喷洒过的滤纸或薄层,再喷1%硝酸铜乙醇溶液,氨基酸斑点则由蓝色转变成红色。

薄层色谱最常用的吸附剂为硅胶 G,其次是纤维素等,常用的展开剂有丙醇-水,丁醇-水-乙酸-水等。

(3)氨基酸的电泳

普通氨基酸的最好分离方法是电泳和薄层相结合,即样品先进行电泳,然后再以第二向色谱展开,用茚三酮-镉试剂显色。

11. 糖、多糖和苷类

(1)沉淀反应

1)费林(Fehling 溶液)反应

试剂Ⅰ:69.3 g 结晶硫酸铜溶于 1000 ml 水中。试剂Ⅱ:349 g 酒石酸钾及氢氧化钠 100 g,溶于 1000 ml 水中。如上述两种溶液不清,可滤过。临用前等体积混合。

方法:取热水提液 1 ml 于试管中,加费林试剂 1 ml,在沸水浴中加热 5 min,如产生棕红色氧化亚铜沉淀,表明含有还原糖。若要检查多糖和苷类,可另取以上样品溶液 1 ml 于试管中,加入 1 ml 10％盐酸溶液,在沸水浴中加热 10 min 使之水解,冷却后调节 pH 至中性,按上法检查还原反应。如水提液未经水解时呈负反应,经水解后呈正反应,或经过水解处理后的样品生成的棕红色样品比水解前多,表明含有多糖或苷类成分。

注意:此反应需要在中性条件下进行,故在试验中应注意样品液的酸碱度。若样品中含有其他碱性成分,在反应中产生的氧化亚铜沉淀多呈黄色。

2)α-萘酚试剂反应(Molish 反应)

试剂:5％α-萘酚乙醇溶液,浓硫酸。

方法:取热水提液 1 ml 于试管中,加 5％α-萘酚乙醇溶液 2～3 滴,摇匀,沿管壁缓缓加入 0.5 ml 浓硫酸,如在试液与浓硫酸的交界面处很快形成紫色环,表明样品含有糖类、多糖或苷类,此液经震荡后颜色变深并发热,冷却加水稀释则有暗紫色沉淀出现。

原理:糖类在浓硫酸的作用下先缩合成糠醛或其衍生物后能与 α-萘酚反应生成紫色物质。该反应较为灵敏,若有微量滤纸纤维或中药粉末存在于溶液中,都能产生上述反应,过滤时应注意。

3)托伦(Tollen′s)反应

试剂:0.1 mol/L 硝酸银溶液和 5 mol/L 的氨水等量混合。

方法:还原糖和该试剂反应,沸水浴加热,产生银色或褐色沉淀,反应可以在纸上进行,喷洒试剂后,在 100 ℃加热 5～10 min,显棕褐色斑点。

注意:脂肪族和芳香族的醛、芳胺、氨基酚、多元酚和甲酸都呈正反应。酮糖无此反应,含 C＝S 和-SH 基的化合物会生成硫化银沉淀而干扰反应。

(2)呈色反应

1)苯胺-邻苯二甲酸盐

试剂:苯胺 0.93 g 和邻苯二甲酸 1.6 g 溶与 100 ml 水饱和的正丁醇中。

方法:将样品点在试纸上,喷洒上述试剂,在 105 ℃加热 5 min,还原糖就呈桃红色,有时也呈棕色斑点。一般来讲,呈红色的为戊醛糖和 2-己酮糖酸,呈棕色的为己醛糖和 5-己酮糖酸。

原理:糖受强酸及加热的影响,能脱水生成糠醛的衍生物,再与一些芳香胺类缩合成 Schiff 碱而显色。

2)间苯二胺试剂

试剂:0.2 mol/L 间苯二胺 70％乙醇溶液。

方法:将样品点在纸上,喷洒上述试剂,在 105 ℃加热 5 min,呈黄色荧光即证明含糖。

(3)苷与多糖类

用上述试管法及纸片法均可证明被检查出的样品中含有还原糖或其他还原性物质,检查苷与多糖类化合物可用下述方法。

取 10 ml 水提取液加 20 ml 费林试剂,在沸水浴上加热数分钟,滤去所生成的沉淀,取出滤液少许,滴加费林试剂,确证已无沉淀反应,然后在滤液中加 2 ml 盐酸,煮沸 20 min,加氢氧化钠溶液使成碱性,再加费林试剂热水浴上加热,如又产生沉淀反应,则证明含有苷或多糖。

为进一步确证含有苷类,可进行如下实验:水浸液加醋酸铅水溶液。如果产生沉淀,就可能含有有机酸、黏液质、鞣质、蛋白质和苷类。

为进一步确证含有多糖类,可进行如下实验:取水浸液 5 ml 于蒸发皿内,于水浴上浓缩至干,复加水 1 ml,使溶解,后再加 5 倍量的乙醇使之产生沉淀,加热过滤,并用少量热乙醇洗涤沉淀。再将此沉淀溶于 3 ml 水中,进行多糖实验。取此水溶液 1 ml,加少量碘液或碘化钾-碘试液,观察颜色变化情况,不同类型的多糖显色不同。

(4)α-去氧糖的特殊反应

参见强心苷检查项下。

(5)色谱

糖类的极性较大,在硅胶 G 板上分离不够理想,使用前需用适当的缓冲剂如硼酸等进行预处理。硼酸与糖分子中羟基的络合作用能改善分离效果,所用硼酸水溶液以 0.02 mol/L 为好。展开剂为正丁醇-乙醇-水、丙酮-水、氯仿-甲醇等。常用显色剂:茴香醛-浓硫酸、苯胺-邻苯二胺等。

纸色谱用于糖的分离效果较好,最常用的四种溶剂系统是 BAW:正丁醇-醋酸-水(4∶1∶5),BEW:正丁醇-乙醇-水(4∶1∶2.2),BBPW:正丁醇-苯-吡啶-水(5∶1∶3∶3)及水饱和的酚。显色剂为苯胺-邻苯二甲酸等,显色后紫外灯下观察荧光斑点,极为敏感。

12. 皂苷类

(1)泡沫实验　皂苷的水溶液剧烈振摇产生细微的持久性泡沫,因为皂苷具有表面活性。

植物中的蛋白质或黏液也可产生泡沫,但不持久,而皂苷产生的泡沫能持续 10 min 以上,即使加热或加入乙醇,泡沫也不明显的减少。

如果要进一步知道是三铁皂苷还是甾体皂苷,可以取两支试管,各加入水浸液 1 ml,一管加入 2 ml 5％NaOH 溶液,另一管加入 2 ml 5％盐酸溶液,将两管塞紧,强烈振摇 1 min,如果两管泡沫高度相仿,则表明含甾体皂苷,如含碱液管比含酸液管泡沫高度高数倍,则表明含三萜皂苷。

(2)溶血实验　皂苷可与红细胞壁上胆甾醇结合,生成不溶于水的复合物沉淀,破坏血红细胞的正常渗透而导致溶血。

如水浸液呈酸性,先用 1％碳酸氢钠中和至中性。取水浸液 1 ml 加 1.5 ml 生理盐水,然后加血球悬浮液,如有溶血现象表明有皂苷。

(3)显色反应　参见三萜与载体检查项下。

实验二 防己中生物碱的提取、分离与鉴定

【实验目的与要求】

【掌握】防己碱和防己诺林碱的提取、分离及鉴定方法。

【熟悉】回流法、萃取法、结晶法等的基本操作。

【了解】生物碱的一般理化性质。

【仪器和试剂】

仪器：回流装置、分液漏斗、三角烧瓶、滤纸、抽滤装置、层析槽、毛细管等。

试剂：95％乙醇、三氯甲烷、苯、丙酮、碘化铋钾试剂、改良碘化铋钾试剂、碘化汞钾、1％盐酸水溶液、浓氨水、三氯甲烷-甲醇-丙酮（4∶1∶5）、药用炭、无水碳酸钾。

【实验方法】

（一）概述

1. 药材来源及功效

防己为防己科植物粉防己 *Stephania tetrandra* S. Moore 的干燥根。具有利水消肿，祛风止痛的功效。防己中总生物碱含量约为 1.5％～2.3％，主要为粉防己碱和防己诺林碱。

2. 主要化学成分

粉防己碱和防己诺林碱是粉防己的主要化学成分，均属于双苄基异喹啉类生物碱。

粉防己碱（tetrandrine），又称汉防己甲素，分子式 $C_{38}H_{42}N_2O_6$，在防己中的含量约为 1％，为无色针状结晶（乙醚），熔点 217～218 ℃。易溶于乙醇、乙醚、三氯甲烷等有机溶剂，几乎不溶于水和石油醚。

防己诺林碱（fangchinoline），又称汉防己乙素，分子式 $C_{37}H_{40}N_2O_6$，在防己中的含量约为 0.5％，六面体粒状结晶（丙酮），熔点 237～238 ℃。溶解度与粉防己碱相似，但因较粉防己碱多一个酚羟基，故极性较粉防己碱稍大，因此在冷苯中的溶解度小于粉防己碱，可利用此性质相互分离。

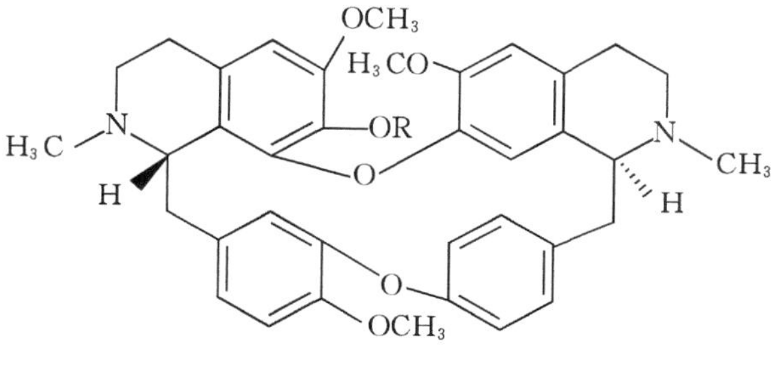

粉防己碱 R＝CH$_3$　　　防己诺林碱 R＝H

3. 提取原理和方法

本实验是根据粉防己碱和防己诺林碱游离时难溶于水,易溶于乙醇、三氯甲烷,成盐后易溶于水,难溶于三氯甲烷的性质用乙醇提取获得到总生物碱。再利用两者在冷苯中的溶解度不同,使之相互分离。

(二)实验流程图

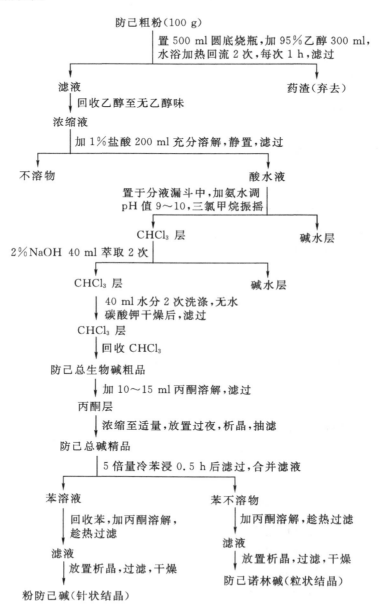

（三）操作步骤

1. 总生物碱的提取

称取粉防己粗粉 100 g,置 500 ml 圆底烧瓶中,加 95％乙醇以浸透并没过生药为度。水浴加热回流 1 h(加热期间振摇数次),滤出提取液,药渣再加 95％乙醇以浸没为度,如上法再热提一次,滤出提取液,最后将瓶内药渣抽滤压干,药渣弃去。合并两次乙醇提取液,放冷后如有絮状物析出,再抽滤一次,澄清液回收乙醇,浓缩至糖浆状无乙醇味为止,得总提取物。

2. 生物碱的分离

（1）亲脂性生物碱和亲水性生物碱的分离

将总提取物移至大三角烧瓶中,逐渐加入 1‰盐酸稀释,充分搅拌使生物碱溶解,不溶物呈树脂状析出,直至加酸水溶液不再发生混浊为止(约需 200 ml),静置,倾出上清液,瓶底的树脂状杂质以 1‰盐酸少量分次洗涤,直至洗液对生物碱沉淀试剂反应微弱时为止。

合并洗液和滤液,静置片刻,抽滤得澄清滤液,置大三角烧瓶中,滴加浓氨水至 pH 9 左右,此时亲脂性叔胺碱游离析出(如有发热现象,设法冷却),待溶液冷后,移至 500 ml 的分液漏斗中,加三氯甲烷 150 ml 振摇萃取。分取三氯甲烷层,碱性水溶液再以新鲜三氯甲烷萃取数次,每次用三氯甲烷 100 ml,直至三氯甲烷抽提液的生物碱反应微弱时止(检查时取少量三氯甲烷抽提液置表面皿上,待溶剂挥干,残留物中加稀盐酸数滴使溶解,再加生物碱沉淀试剂试之),合并三氯甲烷液。

此三氯甲烷液中含亲脂性叔胺碱,三氯甲烷萃取过的碱性水溶液含亲水性季铵碱。后者取出少量,加盐酸酸化至 pH 4～5,滴加雷氏铵盐饱和水溶液,观察有无沉淀出现。

（2）亲脂性碱中酚性和非酚性碱的分离

三氯甲烷萃取液合并约 300～400 ml 移至 1000 ml 的分液漏斗中,以 2％氢氧化钠水溶液 40 ml 一次,萃取 2 次,三氯甲烷液再用水 20 ml 一次,洗涤 2 次。分取三氯甲烷层,加无水碳酸钾脱水干燥,过滤,滤液常压下回收三氯甲烷。将三氯甲烷全部蒸去,残留溶剂去瓶塞后挥干,得粗总非酚性生物碱。

2％氢氧化钠提取液合并后取出少量,加盐酸酸化后进行生物碱反应。

附注:防己诺林碱虽有酚羟基但不溶于氢氧化钠水溶液中,因而和非酚性生物碱一起在三氯甲烷层中。

（3）叔胺生物碱的纯化

在盛有非酚性生物碱的圆底烧瓶中,加丙酮加热溶解,过滤,用热丙酮洗涤滤纸,滤液、洗液合并,回收丙酮至适量,放冷,加塞静置待结晶析出。析出完全后抽滤收集。母液再浓缩重复处理,尚可得结晶。合并数次结晶即为粉防己碱和防己诺林碱的混合物。

（4）粉防己碱和防己诺林碱的分离

苯冷浸法:取上述结晶状混合物碱称重,置于 50 ml 三角瓶中,加 5 倍量的苯冷浸,时时振摇,冷浸半小时后,过滤分开苯溶液和苯不溶物。

苯溶液回收苯至尽,残留物以丙酮重结晶,得细针状结晶,为粉防己碱。

苯不溶物待挥发去残留的苯后,也用丙酮重结晶,可得粒状结晶,为防己诺林碱。

3. 生物碱的一般鉴定方法

（1）化学沉淀反应

• 碘化汞钾试验:取样品的稀酸水溶液 1 ml,加碘化汞钾试剂(Mayer 氏试剂)1～2 滴,出现白色或类白色沉淀者为阳性反应,表示有生物碱存在。

• 碘化铋钾试验:取样品的稀酸水溶液 1 ml,加碘化铋钾试剂(Dragendorff 氏试剂)1～2 滴,出现棕黄至棕红色沉淀者为阳性反应,表示有生物碱存在。

• 碘-碘化钾试验:取样品的稀酸水溶液 1 ml,加碘-碘化钾试剂(Wangner 氏试剂)1～2 滴,生成褐色至暗褐色沉淀者为阳性反应,表示有生物碱存在。

• 雷氏铵盐试验:取样品的稀酸水溶液(pH 4～5)1 ml,加雷氏铵盐试剂数滴,生成黄红色沉淀者为阳性反应,表示有生物碱存在。

• 苦味酸试验:取样品的中性溶液 1 ml,加苦味酸的饱和水溶液 1～2 滴,生成黄色沉淀者为阳性反应,表示有生物碱存在。

(2)薄层色谱

吸附剂:硅胶-CMC 硬板(6 cm×10 cm)

对照品:粉防己碱和防己诺林碱的 0.1% 醇溶液

样品:本实验产品(粉防己碱和防己诺林碱的 0.1% 醇溶液)

展开剂:三氯甲烷-甲醇-丙酮(4:1:5)

显色剂:改良碘化铋钾试剂(喷雾)

【注意事项】

(1)提取总碱时,回收乙醇至洗浸膏即可,否则加入 1% HCl 液后,会结块而影响提取效果。

(2)两相溶剂萃取时,不可猛摇分液漏斗,只能轻轻旋转摇动,时间可长些,以免产生乳化现象而影响分层。

【思考题】

1.粉防己碱、防己诺林碱在结构与性质上有何异同点?实验过程中,应怎样利用它们的共性及个性进行提取分离?请设计方案。

2.分离水溶性与脂溶性生物碱的常用方法有哪些?

3.从防己中分离脂溶性、水溶性碱,酚性、非酚性碱的依据是什么?

4.萃取过程中怎样防止和消除乳化?

5.生物碱的沉淀反应应在什么条件下进行,为什么?

实验三　三颗针中小檗碱的
提取、分离与鉴定

【实验目的与要求】

【掌握】小檗碱的结构类型及提取分离的原理和方法。

【熟悉】熟练地从三颗针中提取、精制小檗碱。

【了解】用化学法和色谱法鉴定小檗碱。

【仪器和试剂】

仪器:烧杯。

试剂:三颗针粗粉、0.2%硫酸水溶液、抽滤装置、石灰粉、氯化钠、浓盐酸、改良碘化铋钾试剂,三氯甲烷-乙醇(9∶1)、甲醇-丙酮-乙酸(4∶5∶1)、中性氧化铝、对照品(盐酸小檗碱标准品甲醇液)、碘溶液、新配制氯水、10%氢氧化钠、丙酮、浓硝酸。

【实验方法】

(一)概述

1. 药材来源及功效

三颗针为小檗科植物毛叶小檗 *Berberis brachypoda*、细叶小檗 *B. Poiretii Schneid* 等多种同属植物的根、根皮或茎皮作为三颗针入药,具有清热去火、抗菌、抗病毒的作用。

2. 主要化学成分

三颗针中主要有效成分是生物碱:小檗碱、巴马丁(palmatine)、黄连碱(coptisine)、甲基黄连碱(methylcoptisine)、药根碱(jatrorrhizine)和表小檗碱(epiberberine)等。其中以小檗碱含量最高(大约 10%),具有明显的抗菌作用。小檗碱同时也是毛茛科植物黄连 *Coptis chinensis* Franch. 的主要成分。黄连中小檗碱含量较高但资源有限,工业生产上提取小檗碱主要以三颗针为原料。

小檗碱为异喹啉类原小檗碱型生物碱,化学结构式如下:

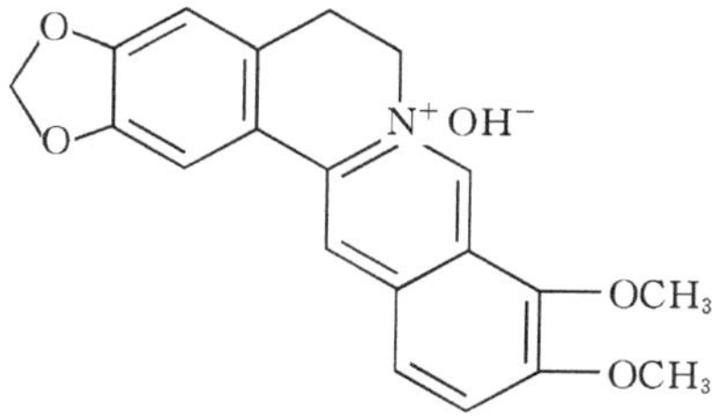

小檗碱

3.提取原理和方法

小檗碱属于季铵碱,其游离态在水中的溶解度最大(1∶20),它的盐酸盐(1∶500)与硫酸盐(1∶30)的溶解度差异较大。本实验利用其硫酸盐可溶于水,而盐酸盐难溶于水的性质,采用稀硫酸溶液进行渗滤,从三颗针中提取小檗碱,加盐酸使其转变为溶解度小的盐酸小檗碱,通过盐析的方法,将小檗碱从水中分离出来。

(二)实验流程图

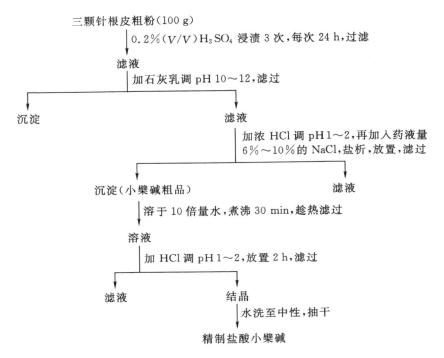

(三)操作步骤

1.小檗碱的提取

称取三颗针粗粉 100 g,用 5 倍量 0.2%(V/V)硫酸水浸渍 3 次,每次 24 h,不断搅拌,滤取浸出液,加石灰粉调 pH 10~12,滤除沉淀。滤液浓盐酸调 pH 1~2,加溶液,6%~10% (W/V)的固体食盐,搅拌使其溶,放置过夜,抽滤,得小檗碱粗品。

2.小檗碱的精制

将粗品小檗碱加适量热水溶解(水量约为干品的 30 倍或湿品的 10 倍)加热 30 min,趁热过滤。滤液加浓盐酸,调 pH 1~2,放置 2 h,过滤,沉淀用少量蒸馏水洗至 pH 为 5,抽干,80 ℃干燥,即得盐酸小檗碱精品。

3.小檗碱的鉴定

(1)化学鉴定

①取小檗碱少许水溶液 1 ml,滴加碘溶液,生成黄色沉淀。

②取本品少许,加 1 ml 水溶解,加稀盐酸 1 滴,加新配制氯水(饱和溶液)振摇后显暗红色。

③取盐酸小檗碱 0.05 g,溶于 50 ml 热水中,加入 10% 氢氧化钠 2 ml,混合均匀后,于水浴中加热至 50 ℃,加入丙酮 5 ml 放置,即有柠檬黄色丙酮小檗碱结晶析出。抽滤,水洗后干燥,测其熔点与标准品及文献值对照。

④取盐酸小檗碱水溶液 2 ml 溶解后,加入浓硝酸,可得黄绿色硝酸小檗碱沉淀。

⑤取盐酸小檗碱少许,加稀盐酸 2 ml 溶解后,加漂白粉少许,即产生樱红色。

(2)薄层色谱检识

吸附剂:中性氧化铝(Ⅱ级)160 目,干法铺板。

样品:自制盐酸小檗碱甲醇溶液。

对照品:盐酸小檗碱标准品甲醇溶液。

展开剂:三氯甲烷-乙醇(9∶1);甲醇-丙酮-乙酸(4∶5∶1)。

显色剂:改良碘化铋钾试剂喷雾。

展开后先观察荧光斑点,再喷显色剂应显橙红色。

【注意事项】

(1)装渗漉筒:在渗漉筒底部放一块脱脂棉(先用水湿润),然后将润湿过的药料分次加入,分层填压,顶部盖一张滤纸压上洁净的鹅卵石。

(2)加氯化钠的目的是利用其盐析作用以降低盐酸小檗碱在水中的溶解度,因粗盐中夹杂泥沙,杂质多,故应尽量不用大颗粒的粗盐,可用精制氯化钠或市售细食盐。

(3)粗制盐酸小檗碱在精制过程中,煮沸后的溶液应乘热迅速过滤,尽量采用减压抽滤或保温过滤,以免溶液冷却析出盐酸小檗碱结晶,造成提取率下降。

【思考题】

1.从三颗针中提取小檗碱是利用了它的什么性质?

2.什么是盐析法,适用范围如何?

实验四　秦皮中七叶内酯的提取、分离与鉴定

【实验目的与要求】

【掌握】秦皮中香豆素类化学成分的提取分离原理及操作技术;液-液萃取法在分离香豆素类化合物中的应用;香豆素类化合物官能团的鉴别方法。

【仪器和试剂】

仪器:回流装置一套、分液漏斗、锥形瓶、滤纸、抽滤装置、色谱槽、毛细管,薄层板。

试剂:秦皮 150 g,95％乙醇,氯仿,乙酸乙酯,甲醇,1％$FeCl_3$溶液,浓氨水,甲酸-甲酸乙酯-甲苯(1：4：5)。

【实验方法】

(一)概述

1. 药材来源及功效

秦皮为木樨科白蜡树属植物白蜡树 *Fraxinus chinensis* Roxb. 或苦枥白蜡树 *Fraxinus . rhyncho phylla* Hance. 或尖叶白蜡树 *Fraxinus szboana* Lingelsh. 或宿住白蜡树 *Fraxinus stylosa* Lingelsh. 的干燥树皮。

秦皮为常用中药,味苦,性微寒。具有清热燥湿,清肝明目,收涩止痢之功效。主治热毒泻痢、带下阴痒,肝热目赤肿痛,目生翳障等症。七叶内酯有抗菌消炎的生理作用,对细菌性痢疾、急性肠炎有较好的治疗效果,兼有退热作用,毒副作用小。

2. 主要化学成分

秦皮中含有多种香豆素类成分及皂苷、鞣质等,其中主要化学成分有七叶苷、七叶内酯、秦皮苷及秦皮素等。

(1)七叶苷　淡黄色针状结晶,熔点 205～206 ℃,难溶于冷水,易溶于热水、热乙醇、甲醇、吡啶,不溶于乙醚、氯仿、乙酸乙酯,在稀酸中可以水解,水溶液有蓝色荧光。

(2)七叶内酯　黄色针状结晶,熔点 268～270 ℃,易溶于热乙醇、冰醋酸和氢氧化钠液,微溶于沸水,难溶于乙醚、氯仿。

(3)秦皮素　片状结晶,熔点 226～228 ℃,溶于乙醇及盐酸水溶液,微溶于乙醚和沸水。

(4)秦皮苷　黄色针状结晶,无水物熔点为 205 ℃,易溶于热乙醇及热水,难溶于冷水。

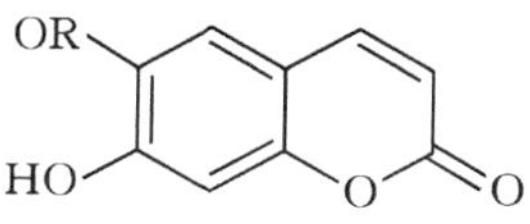

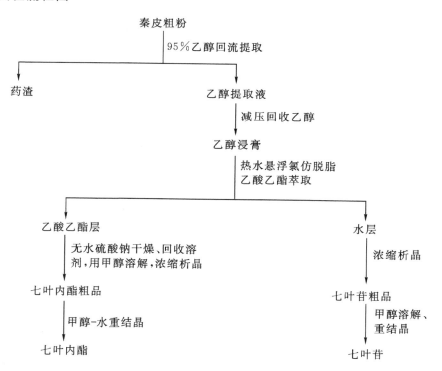

R＝H　七叶内酯
R＝glc　七叶苷

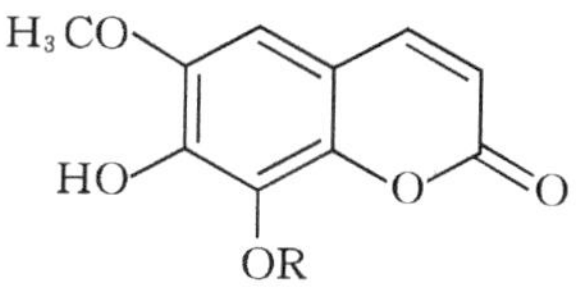

R＝H　秦皮素
R＝glc　秦皮苷

3. 提取原理和方法

根据秦皮中七叶内酯和七叶苷为香豆素类化合物,易溶于热乙醇的特点,采用乙醇为提取溶剂的溶剂提取法,用氯仿洗去树脂等脂溶性杂质,再用乙酸乙酯萃取,浓缩,析晶,重结晶,得到七叶内酯和七叶苷。

（二）实验流程图

秦皮粗粉
　↓ 95％乙醇回流提取
├→ 药渣
└→ 乙醇提取液
　　↓ 减压回收乙醇
　　乙醇浸膏
　　↓ 热水悬浮氯仿脱脂
　　　乙酸乙酯萃取
　├→ 乙酸乙酯层
　│　↓ 无水硫酸钠干燥、回收溶剂,用甲醇溶解,浓缩析晶
　│　七叶内酯粗品
　│　↓ 甲醇-水重结晶
　│　七叶内酯
　└→ 水层
　　　↓ 浓缩析晶
　　　七叶苷粗品
　　　↓ 甲醇溶解、重结晶
　　　七叶苷

（三）操作步骤

1. 提取

称取秦皮粗粉 150 g,加入 95％乙醇 400 ml,加热回流 60 min,过滤,药渣再加 95％乙醇 200 ml,回流 30 min,过滤合并两次滤液,回收溶剂至浸膏状,即得总提取物。

2. 分离

在上述浸膏中加入 40 ml 蒸馏水,热溶后移入分液漏斗中,以等体积氯仿萃取 2 次,将氯仿萃取后的水层蒸去残留氯仿,加入等体积乙酸乙酯萃取 2 次,得乙酸乙酯层和水层,乙酸乙

酯层以无水硫酸钠脱水,回收溶剂至干,残留物加入 10 ml 95％乙醇热溶,放置有黄色针状结晶析出,滤取结晶,经甲醇重结晶,即得七叶内酯纯品。水层加热浓缩,放置,有淡黄色粉末状晶体析出,滤取结晶,经甲醇重结晶,即得纯七叶苷。

3. 鉴定

(1)化学鉴定　①取七叶内酯少许置试管中,加入乙醇 1 ml 溶解。加入 1％$FeCl_3$溶液 2～3 滴,显暗绿色,再滴加浓氨水 3 滴,加水 6 ml,日光下观察显深红色。②取七叶苷少许置于试管中,加入 1 ml 水,加热溶解,加入 5％的 α-萘酚乙醇液 2～3 滴,摇匀,沿试管壁缓缓加入少量浓硫酸,在硫酸的接触面产生紫红色环。

(2)薄层色谱鉴定

样品:七叶内酯。

对照品:七叶内酯标准品。

吸附剂:硅胶 H－CMC－Na 板。

展开剂:甲酸-甲酸乙酯-甲苯(1∶4∶5)。

显色剂:①可见光;② UV254 灯下观察,七叶内酯为灰褐色;③以重氮化对硝基苯胺喷雾显色,七叶内酯呈玛瑙色。

【注意事项】

(1)商品秦皮混杂品种较多,有些伪品中并不含香豆素,应注意选择原植物品种。

(2)萃取振摇时,注意防止乳化,以轻轻旋转式萃取为宜。

(3)香豆素类化合物在薄层色谱上在紫外灯下观察有明显荧光,由此可鉴别香豆素类化合物。

【思考题】

1.萃取时如何选择溶剂?

2.一般情况下,有哪几种方法可用于分离苷和苷元?

实验五 虎杖中蒽醌类成分的
提取、分离与鉴定

【实验目的与要求】

【掌握】从虎杖中提取羟基蒽醌类成分的方法；pH 梯度萃取法分离蒽醌类成分的原理及操作技术。

【熟悉】蒽醌类成分的一般性质和鉴定方法。

【仪器和试剂】

仪器：圆底烧瓶、蒸发皿、层析柱、试管、分液漏斗、抽滤装置、循环水泵、旋转蒸发仪、水浴锅。

试剂：虎杖粗粉、95％乙醇、乙醚、5％NaHCO₃ 溶液、5％ Na₂CO₃溶液、1％NaOH 溶液、0.5％醋酸镁乙醇溶液、盐酸、药用炭、石油醚、乙酸乙酯、硅胶-CMC 硬板。

【实验方法】

(一)概述

1. 药材来源及功效

虎杖为蓼科植物虎杖 *Polygonum cuspidatum Sie b. et Zucc.* 的根及根茎，别名阴阳莲，花斑竹。味苦、性微寒。能清热解毒、祛风利湿、利尿通淋、祛痰、止咳、通经等。主要用来治疗湿热黄疸、风湿痹痛、烧伤烫伤、慢性气管炎等多种炎症。

2. 主要化学成分类型

虎杖中的成分主要含大黄素、大黄酚、大黄素甲醚等游离蒽醌，以及少量的大黄素-6-甲醚-8-O-D-葡萄糖苷、大黄素-8-O-D-葡萄糖苷等蒽醌苷。此外，尚含非蒽醌成分，主要是白藜芦醇葡萄糖苷（又称虎杖苷、云杉新苷），还有 β-谷甾醇、鞣质等成分。

3. 主要化学成分（结构式）

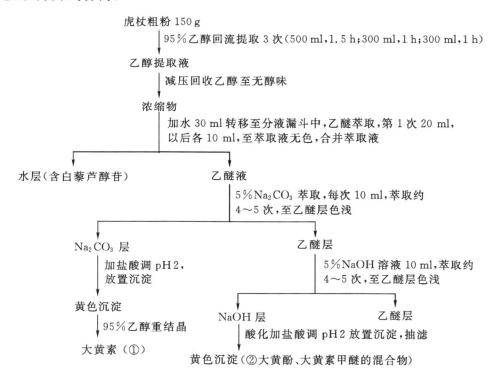

	R_1	R_2
大黄酚	H	CH_3
大黄素	OH	CH_3
大黄素甲醚	OCH_3	CH_3

白藜芦醇葡萄糖苷

4. 提取原理和方法

本实验采用乙醇将虎杖中的各类成分提取出来，再利用亲脂性成分与亲水性成分在乙醚中溶解性的差异，使游离蒽醌类成分与白藜芦醇苷分离。进一步分离游离羟基和游离蒽醌类成分，可根据它们表现出的酸性程度不同，用不同 pH 的碱液自乙醚中进行萃取，以达到分离混合蒽醌类成分的目的。

（二）实验流程图

蒽醌的提取与分离：

虎杖粗粉 150 g
↓ 95％乙醇回流提取 3 次（500 ml，1.5 h；300 ml，1 h；300 ml，1 h）
乙醇提取液
↓ 减压回收乙醇至无醇味
浓缩物
↓ 加水 30 ml 转移至分液漏斗中，乙醚萃取，第 1 次 20 ml，以后各 10 ml，至萃取液无色，合并萃取液

水层（含白藜芦醇苷）　　　乙醚液
　　　　　　　　　　　　　　↓ 5％Na_2CO_3 萃取，每次 10 ml，萃取约 4～5 次，至乙醚层色浅

Na_2CO_3 层　　　　　　　乙醚层
↓ 加盐酸调 pH 2，　　　　　↓ 5％NaOH 溶液 10 ml，萃取约 4～5 次，至乙醚层色浅
　放置沉淀

黄色沉淀　　　　　　　　NaOH 层　　　　　　乙醚层
↓ 95％乙醇重结晶　　　　↓ 酸化加盐酸调 pH 2 放置沉淀，抽滤
大黄素（①）
　　　　　　　　黄色沉淀（②大黄酚、大黄素甲醚的混合物）

（三）操作步骤

1. 蒽醌类化合物的提取

取虎杖粗粉 150 g 至圆底烧瓶,加入 95％乙醇回流提取 3 次（500 ml,1.5 h;300 ml,1 h; 300 ml,1 h）,提取液合并后减压回收乙醇至无醇味,即得总提取物。

2. 蒽醌类化合物的分离

将总提取物加水 30 ml 转移至分液漏斗中,乙醚萃取,第 1 次 20 ml,以后各 10 ml,至萃取液无色;合并萃取液,将乙醚萃取液用 5％Na_2CO_3 溶液萃取,每次 10 ml,萃取约 4～5 次,至乙醚层色浅。Na_2CO_3 层加盐酸调 pH 2,放置沉淀,95％乙醇重结晶,得到大黄素①;乙醚层用 5％NaOH 溶液萃取约 4～5 次,每次 10 ml,至乙醚层色浅。NaOH 层,加盐酸调 pH 2 酸化, 放置沉淀,抽滤得到黄色沉淀②（大黄酚、大黄素甲醚的混合物）。

3. 蒽醌类化合物的化学鉴别

将上述分离得到的①②各少许,加 1 ml 乙醇溶解,分别做下列试剂,观察颜色变化并记录。

（1）碱液反应　加数滴 10％氢氧化钠溶液,观察颜色变化,羟基蒽醌应显红色。

（2）醋酸镁试验　滴加 0.5％醋酸镁乙醇溶液,观察颜色变化,羟基蒽醌应显橙红色。

4. 蒽醌类化合物的薄层色谱鉴别

样品:上述分离得到的①②各少许,分别加少量乙醚溶解,制成样品溶液。

对照品:大黄素、大黄酚、大黄素甲醚的乙醚溶液。

薄层板:硅胶 CMC‑Na 板。

展开剂:石油醚∶乙酸乙酯(8∶2)。

显色剂:在可见光下观察,记录黄色斑点的位置,然后,再用浓氨水熏,斑点显红色。

【注意事项】

（1）碱水与乙醚萃取的时候,要注意防止乳化,否则,不能将成分分离。

（2）本实验多次使用乙醚,因此要特别注意防火安全,绝对禁止在有明火的情况下,使用乙醚。

（3）pH 梯度萃取法分离时,乙醚液中可先用 5％$NaHCO_3$ 水溶液进行萃取,则在 $NaHCO_3$ 水溶液中可得到强酸性的成分。

（4）大黄酚和大黄素甲醚两者相互分离比较困难,上述的薄层层析条件下在几乎同一位置出现斑点。进一步分离可用磷酸氢钙进行柱层析,以石油醚洗脱,先被洗脱下来的黄色带,以甲醇重结晶可得大黄酚;后被洗脱下来黄色带以甲醇重结晶可得到大黄素‑6‑甲醚。

【思考题】

1. 羟基蒽醌类成分具有哪些性质？根据它的性质,说明提取与分离的原理。

2. 大黄素的碱液反应和醋酸镁反应的原理是什么？

3. 在水与亲脂性有机溶剂萃取时,样品中为什么不能有醇？

实验六　槐花米中芸香苷和槲皮素的提取、分离与鉴定

【实验目的与要求】

【掌握】通过芸香苷提取与精制，掌握沸水提取黄酮类化合物的原理和操作；由芸香苷水解制取槲皮素及黄酮苷和黄酮苷元分离的方法。

【熟悉】黄酮苷、苷元和糖部分的鉴定方法。

【仪器和试剂】

仪器：单口圆底烧瓶，冷凝管，铁架台，烧杯，电炉，烘箱、水浴锅、三角烧瓶，微量抽滤器，布氏漏斗，滤纸，试管，层析槽，石棉网，毛细管等。

试剂：甲醇，乙醇等。

【实验方法】

（一）概述

1. 药材来源及功效

槐花为豆科植物槐 *Sophora japonica* L. 的干燥花及花蕾，主要含芸香苷（芦丁），含量高达 12％～20％，水解生成槲皮素、葡萄糖及鼠李糖。中医认为其味苦、性微寒，具有凉血止血，清肝泻火的功效。

2. 主要化学成分

槐米中主要含芦丁，槲皮素，芸香苷，还含有少量皂苷类及多糖、黏液质等。

芸香苷（rutoside），分子式 $C_{27}H_{30}O_{16}$，分子量 610.51，淡黄色针状结晶，m. p. 177～178 ℃。难溶于冷水（1：8000），略溶于热水（1：200）；溶于热甲醇（1：7）、冷甲醇（1：100）、热乙醇（1：30）、冷乙醇（1：650），难溶于乙酸乙酯、丙酮，不溶于苯、氯仿、乙醚、石油醚等，易溶于吡啶及稀碱液中。

槲皮素（quercetin），分子式 $C_{15}H_{10}O_7$，分子量 302.23，黄色针状结晶，m. p. 314 ℃（分解）。溶于热乙醇（1：23）、冷乙醇（1：300），可溶于甲醇、丙酮、乙酸乙酯、冰醋酸、吡啶等，不溶于石油醚、苯、氯仿、乙醚中，几不溶于水。

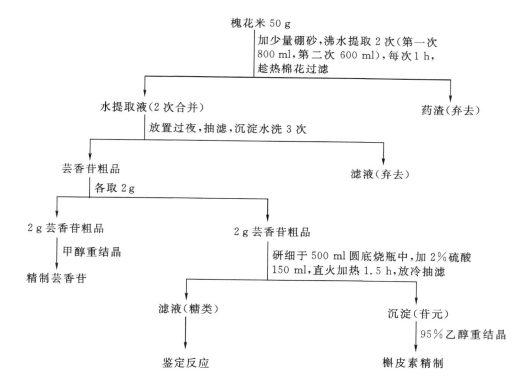

芸香苷 R＝－葡萄糖－鼠李糖
槲皮素 R＝H

3. 提取原理和方法

由槐花中提取芸香苷的方法很多，本实验是根据芸香苷在冷水和热水中溶解度有差异的特性进行提取和精制的；或根据芸香苷分子中具有酚羟基，显弱酸性，能与碱成盐而增大溶解度，以碱水为溶剂煮沸提取，其提取液加酸酸化后则芸香苷游离析出。

（二）实验流程图

```
                    槐花米 50 g
                        │ 加少量硼砂，沸水提取 2 次（第一次
                        │ 800 ml，第二次 600 ml），每次 1 h，
                        │ 趁热棉花过滤
          ┌─────────────┴─────────────────────┐
    水提取液（2 次合并）                      药渣（弃去）
          │ 放置过夜，抽滤，沉淀水洗 3 次
    ┌─────┴──────────────────┐
芸香苷粗品                  滤液（弃去）
    │ 各取 2 g
 ┌──┴────────────────────┐
2 g 芸香苷粗品          2 g 芸香苷粗品
    │ 甲醇重结晶            │ 研细于 500 ml 圆底烧瓶中，加 2% 硫酸
精制芸香苷               │ 150 ml，直火加热 1.5 h，放冷抽滤
                 ┌───────┴──────────┐
             滤液（糖类）          沉淀（苷元）
                 │                  │ 95% 乙醇重结晶
             鉴定反应            槲皮素精制
```

（三）操作步骤

1. 芸香苷的提取（水提取法）

称取槐花米 50 g，置 1000 ml 烧杯中，加沸水 800 ml，加入少量硼砂，加热保持微沸 1 h，趁热用棉花过滤，滤渣再加 600 ml 水煮沸 1 h，趁热过滤，合并 2 次滤液，放置过夜，析出大量淡黄色沉淀，抽滤，沉淀用水洗 3～4 次，抽干置于空气中干燥即得粗芸香苷，称重计算得率。

2. 芸香苷的水解

称取芸香苷粗品 2 g，尽量研细，投入 500 ml 圆底烧瓶中，加 2% H_2SO_4 溶液 150 ml，接上

冷凝管,直火加热煮沸 1.5 h,滤取沉淀物(即苷元槲皮素),滤液保留以鉴定糖部分,槲皮素沉淀经水洗涤抽干,自然干燥,称重并计算水解得率。

3. 芸香苷、槲皮素重结晶

称取芸香苷粗品 2 g,加甲醇 50 ml,加热溶解,趁热过滤,滤液浓缩至一半,放置析晶,过滤。滤液适当浓缩后放置,复析出结晶,滤取结晶。必要时结晶再用甲醇重结晶一次。

取槲皮素全部,加适量 95% 乙醇,同上法重结晶一次。

4. 芸香苷和槲皮素的化学鉴定

(1)酸性试验　取小试管 8 支,每 4 支一组,第一组每管中加入芸香苷 1 mg,第二组每管中加入槲皮素 1 mg,每组四管中分别加入稀氨水、5% 碳酸氢钠水溶液、5% 碳酸钠水溶液、1% 氢氧化钠水溶液各 2 ml,振摇后观察各管的溶解情况。溶解的溶液应呈黄色。再加浓盐酸数滴酸化,黄色褪去或变浅,并有沉淀析出或产生混浊。

(2)Molish 反应　取试样 1 mg 置小试管中,加乙醇 0.5 ml 溶解,加 α-萘酚试剂 1~2 滴,摇匀。倾斜试管,沿管壁徐徐注入浓硫酸约 0.5 ml 静置。观察两层溶液的界面变化,出现紫色环者为阳性,表示样品分子中含有糖的结构(糖和苷类均呈阳性反应),比较芸香苷和槲皮素的不同。

(3)Fehling 试验　取试样数毫克,溶于 0.5 ml 热水中,加斐林试剂甲、乙等量混合液 2 ml,沸水浴上加热,如产生氧化亚铜的暗红色或黄色沉淀表示有还原糖或其他还原性物质。充分加热作用后滤去沉淀,滤液滴加浓盐酸酸化,在水浴上加热水解,水解液以 10% NaOH 中和,再进行斐林试验,此时显阳性反应者表示样品为糖苷化合物。比较芸香苷和槲皮素的不同。

(4)盐酸-镁粉反应　取芸香苷 1 mg,加乙醇 2 ml,在水浴上加热溶解,加镁粉约 50 mg,滴加数滴浓盐酸,溶液由黄色渐变为红色者表示有黄酮类化合物。以同法试验槲皮素。

如用锌粉代替镁粉,则芸香苷(3-羟基与糖结合成苷)仍有作用,而槲皮素(黄酮醇类)不呈还原显色反应。因此可区别两者。

(5)二氯氧锆-柠檬酸反应　取样品 1 mg,加甲醇 2 ml,在水浴上加热溶解,再加 2% 二氯氧锆甲醇溶液 3~4 滴,凡有 3-羟基或 5-羟基的黄酮即呈鲜黄色。然后加 2% 柠檬酸甲醇溶液 3~4 滴,有 3-羟基的黄酮黄色不褪。比较芸香苷和槲皮素的不同。

(6)三氯化铝反应　取样品 1 mg 溶于甲醇中,加 1% 三氯化铝甲醇溶液 2~3 滴,黄酮类呈鲜黄色,并有荧光。

5. 芸香苷、槲皮素和糖的纸色谱鉴定

(1)点样　取新华一号色谱滤纸,规格 20 cm×20 cm,在滤纸下端约 2 cm 处用铅笔画一直线,间隔 2 cm 分别点下列样品或标准溶液:①糖样品溶液;②标准葡萄糖溶液;③标准鼠李糖溶液;④芸香苷样品甲醇溶液;⑤芸香苷标准溶液;⑥槲皮素样品甲醇溶液;⑦槲皮素标准品溶液。

(2)展开剂　正丁醇-醋酸-水(4:1:5)上层,上行展开。

(3)显色　展开完毕,将滤纸取出,记录溶剂前沿位置。待溶剂挥尽后,在③与④点之间剪开,分别显色。

• 糖的显色　喷苯胺-邻苯二甲酸试剂,在 105 ℃ 烘 10 min,显棕色斑点。计算并比较样

品和标准品的 R_f 值。

• 黄酮化合物的显色　①可见光下观察色斑,紫外灯下观察荧光斑点。②经氨气薰后再观察。③待氨气挥尽后,喷 1% $AlCl_3$ 甲醇溶液,再观察。④计算并比较样品与标准品的 R_f 值。

【注意事项】

（1）在提取前将槐花米略捣碎,使芸香苷易于被热水溶出。

（2）在提取过程中,加入硼砂的目的是使其与芸香苷分子中的邻二酚羟基发生络合,既保护了邻二酚羟基不被氧化破坏,又避免了邻二酚羟基与钙离子络合（芸香苷的钙络合物不溶于水）,使芸香苷不受损失,提高收率。

【思考题】

1. 黄酮类化合物还有哪些提取方法？芸香苷的提取还可用什么方法？
2. 酸水解常用什么酸？为什么用硫酸比用盐酸水解后处理更方便？
3. 本实验中各种色谱的原理是什么？解释化合物结构与 R_f 值的关系。
4. 试讨论苷类成分的鉴定程序。

实验七　葛根中黄酮类化合物的提取、分离

【实验目的与要求】

【掌握】葛根中黄酮类化合物的提取分离方法；葛根素的理化性质和鉴别方法。

【熟悉】柱层析法在分离黄酮类化合物中的应用。

【仪器和试剂】

仪器：单口圆底烧瓶，冷凝管，铁架台，烧杯，电炉，烘箱、水浴锅、三角烧瓶，微量抽滤器，布氏漏斗，滤纸，试管，层析槽，石棉网，毛细管、紫外灯、层析柱等。

试剂：中性乙酸铅、碱式乙酸铅、盐酸、甲醇、中性氧化铝、正丁醇等。

【实验方法】

（一）概述

1. 药材来源及功效

葛根为豆科植物葛 *Pueraria lobata* Willd. Obwi 的块根，葛根味甘辛，性平，能解肌退热，生津止渴，发表透疹，止痢等。主治温病发热，头痛颈强，口渴泻痢，麻疹起等症。

2. 主要化学成分

葛根中主要含有葛根素、葛根苷、大豆黄酮、大豆黄酮苷等。

（1）葛根素（puerarin）（葛根黄素）　　棱晶，m. p. 187 ℃（d）. 易溶于乙醇，不与中性醋酸铅反应生成沉淀。

（2）葛根苷（xylopuerarin）（葛根素木糖苷）　　木糖位置未定，棱晶，易溶于乙醇，不与中性醋酸铅反应生成沉淀。

（3）大豆黄酮（daidzein）　　棱晶，m. p. 320 ℃（d），易溶于乙醇，不与中性醋酸铅反应生成沉淀。

（4）大豆黄酮苷（daidzin）　　针晶，m. p. 236～237 ℃（d），无荧光，易溶于乙醇，不与中性醋酸铅反应生成沉淀。

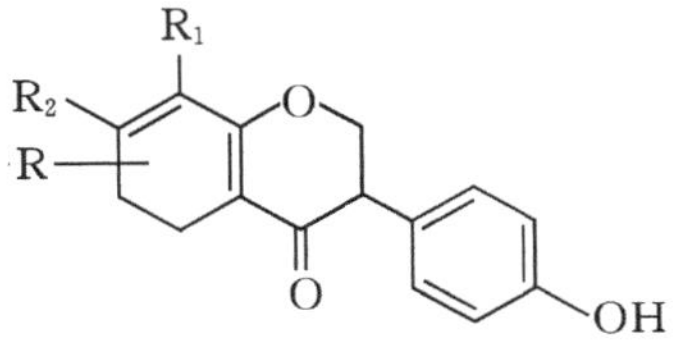

	R_1	R_2	R_3
葛根素	glu	OH	—
葛根苷	glu	H	xyl
大豆黄酮	H	OH	—
大豆黄酮苷	H	O—glu	—

3.提取原理和方法

葛根黄酮苷及其苷元均能溶于乙醇中,故用乙醇为溶剂,可提取葛根中的总黄酮,经铝盐法沉淀除去杂质;再利用各化合物结构的不同,对同一吸附剂吸附能力的差异用氧化铝柱层析将其分离。

(二)实验流程图

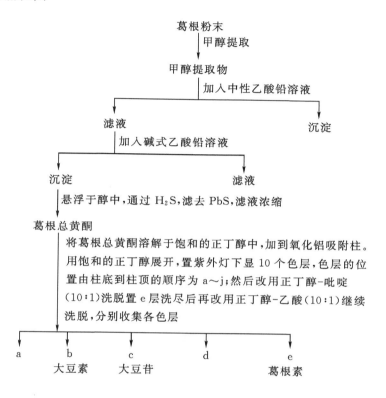

(三)操作步骤

1.葛根总黄酮的提取

取葛根粗粉 100 g 于 1000 ml 圆底烧瓶中,加 300 ml 95％乙醇回流提取 2 h,过滤,残渣再用 200 ml 乙醇回流提取一次(1 h),过滤,合并两次醇提取液,于水浴上回收乙醇至 150 ml,转移到烧杯中,加饱和中性醋酸铅溶液至不再有沉淀析出为止,过滤。滤液加饱和碱式醋酸铅至不再有沉淀析出为止,抽滤,沉淀用水洗两次后,悬浮于 150 ml 甲醇中,通入 H_2S 气体分解黄酮铅盐沉淀,而转为硫化铅沉淀,抽滤除去硫化铅沉淀,并用甲醇洗 2～3 次,洗液与滤液合并,中和至 pH 6.5～7,于水浴上减压回收乙醇至 30 ml 左右,转移到蒸发皿中蒸干,即得总黄酮。

2.葛根总黄酮的分离

(1)装柱　将适量中性氧化铝(100～200 目)用水饱和的正丁醇混悬后,常规湿法装柱,混悬用溶剂体积 V_1 和装柱后放出溶剂体积 V_2,计算柱中溶剂保留体积 V。

$$V = V_1 - V_2$$

这样便于掌握流分的接收和溶剂的更换。

（2）加样和洗脱　将葛根总黄酮用水饱和的正丁醇溶解后装入氧化铝柱上，待样品完全被氧化铝柱吸附后加入水饱和的正丁醇开始洗脱，等色带到达柱底（用紫外光观察控制），于紫外灯下可看到十种色带，由底至顶分别命名为 a～j，其中 c 带没有荧光，其他九个色带均显紫蓝色荧光，分段接受洗脱液，可使葛根总黄酮中各个化合物得以分离。b 流分减压回收溶剂，残渣用 50％甲醇重结晶得大豆黄酮，c 流分同法处理得大豆黄酮苷，e 流分同法处理得葛根素，f 流分为葛根素木糖苷。

3. 鉴定

（1）纸层析

支持剂：新华层析滤纸长 30 cm，宽酌情而定。

点样：取少量总黄酮用 1 ml 乙醇溶解即为样品溶液。

展开剂：20％KOH 乙醇溶液，上行展开。

显色：展开后用铅笔画下前沿，将滤纸在烘箱中烤干后（滤纸放入烘箱前须自然晾干），于紫外灯下观察，划出荧光位置，求出 R_f 值。

附：据文献记录，大豆黄酮 R_f 0.04，大豆黄酮甙 R_f 0.23，葛根素 R_f 0.50。

（2）薄层层析

吸附剂：硅胶 G。

展开剂：氯仿-甲醇（83：17）。

显色剂：三氯化铁-铁氧化钾试剂。

划出各色点的位置，求出 R_f 值。

【注意事项】

（1）装柱时柱内先加入一定体积的洗脱剂，打开活塞，放出柱内乙醇，将层析柱下端的空气泡充分赶尽，然后再向层析柱中加入一定体积的洗脱剂，这样可以避免气泡影响分离效能。

（2）加样时应取葛根总黄酮，溶解于少量水饱和的正丁醇中，用滴定管沿色谱柱管壁小心加入，勿使氧化铝柱面受到震动，开启活塞，当液体表面下降接触到氧化铝柱面时，关闭活塞。这样样品带才会均匀，分离效能才会好。

【思考题】

1. 葛根素等异黄酮颜色呈现浅黄色或白色的原因是什么？

2. 葛根中异黄酮为什么可以用氧化铝柱来进行分离？

实验八　穿心莲中二萜内酯类化合物的提取、分离与鉴定

【实验目的与要求】

【掌握】穿心莲中二萜内酯类化合物的提取、分离方法的原理和操作技术。

【熟悉】穿心莲中二萜内酯类化合物的化学鉴定、薄层色谱鉴定方法及操作。

【了解】药材提取液中去除叶绿素的方法。

【仪器和试剂】

仪器:超声提取器,圆底烧瓶(500 ml),球形冷凝管,铁架台,水浴锅,冷凝弯头,接液管,锥形瓶(500 ml、50 ml),分液漏斗,橡皮管,玻璃棒,蒸发皿,三角漏斗,试管,硅胶 GF254 薄层板,容量瓶,烧杯(1000 ml)。

试剂:去氧穿心莲内酯对照品,穿心莲内酯对照品,95％乙醇,石油醚,三氯甲烷,丙酮,醋酸乙酯,甲醇,蒸馏水,2％3,5 -二硝基苯甲酸乙醇溶液,0.3％亚硝酰铁氰化钠乙醇溶液,7％盐酸羟胺乙醇溶液,5％醋酸钠溶液,5％碳酸钠溶液,滤纸,10％氢氧化钾甲醇溶液,1％三氯化铁醇溶液,稀盐酸。

【实验方法】

(一)概述

1.药材来源及功效

穿心莲为爵床科植物穿心莲 *Andrographis paniculata*(Burm. f.)Nees 的全草或叶,又名一见喜,苦胆草等。有清热解毒、消炎、消肿止痛作用。主治细菌性痢疾、尿路感染、急性扁桃体炎、肠炎、咽喉炎、肺炎和流行性感冒等,外用可治疗疮疖肿毒、外伤感染等。

2.主要化学成分

全草主要含有二萜类成分:如穿心莲内酯占 0.6％,14 -去氧穿心莲内酯占 0.15％,新穿心莲内酯为 0.05％,14 -去氧穿心莲内酯-19 -β-D -葡萄糖苷为 0.03％,14 -去氧-12 -甲氧基穿心莲内酯占 0.001％,穿心莲潘林内酯为 0.03％。此外,尚含香荆芥酚,丁香油酚,肉豆蔻酸,三十一烷及三十三烷等成分。根中还含有少量黄酮类及多酚类成分。

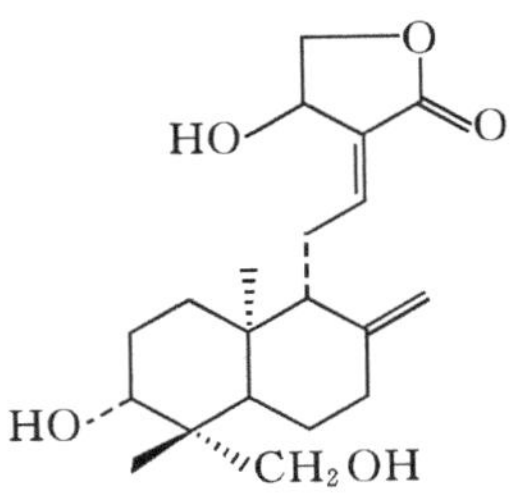

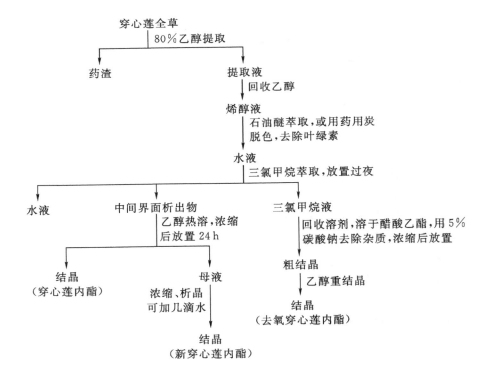

穿心莲内酯 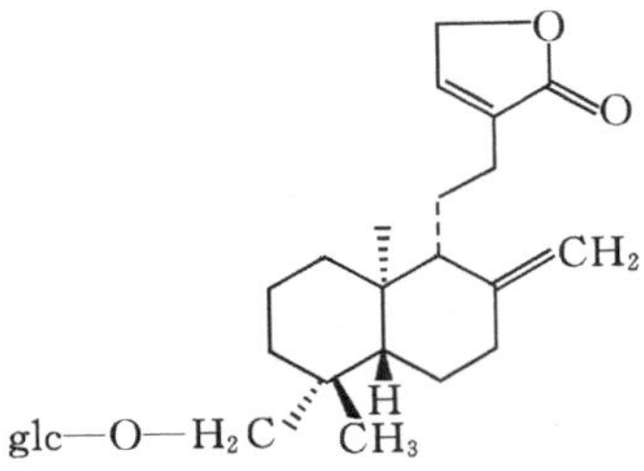　　　　　　新穿心莲内酯 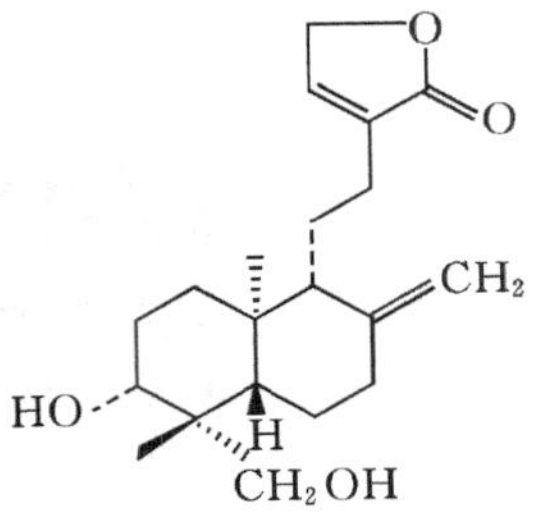　　　　　　去氧穿心莲内酯

3. 提取原理和方法

穿心莲内酯类成分易溶于甲醇、乙醇、丙酮等溶剂,故可利用此性质用乙醇提取;穿心莲中含有大量叶绿素,可用药用炭脱色法或石油醚萃取的方法除去叶绿素杂质;再利用穿心莲内酯与去氧穿心莲内酯在三氯甲烷中溶解度不同,初步将两者进行分离。最后利用穿心莲内酯、去氧穿心莲内酯及新穿心莲内酯结构上的差异,而造成极性不同,用萃取结合结晶法进行分离。

(二)实验流程图

穿心莲内酯、去氧穿心莲内酯及新穿心莲内酯的提取分离流程如下:

穿心莲全草
｜ 80%乙醇提取

药渣　　　　　　　　提取液
　　　　　　　　　　｜ 回收乙醇

烯醇液
｜ 石油醚萃取,或用药用炭
｜ 脱色,去除叶绿素

水液
｜ 三氯甲烷萃取,放置过夜

水液　　中间界面析出物　　　　　三氯甲烷液
　　　　｜ 乙醇热溶,浓缩　　　　｜ 回收溶剂,溶于醋酸乙酯,用5%
　　　　｜ 后放置24 h　　　　　　碳酸钠去除杂质,浓缩后放置

结晶　　　　　　母液　　　　　　粗结晶
(穿心莲内酯)　　｜ 浓缩、析晶　　　｜ 乙醇重结晶
　　　　　　　　｜ 可加几滴水

　　　　　　　结晶　　　　　　结晶
　　　　　(新穿心莲内酯)　　(去氧穿心莲内酯)

（三）操作步骤

1. 提取

（1）冷浸法　取穿心莲叶粗粉 200 g，分别用 80％乙醇 1000 ml 浸渍 2 日，合并 2 次浸出液，浓缩至 300 ml 左右，得内酯类成分总浓缩液。

（2）超声提取　取穿心莲叶粗粉 200 g，80％乙醇 2000 ml 分 3 次进行超声震荡提取，每次30 min，合并浓缩至 300 ml 即可。

2. 脱色

将上述内酯类成分总浓缩液，加入 30～40 g 药用炭，加热回流 30 min，趁热滤过即可，或加石油醚两次萃取（每次 30 ml）脱色亦可。

3. 分离精制

上述液体加约 150 ml 三氯甲烷，置分液漏斗中，放置过夜。分取水液、中间界面析出物及三氯甲烷液，其中中间界面析出物加乙醇溶解，浓缩至小体积，静置析晶，滤过即得穿心莲内酯粗品，滤液再经浓缩析晶可得新穿心莲内酯粗品。三氯甲烷液经回收溶剂后，得浸膏，溶于乙酸乙酯中，5％碳酸钠溶液萃取除杂，乙酸乙酯层经浓缩后析晶，滤得晶体，用 95％乙醇重结晶即得去氧穿心莲内酯粗品。

4. 鉴定

（1）化学鉴定：取穿心莲内酯少许加乙醇 5 ml，备用。

• 异羟肟酸铁反应　取穿心莲内酯醇溶液 1 ml，加 7％盐酸羟胺甲醇溶液 2～3 滴，加10％氢氧化钾甲醇溶液 1～2 滴成碱性，水浴加热 2 min，放冷后加稀酸使成酸性，加 1％三氯化铁溶液 1～2 滴，混匀，溶液呈紫红色。

• Legal 反应　取穿心莲内酯醇溶液 1 ml，加 0.3％亚硝酰铁氰化钠溶液 2～4 滴，加10％氢氧化钾溶液 1～2 滴，溶液呈紫色。

• Kedde 反应　取穿心莲内酯醇溶液 1 ml，加碱性 3,5-二硝基苯甲酸乙醇溶液 2 滴，溶液呈紫色。

（2）色谱鉴定

薄层板：以羧甲基纤维素钠为黏合剂的硅胶 GF254 薄层板

试　　样：自制穿心莲内酯乙醇溶液

　　　　　自制去氧穿心莲内酯乙醇溶液

对照品：穿心莲内酯对照品乙醇溶液（1 mg/ml）

　　　　去氧穿心莲内酯对照品乙醇溶液（1 mg/ml）

展开剂：三氯甲烷-乙酸乙酯-甲醇（4：3：0.4）

显色剂：2％3,5-二硝基苯甲酸乙醇溶液与 10％氢氧化钾溶液的等量混合液（临用时配制）。

结论：展开后取出，晾干，置紫外灯（254 nm）下检视。供试品色谱中，在与对照品色谱相应的位置上，分别显相同颜色的斑点；喷显色剂后，立即在日光下观察，供试品色谱中，在与对照品色谱相应的位置上，分别显相同颜色的斑点。

【注意事项】

(1)穿心莲内酯类化合物性质不稳定,易氧化、聚合而树脂化,因此所用药材应当是当年产的,且未受潮变质的茎叶部分,否则内质含量明显下降。

(2)提取方法以超声提取法最优,省时,浓缩析晶时脂溶性成分少,易得到黄色结晶,得率高。也可加热回流提取。但杂质较多,给下一步结晶和精制带来麻烦。若选择加热回流提取,温度设置为 50～60 ℃为好,此条件下内酯类成分损失较少。

(3)制取新穿心莲内酯时,浓缩液可先加几滴水,再进行结晶操作。

(4)穿心莲中还含有黄酮、酚酸性成分,可用 5％碳酸钠萃取去除。

(5)此法得到的产品均为粗品,需进一步处理才能得到较纯的化合物。

【思考题】

1.穿心莲内酯的提取过程中为何要避免高温?

2.穿心莲内酯提取过程中,除了用药用炭和石油醚外,还可以用哪些方法去除提取液中的叶绿素,试比较各方法的优缺点。

3.请调查市售以穿心莲成分为主的药物有哪些?

实验九　八角茴香中挥发油的提取、分离与鉴定

【实验目的与要求】

【掌握】挥发油含量测定器的操作方法。

【熟悉】色谱点滴反应和薄层色谱法的操作方法。

【仪器和试剂】

仪器:挥发油含量测定器,回流冷凝管,滤纸,硅胶 G 薄层板,毛细管。

试剂:95%乙醇,石油醚,乙酸乙酯,香草醛-浓硫酸显色剂。

【实验方法】

(一)概述

1. 药材来源及功效

八角茴香为木兰科植物八角茴香 *Iuicium verum* 干燥成熟的果实。具有温阳散寒,调中和胃,理气止痛的作用。主治寒疝腹痛、腰膝冷痛、胃寒呕吐、脘腹疼痛、寒湿脚气等。

2. 主要化学成分

八角茴香含挥发油约 5%。主要成分是茴香脑(anethole),约为总挥发油的 80%～90%。此外,尚有少量甲基胡椒酚、茴香醛、茴香酸等。

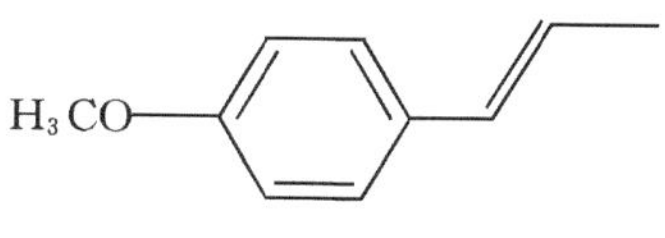

茴香脑

3. 提取原理和方法

依据挥发油具有挥发性,能随水蒸气蒸馏的性质,利用水蒸气蒸馏法提取挥发油。本实验采用挥发油含量测定器提取挥发油。

挥发油的组成成分复杂,常含有烷烃、烯烃、醇、酚、醛酮、酸等官能团。因此,可选择适宜的鉴别试剂在薄层板上进行点滴试验,从而了解组成挥发油的成分。

挥发油中各类成分的极性不相同,一般不含氧的烃类和萜类化合物极性小,在薄层板上可被石油醚较好地展开;而含氧的烃类和萜类化合物极性较大,可被石油醚与醋酸乙酯的混合溶剂较好地展开。为了使挥发油中各成分能在同一块薄层板上进行分离,可采用单向二次色谱法展开。

（二）操作步骤

1. 提取

取八角茴香 50 g，置挥发油含量测定器（图实验 9 - 1）烧瓶中，加适量的水，连接挥发油测定器与回流冷凝管。自冷凝管上端加水使充满挥发油测定器的刻度部分，并使溢流入烧瓶时为止。缓缓加热至沸，至测定器中油量不再增加，停止加热，放冷，分取油层计算得率。

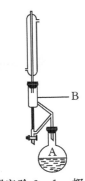

图实验 9 - 1　挥发油测定器

2. 鉴定

（1）油斑试验　取适量八角茴香油，滴于滤纸片上，常温（或加热烘烤）观察油斑是否消失。

（2）色谱点滴反应　取硅胶 G 薄层板（8 cm×12 cm）1 块，用铅笔按实验表画线。被检查挥发油用 95％乙醇稀释成 5～10 倍溶液，然后用毛细管分别滴加于各挥发油样品斑点上，观察颜色变化。初步推测每种挥发抽中可能含有的化学成分类型。

（3）挥发油单向二次展开薄层色谱　取硅胶 G 薄层板（6 cm×14 cm）一块，在距底边 1.5 cm 及 8 cm 处分别用铅笔画出起始线和中线。将 2～3 种挥发油点在起始线上，先在石油醚-醋酸乙酯（85：15）展开剂中展开至薄板中线时取出，挥去展开剂，再放入石油醚中展开，至接近薄层板顶端时取出，挥去展开剂，用香草醛-浓硫酸显色剂显色，观察斑点的数量、位置及颜色，推测每种挥发油中可能含有化学成分的数量。

表实验 9 - 1　挥发油色谱点滴反应

样品	试剂					
	1	2	3	4	5	6
八角茴香油						
柠檬油						
丁香油						
薄荷油						
樟脑油						
桉叶油						

注：试剂：1 为三氯化铁试液；2 为 2,4-二硝基苯肼试液；3 为碱性高锰酸钾试液；4 为香草醛-浓硫酸试液；5 为 0.05％溴酚蓝乙醇溶液；6 为硝酸铈铵试剂。

【注意事项】

（1）挥发油含量测定装置一般分为两种。一种适用于相对密度小于 1.0 的挥发油测定；另一种用于测定相对密度大于 1.0 的挥发油。《中国药典》2010 年版规定，测定相对密度大于 1.0 的挥发油，也可在相对密度小于 1.0 的测定器中进行，其法是在加热前，预先加入 1 ml 二甲苯于测定器内，然后进行水蒸气蒸馏，使蒸出的相对密度大于 1.0 的挥发油溶于二甲苯中。由于二甲苯的相对密度为 0.8969，一般能使挥发油与二甲苯的混合溶液浮于水面。计算挥发油的含量时，扣除加入二甲苯的体积即可。

（2）提取完毕，须待油水完全分层后，再将油放出。

（3）进行单向二次展开时，在第一次展开后，应将展开剂完全挥去，再进行第二次展开，否则将改变第二次展开剂的极性，从而影响分离效果。

（4）挥发油易挥发逸失，因此进行层析鉴定时，操作应及时，不易久放。

（5）喷洒香草醛-浓硫酸显色剂时，应于通风橱内进行。

【思考题】

1. 用挥发油含量测定器提取挥发油时应注意什么问题？

2. 挥发油的单向二次展开时，为什么先用石油醚与醋酸乙酯的混合溶剂进行第一次展开，再用石油醚进行第二次展开？

实验十　柴胡总皂苷的提取、纯化与鉴定

【实验目的与要求】

【掌握】皂苷类化合物的提取方法的基本原理和操作技术。

【熟悉】皂苷类化合物的鉴定方法及操作。

【了解】大孔吸附树脂的结构、性质,学习其使用方法及用途。

【仪器和试剂】

仪器:旋转蒸发仪,真空泵,水浴锅,玻璃色谱柱,锥形瓶,烧杯,量筒,分液漏斗,结晶皿,紫外灯,薄层用色谱槽。

试剂:0.5％KOH/甲醇溶液,D101 大孔吸附树脂,三氧化二铝,95％乙醇,蒸馏水,乙酸乙酯,三氯化锑的氯仿饱和溶液喷雾显色剂,Molish 试剂(10％α-萘酚乙醇溶液,浓硫酸),硅胶GF254 薄层板。

【实验方法】

(一)概述

1. 药材来源及功效

柴胡是伞形科植物北柴胡 *Bupleurum Chinense* DC. 或狭叶柴胡 *B. scorzonerifolium* Willd. 的根,主治感冒,发烧,寒热往来,胸肋苦满等主症,药理实验证明柴胡有解热,抗炎,镇静,保肝等作用。由柴胡中提取的挥发油、皂苷已用于临床治疗。

2. 主要化学成分

柴胡中以挥发油,皂苷,黄酮类成分为主,此外还有多元醇,植物甾醇,香豆素,脂肪酸,多糖等化学成分。柴胡中的皂苷属于以齐墩果烷衍生物为母核的三萜皂苷,多为双糖苷。其中柴胡皂苷 a、c、d 的含量较高,为其主要成分,其他如糖链末端的葡萄糖乙酰化的皂苷及提取时产生的次生皂苷含量均较低。

柴胡皂苷 a、c、d(A、B、C)均为白色粉末,结构和性质如表实验 10 - 1 所示。

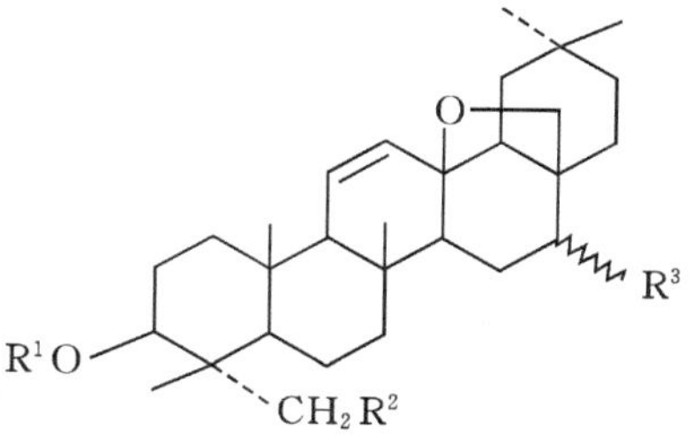

表实验 10-1 柴胡皂苷的结构与性质

	R^1	R^2	R^3	分子式	熔点（℃）	旋光度 $[\alpha]_D$
A	$\beta\text{-}D\text{-}Glc(1{\to}3)\text{-}\beta\text{-}D\text{-}Fuc$	OH	$\beta\text{-}OH$	$C_{42}H_{68}O_{13}$	231 ± 1	$+46(EtOH)$
B	$\beta\text{-}D\text{-}Glc(1{\to}3)\text{-}\beta\text{-}D\text{-}Fuc$	OH	$\alpha\text{-}OH$	$C_{42}H_{68}O_{13}$	217 ± 1	$+37(EtOH)$
C	$\beta\text{-}D\text{-}Glc(1{\to}3)\text{-}[\alpha\text{-}L\text{-}$ Rham$(1{\to}4)]\text{-}\beta\text{-}D\text{-}Fuc$	H	$\beta\text{-}OH$	$C_{42}H_{78}O_{17}$	219 ± 1	$+4.3(EtOH)$

3. 提取原理和方法

柴胡皂苷 a、c、d（A、B、C）均易溶于甲醇，乙醇和水。但苷元结构中具有 $13\beta,28$ -环氧醚键，在酸性条件下极易断裂形成 $\Delta^{11,13}$ -齐墩果-二烯或 Δ^{12} -齐墩果烯相应结构的皂苷，在提取过程中要避免酸性成分的存在，所以在提取总皂苷时用含 0.5% KOH 的甲醇回流提取，再用 D101 大孔吸附树脂纯化，最后用薄层硅胶色谱对总皂苷进行鉴定。

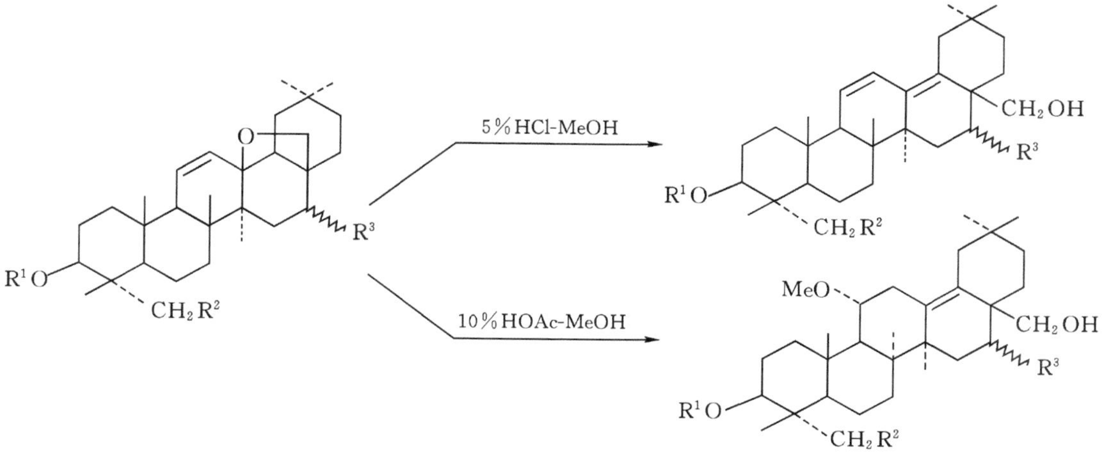

（二）实验流程图

柴胡总皂苷的提取分离流程如下：

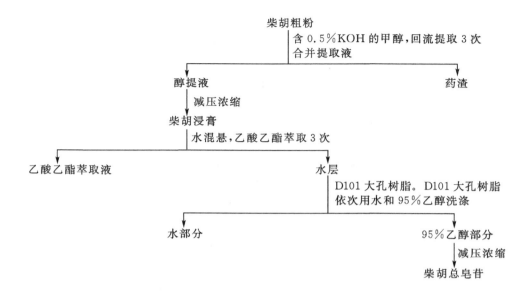

(三)操作步骤

1. 提取

将柴胡根 200 g 粉碎,装入 1000 ml 圆底烧瓶中,加入 600 ml 含 0.5%KOH 的甲醇,回流提取 2 h,倒出滤液,药渣用 400 ml 含 0.5%KOH 的甲醇回流提取两次,每次 1 h,最后一次的药渣弃去。滤除提取液不溶杂质后合并,减压浓缩至干,得红棕色黏稠物,为柴胡浸膏。

2. 纯化

取柴胡浸膏用 150 ml 蒸馏水溶解,水溶液用 50 ml 乙酸乙酯萃取三次,水层含柴胡皂苷。称取 D101 型大孔吸附树脂 100 g(湿重),加入 95%乙醇 200 ml,溶胀 30 min,装入 3.0 cm×30 cm 色谱柱中,控制流速以液滴不成串为宜,用乙醇洗至乙醇流出液无色,加蒸馏水置换柱中的乙醇。

将柴胡总皂苷水溶液通过大孔吸附柱,用蒸馏水冲洗树脂柱至流出液无明显 Molish 反应,用 95%乙醇洗脱皂苷,收集与 SbCl₃ 反应呈阳性的洗脱液,合并后通过 40 g Al₂O₃ 吸附柱,95%EtOH 40 ml 冲洗后合并洗出液,减压浓缩,抽干,得柴胡总皂苷。

3. 鉴定

(1)化学鉴定

• 醋酐-浓硫酸反应(Liebermann-Burchard 反应) 样品溶于醋酐中,加入冷的醋酐-浓硫酸(20:1)数滴,可出现黄-红-紫-蓝-绿色等变化,最后显红紫色。

• 三氯甲烷-浓硫酸反应(Salkowski 反应) 样品溶于三氯甲烷,加入浓硫酸后,三氯甲烷层显红或蓝色,硫酸层现绿色荧光。

• 五氯化锑反应(Kahlenberg 反应) 样品的三氯甲烷溶液点于滤纸上,喷 20%五氯化锑的三氯甲烷溶液,干燥后 60~70 ℃加热,显蓝紫色。用三氯化锑结果相同。

• 冰乙酸-乙酰氯反应(Tschugaeff 反应) 样品溶于冰乙酸中,加乙酰氯数滴及氯化锌结晶数粒,稍加热,呈现淡红色或紫色。

（2）色谱鉴定

方法：硅胶薄层色谱。

薄层板：硅胶 GF254 薄层板。

样品：柴胡总皂苷的甲醇溶液。

溶剂系统：氯仿-甲醇-水（30：10：1）

　　　　　乙酸乙酯-乙醇-水（8：2：1）

显色剂：$SbCl_3$ 或 $SbCl_5$ 的氯仿溶液或 20％ H_2SO_4/EtOH 溶液。

结论：展开后取出，晾干，置紫外灯（254 nm）下检视。

【注意事项】

（1）在提取过程中，注意所加入的溶剂一定要没过药材 1～2 cm，且圆底烧瓶内的药材和溶剂量不要超过烧瓶总体积的 2/3。

（2）在将柴胡总皂苷上至大孔吸附树脂柱时，一定要控制适当的流速。流速太慢，浪费时间，流速太快，不利于树脂对样品的吸附，易造成谱带的扩散，影响分离效果和上样量。

【思考题】

1. 柴胡的醇提物在用大孔吸附树脂处理前为何要先用乙酸乙酯萃取？

2. 柴胡用乙酸乙酯萃取后的水层为何要待挥去乙酸乙酯后才可用树脂处理？

3. 大孔吸附树脂在装柱前应如何进行预处理？

模拟测试题

试卷一

一、是非题(每题 0.5 分,共 10 分)

1、能够溶解于亲水性有机溶剂中的化学成分,必定也能溶解于水中。

2、采用溶剂法提取有效成分时,选择溶剂的原则是"相似相溶"。

3、酯苷是指一类具有 α-羟腈结构的苷,属于 O-苷。

4、香豆素的基本母核是苯拼 α-吡喃酮。

5、蒽醌苷类多具升华性。

6、蛋白质和酶都是水溶性成分,可以利用水煎煮法进行提取。

7、小檗碱为季铵类生物碱,易溶于水。

8、皂苷易溶于水,可用丙酮从水溶液中萃取出来。

9、苷类的性质为:一般能溶于水、多具还原性、多可被酶与酸水解、均为固体。

10、强心苷类化合物都具有五元不饱和内酯环。

11、黄酮、黄酮醇、二氢黄酮均无旋光性。

12、易溶于水的成分可采用水蒸气蒸馏法提取。

13、氰苷是指一类具有 α-羟腈结构的苷,属于 O-苷。

14、香豆素苷类多具有芳香气味。

15、游离蒽醌的致泻作用强于蒽醌苷。

16、区别黄酮与黄酮醇可用四氢硼钠反应,黄酮醇显紫红色。

17、鞣质类化合物指的是能与蛋白质形成沉淀的多元酚类化合物。

18、环烯醚萜类化合物也属于单萜类化合物。

19、强心苷是一类具有强心作用的甾体苷类化合物。

20、皂苷都具有羧基,常采用碱水法提取。

二、单选题(每题 0.5 分,共 15 分)

1、下列成分均溶于醇,除了（　　）

A. 生物碱　　　　　　B. 生物碱盐　　　　　　C. 苷　　　　　　D. 多糖

2、下述哪组溶剂全部为亲水性溶剂（　　）

A. MeOH、Me_2CO、EtOH

B. BuOH、Et_2O、EtOH

C. EtOH、BuOH、Me_2CO

D. EtOAc、Pet、$CHCl_3$

3、最难水解的苷类是（　　）

A. O-苷　　　　　　B. S-苷　　　　　　C. C-苷　　　　　　D. N-苷

4、香豆素的基本母核是（　　）

A. 苯并 γ-吡喃酮   B. 苯并 α-吡喃酮

C. 苯并 β-吡喃酮   D. 苯并 α-呋喃酮

5、大黄素型的蒽醌类化合物,多呈黄色,羟基分布在(　)

A. 一侧苯环上   B. 两侧苯环上

C. 1,4 位上   D. 1,2 位上

6、四氢硼钠反应是用于鉴别(　)

A. 二氢黄酮   B. 异黄酮   C. 黄酮醇   D. 查耳酮

7、凝胶层析适于分离(　)

A. 极性大的成分   B. 极性小的成分

C. 亲水性成分   D. 分子量不同的成分

8、可用于区别糖和苷的鉴别反应有(　)

A. α-萘酚试剂反应   B. 斐林试剂反应

C. 醋酸镁试剂反应   D. 双缩脲试剂反应

9、水解强心苷时,不使苷元发生变化,用酸的浓度为(　)

A、3%～5%   B. 0.02～0.05 ml/L   C. 10%～15%

D. 7%～11%   E. 30%以上

10、下列具有致泻作用的成分是(　)

A. 番泻苷   B. 大黄素   C. 茜草素   D. 大黄酚

11、黄酮类化合物加 2% $ZrOCl_2$ 甲醇液显黄色,再加入 2% 枸橼酸甲醇溶液,黄色消退,该黄酮类化合物是(　)

A. 3 - OH 黄酮   B. 异黄酮   C. 5 - OH 黄酮   D. 二氢黄酮

12、缩合鞣质的前体化合物是(　)

A. 逆没食子酸   B. 黄烷醇   C. 花色素   D. 间苯二酚

13、下列化合物应属于(　)

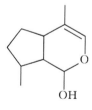

A. 双环单萜   B. 单环单萜   C. 环烯醚萜   D. 倍半萜

14、组成挥发油的主要成分是(　)

A. 倍半萜、单萜   B. 芳香族化合物

C. 脂肪族化合物   D. A+B+C

15、强心苷的脱水反应,往往发生在(　)

A. 酶解过程   B. 脱乙酰基过程

C. 强酸水解过程   D. 温和酸水解过程

16、甾体皂苷元结构母核中含有的 C 原子数目是(　)

A. 25 个   B. 27 个   C. 30 个   D. 35 个

17、下列哪种中药中含有达玛烷型五环三萜皂苷类成分(　)

A. 甘草   B. 柴胡   C. 薯蓣   D. 人参

18、具有何种结构的生物碱碱性最强（　　）

A. 脂氮杂环　　　　　　B. 芳氮杂环　　　　　　C. 季铵类　　　　　　　　D. 酰胺类

19、喹啉的结构是（　　）

A　　　　　　　　　　B　　　　　　　　　　C　　　　　　　　　　D

20、茚三酮反应为阳性的化合物是（　　）

A. 氨基酸　　　　　　　B. 树脂　　　　　　　　C. 植物色素　　　　　　D. 多糖

21、以乙醇作提取溶剂时，不能用（　　）

A、回流法　　　　　　　B. 渗漉法　　　　　　　C. 浸渍法

D、煎煮法　　　　　　　E. 连续回流法

22、聚酰胺在（　　）中对黄酮类化合物的吸附最弱

A、水　　　　　　　　　B. 丙酮　　　　　　　　C. 乙醇

D、氢氧化钠水溶液　　　E. 甲醇

23、甲基麻黄碱的碱性弱于麻黄碱是因为（　　）

A. 吸电子诱导效应　　　　　　B. 吸电子共轭效应

C. 供电子诱导效应　　　　　　D. 氢键效应　　　　　　　E. 空间效应

24、水解后易发生氧化聚合而产生黑色沉淀的是（　　）

A. 强心苷　　　　　　　B. 环烯醚萜苷　　　　　C. 黄酮苷

D. 皂苷　　　　　　　　E. 香豆素苷

25、从药材中依次提取极性不同的成分，应采取的溶剂极性顺序是（　　）

A. $H_2O \rightarrow EtOH \rightarrow EtOAc \rightarrow CHCl_3 \rightarrow Pet$

B. $EtOH \rightarrow EtOAc \rightarrow CHCl_3 \rightarrow Pet \rightarrow H_2O$

C. $EtOH \rightarrow Pet \rightarrow CHCl_3 \rightarrow EtOAc \rightarrow H_2O$

D. $Pet \rightarrow CHCl_3 \rightarrow EtOAc \rightarrow EtOH \rightarrow H_2O$

E. $Pet \rightarrow EtOAc \rightarrow CHCl_3 \rightarrow EtOH \rightarrow H_2O$

26、强心苷第17位五元不饱和内酯环的显色反应不包括（　　）

A. Legal 反应　　　　　B. Salkowski 反应　　　　C. Raymond 反应

D. Baljet 反应　　　　　E. Kedde 反应

27、能使二氢黄酮显红紫色的反应是（　　）

A. 锆盐-枸橼酸反应　　　　　B. 盐酸-镁粉反应　　　　C. 四氢硼钠反应

D. 乙酸镁反应　　　　　　　　E. 硼酸反应

28、在 UV 光谱中，峰带Ⅰ比峰带Ⅱ收强度弱得多的化合物是（　　）

A. 黄酮　　　　　　　　B. 异黄酮　　　　　　　C. 橙酮

D. 黄酮醇　　　　　　　E. 查耳酮

29、属于人参中原生苷元的化合物是（　　）

A. 20(S)-原人参二醇　　　　　　　　　B. 20(R)-原人参二醇

C. 20(R)-原人参三醇　　　　　　　　　D. 人参二醇　　　　　　　E. 人参三醇

30、从挥发油乙醚液中分离得到醛酮类成分，应加入（　　）

A. Na$_2$SO$_4$ 　　　　　　　　　B. 1% HCl 或 H$_2$SO$_4$

C. GirardT 或 P 　　　　　　　　D. 丙二酸酐 　　　　　　E. 2% NaOH

三、写出下列化合物的结构类型,并对每组化合物用化学方法鉴别(每题 2 分,共 20 分)

1、

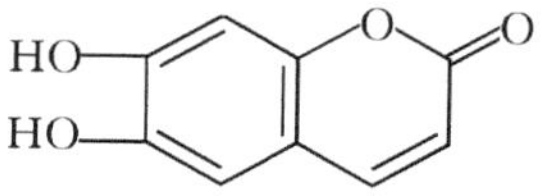

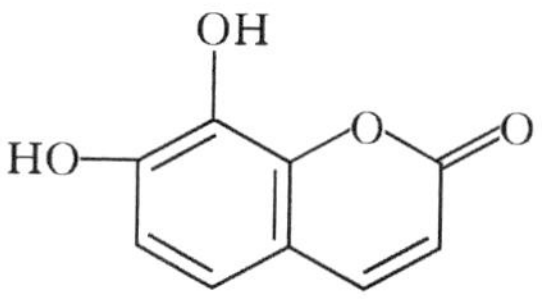

2、

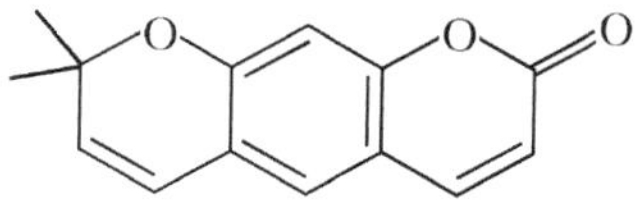

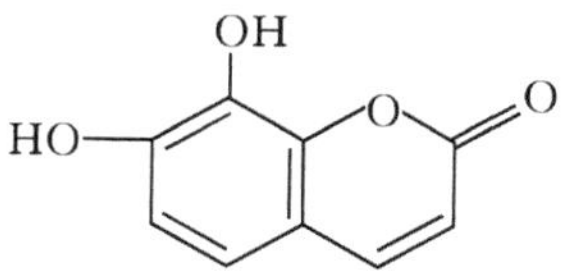

3、

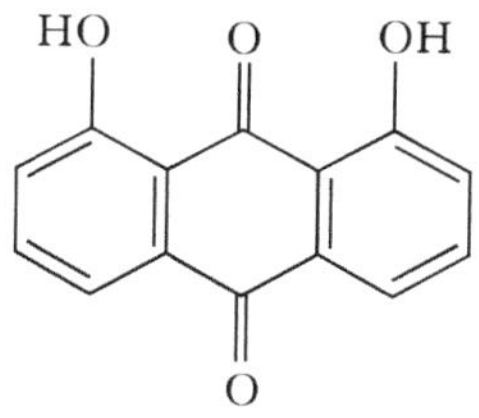

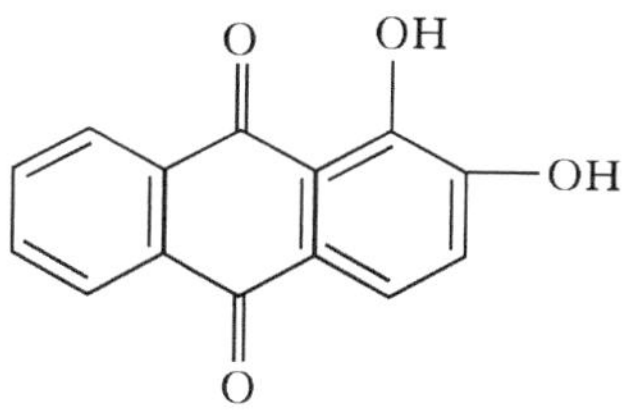

4、

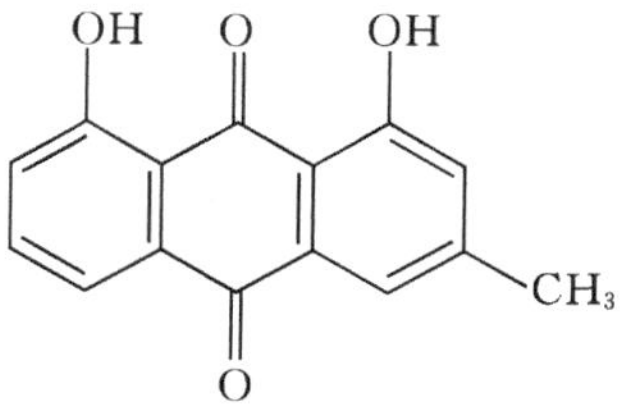

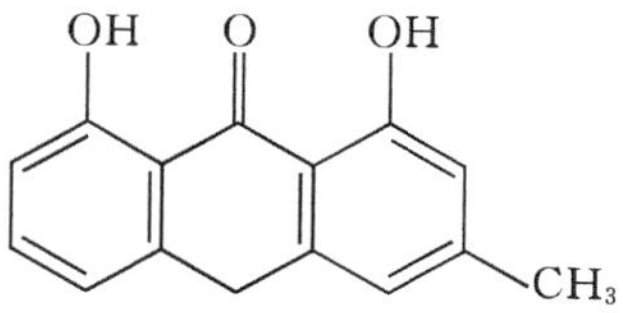

5、

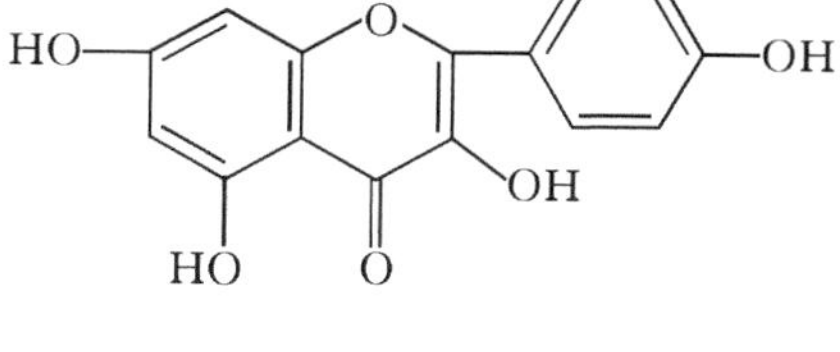

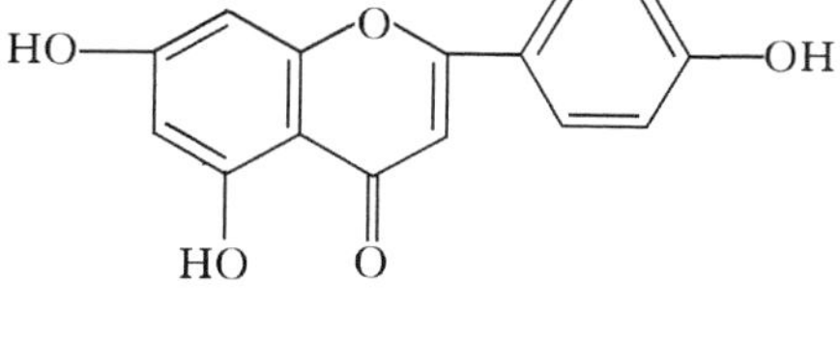

6、

7、

8、

9、

10、

四、比较下列化合物的酸碱性大小，并说明理由(每题 1.5 分，共 12 分)

1、

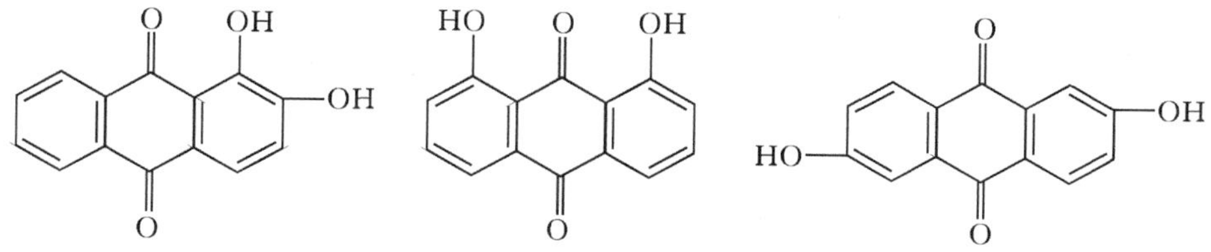

2、

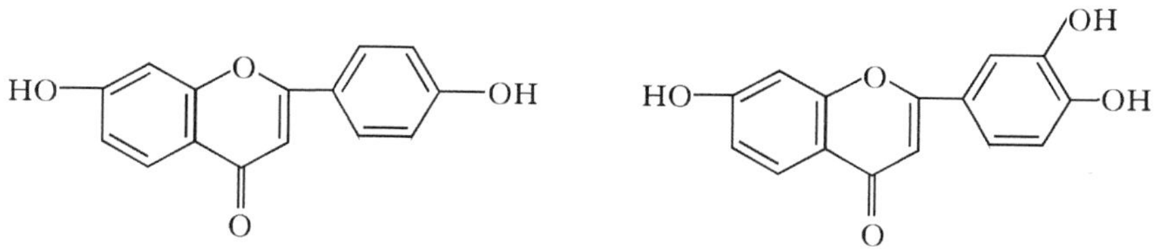

3、

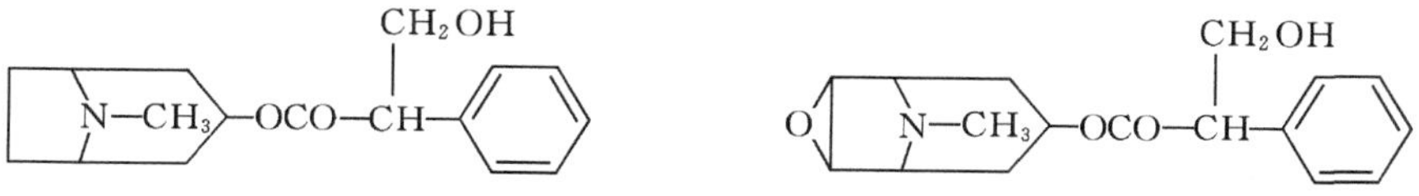

4、

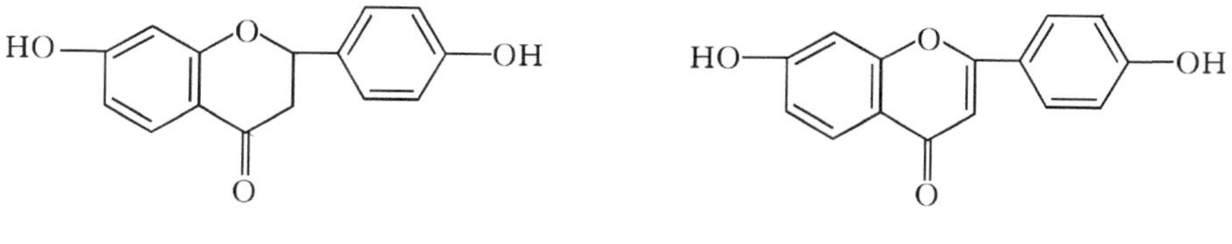

5、

6、

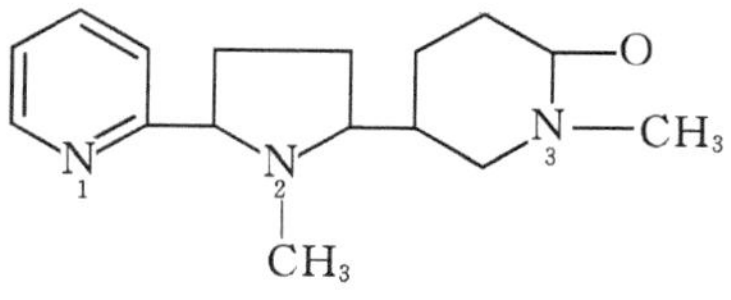

7、

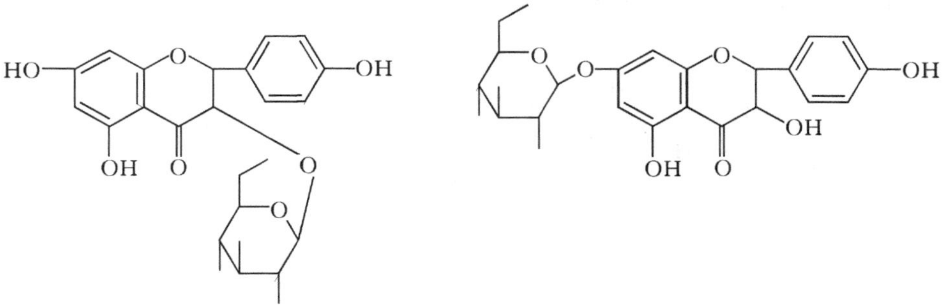

8、

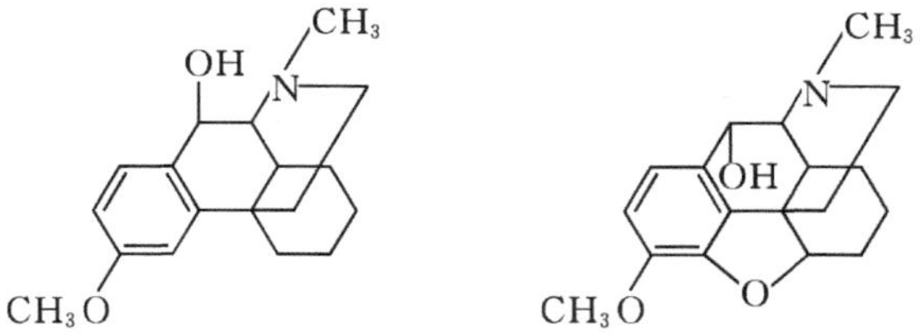

五、比较 R_f 值大小或洗脱顺序（每题 2 分，共 6 分）

1、下列糖用纸色谱鉴定（展开剂为 2,4,6 -三甲基吡啶），R_f 值由大到小的顺序是：

A. L-鼠李糖，D -葡萄糖，D -葡萄糖醛酸

B. L-鼠李糖，D 葡萄糖醛酸，D -葡萄糖

C. D -葡萄糖，D -葡萄糖醛酸，L-鼠李糖

D. D -葡萄糖，L-鼠李糖，D -葡萄糖醛酸

E. D -葡萄糖醛酸，D -葡萄糖，L-鼠李糖

2、下列香豆素类化合物在硅胶吸附薄层上的 R_f 值大小顺序为：

（1）

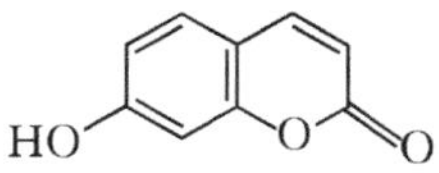

（2）

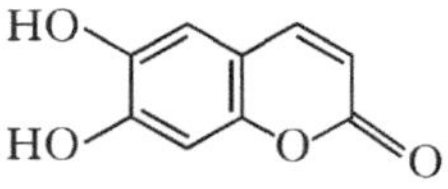

（3）

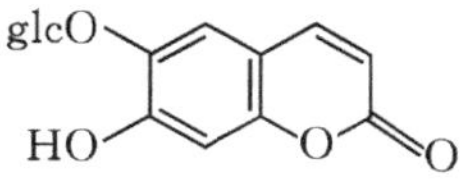

（4）

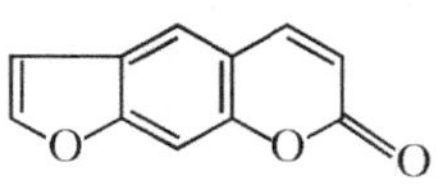

3、用聚酰胺柱层析分离下列化合物，以不同浓度的乙醇-水进行梯度洗脱，流出柱外的顺序是：

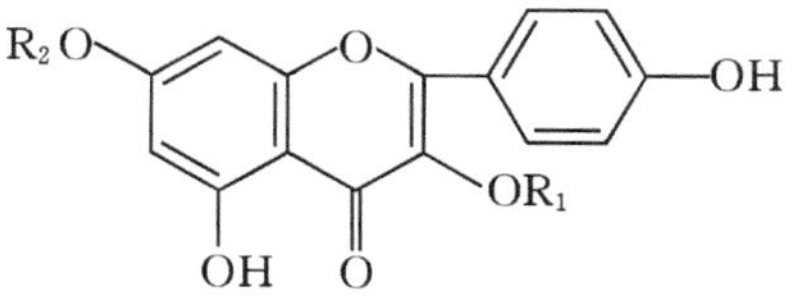

a. $R_1 = R_2 = H$

b. $R_1 = glc, R_2 = H$

c. $R_1 = glc, R_2 = rha$

六、简答题(每题 3 分,共 18 分)

1、简述聚酰胺分离中药化学成分的原理。

2、简述单糖与多糖的主要区别点。

3、鉴定药材中是否含有皂苷,通常需要进行哪些试验?

4、蒽醌类化合物的酸性大小有何规律?

5、简述黄酮类化合物的定义及结构分类依据。

6、萜类化合物的基本碳架是什么,其生源前体是什么?

七、提取分离题(每题 5 分,共 10 分)

1、某药材含有下列蒽醌及其葡萄糖苷,若用下述工艺路线提取,请回答:

(1)工艺流程中①、②、③、④、⑤步骤的目的;

(2)⑥、⑦、⑧、⑨括号内可能出现哪些成分。

A.

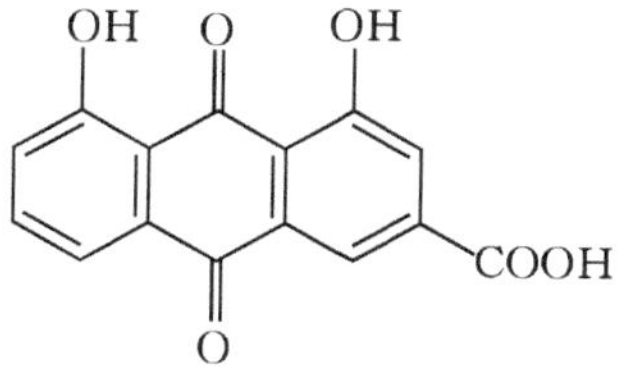

B.

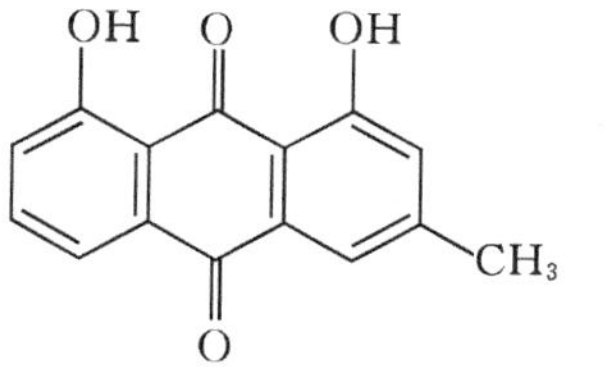

C.

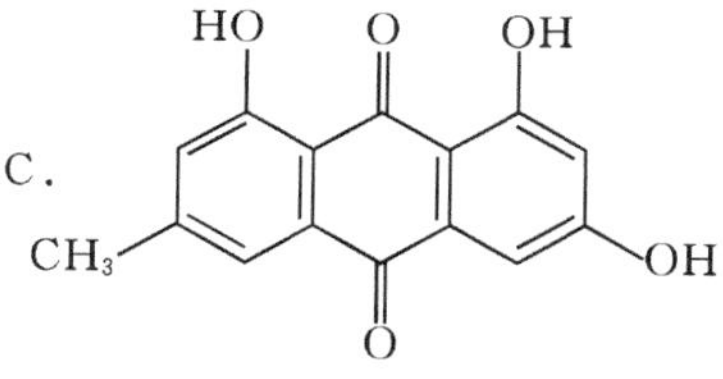

D.

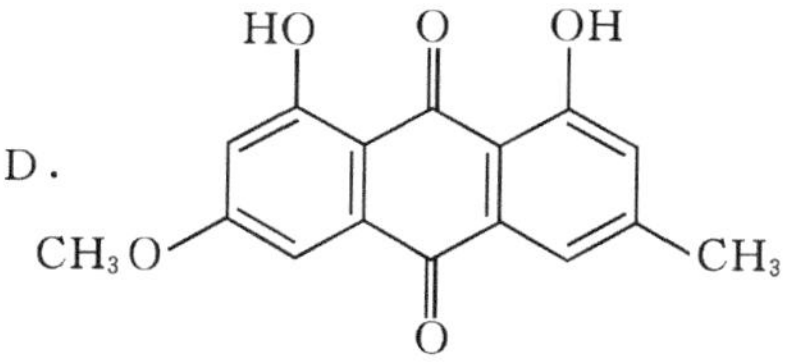

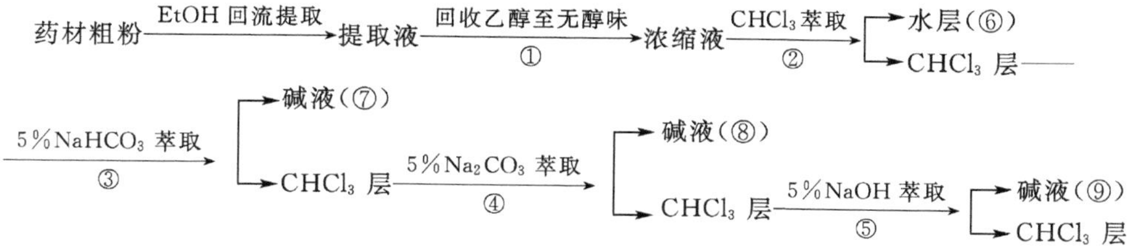

2、将下列化合物填写在相应的提取分离流程部分。

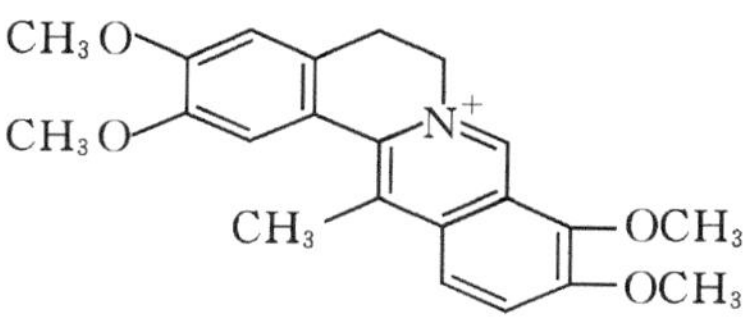

去氢紫堇碱

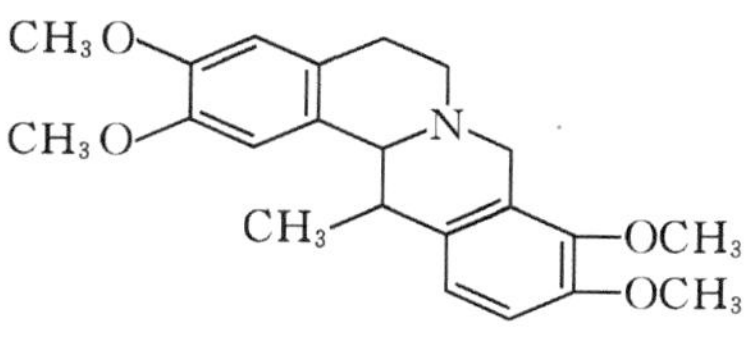

紫堇碱

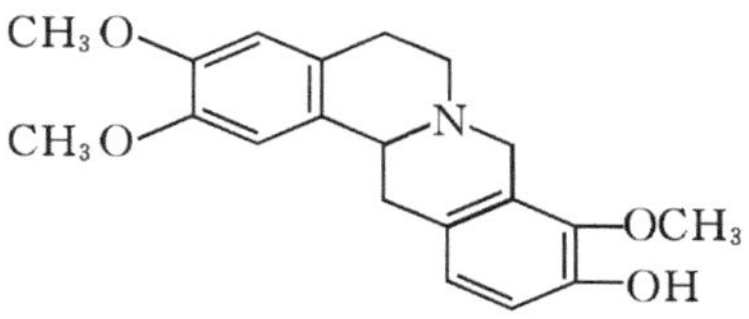

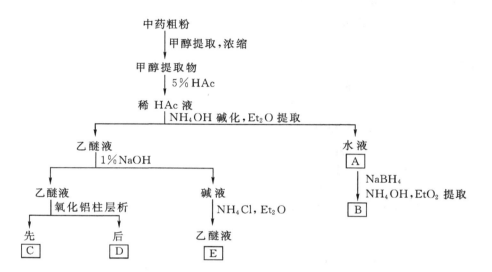

紫堇单酚碱 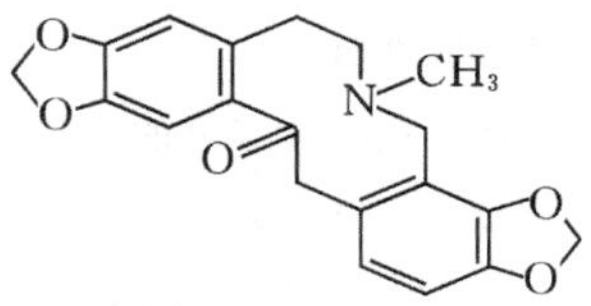　　　　　　　　　普托品

$$中药粗粉$$

　　　　│ 甲醇提取,浓缩

$$甲醇提取物$$

　　　　│ 5% HAc

$$稀\ HAc\ 液$$

　　　　│ NH₄OH 碱化,Et₂O 提取

乙醚液　　　　　　　　　　　　　　　水液

│ 1% NaOH　　　　　　　　　　　　A

乙醚液　　　　　碱液　　　　　　│ NaBH₄

│ 氧化铝柱层析　│ NH₄Cl, Et₂O　　　NH₄OH, EtO₂ 提取

先　　　后　　　乙醚液　　　　　　B

C　　　D　　　E

八、结构鉴定(4+5 分)

1、从某植物中分得一针晶,分子式为 $C_9H_6O_3$,呈强蓝色荧光,三氯化铁反应阳性,Gibb′s反应阴性,但碱水解后,Gibb′s反应阳性,异羟肟酸铁反应呈阳性。根据提供的信息,推断结构并说明原因。

2、有一黄色结晶(Ⅰ),分子式:$C_{15}H_{10}O_6$,HCl－Mg 反应显红色,Molish 反应阳性,$FeCl_3$ 反应阳性,$SrCl_2/NH_3$ 反应阳性,$ZrOCl_2$ 反应呈黄色,但加入枸橼酸后黄色褪去。

UV λ (nm)如下:

MeOH	252	349
NaOMe	261	401
AlCl₃	272	426
AlCl₃/HCl	260	385
NaOAc	269	384
NaOAc/H₃BO₃	256	370

写出(Ⅰ)的结构式,并写出简单推导过程。

试卷二

一、是非题(每题 1 分,计 10 分)

1. 凝胶过滤色谱的原理是根据所分离化合物的极性大小不同而达到分离目的。

2. Molish 反应阳性可以确定样品中含有苷。

3. 在生物碱的氮原子附近引入烷基等供电子基团时,碱性增加;引入羰基等吸电子基团时,碱性降低。

4. 蒽醌类化合物常具有挥发性,因而可以利用水蒸汽蒸馏法来进行分离。

5. 香豆素的基本母核是苯骈 α-吡喃酮。

6. 花色素类虽为平面型分子,但在水中以镁盐形式离子态存在,故水溶性最大。

7. 萜类化合物是由甲戊二羟酸(MVA)衍生而成的。

8. 可以充分利用强心苷的酶水解来制备速效强心药物。

9. 鉴定皂苷的醋酸-浓硫酸反应是将样品溶于醋酸中,滴加浓硫酸 1 滴,则产生黄色荧光。

10. 甾体皂苷依据 25 位碳上甲基的构型不同可分螺甾烷醇类和呋甾烷醇类。

二、选择题(每题 1 分,计 20 分)

1. pH 梯度萃取法通常用于分离( )

A. 糖类化合物　　　B. 萜类化合物　　　C. 盐类化合物　　　D. 蒽醌类化合物

2. 用 Hofmann 降解反应鉴别生物碱基本母核时,要求结构中( )

A. α 位有氢　　　B. β 位有氢　　　C. α、β 位均有氢　　　D. α、β 位均无氢

3. 利用 Labat 反应可检测( )

A. 羟基　　　B. 酚羟基　　　C. 内酯环　　　D. 亚甲二氧基

4. 下列皂苷水解方法不能获得原始苷元的为( )

A. 0.05 mol/L HCl 水解　　　B. 酶水解

C. 3%H_2SO_4 水解　　　D. HCl-丙酮水解

5. 中药地黄经加工炮制后变黑,是因为该药材中含有( )

A. 环烯醚萜类　　　B. 倍半萜类　　　C. 黄酮类　　　D. 蒽醌类

6. 中药的水提液中有效成分是亲水性物质,应选用的萃取溶剂为( )

A、丙酮　　　B. 乙醇　　　C. 正丁醇　　　D. 氯仿

7. 检查 2,6-二去氧糖的颜色反应为( )

A、Keller-Kiliani　　　B. Legal　　　C. Liebermann-Burehard　　　D. Vitali

8. Gibb's 反应的作用基团是( )

A. 内酯环　　　B. 芳环

C. 酚羟基　　　D. 酚羟基对位有活泼氢

9. 紫外灯下常呈蓝色荧光的化合物是( )

A. 黄酮苷　　　B. 酚性生物碱　　　C. 萜类　　　D. 7-羟基香豆素

10.下列化合物的颜色最浅的为（　　）

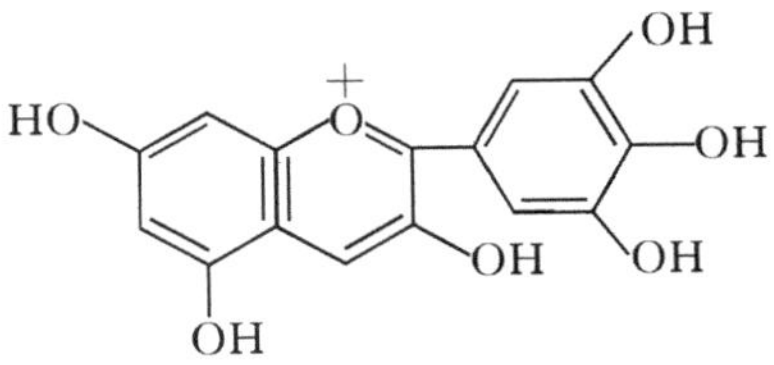

A 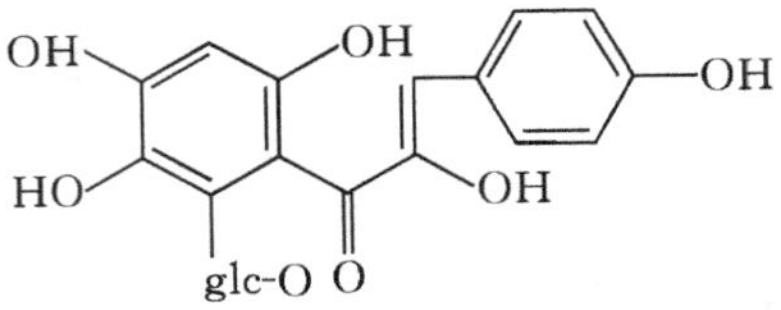　　　　　　　　　　　　B

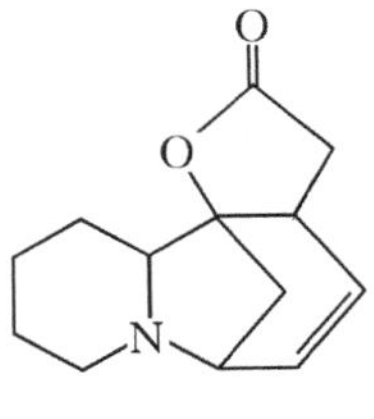

C 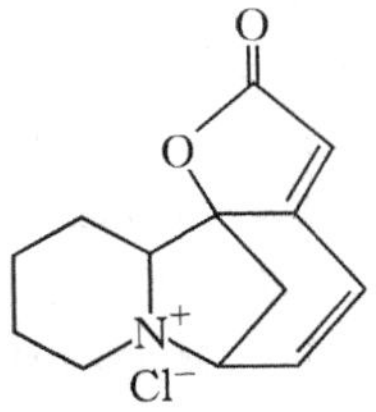　　　　　　　　　　　　D

11.黄酮类化合物的基本碳架为（　　）

A. C_6—C_1—C_6　　　　　　　　B. C_6—C_2—C_6

C. C_6—C_3—C_6　　　　　　　　D. C_6—C_4—C_6

12.两相溶剂萃取法分离混合物中各组分的原理是（　　）

A. 各组分的结构类型不同

B. 各组分的分配系数不同

C. 各组分的化学性质不同

D. 两相溶剂的极性相差大

13.生物碱的碱性强,则（　　）

A. pKa 大　　　　　　　　　　B. Ka 大

C. pKb 大　　　　　　　　　　D. Kb 小

14.一般说来,不适宜用氧化铝为吸附剂进行分离的化合物是（　　）

A、生物碱　　　　　　　　　　B. 碱性氨基酸

C. 黄酮类　　　　　　　　　　D. 挥发油

15.Ⅰ型强心苷的苷元 C-3 为羟基连接糖的类型是（　　）

A.（D-葡萄糖）x

B.（D-葡萄糖）x-(2,6 二去氧糖)y

C.（6-去氧糖）x-（D-葡萄糖）y

D.（2,6-二去氧糖）x-（D-葡萄糖）y

16.就生物碱分子中 N 原子未共用电子对杂化方式而论,其碱性顺序为（　　）

A. $sp^3>sp^2>sp$　　　B. $sp>sp^2>sp^3$　　　C. $sp^2>sp>sp^3$　　　D. $sp^2>sp^3>sp$

17.五环三萜皂苷元中齐墩果烷型和乌索烷型的主要区别是（　　）

A. 基本骨架不同　　　　　　　　B. A/B 环稠合方式不同

C. D/E 环稠合方式不同　　　　　　D. E 环上两个甲基的位置不同

18.下列化合物能与 Emerson 试剂反应的为（　　）

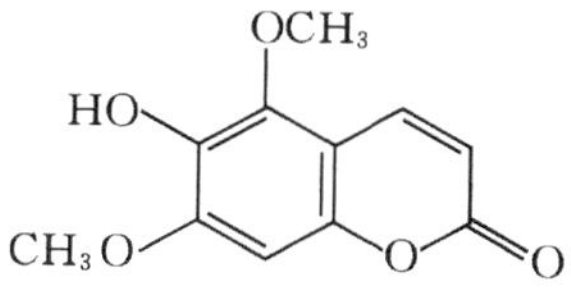

A

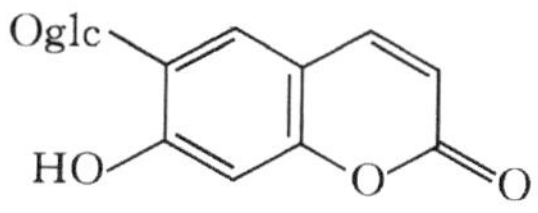

B

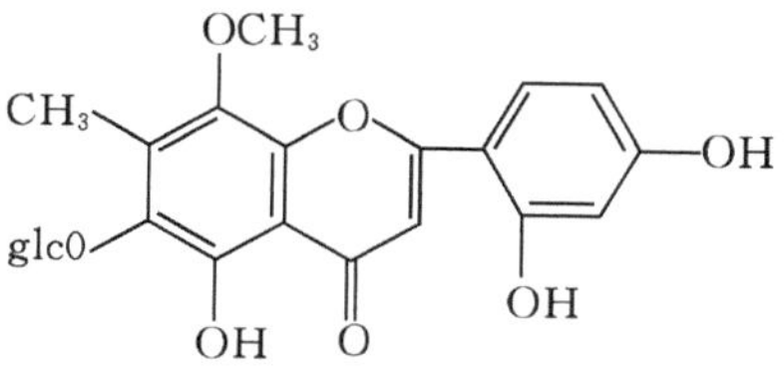

C

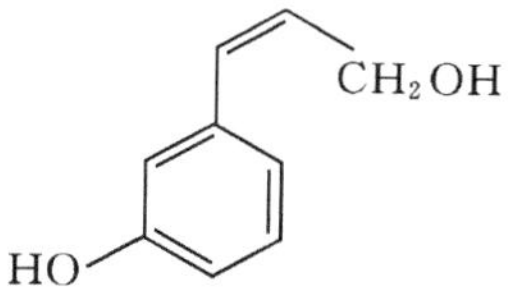

D

19.可用于鉴别蛋白质的试剂是（　）

A.双缩脲反应

B.茚三酮反应

C.碘化铋钾反应

D.溴钾酚绿反应

20.挥发油的物理常数不包括（　）

A.相对密度　　　　B.比旋度　　　　C.折光率　　　　　D.皂化值

三、分析比较（每题 2 分,20 分）

1.比较酸水解的难易,从难到易的顺序为:（　）>（　）>（　）>（　）

A.6-去氧糖苷

B.葡萄糖苷

C.α-氨基糖苷

D.2,6-二去氧糖苷

2.比较下列化合物的水溶性大小,从大到小的顺序为:（　）>（　）>（　）>（　）

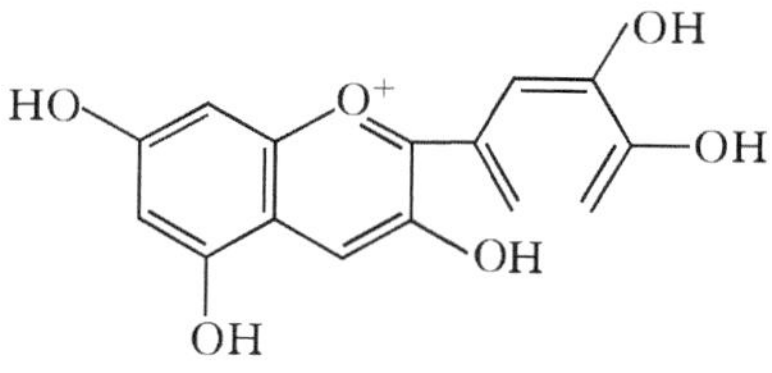

A

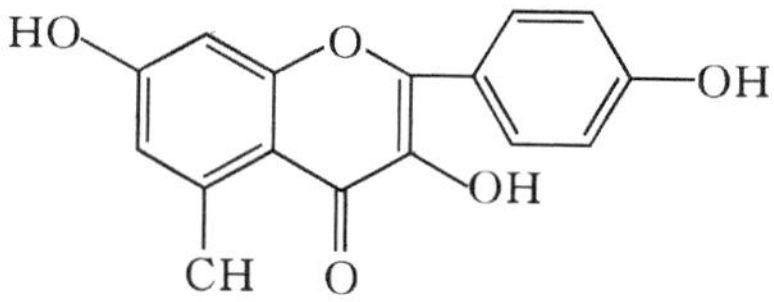

B

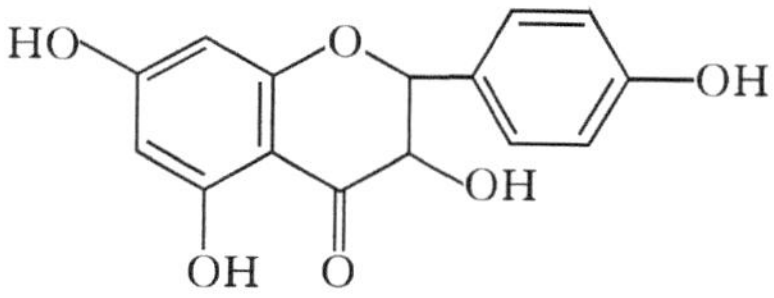

C

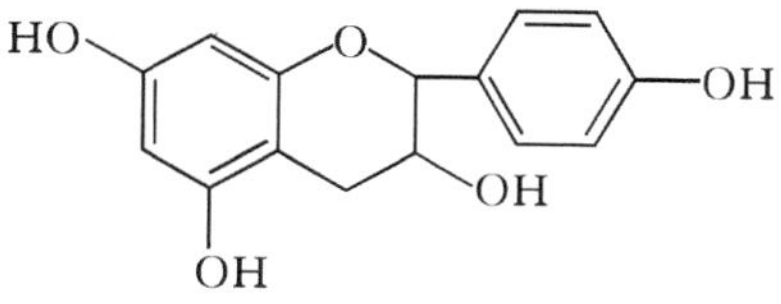

D

3.硅胶薄层色谱,甲苯-甲酸乙酯-甲酸(4:5:1)展开,荧光鉴别,R_f 值从大到小的顺序为:

（　）>（　）>（　）

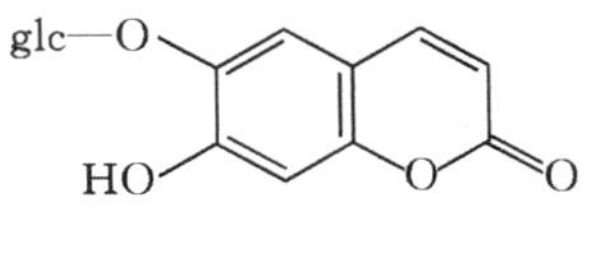

A 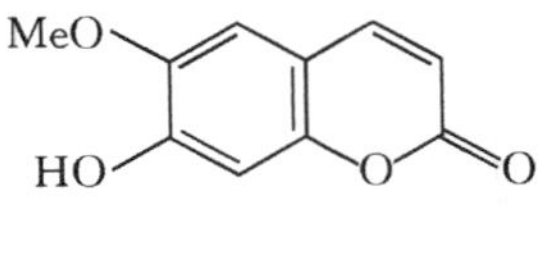   B 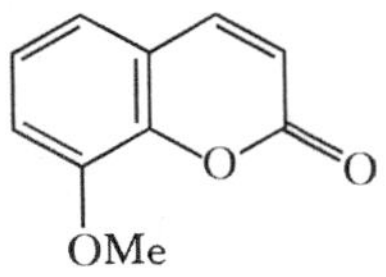   C

4.下列化合物的酸性从大到小的顺序为:( )>( )>( )

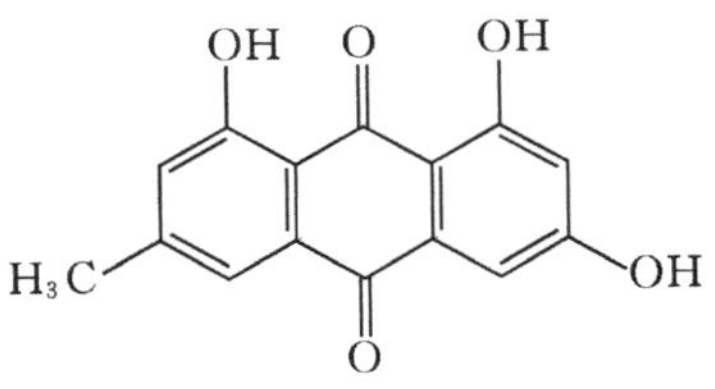

A 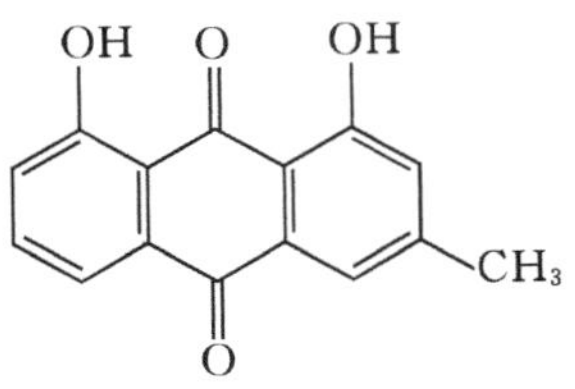   B 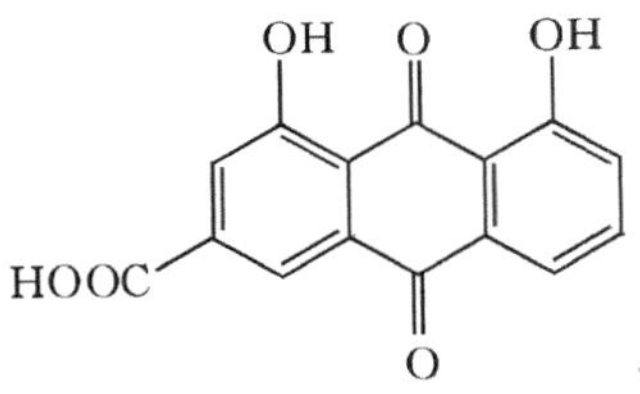   C

5.用聚酰胺分离下列化合物时(含水 CH₃OH 为洗脱剂),洗脱顺序从先到后是:( )>( )>( )
>( )

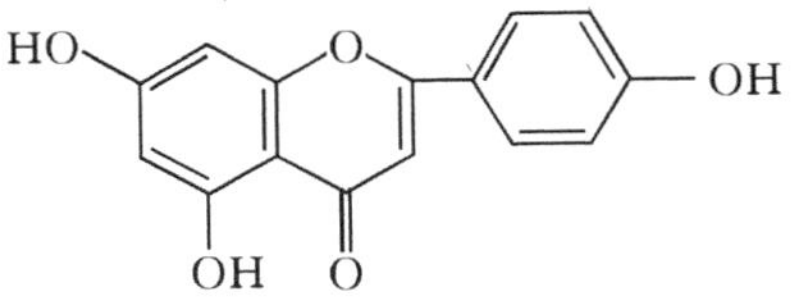

A 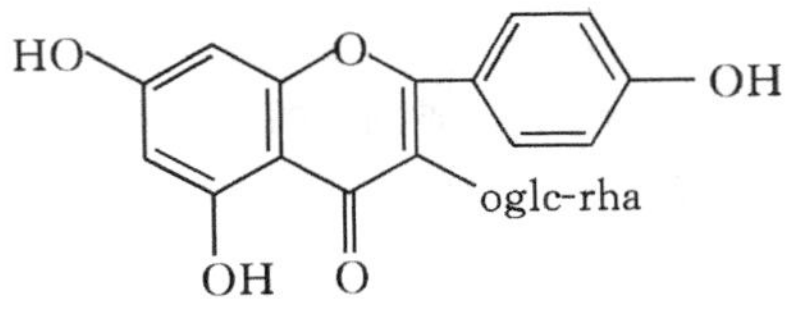   B

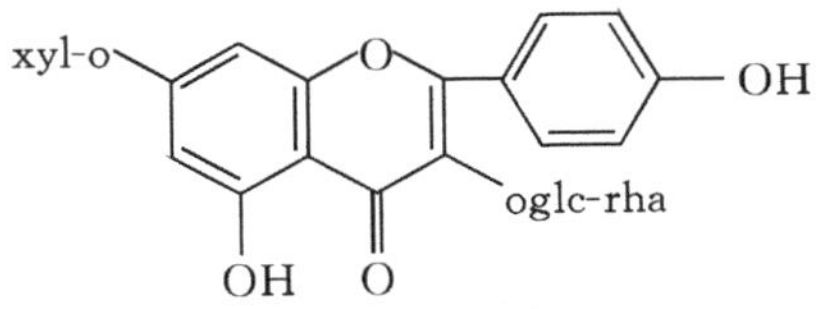

C 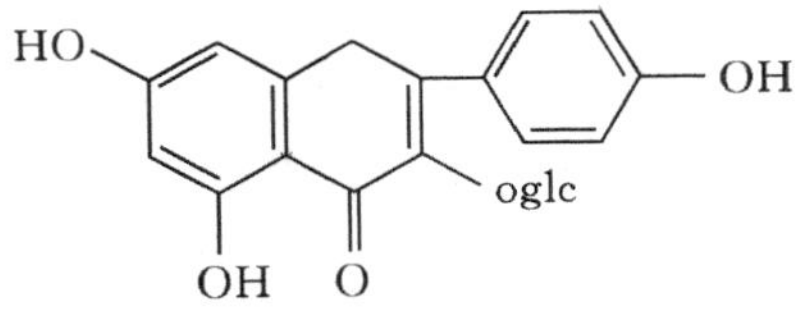   D

6.用 AgNO₃ 硅酸柱色谱分离下列化合物,以苯-乙醚(5∶1)洗脱,洗脱顺序从先到后是( )>( )
>( )>( )

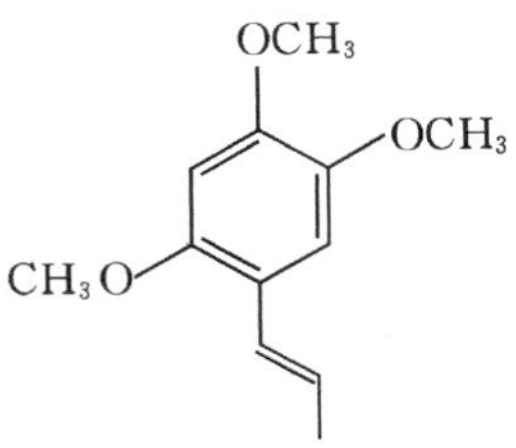

A 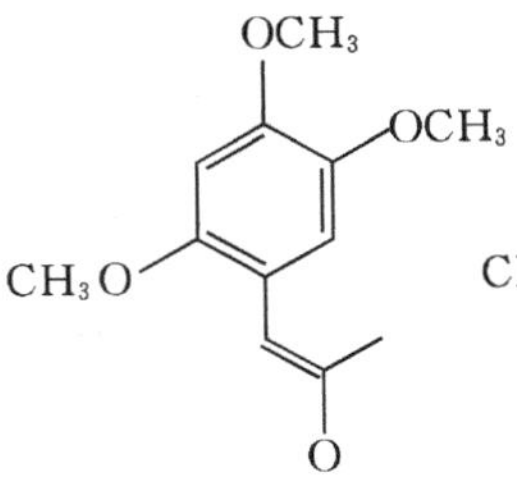   B 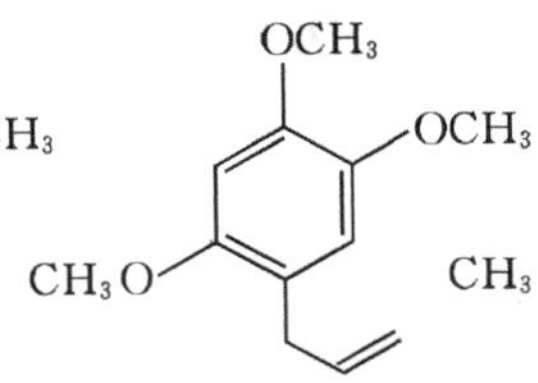   C 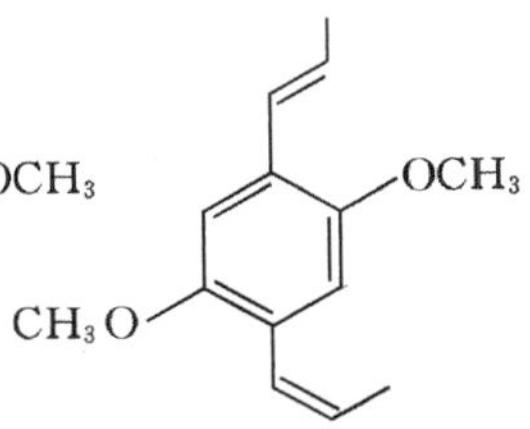   D

7.下列化合物,碱性从强到弱的顺序为( )>( )>( )

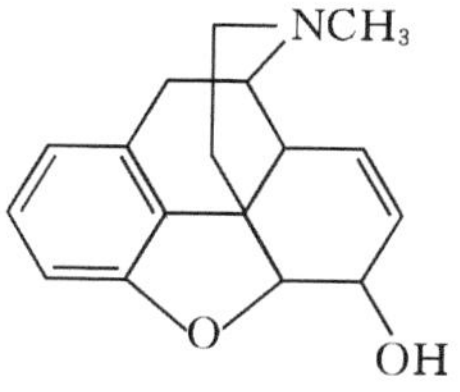

A 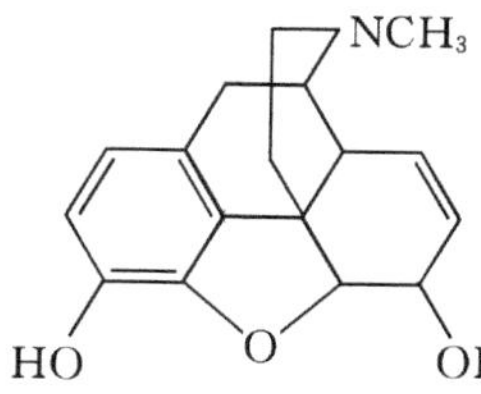 B 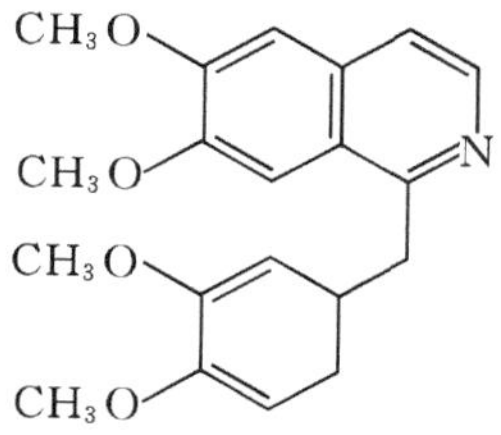 C

8. 比较下列化合物的沸点高低,其沸点由高到低依次为( )>( )>( )>( )

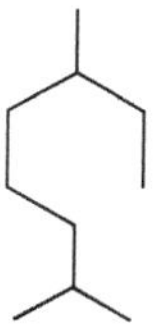

A 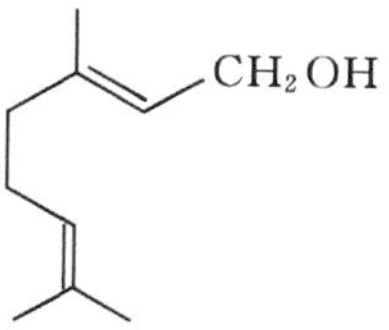 B 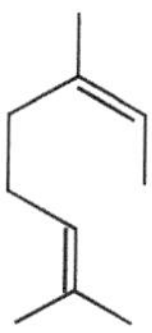 C 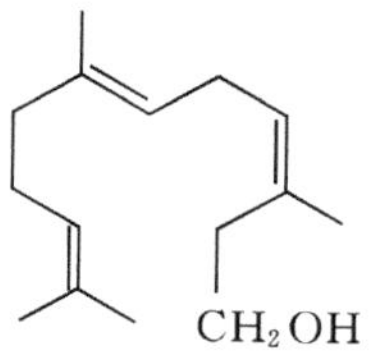 D

9. 下列化合物进行纸色谱,用 BAW 展开,推测 R_f 值从大到小的顺序为( )>( )>( )

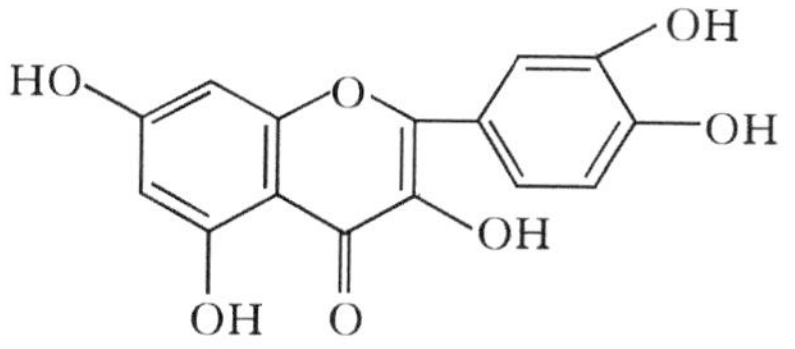

A 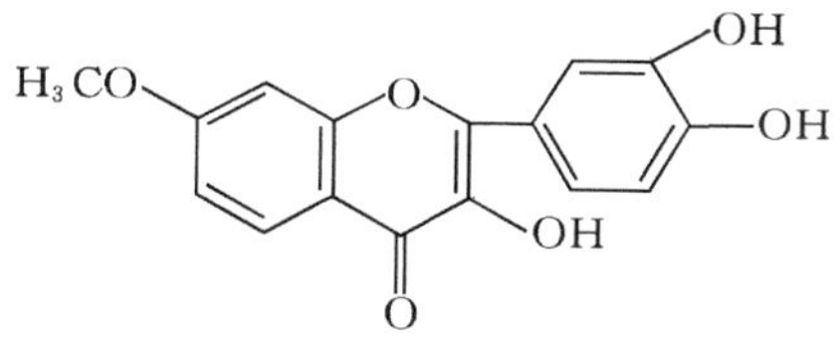 B

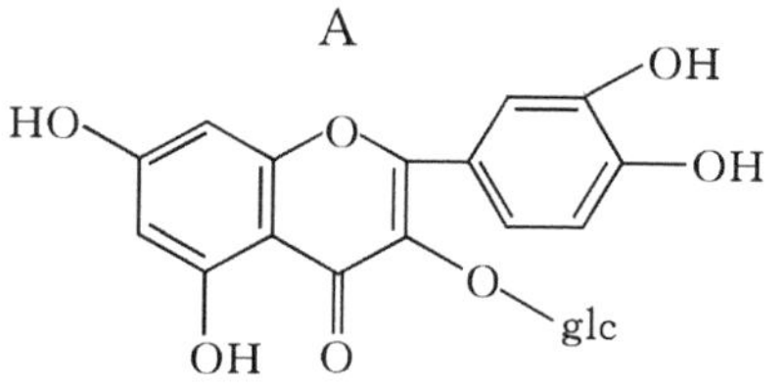

C

10. 下列化合物,碱性从强到弱的顺序为( )>( )>( )

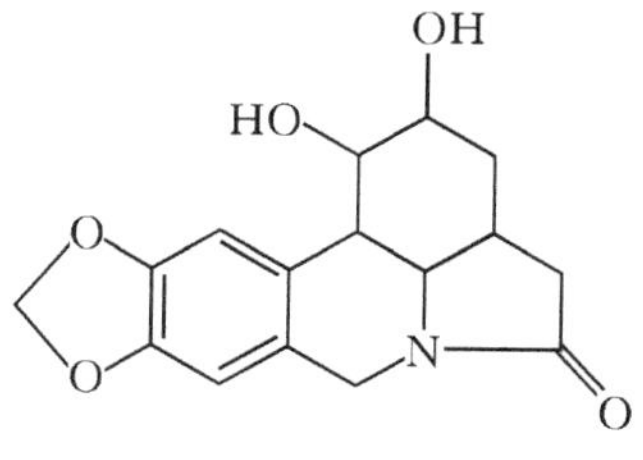

A 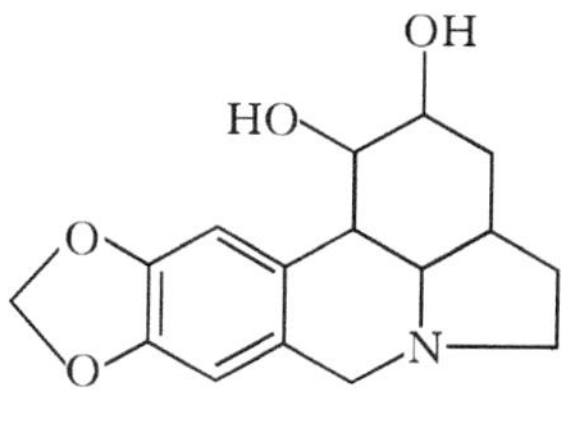 B 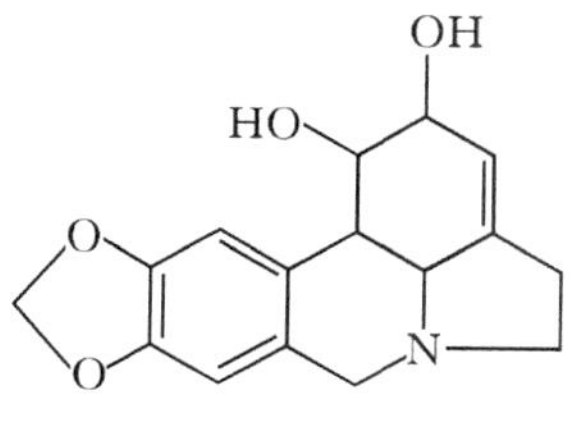 C

四、下列各对化合物各属于何种结构类型,如何鉴别?（每题 4 分,计 20 分）

1.

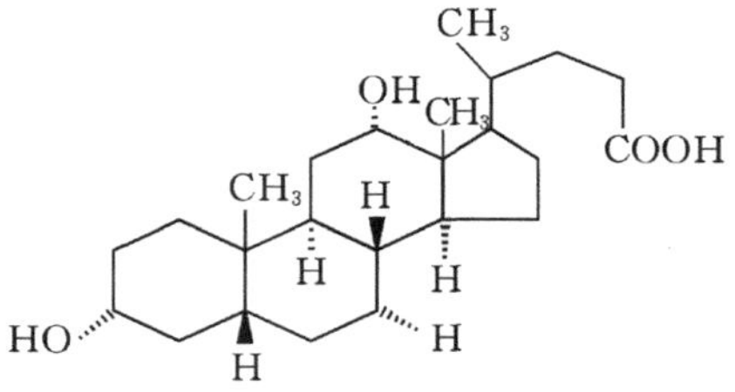

A

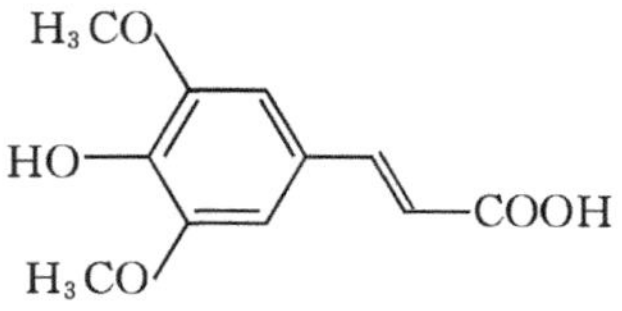

B

2.

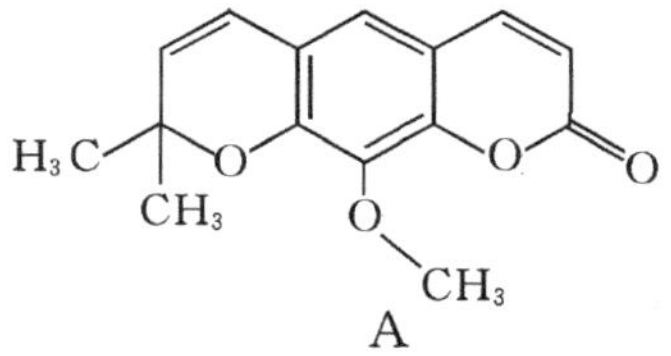

A

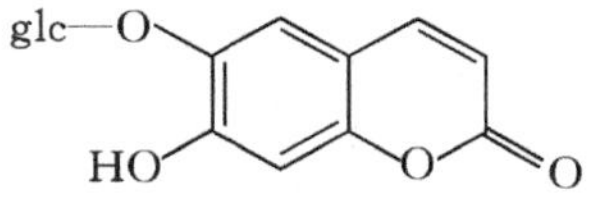

B

3.

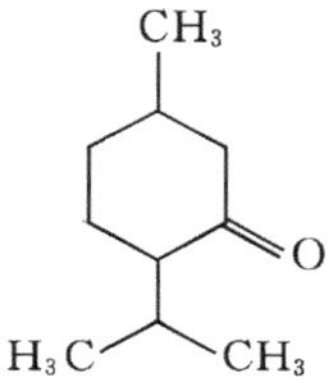

A

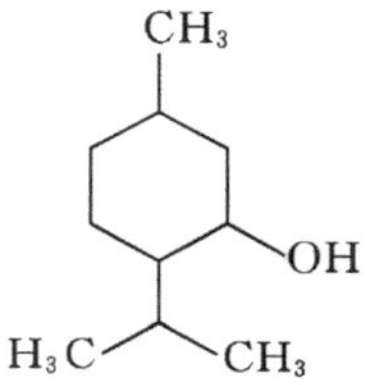

B

4.

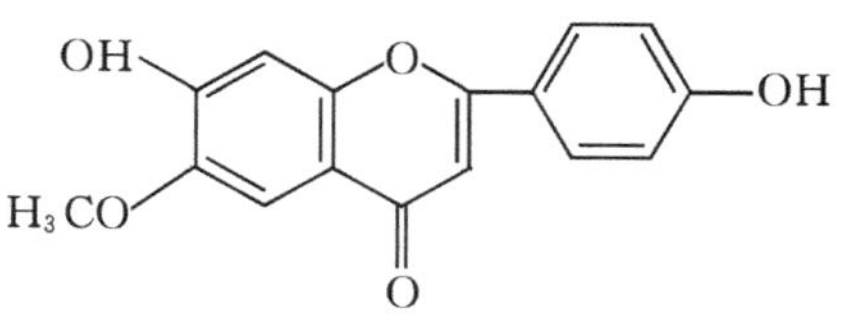

A

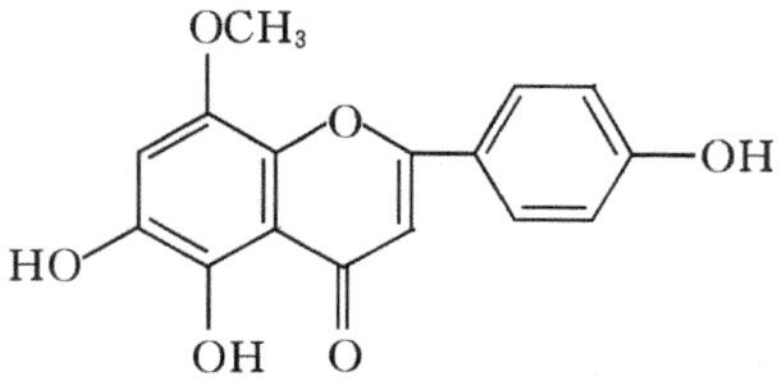

B

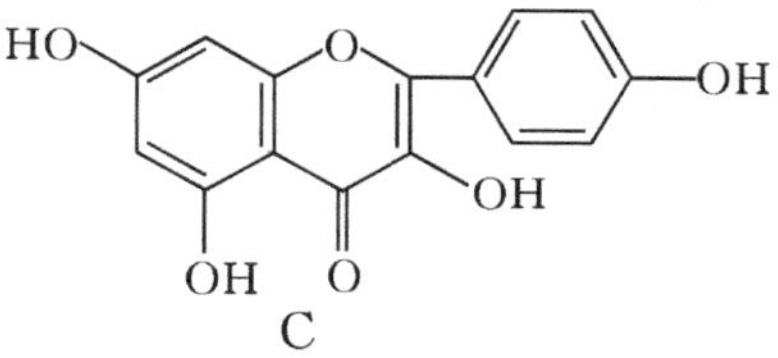

C

5.

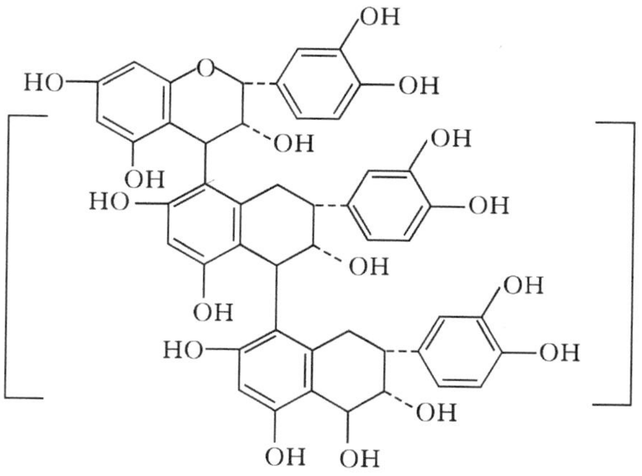

A

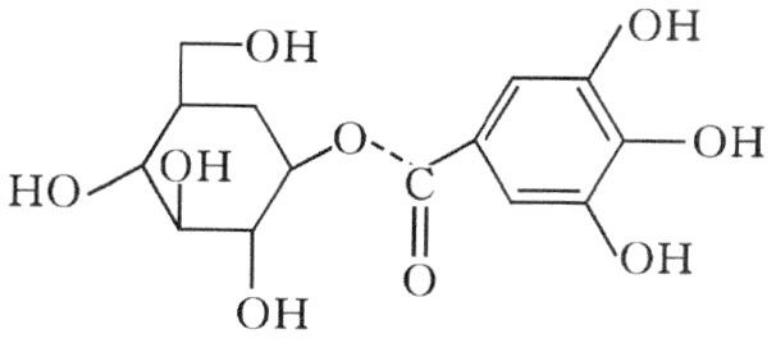

B

五、实验题(10 分)

已做实验中,槐米的主要成分是芦丁,请回答下列问题:

1.芦丁与其苷元进行聚酰胺薄层鉴定,其 R_f 值如何排列?芦丁经 2‰硫酸水解后糖部分用纸色谱展开,展开剂为正丁醇:醋酸:水＝4:1:1,其 R_f 值如何排列?(4 分)

2.描述芦丁及其苷元的:(1)Molish 反应,(2)三氯化铝反应,(3)盐酸-镁粉反应的现象,并比较二者反应结果的差别。(6 分)

六、含有下列成分的混合物,按下述流程分离,各成分应出现在何部位?（每空 2 分,共 10 分）

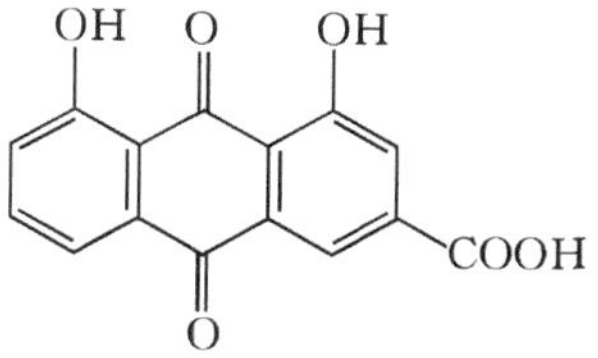

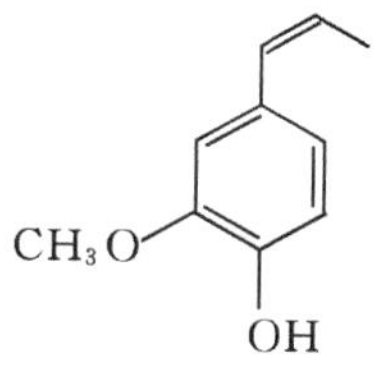

B

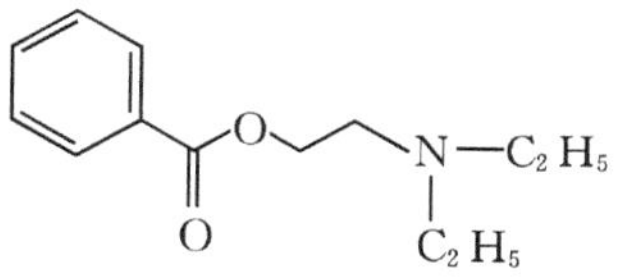

C

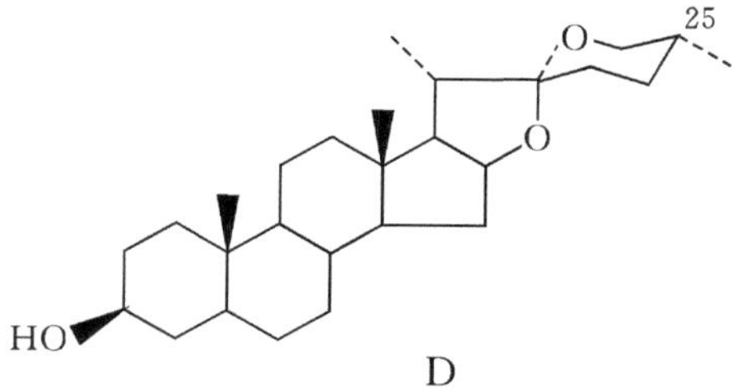

D

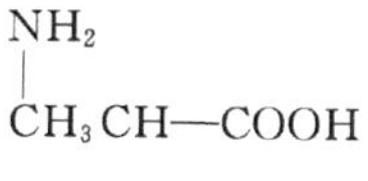

E

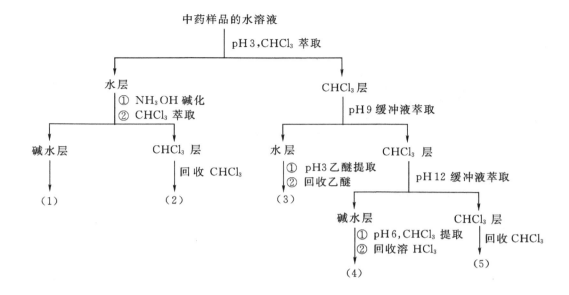

七、结构解析(10 分)

从某中药中分得一淡黄色棱状结晶,分子式 $C_9H_6O_4$,分子量 178.14。紫外灯下具天蓝色荧光(1),三氯化铁反应阳性(2),异羟肟酸铁反应呈红色(3)。光谱数据如下:

UV λ_{max}(nm):352, 299, 257

IR ν_{max}(cm^1) :1665,(4)

$^1H-NMR(CD_3OD)\delta ppm$:

6.22(1H,d,J=9.5Hz)(5)

    6.79(1H,s)(6)

    6.97(1H,S)(7)

    7.82(1H,d,J=9.5Hz)(8)

EI-MS m/z:178(M$^+$),150(M$^+$—CO,100%)

要求:

1.推断化合物结构,并填空(请将每空编号和所对应的分步解析过程写在答题纸上)。(每空 1 分,计 8 分)

2.画出化合物的结构。(2 分)

试卷三

一、指出下列化合物的结构类型(每题 1 分,共 6 分)

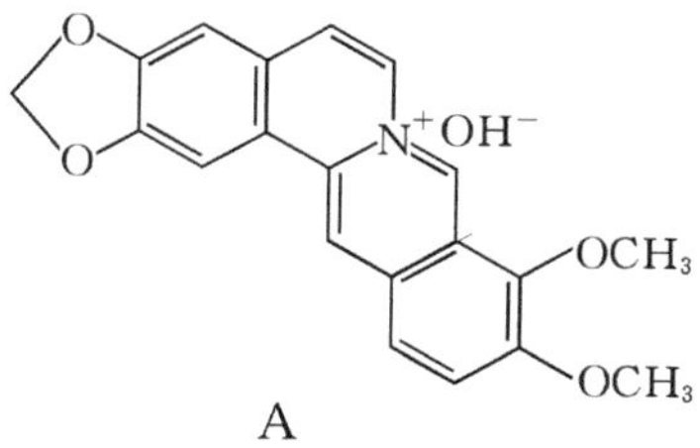

A

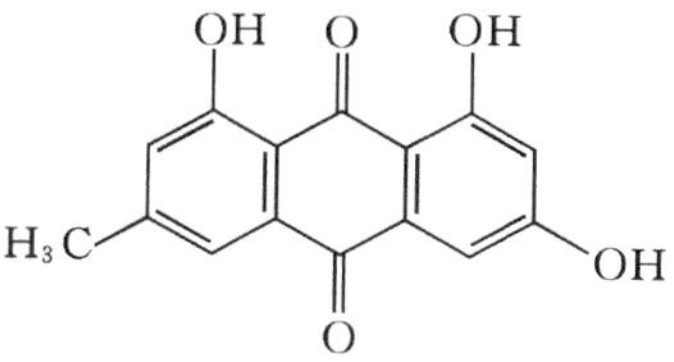

B

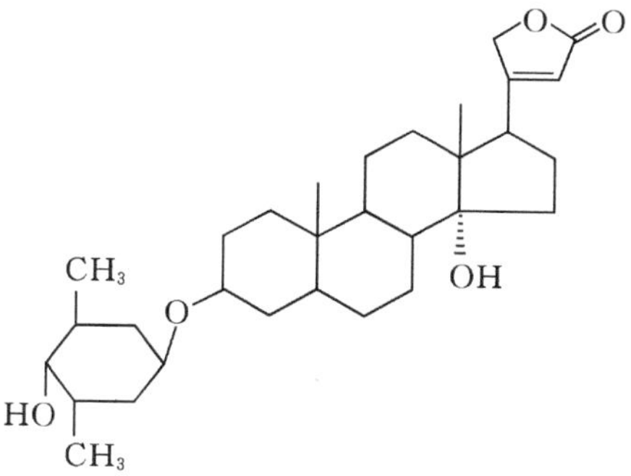

C

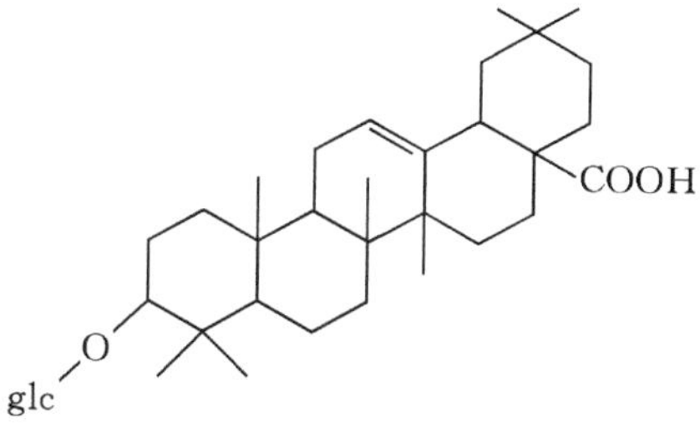

D

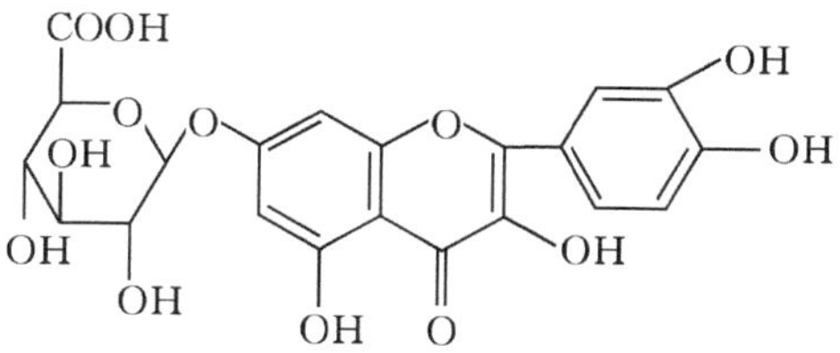

E

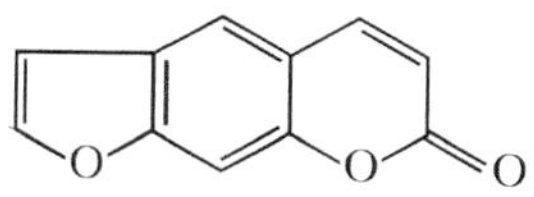

F

二、单项选择题(选择最佳答案,每题 1 分,共 20 分)

    A. 生物碱类   B. 蒽醌苷元   C. 皂苷类   D. 黄酮类

    1、上述化合物中一般有升华性的是(   )

    2、振摇后能产生持久泡沫的是(   )

    3、一般有颜色和酸性,但不能升华的是(   )

    4、能用酸溶碱沉法分离的是(   )

A.2-去氧糖苷　　　B.6-去氧糖苷　　　C.2-羟基糖苷　　　D.2-氨基糖苷

5、酸性下最难水解的是（　　）

6、最易水解的是（　　）

A.二氯氧锆-枸橼酸试剂　　　　　　　　B.盐酸羟胺-FeCl₃

C.四氢硼化钠　　　　　　　　　　　　D.Gibb's 反应

7、确定 6 位上无取代基的香豆素用哪个反应（　　）

8、确定黄酮类化合物具有 3—OH 的试剂是（　　）

9、确定二氢黄酮的试剂是（　　）

A、盐酸-镁粉　　　　　　　　　　　　B、盐酸-羟胺/三氯化铁

C、醋酐-浓硫酸　　　　　　　　　　　D.α-萘酚-浓硫酸

10、苷与苷元的鉴别可用（　　）

11、蒽醌苷与皂苷的鉴别可用（　　）

12、黄酮苷与蒽醌苷的鉴别可用（　　）

13、香豆素苷与蒽醌苷的鉴别可用（　　）

A.七叶内酯　　　B.小檗碱　　　　　C.大黄素　　　　D.芸香苷　　　E、人参皂苷

14、盐酸-镁粉反应产生红色的是（　　）

15、醋酐-浓硫酸反应阳性的是（　　）

16、与碱液反应能开环成盐的是（　　）

17、与碱液反应显红色的是（　　）

18、能用蒸馏法提取而且一般有香气的是（　　）

19、与碘化铋钾反应可产生沉淀的是（　　）

20、对黏膜有刺激性，且在正丁醇中溶解度较大的是（　　）

三、多项选择题（每题 2 分，共 16）

1、能与醋酸铅反应产生沉淀的化合物是（　　）

A.有机酸　　　　B.芸香苷　　　　　C.酸性皂苷　　　　D.大黄酸

2、Molish 反应阳性的化合物是（　　）

A.甘草酸　　　　B.七叶内酯　　　　C.七叶苷　　　　D.芸香苷

3、异羟肟酸铁反应产生红色的化合物是（　　）

A、七叶内酯　　　B.七叶苷　　　　　C.补骨脂素　　　　D.麻黄碱

4、下列化合物中有颜色的是（　　）

A.黄芩苷　　　　B.小檗碱　　　　　C.大黄素　　　　D.甘草酸

5、与三氯化铁反应产生颜色的化合物有（　　）

A.7-羟基香豆素　　　　　　　　　　B.7,8-二羟基香豆素

C.6,7-呋喃香豆素　　　　　　　　　D.7-羟基黄酮

6、下列性质属皂苷特有性质的是（　　）

A.水解性　　　　B.溶血性　　　　　C.起泡性　　　　D.与胆甾醇沉淀

7、能区别甾体皂苷与三萜皂苷的方法是（　　）

A.醋酐-浓硫酸　　B.T-奈酚-浓硫酸　　C.薄层色谱　　　　D.三氯醋酸

8、下列化合物中有挥发性的是（　　）

A.咖啡碱　　　　B.麻黄碱　　　　　C.七叶内酯　　　　D.大黄素

四、填空题(每个空 0.5 分,共 10 分)

1、Molish 反应的试剂是_____,用于鉴别_____和_____类化合物,反应现象是_____。

2、黄酮类化合物因分子中含_____或_____而显酸性,其酸性强弱与其位置和_____有关,一般规律为_____,其中_____可溶于 5%Na$_2$CO$_3$ 溶液。

3、根据皂苷元的不同,皂苷分为_____和_____两类,人参皂苷属于_____,薯蓣皂苷为_____,一般显酸性的是_____;与胆甾醇反应产生稳定沉淀的是_____,能与醋酸铅产生沉淀的是_____。

4、据成苷原子不同,苷分为____苷、氧苷、硫苷和____苷四种,芦荟苷属于____,巴豆苷属于____;成苷原子不同被酸水解的易难顺序为_____。

五、用化学方法鉴别下列化合物(每题 4 分,共 20 分)

1、

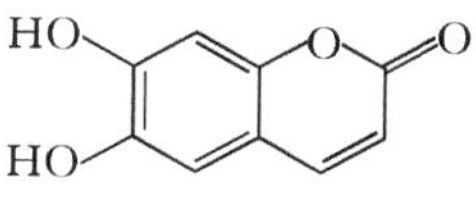

A 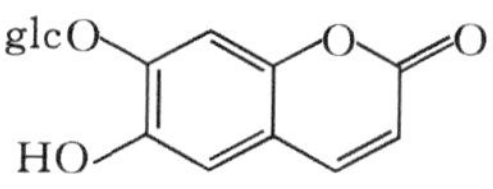   B 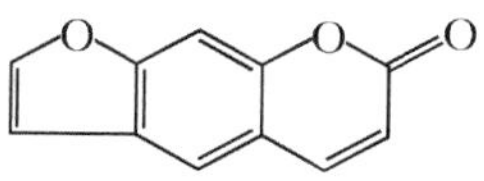   C 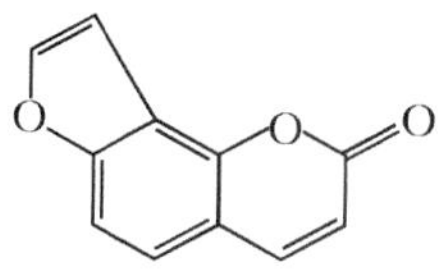   D

2、

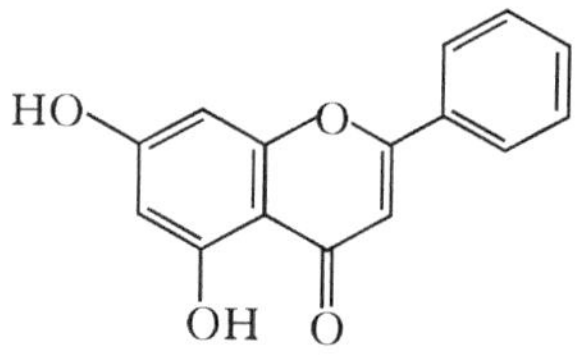

A 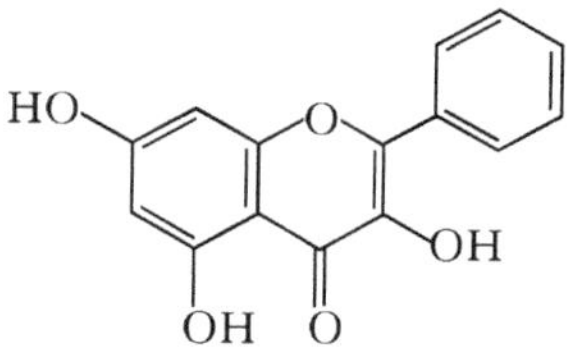   B 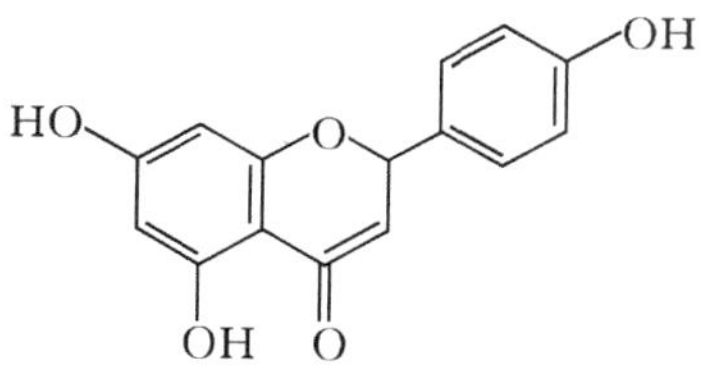   C

3、

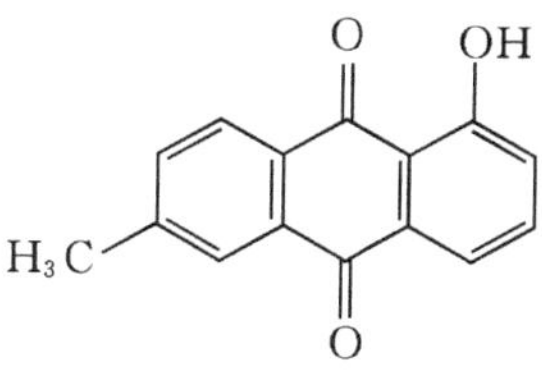

A 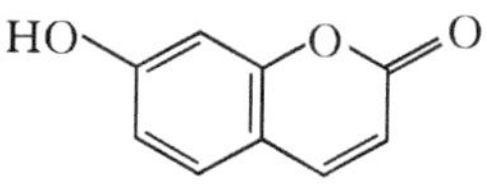   B 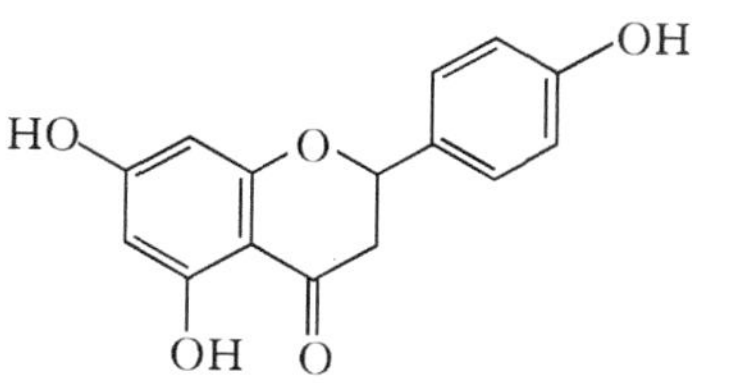   C

4、

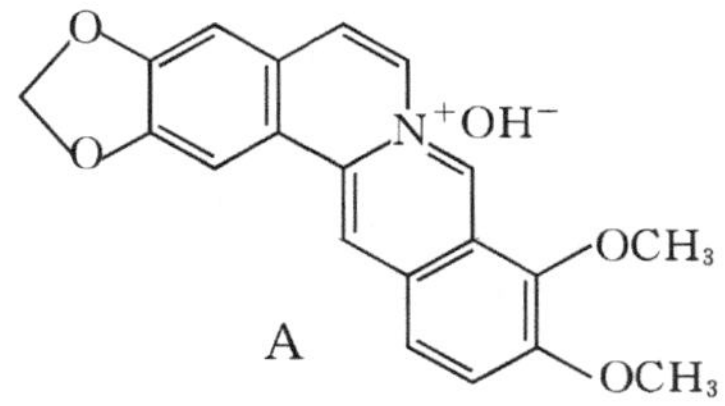

A

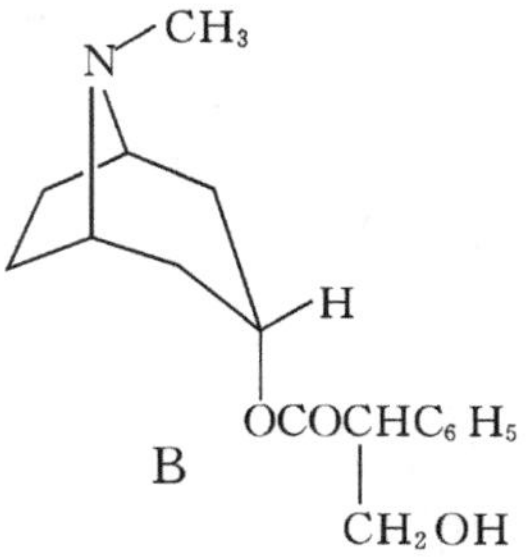

B

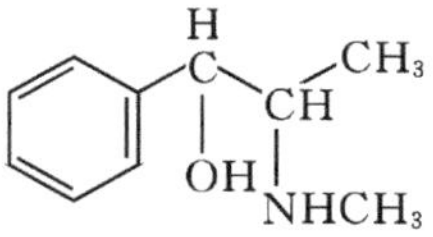

C

5、

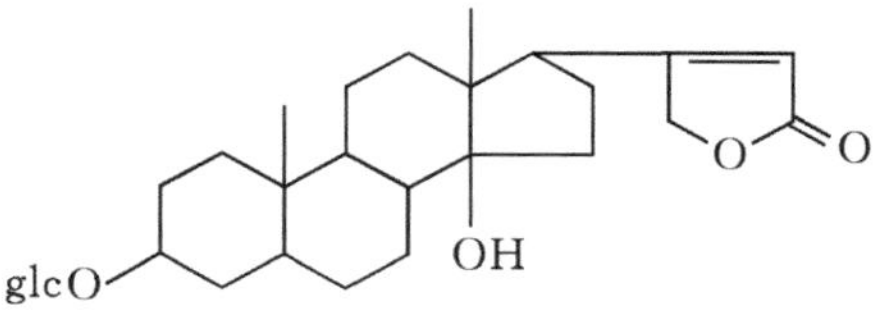

A

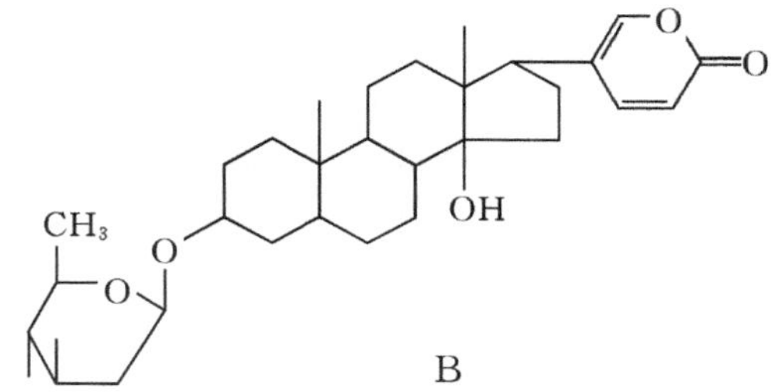

B

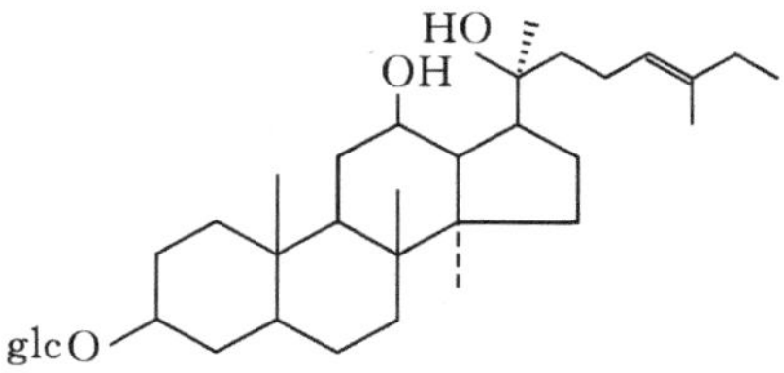

C

六、比较题(每题 3 分,共 12 分)

1、指出下列化合物的酸性顺序(　　　)

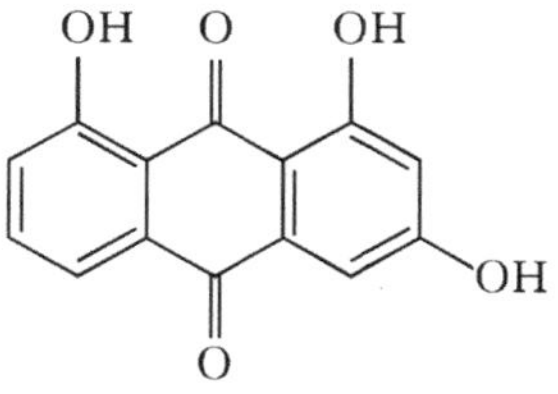

A

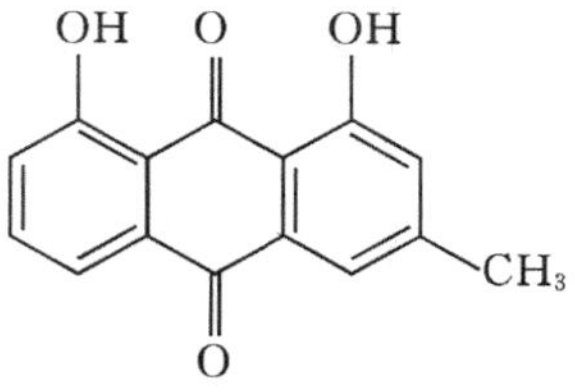

B

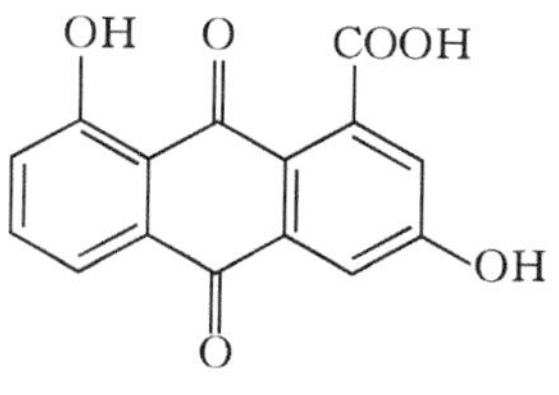

C

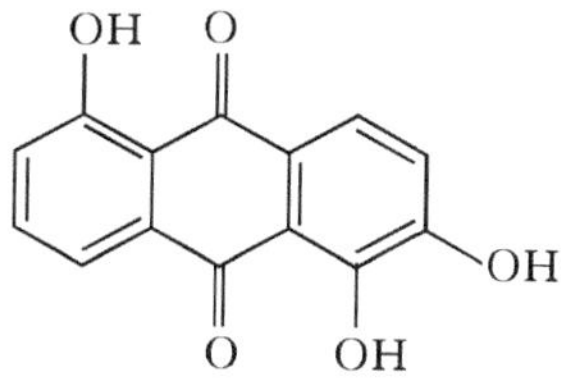

D

2、下列化合物的酸性顺序为（　　　）

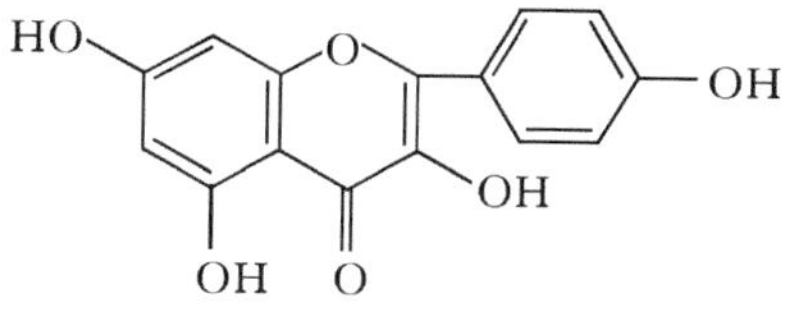

A

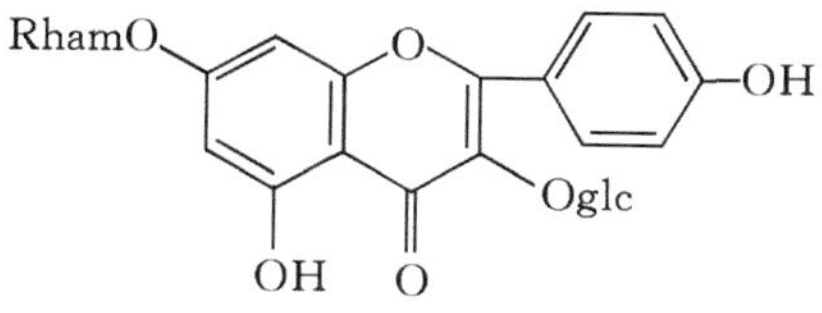

B

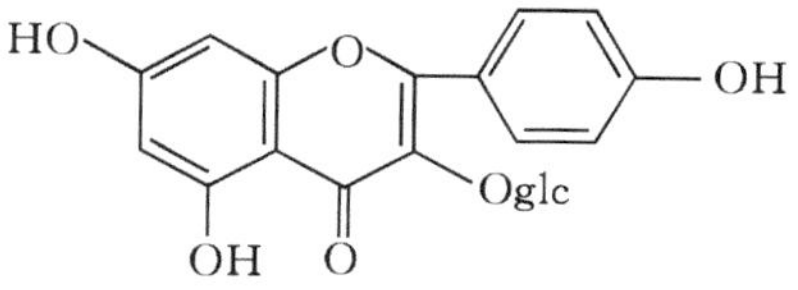

C

3、化合物聚酰胺柱色谱，50％乙醇洗脱出柱的顺序是（　　　）

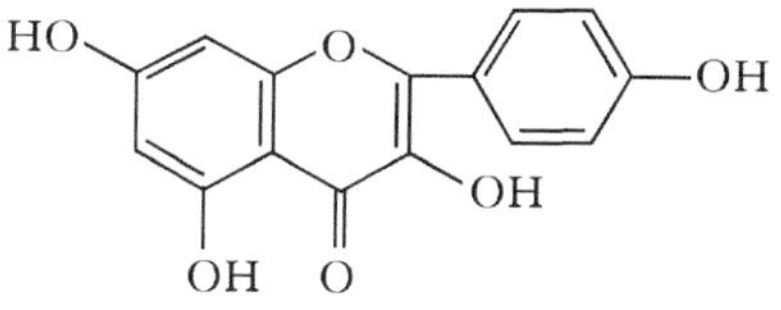

A

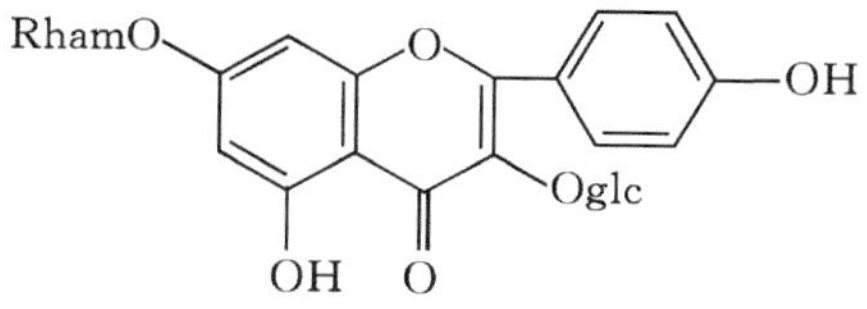

B

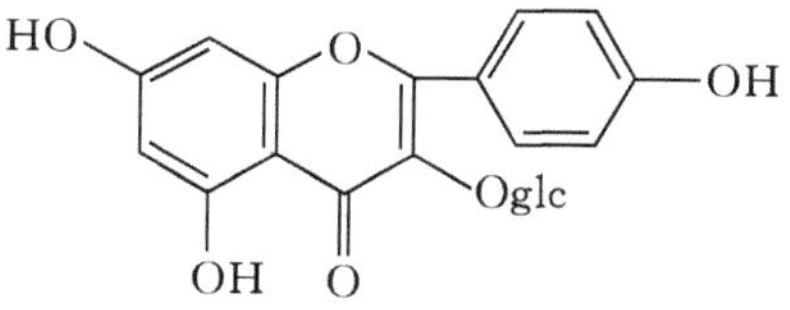

C

4、指出结构中氮原子的碱性顺序（　　　）

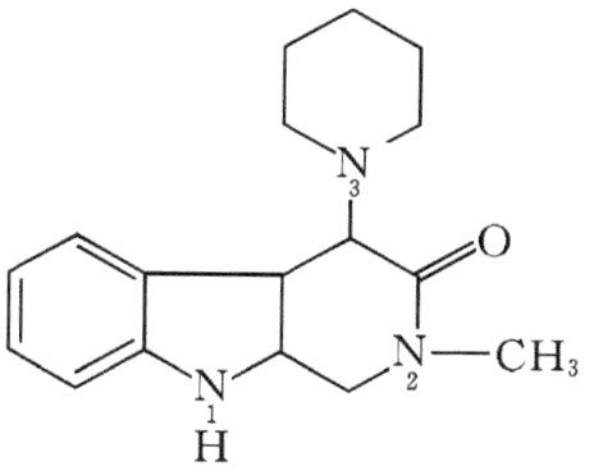

七、流程题(16分)

某中药总生物碱中含有季铵碱(A)、酚性叔胺碱(B)、非酚性叔胺碱(C)及水溶性杂质(D)和脂溶性杂质(E),现有下列分离流程,试将每种成分可能出现的部位填入括号中。

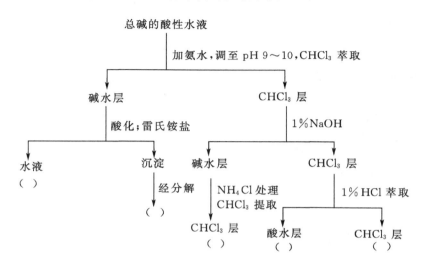

试卷四

一、单项选择题

1.下列溶剂中比水重的是（ ）

A.石油醚　　　　　　B.苯　　　　　　C.氯仿　　　　　　D.乙醚

2.生物碱的碱性强,则（ ）

A.pKa 大　　　　　B.Ka 大　　　　C.pKb 大　　　　D.Kb 小

3.要除去强心苷结构中的乙酰基而不破坏内酯环,应选（ ）

A.HOAc　　　　　　B.H_2SO_4　　　　C.$Ca(OH)_2$　　　D.NaOH

4.植物中与强心苷共存的酶能水解去除（ ）

A.α-去氧糖　　　B.D-glc　　　　　C.6-去氧糖　　　D.上述均可

5.用于除去苷提取液中糖和其他水溶性杂质最有效的方法是（ ）

A.吸附色谱法　　　B.凝胶色谱法　　　C.大孔树脂色谱法 D.分配色谱法

6.苷发生酸催化水解的关键步骤是（ ）

A.苷键原子质子化　B.阳碳离子质子化 C.阳碳离子溶剂化 D.阳碳离子脱氢

7.从酸水中萃取亲脂性生物碱时,最常用的溶剂是（ ）

A.乙醚　　　　　　B.氯仿　　　　　　C.正丁醇　　　　　D.苯

8.中药地黄经加工炮制后变黑,是因为该药材中含有（ ）

A.环烯醚萜类　　　B.倍半萜类　　　　C.黄酮类　　　　　D.蒽醌类

9.冷浸法提取挥发油时,首选的溶剂是（ ）

A.乙醇　　　　　　B.氯仿　　　　　　C.石油醚　　　　　D.乙酸乙酯

10.槐花米中的主要有效成分是（ ）

A.大黄素　　　　　B.芦丁　　　　　　C.七叶苷　　　　　D.黄芩素

11.鞣质从结构上属于（ ）

A.醌类　　　　　　B.木脂素　　　　　C.多元酚　　　　　D.多元醇

12.氨基酸类成分薄层色谱最常用的显色剂是（ ）

A.茚三酮试剂　　　　　　　B.苯胺-邻苯二甲酸试剂

C.斐林试剂　　　　　　　　D.托伦试剂

13.下列中药中主要有效成分为胆汁酸的是（ ）

A.毛花洋地黄　　　B.牛黄　　　　　　C.蟾酥　　　　　　D.麝香

14.下列哪类成分不属于多糖（ ）

A.淀粉　　　　　　B.黏液质　　　　　C.树脂　　　　　　D.树胶

二、多项选择题

1.用乙醚提取中药成分,可选用的方法有（ ）

A.浸渍法　　　　　B.渗漉法　　　　　C.煎煮法

D.回流提取法　　　E.连续提取法

2.分离挥发油常用的方法有（ ）

A. 冷冻法 　　　　 B. 分馏法 　　　　 C. 化学分离法

D. 吸收法 　　　　 E. 色谱法

3. 挥发油中的醇类成分可用下列哪些试剂分离（　　）

A. 丙二酸 　　　　 B. 亚硫酸氢钠 　　　　 C. 吉拉德试剂

D. 邻苯二甲酸酐 　　　　 E. 丙二酸单酰氯

三、填空题

1. 研究中药有效成分的化学结构、理化性质和_____之间的关系，可用以阐明中药防治疾病的原理。

2. 温和酸水解适用于_____型强心苷。

3. 具有 N-氧化物结构的生物碱的溶解性为_____，水溶性生物碱主要是指_____，沉淀法分离水溶性生物碱时常用的试剂是_____。

4. 苦杏仁苷酶能水解_____苷，麦芽糖酶能水解_____苷。

5. 用水蒸气蒸馏法提取的成分应具备的基本条件是_____，_____。

6. 螺旋甾烷型和异螺旋甾烷型的结构差别在于_____不同。

7. 挥发油的氯仿溶液中加入 5% 溴的氯仿溶液后产生蓝色，显示该挥发油中含_____类成分。

8. 碱溶酸沉法提取黄酮类化合物时，碱液的 pH 一般调在_____，加酸酸化时的 pH 一般要大于_____，碱液提取黄酮类化合物时，如果药材中含黏液质较多，可选用碱液_____，如果分离结构中有邻二酚羟基的黄酮化合物，可采用_____。

9. 挥发油是由_____和_____等成分组成。挥发油常用的提取方法有溶剂法、_____和_____等。

10. 多糖在有机溶剂中的溶解性是_____。蛋白质在有机溶剂中的溶解性是_____。

四、鉴别题

写出下列化合物的结构类型，并用适当的化学方法鉴别各对化合物。

1.

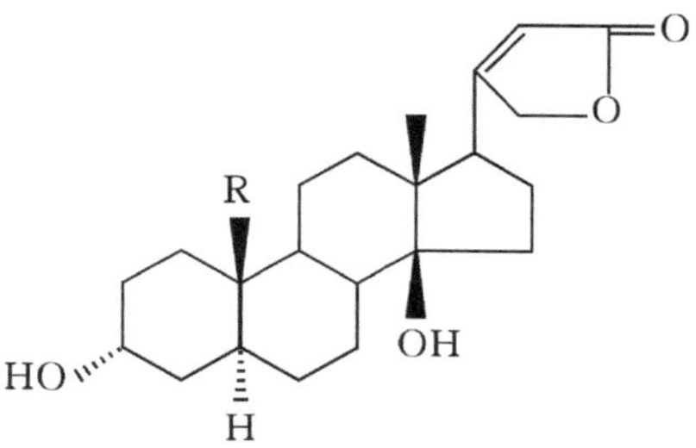

（A） 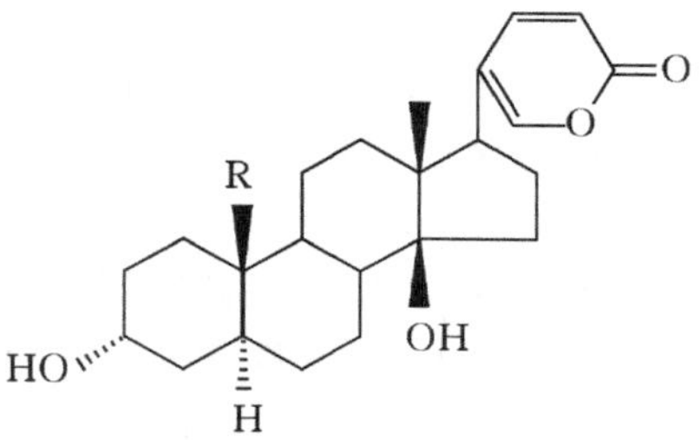　　　　　　　　　　　　　　（B）

2.

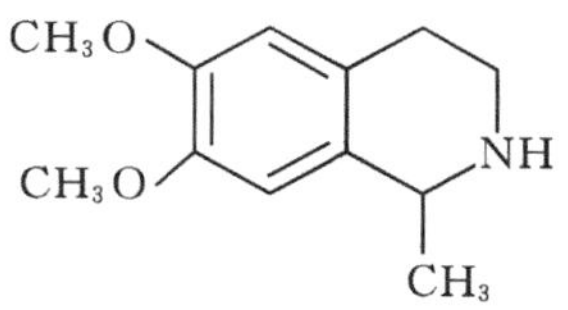

（A） 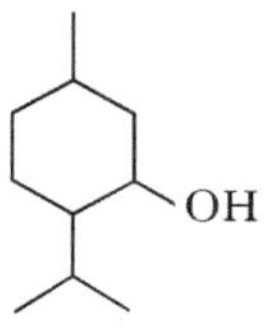　　　　　　　　　　　　　　（B）

3.

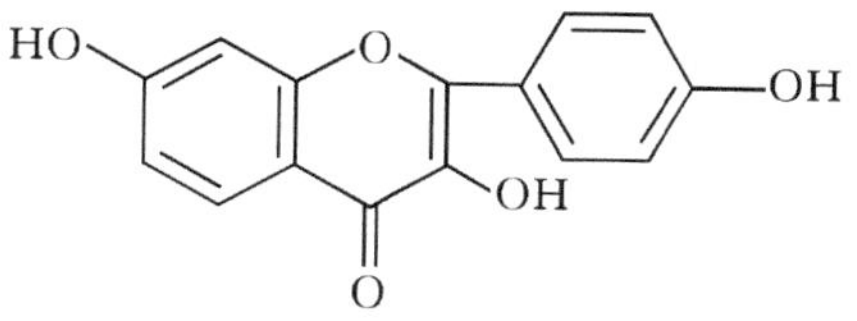

(A)

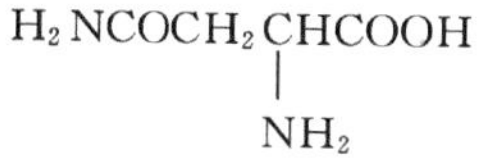

$H_2NCOCH_2CHCOOH$
　　　　　　　|
　　　　　　NH_2

(B)

五、问答题

1.用亲脂性有机溶剂提取生物碱时,一般先用碱水湿润,为什么? 举出三个常用碱试剂。是否可以用氢氧化钠,为什么?

2.皂苷产生泡沫和溶血的原因分别是什么? 人参总皂苷是否具有溶血作用,为什么?

3.简述结晶法的分离原理、结晶溶剂的要求和具体操作方法。

4.比较黄酮醇、二氢黄酮醇和花色素(均为苷元、取代基相同)的水溶性大小,简述理由。

5.碱溶酸沉法提取香豆素类化合物的原理是什么? 应用该法提取分离香豆素类化合物时要注意哪些问题?

6.硅胶薄层色谱分离大黄酚、大黄素和大黄酸,展开剂为苯-乙酸乙酯(3∶1),试判断展开后的 R_f 大小,并解释原因。硅胶薄层色谱分离含氧单萜和不含氧单萜,展开剂为石油醚-乙酸乙酯(85∶15),试判断展开后的 R_f 大小,并解释原因。

六、流程题

某中药中含有下列成分,试设计合理的提取分离流程。

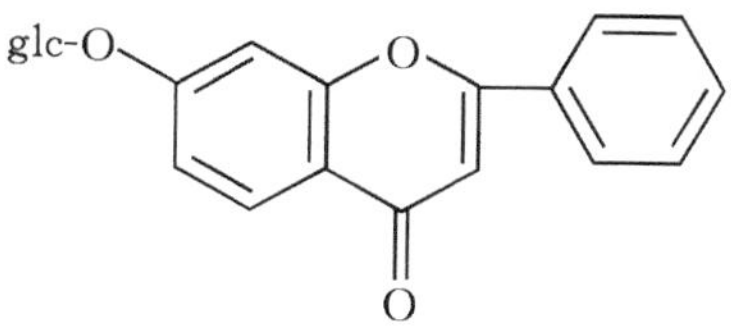

(A)

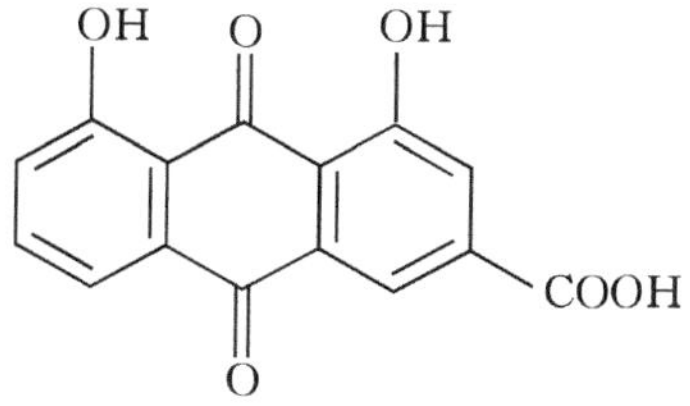

(B)

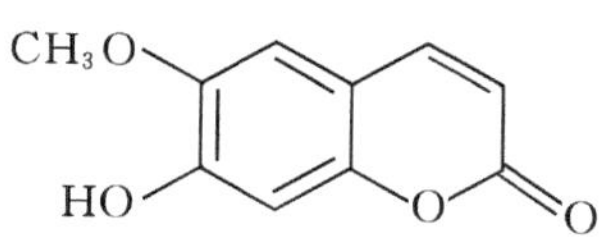

(C)

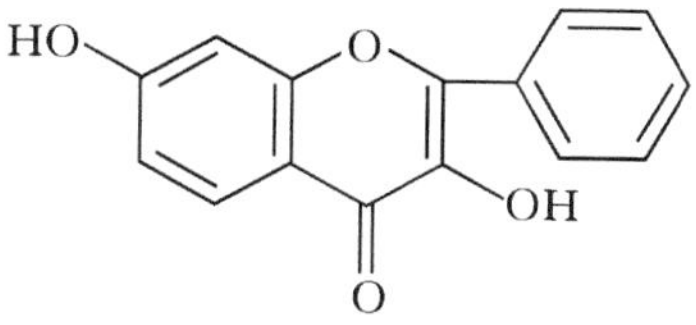

(D)

叶绿素

(E)

参考文献

[1] 王锋鹏.现代天然产物化学[M].北京.科学出版社.2009.

[2] 匡海学.中药化学专论[M].北京:人民卫生出版社.2010.

[3] 杨秀伟.天然药物化学发展的历史性变迁[J].北京大学学报(医学版),36(1):9,2004

[4] 杨晓春,吴镭.天然药物化学研究在我国新药创制中的作用[J].中国新药杂志,2000,9(6):361

[5] R. D. H. Murray. Progress in the Chemistry of Organic Natural Products[M]. Springer Wien New York, 2002

[6] David J. Newman, Gordon M. Cragg. Natural Products as Sources of New Drugs over the Last 25 Years, J. Nat. Prod. 2007, 70:461

[7] V. Dushenkov, I. Raskin. New Strategy for the Search of Natural Biologically Active Substances[J]. Russ J Plant Physiol, 2008, 55(4): 564 – 567

[8] 郝福,蒋晔.复方中药化学成分的研究进展[J].中成药,2007,29(2):258 – 262

[9] 张祥民.现代色谱分析[M].上海:复旦大学出版社,2006

[10] 吴剑峰,王宁.天然药物化学[M].北京:人民卫生出版社,2011

[11] 佟若菲,张秋爽,朱雪瑜.黄连中生物碱的超临界CO_2萃取工艺研究[J].天津药学.2010(05):71 – 73

[12] 刘玲,严子军,李湘.高效毛细管电泳法手性分离伪麻黄碱[J].理化检验(化学分册).2007(07):525 – 527

[13] 刘丽敏,刘华钢,毛俐等.苦参碱和氧化苦参碱体外对肿瘤细胞增殖的影响[J].中国实验方剂学杂志.2008(11):35 – 36

[14] 宣伟东,陈海生,袁志仙等.云南狗牙花吲哚类生物碱成分及其生物活性研究[J].第二军医大学学报,2001,20(4):241 – 244.

[15] 王莹,孟宪生,包永睿等.白茅根多糖提取工艺优化及含量测定[J],亚太传统医药,2009,5(11):24 – 26

[16] 王展,鲍幸峰,方积年.菟丝子中两个中性杂多糖的化学结构研究[J],中草药,2001,32(8):675 – 678

[17] 何玲玲,王新.苦丁茶冬青叶多糖的提取与鉴定[J],沈阳化工学院学报,2006,20(1):12 – 15

[18] 吴立军.天然药物化学[M].6版.北京:人民卫生出版社,2011:113

[19] 匡学海.中药化学[M].北京:中国中医药出版社,2005:56

[20] 孔令雷,胡金凤,陈乃宏.香豆素类化合物药理和毒理作用的研究进展[J].中国药理学通报,2012,28(2):165 – 169

［21］董飚,马涛,章天等. 吡喃香豆素衍生物对 HIV‐1 的抑制作用及其构效关系［J］. 药学学报. 2012,46(1),35‐38

［22］张旋,黄宁,郑永唐. 我国中药来源的抗 HIV 天然化合物研究进展［J］. 药学学报,2010,45(2):141‐153

［23］张国良,李娜,林黎琳等. 木脂素类化合物生物活性研究进展［J］. 中国中药杂志. 2007(20):2089‐2094

［24］Robert S Ward. Lignans, Neolignans and Related Compounds［J］. Nat Prod Rep, 1995, 12(2):183‐191

［25］Cow C, Leung C, Charlton JL. Antiviral Activity of Arylnaphthalene and Aryldihydronaphthalene Lignans［J］. Can J Chem, 2000,78(5):553‐559

［26］郭兰. 邓怀慈芦荟中的活性成分——蒽醌化合物抗肿瘤的研究［J］. 现代肿瘤医学,2006,14(6):757‐759.

［27］高中洪,黄开勋. 黄芩中黄酮类生物活性的研究进展［J］. 中国药学杂志,1998,33(12):705‐707

［28］马森林；陈四平. 天然黄酮类化合物分离方法研究进展［J］中国医药导报 2011,8(21):8‐9

［29］刘晓平,于小凤,洪秀云,郅慧,黄二芳,胡春. 黄酮衍生物的合成及其抗炎活性研究［J］. 中国药物化学杂志. 2009(05)

［30］宋秋华,张磊,梁飞,姚小丽. 黄酮类化合物提取和纯化工艺研究进展［J］. 山西化工. 2007(04)

［31］杨俊山. 萜类化合物［M］. 北京:化学工业出版社,2005

［32］赵树年,陈于澎,谢金伦等. 萜类化合物大全(上卷,下卷)［M］. 昆明:云南科技出版社,1993:137,383,396,466,967.

［33］Martin Jacocbson Crosby DG. Naturally Occurring Jnsecticides［M］. New York:Marcel Dokker Inc. , 1971.

［34］Dandekar D. V, Gaikar V. G. Microwave Assisted Extraction of Cur-cuminoids Fome Curcuma Longa［J］. Separation Science and Technology,2002,37(11):2669‐2690.

［35］王大蟠. 薄荷挥发油提取条件的研究［J］. 中医药研究,2002,15(6):26‐27.

［36］Kuto A , Miura T. Hypolycemic Action of the Rhizome of Polygonatum Officinale in Normal and Dibetic Mice［J］. Planta. Med. ,1994 ,40:201‐205.

［37］汤海峰,易杨华,姚新生. 海洋甾体化合物的研究进展. 中国海洋药物,2002,21:42‐43

［38］郑晓珂. 浅裂鳞毛蕨地上部分化学成分研究［J］. 天然产物研究与开发,2005,17(4):434‐436

［39］朱大元,中药活性成分研究是中药现代化的重要组成部分［J］. 化学进展,2009,21(1):24‐29

［40］程翔林,中药现代化研究关键问题与产业发展,世界科学技术——中医药现代化,2010,12(5):673‐678

［41］姚新生,叶文才,栗原博. 阐明中药科学内涵,推进中药现代化与创新药物研究进程［J］. 化学进展,2009,21(1):2‐13